ストーマリハビリテーション
基礎と実際

Principles of Stoma Rehabilitation

【第3版】

ストーマリハビリテーション講習会実行委員会 編

【編集委員長】

川口市立医療センター内科部長	渡邊　成

【編集委員】

いの町立国民健康保険仁淀病院副院長	池内　健二
山梨大学大学院総合研究部成育看護学教授	石川　眞里子
東京女子医科大学第二外科准教授	板橋　道朗
岐阜大学医学部腫瘍外科非常勤講師	作間　久美
東邦大学医療センター佐倉病院泌尿器科教授	髙波　眞佐治
東邦大学医療センター大森病院一般・消化器外科教授	船橋　公彦
富山大学大学院医学薬学研究部成人看護学教授	安田　智美
もみやまクリニック	籾山こずえ

金原出版株式会社

●第3版の発刊にあたって————序

「今,臨床現場で本当に求められているのは基本的なことがしっかり書かれているストーマリハビリテーションの教科書なのです」

これは一昨年夏,本書の編集をしているストーマリハビリテーション講習会実行委員会の席上での,指導的立場にある看護職の講師の発言である。実はこの時の議題は出版から10年を経過した「ストーマリハビリテーション——実践と理論」の改訂作業をしたらどうか,というものであった。

この発言がきっかけになって,会議では「先ず,『ストーマケア——基礎と実際 改訂第2版』をさらに改訂しよう」という方向性が打ち出された。第2版が上梓されてから既に4半世紀が過ぎ,この間,入院期間の短縮に伴って入院中のストーマセルフケアの指導時間が大変短くなった。それに伴ってストーマ外来の役割も術後のケア中心から,術前ケアにも重きが置かれるようになっている。また装具,とくに新たな皮膚保護剤の開発も進んでいる。さらに分子標的薬を中心とした悪性腫瘍に対する化学療法が進歩した結果,副作用としての皮膚障害が新たな患者さんの悩みになっている。緩和ストーマという概念も導入されてきた。このように他の医学・看護の領域と同様に,ストーマリハビリテーションも変革が著しく,旧版には多くの変更が求められている。

そこで実行委員会では,まず「ストーマケア——基礎と実際 改訂第2版」を抜本的に見直し,新たな教科書となるべく「ストーマリハビリテーション——基礎と実際 第3版」を刊行することとした。なお将来的には「ストーマリハビリテーション——実践と理論」も改訂版を出版する予定である。

ストーマリハビリテーション—基礎と実際 第3版は以下のような考えのもとに刊行した。

1. 新しいことも必要だが,永続的な内容(今後もあまり変わらないこと)を中心に据えて,ストーマリハビリテーションのスタンダードとなる成書を目指した。
2. 各地で開催されているストーマリハビリテーションの基礎的な講習会のテキストとしても役立つことも目指している。したがって,ストーマリハビリテーション基礎教育講習会用の学習目標(http://www.jsscr.jp/kisokyoiku.html)を網羅したものとした。
3. 読者としてはストーマリハビリテーションをこれから学んでいこうという医師,看護師を想定しているが,在宅医療を担っている医師,訪問看護師,初期研修医なども対象としている。
4. ストーマケアだけでなく,ストーマリハビリテーションの成書にしたいと,名称も変更した。

なお,消化管ストーマの造設に関しては「消化管ストーマ造設の手引き」が刊行されている。本書では尿路ストーマ,小児ストーマ,瘻孔なども広く取り上げ解説している。用語に関しては「ストーマリハビリテーション学用語集 第3版」に準拠するように努めた。また,「ストーマリハビリテーション—実践と理論(やや上級者向けの内容が多い)」とは棲み分けをはかったつもりである。

本書がこれからのストーマリハビリテーションの発展の新たな礎となり,ストーマ保有者のQOLの向上につながれば幸いである。

平成28年2月
ストーマリハビリテーション講習会実行委員会
池内　健二　石川　眞里子　板橋　道朗　作間　久美　髙波　眞佐治
船橋　公彦　籾山　こずえ　安田　智美　渡邊　成★
(五十音順　★編集委員長)

改訂第2版　序

　1985年6月にストーマ講習会第10回記念として初版が刊行されて以来，4年の歳月が過ぎた。この4年間，本書は教科書としてまたベッドサイドにおいて広く利用され，ストーマケアの本格的な成書として好評を得てきた。しかし，この分野の日進月歩の著しい進歩は，幾つかの点で追加・訂正をする必要に迫られ，また新版を望む声が次第に高まってきた。この要望に応えるべく大幅に内容を刷新し，新時代をリードするために改訂第2版が上梓されたのである。

　改訂第2版で特に注目される点は，小児のストーマ，ストーマの位置決定，浣腸法，医療保障などであって，これらの内容はほぼ全面的に書き換えられ，より具体的・実践的な内容になった。また，合併症の項には全身の合併症も追加された。このほか付表のストーマ用品一覧も大幅に追加されたが，多大な苦労をかけての力作であり，敬意を表するものである。

　本書が21世紀をめざしてのストーマケアに，より貢献することを祈り第2版の序とさせていただきたい。

1989年6月

近畿大学　第1外科
安　富　正　幸

第1版　序

　ストーマとは"瘻孔""口"を示すラテン語(stoma)で，本書では主として腸瘻，人工肛門，尿瘻を指している。手術や疾病のためにできたこれらのストーマは，身体的・精神的・社会的にいろいろな障害を起こしている。そこでこれらのストーマをどのように処理して円滑な社会復帰をはかるか，患者指導や手術はいかにあるべきか，といった問題がストーマケアであり，ストーマリハビリテーションである。

　わが国では，ストーマケアの問題は欧米先進国に比べると，ずい分立ち遅れていた。ところが，この数年間にストーマケアへの関心は，若い医師や看護婦を中心に野火のように全国に拡がり，各地でストーマケアに関する研究会や講習会が開催され，大変な活況を呈している。しかし，ストーマケアの専門的な指導書は，まだ出版されておらず，本書は患者の治療・看護に日夜献身しておられる医師や看護婦諸君から，久しくまち望まれていたものである。

　本書は日本大腸肛門病学会，日本泌尿器科学会および日本看護協会の共催のもとに開かれている"ストーマ・リハビリテーション講習会"の講師陣を中心に執筆された。したがって，執筆者はいずれもわが国におけるストーマケアのパイオニアであり，今日における第一線の指導者でもある。

　ストーマ患者の社会復帰は，すぐれたストーマケアなくしては達せられないし，すぐれたストーマケアのためには，よりよい手術が行われなければならない。またよい手術とはストーマケアの容易な手術でもある。ストーマ講習会第10回記念の開催に際し本書が刊行されることは望外の喜びであり，同時にストーマに関係する医師，看護婦，学生，その他ストーマにかかわる人々のいっそうの精進を期待してやまない。

　本書は基礎編と実際編に分かれるが，基礎編ではストーマケアに関係がある解剖・生理からストーマが造設される原因疾患とストーマ種類，その手術の解説を取り上げた。実際編では，ストーマ患者看護の実際，手術前後の管理からストーマ処置，さらには各種の合併症と対策まで広い範囲にわたって記述されている。

　本書がこの領域に携わる人々のみならず，一般臨床医，学生諸君にとっていささかなりとも役立ち，わが国のストーマケアの進歩と普及に役立つことを心から祈るものである。

昭和60年5月

近畿大学　第1外科
安　富　正　幸

ストーマリハビリテーション──基礎と実際　執筆者一覧

(掲載順)

一般社団法人高知医療再生機構	倉本　秋
日本私立学校振興・共済事業団東京臨海病院泌尿器科	斎藤　忠則
医療法人財団青葉会青葉病院外科	川満　富裕
淑徳大学看護栄養学部	田中　秀子
高津看護専門学校	穴澤　貞夫
川口市立医療センター内科	渡邊　成
横浜市立市民病院看護部	角川　佳子
山梨県立大学看護学部	梶原　睦子
独立行政法人地域医療機能推進機構東京山手メディカルセンター	伊藤美智子
ひふのクリニック人形町	上出　良一
独立行政法人地域医療機能推進機構東京山手メディカルセンター	積　美保子
いの町立国民健康保険仁淀病院外科	池内　健二
藤田保健衛生大学医学部下部消化管外科	前田耕太郎
藤田保健衛生大学医学部下部消化管外科	升森　宏次
藤田保健衛生大学医学部下部消化管外科	塩田　規帆
東京女子医科大学第二外科	板橋　道朗
地方独立行政法人大阪市立総合医療センター消化器センター	西口　幸雄
地方独立行政法人大阪市立総合医療センター消化器外科	井上　透
地方独立行政法人大阪市立総合医療センター消化器外科	日月亜紀子
東邦大学医療センター大森病院栄養治療センター	鷲澤　尚宏
社会福祉法人恩賜財団済生会横浜市南部病院がん診療支援センター	池　秀之
青森県立中央病院がん診療センター	森田　隆幸
東京大学大学院医学系研究科コンチネンス医学講座	亀井　潤
東京大学大学院医学系研究科コンチネンス医学講座	井川　靖彦
東京慈恵医科大学附属第三病院泌尿器科	古田　希
社会福祉法人恩賜財団母子愛育会総合母子保健センター愛育病院小児外科	尾花　和子
国立成育医療研究センター臓器・運動器病態外科部泌尿器科	鈴木　万里
富山大学大学院医学薬学研究部成人看護学	安田　智美
富士重工業健康保険組合太田記念病院看護部	山本亜由美
岐阜大学医学部腫瘍外科	作間　久美
東京オストミーセンター	大村　裕子

高松赤十字病院看護部	山本由利子
山梨大学大学院総合研究部成育看護学	石川眞里子
東京慈恵会医科大学附属第三病院看護部	江川安紀子
慶應義塾大学医学部附属病院看護部	秋山結美子
元一般財団法人脳神経疾患研究所附属総合南東北病院看護部	柴﨑　真澄
東邦大学医療センター大森病院看護部	斎藤　容子
産業医科大学附属病院看護部	山田　陽子
がん研有明病院看護部	松浦　信子
糸島医師会病院看護部	梶西ミチコ
亀田総合病院看護部	佐藤　理子
静岡県立静岡がんセンター看護部	青木　和惠
東京女子医科大学第二外科	廣澤知一郎
むらた日帰り外科手術・WOCクリニック	熊谷　英子
仙台赤十字病院外科	舟山　裕士
東京女子医科大学病院看護部	末永きよみ
日本大学医学部泌尿器科学系	山口　健哉
さいたま市立病院小児外科	中野美和子
神奈川リハビリテーション病院外科	三浦英一朗
国立がん研究センター中央病院看護部	工藤　礼子
地方独立行政法人大阪市立総合医療センター泌尿器科	上川　禎則
東邦大学医療センター佐倉病院泌尿器科	髙波眞佐治
香川県立保健医療大学保健医療学部	三木　佳子
JA長野厚生連小諸厚生総合病院看護部	齋藤　由香
諏訪赤十字病院看護部	原　　慎吾
もみやまクリニック	籾山こずえ
名古屋大学大学院医学系研究科看護学	前川　厚子
若葉オストミーセンター	小林　和世
東邦大学医療センター大森病院一般・消化器外科	船橋　公彦

目次 Contents

第1章 ストーマリハビリテーションの歴史と概念

❶ ストーマリハビリテーションの歴史 ……… 2
- **1** わが国にストーマリハビリテーションが本格的に導入されるまで 2
  - a) 術式の開発と変遷　b) 消化管ストーマの歴史と概念　c) 尿路ストーマの歴史と概念　d) 小児ストーマケアの歴史と概念　e) 装具の発達過程　f) ET制度　g) 患者会の歴史
- **2** わが国におけるストーマリハビリテーションの発展 9
  - a) 教育研究の歴史　b) 社会資源の変遷
  - c) 患者会（ストーマ保有者の会）の設立
  - d) 認定看護師制度　e) 災害時の問題点

❷ ストーマとストーマリハビリテーション … 14
- **1** ストーマとはなにか 14
- **2** リハビリテーション医学におけるストーマリハビリテーションの特徴 14
- **3** ストーマ保有者へのケア（支援）の基本 15
  - a) ストーマケアは排泄のケア
  - b) ストーマ造設に伴う患者の心理的状態の変化　c) ストーマ保有者への精神的援助の基本　d) 患者の受容過程に応じた援助方法
- **4** ストーマ保有者が遭遇する不安と対処 22
  - a) 日常生活への不安　b) 高齢化することへの不安

第2章 皮膚と腹壁の解剖生理学とスキンケア

❶ 皮膚の解剖生理とスキンケア ………………… 28
- **1** ストーマに関連した皮膚の構造と機能 28
  - a) 成人の皮膚　b) 小児の皮膚の特徴
  - c) 高齢者の皮膚の特徴
- **2** 予防的スキンケアとその原則 30
  - a) 予防的スキンケアとは　b) 洗浄
  - c) 保湿　d) 乾燥　付）皮膚の浸軟
- **3** 治療的スキンケア 31
  - a) 治療的スキンケアの基本
- **4** ストーマケアにおけるパッチテストの意義 32
  - a) 適応　b) 実際の方法

❷ 腹壁の解剖生理 ……………………………… 35
- **1** ストーマ手術と腹壁 35
- **2** 腹壁の区分 35
- **3** 腹壁の構成，解剖 35
- **4** 腹壁の働き 35
- **5** 腹膜の解剖生理 35

第3章 消化管疾患と消化管ストーマ

❶ ストーマに関連した消化管の解剖生理 …… 38
- **1** 消化管の基本構造 38
- **2** 小腸の解剖生理 38
- **3** 大腸の解剖生理 38
- **4** 上部消化管の解剖生理 40

❷ 消化管ストーマの適応と造設手段 ………… 42
- **1** 消化管ストーマの構造と造設法 42
  - a) 非禁制消化管ストーマの構造　b) 腹膜外法，腹膜内法　c) 粘膜翻転法
  - d) 一次開口，二次開口
- **2** 単孔式結腸ストーマ造設術 43
  - a) 適応　b) 造設手技
- **3** 双孔式結腸ストーマ造設術 44
  - a) 適応　b) 基本的な造設手技

c）病態に応じたストーマ造設手技
④ **単孔式回腸ストーマ造設術**　47
　　a）適応　b）造設手技
⑤ **双孔式回腸ストーマ造設術**　48
　　a）適応　b）造設手技　c）癌終末期の緩和目的のストーマ造設
⑥ **ハルトマンの手術**　50
　　a）はじめに　b）術式　c）その他
⑦ **腹腔鏡下におけるストーマ造設術**　51
　　a）はじめに　b）疾患　c）方法
　　d）利点　e）欠点
⑧ **経皮内視鏡的胃瘻造設術（percutaneous endoscopic gastrostomy：PEG）と消化管栄養瘻**　53
　　a）適応　b）手技

❸ **ストーマ造設を必要とする疾患と病態** … 54
① **永久的結腸ストーマを要する疾患，病態**　54
② **一時的結腸ストーマを要する疾患，病態**　57
③ **永久的回腸ストーマを要する疾患，病態**　59
④ **一時的回腸ストーマを要する疾患，病態**　60
⑤ **ハルトマン手術を要する疾患と病態**　60
　　a）穿孔性左側結腸憩室症　b）左側結腸癌，直腸癌閉塞　c）大腸癌穿孔
⑥ **骨盤内臓全摘術を要する疾患と病態**　62
⑦ **経皮内視鏡的胃瘻造設術（percutaneous endoscopic gastrostomy：PEG）と消化管栄養瘻**　62

第4章　泌尿生殖器疾患と尿路変向術

❶ **尿路変向に関連した泌尿生殖器の解剖生理**
　　　　　　　　　　　　　　　　　　　　　66
① **泌尿器の構造と機能**　66
　　a）腎　b）尿管　c）膀胱　d）尿道
② **生殖器の構造と機能**　69
　　a）男性生殖器　b）女性生殖器
❷ **尿路変向術の適応と手術手技** ……………… 71
① **腎瘻造設術**　72
　　a）経皮的腎瘻造設術の適応と特徴
　　b）手術手技
② **膀胱瘻造設術**　72
　　a）膀胱瘻造設術の適応と特徴
　　b）手術手技
③ **尿管皮膚瘻造設術**　73
　　a）尿管皮膚瘻造設術の適応と特徴
　　b）手術手技
④ **回腸導管造設術**　73
　　a）回腸導管設術の適応と特徴
　　b）手術手技
⑤ **尿管S状結腸吻合術**　74
　　a）尿管S状結腸吻合術の適応と特徴
　　b）手術手技
⑥ **回腸新膀胱造設術（自排尿型代用膀胱形成術）**　75
　　a）回腸新膀胱造設術（自排尿型代用膀胱形成術）の適応と特徴　b）手術手技
❸ **尿路変向を必要とする疾患と病態の概説** … 77
① **腫瘍性疾患**　77
　　a）膀胱癌　b）膀胱周囲臓器癌の尿路浸潤
② **炎症性疾患**　79
　　a）尿管閉塞　b）尿道閉塞
③ **先天奇形**　79
　　a）神経因性膀胱　b）膀胱外反症
④ **外傷性疾患**　80

第5章　小児におけるストーマ造設

❶ ストーマに関連した消化管・尿路の発生学 ……… 82
- 1 消化管の発生学　82
- 2 尿路の発生学　82

❷ 消化管ストーマを必要とする疾患 ……… 83
- 1 ヒルシュスプルング病（Hirschsprung disease）　83
- 2 直腸肛門奇形（鎖肛）　84
- 3 総排泄腔外反症（膀胱腸裂）　87
- 4 低出生体重児特有の未熟性に基づく異常　87
- 5 小児消化管ストーマの特徴（成人と異なる点）　88

❸ 尿路ストーマを要する疾患と造設 ……… 89
- 1 膀胱外反症および類似疾患とストーマ　89
    - a）膀胱外反症および類似疾患　b）造設されるストーマ
- 2 神経因性膀胱機能障害とストーマ　90
    - a）神経因性膀胱機能障害を呈する疾患
    - b）造設されるストーマ
- 3 先天性尿路通過障害による腎・尿管障害　92
    - a）尿路の通過障害をきたす先天性疾患
    - b）造設されるストーマ
- 4 その他　93
    - a）その他の疾患　b）造設されるストーマ
- 5 小児尿路ストーマの特徴（成人と異なる点）　93

第6章　ストーマ用品

❶ ストーマ用品の分類 ……… 96
- 1 ストーマ装具の分類と特徴　96
    - a）面板　b）ストーマ袋　c）単品系・多/二品系　d）消化管用ストーマ装具　e）尿路用ストーマ装具　f）小児用ストーマ装具　g）その他
- 2 皮膚保護剤　99
    - a）皮膚保護剤に求められる機能と基本設計理念　b）皮膚保護剤の成分別分類とその特徴　c）皮膚保護剤の剤型とその特徴　d）皮膚保護剤による皮膚障害
- 3 ストーマ用洗腸用具　101
    - a）洗腸注入部品　b）洗腸排出部品
- 4 失禁用採尿具　102
    - a）収尿器，蓄尿袋
- 5 アクセサリー　103
    - a）消臭剤（デオドラント）　b）皮膚被膜剤　c）粘着剝離剤，皮膚清拭剤　d）ストーマベルト　e）ヘルニアベルト

❷ ストーマ用品のかかえる問題点 ……… 107
- 1 製品の安全性　107
- 2 価格　107
- 3 利便性　108
- 4 商品名とパッケージ　108

❸ ストーマ用品を用いた危険な自己管理 ……… 109
- 1 面板装着期間（不適切な交換間隔）　109
- 2 ストーマ袋を洗う・中を拭くなどの行為　109
- 3 ストーマ袋の再利用　109

第7章　ストーマ周囲のスキンケア

❶ ストーマ周囲皮膚障害の原因と特徴 ……… 112
❷ ストーマ皮膚の観察　113
- 1 ストーマ皮膚変化の判定　113
- 2 ストーマ皮膚の部位による判定　113

❸ ストーマ皮膚の予防的スキンケア ……… 115
- 1 排泄物による皮膚障害の回避　115
    - a）近接部の皮膚保護剤の密着性を得る難しさ　b）ストーマ条件による近接部皮膚保護

の難しさ　c）面板ストーマ孔の決め方について
　❷ 物理刺激の軽減　116
　　a）適切な装具交換間隔の設定　b）皮膚保護剤の剥離と粘着力
　❸ 化学刺激の軽減　119
　　a）装具交換時のスキンケア

第8章　ストーマ造設術の術前管理

❶ ストーマ造設術の術前　122
　❶ 術前のストーマリハビリテーション　122
　　a）ストーマオリエンテーションの時期　b）ストーマオリエンテーション前に確認すること　c）ストーマオリエンテーションの場所　d）参加者　e）準備物品　f）注意点
　❷ 術前の一般的処置　124
　　a）術前腸管処置　b）除毛
　❸ 術前のオリエンテーション　125
　　a）導入　b）ストーマについて
　❹ 術前の説明と同意　126
　❺ 消化管ストーマの術前管理と特徴　127
　　a）術前オリエンテーションの時期　b）オリエンテーション内容の特徴
　❻ 尿路ストーマの術前管理と特徴　128
　　a）術前オリエンテーションの時期
　　b）オリエンテーション内容の特徴

❷ 小児のストーマ造設術の術前管理と特徴　130
　❶ 小児期のストーマ造設時期　130
　❷ 小児の家族を対象とした術前ケア　130
　　a）胎児診断により先天性疾患が告知される時期における術前ケア　b）出生直後に確定診断および緊急手術となる時期の術前ケア
　❸ 小児の術前ストーマオリエンテーションの特徴と内容　131
　　a）術前ICにおけるアセスメントと医師との調整　b）小児期の緊急ストーマ造設におけるストーマサイトマーキングは医師と看護師で行う

第9章　ストーマの位置決め

❶ 位置決めの意義　134
❷ ストーマの種類と位置　135
　❶ 消化管　135
　❷ 尿路　135
❸ 位置決めの実際　136
　❶ 準備と時期　136
　❷ 必要物品　136
　❸ 原則　137
　　a）ストーマ位置決めの原則　b）手術創のデザイン　c）ストーマサイトマーキングの実施
　❹ 手順　138
　　a）結腸ストーマ　b）回腸ストーマ　c）尿路ストーマ　d）骨盤内臓全摘術におけるストーマ　e）緊急手術時の位置決め　f）肥満者のストーマ　g）寝たきり高齢者のストーマ　h）小児ストーマ

第10章　ストーマ造設術の術後管理

❶ 術後のストーマリハビリテーション―支援にあたるものの留意点 … 148
1 ストーマリハビリテーションに対する支援　148
a) ストーマリハビリテーション以外の支援　b) ストーマリハビリテーションへの支援

❷ 術後短期間のケア … 150
1 一般状態のケア　150
2 開腹創・ドレーンの管理　150
3 会陰創の管理　151
4 ストーマケア　151
a) 術直後のストーマの特徴　b) 術直後のストーマケアの目標　c) 手術室における装具装着　d) ストーマおよびストーマ周囲皮膚の観察　e) 術直後のスキンケア　f) 術直後に用いる装具の選択条件　g) ストーマケアの場での標準予防策と感染経路別予防策

❸ 社会復帰へ向けてのケア … 159
1 術後退院までのケアの目標　159
a) 自然排便・排尿法の習得
2 ケア方法の確立　159
3 社会復帰用装具の選択　159
a) 装具選択に必要なストーマ局所状況のアセスメント　b) 装具選択に必要な装具の構造と機能分類　c) 装具の決定

4 セルフケア訓練　162
a) セルフケア訓練開始時期　b) セルフケア訓練計画　c) セルフケアと家族指導
5 術後のスキンケア　164
6 消化管ストーマケアの特徴　165
7 尿路ストーマケアの特徴　165
8 小児のストーマ造設術後管理の特徴　166
a) 新生児期・乳児期，幼児期，学童期の特徴　b) ストーマ閉鎖後のケア

❹ 化学療法中のケア … 169
1 化学療法の目的　169
2 治療と副作用対策　169
3 ストーマ保有者における化学療法中のケア　169
4 曝露対策　172
a) ストーマ装具を交換する場合　b) 患者がトイレで排泄や排泄処理をする場合　c) 装具交換の時期　d) 排泄物がリネンを汚染した場合

❺ ストーマリハビリテーションにおける多職種連携 … 175
1 医療を取り巻く環境の変化　175
2 ストーマケアにおける医療連携　175
3 チーム医療の本質　175

第11章　灌注排便法

❶ 灌注排便法とは … 178
1 ストーマリハビリテーションにおける意義　178
2 灌注排便法の利点と欠点　178
a) 上手に実施できた場合の利点　b) 欠点　c) 利点と欠点に関して
3 灌注排便法の適応と不適応　179
a) 適応　b) 不適応

❷ 灌注排便法の実際 … 180
1 指導の開始時期　180

2 灌注排便法の実施　180
a) いつ行うか　b) どこで行うか　c) 必要物品と準備　d) 手順と経過，注意点　e) 後片付け
3 実施中の主なトラブルと予防法・対処法　183
a) 腹痛　b) 洗腸液が入らない　c) 悪心・嘔吐　d) コーンをはずしても便が出てこない
4 灌注排便法を中止すべき状況　183

第12章　瘻孔管理

❶ 瘻孔の基本 ······················· 186
　① 瘻孔とは　186
　② 瘻孔の原因　186
　　a) 先天性　b) 炎症　c) 腫瘍　d) 手術による人工瘻
　③ 瘻孔の種類　186
　　a) 外瘻と内瘻　b) 唇状瘻と管状瘻
　　c) 名称
　④ 瘻孔の診断と評価　188
❷ 瘻孔の全身管理 ·················· 189
　① 消化液の生理　189
　② 抗生物質治療　189
　③ 水・電解質の補給　189
　④ 栄養管理　190
　　a) 咽頭瘻　b) 頸部食道　c) 胸部食道
　　d) 胃　e) 食道空腸吻合部の縫合不全
　　f) 十二指腸瘻　g) 胆汁瘻　h) 膵液瘻
　　i) 空腸瘻　j) 結腸瘻　k) 気管瘻　l) 尿瘻（尿管皮膚瘻）
　⑤ 精神・社会のケア　192
❸ 瘻孔の局所ケア ·················· 193
　① 瘻孔の局所ケアの原則　193
　　a) 瘻孔の種類と特徴　b) 瘻孔ケアの方法
　② 局所管理の実際　195
　　a) 食道瘻　b) 胃瘻　c) 胆汁瘻
　　d) 膵液瘻　e) 尿瘻　f) 気管瘻
❹ 栄養瘻 ························· 199
　① 経皮内視鏡的胃瘻造設術（percutaneous endoscopic gastrostomy：PEG）　199
　　a) PEGの適応　b) 造設方法　c) PEGの実際　d) PEGの合併症，原因と対策
　　e) PEGに用いるカテーテルの交換の実際
　　f) カテーテルの交換に伴う合併症
　　g) PEGを持つ患者のフォローアップ
　　h) PEGの創管理
　② 胃瘻（開腹による），PEGとの違い　204
　③ 腸瘻　204
　　a) 腸瘻の適応　b) 造設方法

第13章　ストーマの合併症とその管理

❶ ストーマ合併症の総論・各論 ········ 208
　① 総論：合併症が起こると何が問題なのか　208
　② 各論：合併症の発生時期による分類　208
　　a) 早期合併症　b) 晩期合併症
❷ ストーマ合併症 ·················· 209
　① ストーマ壊死　209
　② ストーマ陥没　210
　③ ストーマ周囲膿瘍，ストーマ周囲蜂巣炎　211
　④ 粘膜移植　212
　⑤ ストーマ瘻孔　212
　⑥ ストーマ脱出　213
　⑦ ストーマ出血　214
　⑧ ストーマ閉塞　214
　⑨ ストーマ粘膜皮膚離開　215
　⑩ ストーマ狭窄　215
　⑪ 傍ストーマヘルニア　216
　⑫ ストーマの穿孔　217
　⑬ ストーマ腫瘤　218
　⑭ ストーマ静脈瘤　219
　⑮ ストーマの位置不良　219
❸ 尿路ストーマの特徴的な合併症 ······ 221
　① ストーマの狭窄・閉塞による尿流出障害　221
　② 回腸導管過長　222
　③ 偽上皮腫性肥厚（pseudoepitheliomatous hyperplasia：PEH）　222
　④ 尿路感染　223
　⑤ 尿路結石　224
　⑥ 腹腔内尿瘻　224

❹ 小児ストーマの特徴的な合併症……………… 225
　１ ストーマ自体の合併症　225
　　　a) ストーマ脱出　b) ストーマ位置不良
　２ ストーマによる代謝上の合併症　226
　　　a) 脱水・電解質異常と低栄養　b) ビタミン B_{12} 欠乏症　c) 血中胆汁酸低下，腸肝循環の障害，脂肪消化吸収障害　d) 胆石症，肝障害　e) 尿路結石

第14章　ストーマ保有者の皮膚障害

❶ 皮膚障害の基礎……………………………… 230
　１ 疾患準備状態と素因　230
　２ 皮膚障害と環境変化　230
　３ デルマドローム　231
　　　a) 糖尿病　b) 肝疾患　c) 腎疾患と皮膚障害　d) クローン病（Crohn 病）
　　　e) 消化管ポリポーシス
　４ 皮膚 pH と緩衝作用・中和能　231
　５ 皮膚障害と食事　232
　６ 皮膚障害と糞便・尿　232

❷ ストーマ周囲皮膚障害……………………… 234
　１ ストーマ周囲皮膚炎　234
　　　a) ストーマ周囲皮膚炎とは　b) ストーマ周囲皮膚炎の分類　c) ストーマ周囲皮膚炎が発生する可能性のある位置　d) ストーマ周囲皮膚炎の症状　e) ストーマ周囲皮膚炎の問題　f) ストーマ周囲皮膚炎の原因
　　　g) ストーマ周囲皮膚炎の観察ポイント
　２ 皮膚障害と皮膚保護剤　236
　　　a) ストーマ周囲皮膚障害の対策　b) ストーマ周囲皮膚障害に対する皮膚保護剤の有効性　c) ストーマ周囲の状況に応じた皮膚保護剤の使用法　d) 皮膚保護剤では治癒しない皮膚障害（皮膚保護剤で管理しないほうがよい皮膚障害）
　３ 皮膚障害の要因からみた技術対応　237
　　　a) 放射線照射部位の皮膚障害
　　　b) がん化学療法による皮膚障害

❸ スキンケア…………………………………… 243
　１ スキンケアが困難な場合　243
　　　a) スキンケアが困難な場合とはどのような状況か　b) スキンケアが困難な状況を起こしやすい全身的要因　c) スキンケアが困難な状況を起こす局所的要因　d) スキンケアが困難な場合の局所的アセスメント
　　　e) スキンケアが困難な場合の主なケア方法
　２ 高度の皮膚障害に対するスキンケア　244
　　　a) 高度の皮膚障害とはどのような状況か
　　　b) 高度の皮膚障害が起こす問題
　　　c) 高度の皮膚障害に対するスキンケア方法（治療的スキンケア）
　３ 薬剤（外用薬）の使用　245
　　　a) 薬剤使用が必要とされるのはどのような状況か　b) 薬剤の剤型種類　c) ストーマ周囲に薬剤を使用する方法　d) 薬剤を使用する場合のストーマ装具の用い方　e) 薬剤（抗真菌剤，ステロイド軟膏）の中止
　４ 管理時期からみたスキンケア　247
　　　a) ストーマスキンケアにおける管理時期の分類とそれを知る必要性　b) それぞれの時期のケアの目的と皮膚などの特徴　c) それぞれの時期のスキンケアの注意点
　５ 局所管理の因子を考慮したスキンケア　248
　　　a) ストーマ局所管理に影響を及ぼす因子
　　　b) ストーマ局所管理に影響を及ぼす因子を考慮したスキンケア方法

第15章　骨盤内手術に伴う下部尿路機能障害

❶ 正常の排尿様式と尿路の神経支配 ………… 252
❷ 術後下部尿路機能障害の原因 ………… 254
❸ 排尿状態の変化（尿流動態検査） ………… 256
　1 主な尿流動態検査と下部尿路機能障害 256
　　a）尿流測定（ウロフロメトリー）
　　b）膀胱内圧測定（シストメトリー）
　　c）残尿測定
❹ 下部尿路機能障害による全身・上部尿路への影響 ………… 258
❺ 術後下部尿路機能障害の治療方針 ………… 259
　1 排尿障害に対する治療　259
　2 尿失禁に対する治療　260
❻ 清潔間欠自己導尿法（CIC） ………… 261
　1 残尿の定義と測定法　261
　2 自己導尿の適応　261
　3 自己導尿の実際　262
　4 自己導尿の回数決定　263
　5 自己導尿を中止してよい条件　263
❼ 薬物療法 ………… 264
　1 排尿障害　264
　2 尿失禁　264
　　a）腹圧性尿失禁　b）切迫性尿失禁
❽ 外科的治療 ………… 266
　1 排尿障害　266
　2 尿失禁　266
❾ 下部尿路機能障害の予防（自律神経温存法） ………… 268
　1 原理　268
　2 実際　268
　　a）自律神経全温存手術　b）自律神経部分温存手術（骨盤神経叢部分温存手術）
　3 成績　269

第16章　骨盤内手術に伴う性機能障害

❶ 術後の性機能障害 ………… 272
　1 性生活の援助の重要性　272
　2 ストーマ保有者の性機能障害　272
　　a）ストーマ自体の存在　b）高齢なパートナー　c）実際の性機能障害の存在
　　d）腹圧性尿失禁
❷ 男性の術後性機能障害 ………… 273
　1 性機能障害を生ずる機序　273
　2 性機能障害の分類　273
　3 性機能障害の診断　273
　　a）勃起機能障害　b）射精機能障害
　4 性生活における心理面の重要性　275
　5 骨盤内手術と性カウンセリング　277
　　a）骨盤内手術前のカウンセリング
　　b）骨盤内手術後のカウンセリング
　6 性機能障害の対処法　277
　　a）勃起機能障害に対する薬物療法
　　b）陰圧式勃起補助具（vacuum device）
　　c）勃起機能障害に対する手術療法
　　d）勃起機能障害に対する新しい治療法
　　e）射精障害の治療
　7 ストーマ造設者の性交体位　278
　8 性機能障害の予防（自律神経温存法） 279
　9 ストーマ保有者に対する看護側の対応 279
❸ 女性の術後性機能障害 ………… 281
　1 女性性反応と女性性機能障害の変遷 281
　2 女性性機能障害とセクシュアリティ 281
　3 女性性機能障害の実態　282
　　a）女性ストーマ保有者の性機能障害の実態
　　b）日本における女性の性機能障害の特徴
　4 原因　282
　　a）手術に伴う生殖器の変化　b）手術後に顕在化する症状　c）個人の否定的な性的特性　d）性的対象者の相互作用の不足
　5 対策　283
　　a）FSDの対応　b）FSDの治療

❹ ストーマ保有者の妊娠・出産 …………… 286
　① ストーマ保有者の妊娠・出産の実情　286
　② ストーマ保有者の妊娠・出産への対応とケア　286
　　a）妊娠・出産の意思決定支援　b）妊娠・出産時のストーマケア

❺ 性機能障害に対する相談窓口 …………… 287
　① ストーマ保有者の身近にいる医療者　287
　② WOCN とストーマ外来　287
　③ 婦人科外来　287
　④ 泌尿器科外来，女性泌尿器科外来　287
　⑤ 性カウンセリング室　287
　⑥ 協働・連携の必要性　287

第17章　ストーマ保有者の生活支援

❶ 日常生活の留意点 ………………………… 290
　① 食事　290
　　a）結腸ストーマの場合　b）回腸ストーマの場合　c）尿路ストーマの場合
　② 衣服　291
　③ 入浴　292
　　a）入浴指導のポイント　b）自宅での入浴のポイント　c）温泉，銭湯などでの入浴ポイント
　④ 睡眠　293
　⑤ 運動（スポーツ）　294
　⑥ 通学・労働　294
　　a）就学中の留意点　b）就業中の調整
　⑦ 旅行　295
　⑧ ストーマ用品の管理方法　296
　　a）入手方法と購入法　b）保管方法
　　c）ストーマ装具の廃棄方法
　　d）大規模災害に向けて
　⑨ 緊急に病院に連絡すべき事態　300
　　a）腹痛　b）出血　c）排泄停止　d）急な発熱
　⑩ 原疾患の増悪再発などへの対処　304
　　a）良性疾患の場合　b）悪性疾患の場合

❷ ストーマ保有者の会（患者会）の意義と役割 307
　① 「ストーマ保有者の会」の歴史　307
　② 「ストーマ保有者の会」の種類と活動　308
　　a）種類　b）活動
　③ オストミービジター　308

第18章　ストーマ外来の意義と役割

❶ ストーマ外来の意義 ……………………… 312
　① ストーマ外来の目的　312
　② 特殊性　312

❷ ストーマ外来の実際 ……………………… 314
　① ストーマ外来の開設と運営　314
　　a）ストーマ外来の条件　b）ストーマ外来を担当するスタッフ　c）ストーマ外来を担当するにふさわしい資格認定制度　d）受診対象の条件　e）ストーマ外来受診方法の違い　f）ストーマ外来のタイプ　g）ストーマ外来の名称　h）ストーマ外来の設備　i）ストーマ外来の備品
　② 診療報酬　316

　③ ストーマ外来の診療・ケア・リハビリテーション　316
　　a）術前外来オリエンテーション　b）手術前の面談　c）退院直前の面談と初回ストーマ外来予約調整　d）退院後，初回ストーマ外来受診時に実施する項目　e）ストーマ外来での継続ケアとリハビリテーション
　④ フォローアップと継続ケアの必要性，ストーマ外来受診の考え方　318
　⑤ 術前外来オリエンテーション　319
　　a）目標　b）担当者　c）環境設定と条件　d）実際
　⑥ ストーマ外来の問題点　320

第19章 ストーマ保有者が活用できる社会保障制度と福祉サービス

❶ **社会保障制度と福祉サービスとは** …………… 322
　1 ストーマ保有者の活用できる社会福祉制度の変遷　322
❷ **医療社会資源を用いる意義と諸制度** ……… 323
　1 障害者総合支援法　323
　　a）ストーマ保有者の位置づけ　b）身体障害者手帳の交付　c）装具の給付
　　d）身体障害者に対する優先的取り扱い
　　e）税金の減額および控除　f）身体障害者の雇用に関する援護
　2 公的年金制度　328
　　a）国民年金加入者の場合　b）厚生年金加入者の場合　c）共済年金加入者の場合
　3 生活保護法による医療費と治療材料の現物給付　328
　4 児童福祉法　329
　　a）小児慢性特定疾病医療費　b）自立支援医療（育成医療）　c）自立支援給付
　5 難治性特定疾患　332
　　a）難病とは　b）難病対策の概要
　　c）指定難病とは　d）所得に応じた医療費に係る自己負担の見直し
　6 介護保険　337
　　a）介護保険の対象者　b）介護保険利用
　　c）介護保険利用限度額　d）介護保険のサービス
　7 訪問看護　339
　　a）訪問看護の利用までの流れ　b）訪問開始までの流れ　c）利用料金　d）特別訪問看護
　8 介護職によるストーマ装具交換　341

第20章 一時的ストーマの造設と閉鎖

❶ **一時的消化管ストーマ** …………………………… 344
　1 一時的ストーマが造設される状況　344
　2 閉鎖の要件　344
　3 閉鎖時期　345
　4 閉鎖手技　345
　　a）ストーマとして引き出された腸管部分の切除　b）腸管吻合　c）閉腹・閉創
　　d）ハルトマン手術後のストーマ閉鎖手技
　5 合併症　346
　　a）術後早期に発生するもの　b）術後晩期に発生するもの
　6 括約筋温存術における一時的ストーマ閉鎖後の排便状況　348
　7 閉鎖前後のストーマ保有者への支援　348
　　a）直腸癌術後の排便障害について　b）潰瘍性大腸炎術後の排便障害について　c）ストーマ閉鎖術後の排便障害に対するケア
❷ **小児ストーマ** …………………………………………… 351
　1 ヒルシュスプルング病　351
　2 直腸肛門奇形　351
　3 新生児消化管穿孔に対するストーマ造設と閉鎖　353

索引 …………………………………………………… 354

第1章

ストーマリハビリテーションの歴史と概念

第1章　ストーマリハビリテーションの歴史と概念

 # ストーマリハビリテーションの歴史

1　わが国にストーマリハビリテーションが本格的に導入されるまで

a）術式の開発と変遷

　諸外国には ostomy rehabilitation という単語があり，それは「看護専門職が行う」ストーマ医療分野である。一方，わが国で用いられるストーマリハビリテーション（stoma rehabilitation：以下 SR）という単語はない。わが国の SR は「多職種が協働する」全人的医療分野である。SR という単語が認知されるのは，1974年の「ストーマリハビリテーション」（進藤勝久）という冊子によってである。そして海外の ET スクールで学んで帰国する第1世代の日本人 ET が基礎的な知識と技能を導入し，日本大腸肛門病学会，日本看護協会，日本泌尿器科学会共催のストーマリハビリテーション講習会が核となって，多職種が協働する全人的医療分野が成熟していくことになる。日本で SR が成熟していくこの時代までに，ストーマ手術は多くの変遷を経てきている。

　紀元前4世紀には，現在のトルコの海岸線に近いギリシャの Kos 島の Praxogoras が消化管創傷に対してストーマを造設したと言われている。中世にも嵌頓ヘルニアに対して，アイロンを用いて瘻孔を形成していた。ストーマ造設術に限らず，ニーズがまず外科手術を生んできた。そして消化管も尿路も体外に誘導した状態でも生存が可能ということがわかって，より望ましい結果が得られるように，術式の工夫が行われてきた。

　消化管，尿路のストーマ手術の術式の開発と変遷を振り返ってみると，機能という経糸とボディイメージという緯糸で織り上げられている。しかしながら，消化管と尿路，両者はある意味，違った経過を辿っているように見える。体内に貯められるし，出したい（出してよい）ときに出せる禁制が機能であり，「外尿道口，あるいは（自然）肛門以外は体表から見えない」，「それぞれの出口は1つである」，「外尿道口も肛門も，たとえ水泳などのスポーツの場でも人目につかないようにできる」，そして究極は「みんなと同じ」がボディイメージである。そして通常の機能を有していれば，自然排泄口の周囲はかぶれることはない。社会的な存在として代を経るに従って，排泄は尊厳の重要な要素となっていき，術式の開発がそれを追いかけることになる。

　尿路ストーマの開発では，「貯めて自在に出す」，「2つより1つ，1つより0（見えないように隠す）」，そして「本来の場所へ近づける」というコンセプトが明確である。19世紀以前に始まった尿管皮膚瘻は，出口を0にする試み（尿管直腸吻合術：Simon J 1852年，尿管結腸吻合術：Smith T 1879年），両側であっても1つにする工夫を生み出していった。ただし，尿管と消化管を吻合する術式は，感染症や代謝異常，吻合部狭窄のために標準的な術式とはならなかった。両側の尿管が切断されても外ストーマ口は1つにする工夫は一側合流尿管皮膚瘻（Beck HJ 1950年），二連銃式尿管皮膚瘻（Pettersson G 1962年）などで果たされることになる。狭窄や陥凹，それに伴う皮膚合併症を減少させるために，遊離腸管を導管とした尿路変向術（盲腸：Verhoogen J 1908年，回腸：Bricker EM 1950年）も開発され，近年まで主流となってきた。

　（回腸，盲腸）導管は尿を導出する管であって「貯める」機能はない。また，尿管皮膚瘻も回腸導管も非制御性のストーマである。貯めて，「出した

い時に（カテーテルを挿入して）出す」，あるいは，貯めて，「出したい時に（外尿道口から）出す」ためには，貯留嚢として用いる消化管の，蠕動機能による内圧上昇をコントロールする必要があった。そこで，腸間膜対側で消化管の長軸方向に長い切開を入れて脱管腔化し，ロールにして蠕動が起きにくい貯留嚢を作製する技術（動物実験の回腸ストーマ：Kock NG 1968年，尿路コックパウチ：Kock NG 1982年）は画期的であった。

この辺りが，先に述べた日本のSR黎明期に当たるが，その後尿路コックパウチも合併症のために，マインツパウチ（Mainz's pouch, 1985年），インディアナパウチ（Indiana pouch, 1987年）とともに廃れていき，「自己導尿型より自然排尿型代用膀胱へ」の流れが生まれてくる。自排尿型尿路再建術は貯めて（腹圧で）本来の場所から出す，ニーズにマッチした究極の手術である。尿道を通して尿を出すことも，脱管腔化されていない腸管（Lemoine G 1913年，Hadec EA 1965年など）では成功を収められなかったが，1986年以降，さまざまな腸管部位を脱管腔化して新膀胱を形成し，尿道に吻合するようになって，今日に至っている。自然排尿型代用膀胱手術を採用することが適切でない場合に回腸導管が行われ，尿管皮膚瘻は減少していく趨勢にある。

消化管ストーマも機能とボディイメージを求めて，術式は変遷していく。詳細は「b）消化管」の項に譲るが，当初は癌巣を切除せず，姑息的なストーマとして造設されることがほとんどであった。このような減圧のためのストーマ造設，あるいは予防的人工肛門造設も，2つより1つ，1つでもより円形（丸く）を求めて，分離式，二連銃式，スパー型人工肛門は少なくなっていき，係蹄式人工肛門も「1つに見える丸さ」と「それでも肛門側に流れ込まない工夫」を求めて進化している。

しかし，消化管ストーマは尿路ストーマとは逆に，現時点では見えないところから，見えるところへ移動してきている。直腸癌の切除を行ってストーマ造設を行うことは，まず後方（仙骨アプローチ）から試みられたために，ストーマは仙骨部手術創の頭側端に造設された。よりよい術視野を求めて，後方アプローチは仙骨切除（Kocher, 1874年），仙骨旁切開（Kraske, 1885年）と変化していき，最終的に腹会陰式，あるいは仙骨腹式直腸切断術に進化し，これにつれて結腸ストーマの位置は仙骨部や腰部から，鼠径部・腸骨窩へ，そして腹直筋鞘を通して下腹部へと移動していった。

このような趨勢は，QOL（quality of life）を高めることには役立ったが，尿路ストーマに見られる，禁制やボディイメージ（1つより0，本来の場所）の視点からは達成されていない。1969年にはKock NGがコックパウチ（臨床例）を提唱し，消化管の制御性ストーマが話題になったが，その後頓挫している。ストーマを造設しない病態を含めて，神経刺激療法による禁制の保持（消化管），あるいは前立腺全摘術後遺症の尿失禁用人工尿道括約筋の埋め込み術など，人工的な素材の中に，新しい課題と改良があるのかもしれない。

b）消化管ストーマの歴史と概念

欧米のストーマの起源はPraxagorasの消化管創傷に対するストーマ造設とされ，Praxogorasはそのストーマをその後閉鎖したと記載するものもある。1710年にLittlé Aが鎖肛に対する治療法として人工肛門を提唱した。1776年にはPilloré Hが直腸癌イレウスに対して右鼠径部盲腸瘻を造設し，1797年にはFine PがS状結腸癌イレウスに対して横行結腸人工肛門造設術を施行しているが，Duret C（1793年）がS状結腸人工肛門を造設して救命した鎖肛患者（45年間生存）まで長期生存は得られなかった。

長期生存を阻むものは，原初的な手技と感染であったために，腹膜経路でない，比較的安全なストーマ造設が模索された。1839年Amussat JZが29例の腰部人工肛門術を施行し，9例で成功を収めたと報告した。患者の視点からいえば，腰部ストーマは極めて扱いにくいものであったことだろう。近代になるとLuke Jによる初めての腹直筋旁切開法によるS状結腸ストーマ造設（1850年），Thiersch Kによる腸管吻合部保護のための予防的人工肛門造設（1855年），Schede Tによる二連

銃式人工肛門造設（1879年），Maydl Cによる係蹄式ストーマ造設（1883年）と術式も多様化してくる。Maydl Cは鷲鳥の羽軸をストーマ支持棒（rod）に用いて初めて係蹄式ストーマを造設した。二連銃式人工肛門はMikulicz-Radecki J（1903年）によって，両ストーマ脚の中隔を縦切開できるスパー型人工肛門に改変された。術式名から簡単に想像がつくように，この時代までのストーマは，癌巣を切除せず，姑息的なストーマ（2000年代になって用語は「緩和的ストーマ」が主流となる）として造設されることがほとんどであった。

わが国では鎖肛に対するカットバックに関して「仮肛門」（西医略論，1858年）という単語が用いられ，その後「異常肛門」，「假造肛門」，「腸瘻」，「偽肛」，「人造肛門」などバラエティに富んだ用語を経て，「人工肛門［偽肛門］」（新纂外科各論，1902年）へと収斂していく。わが国では，人工肛門を造設したとの初めての記載は丸茂文良（1892年）の《人工肛門二三ノ実験》にある自験例10例である。直腸癌切除を伴わない人工肛門造設術が多かったこと，そしてストーマ位置は会陰部や腰部，仙骨部から始まり，鼠径部・腸骨窩へ，さらには腹直筋鞘を通しての下腹部へと移動していったことなどは欧米各国とわが国は同じである。このようなストーマ位置の移動はストーマケアの視点からではなく，根治性を求めての要素が強かった。

直腸癌の切除を行ってストーマ造設を行った第1例はLisfranc（1825年）であり，術式は仙骨式直腸切断術である。「a）術式の開発と変遷」で述べたように後方アプローチから直腸がん治療が始まり，まず標準となったことが，現在行われている直腸がん切除術が，直腸「前方」切除術と呼ばれる所以である。後方から直腸切除・切断に向かえば，病巣に近く，腹膜外経路という利点がある。必然的にストーマは仙骨部手術創の頭側端に造設された。1879年Czernyの登場によって，腹会陰式の直腸切断術の歴史が幕を開ける。世界各国で腹会陰式の直腸切断術が行われるようになり，わが国でも鳥潟ら（1906年）が報告を行っている。当初2期的に行われていた手術は，Miles WE（1907年）によって一期的腹会陰式直腸切断術として完成された。わが国でも，1940年代に入って一期的腹会陰式直腸切断術の安全性が確保されてきた（梶谷ら 1943年）。また1955年には会陰部手術創の一次閉鎖の成功例も報告された。

これ以降のストーマ手術では，画期的な術式の変化はみられず，むしろストーマ造設術周辺の技術の改良が行われてきた印象がある。1940年代まで一次開口か二次開口かが論じられてきたストーマ開口時期は，Patey DH（1950年），Butler C（1952年）らの報告によって一次開口の優位性が明確になり，ストーマの狭窄や陥没の合併症が減少することとなった。同じ1952年には，Brooke Bが一次開口・粘膜外翻縫着による回腸ストーマ造設術を提唱している。これに先駆けて，わが国で萩原義雄（1925年）が，「腹腔外に置かれた腸管の漿膜は炎症のために肥厚して狭窄の原因となる」という，基礎的な，しかし極めて重要な動物実験を行っていることも興味深い。

ストーマケアを行いやすくするとともに，ストーマ周囲皮膚炎を予防するために，突出した回腸ストーマや少し高さを持った結腸ストーマが標準的になったのは1950年代以降である。しかしながら実際には，この議論は1980年代前半，ストーマリハビリテーション講習会などを通じてストーマケアの知識が広まるまで続いていた。術前に「ストーマの位置決めを行う」ことも，ストーマ周囲の瘢痕を少なくするために「皮膚に大きく縫合糸をかけない」ことも，術式の大事な要素，重要な改良と言える。一方，1958年にSames PとGoligher JCが合併症（腸閉塞と傍ストーマヘルニア）の減少を目的として，腹膜外法によるS状結腸ストーマ造設術を提唱した。その効果については，（腹膜内法が優れているというデータはないものの）どれだけ有用であるかが見直しも行われている。普及した腹腔鏡下手術の影響と併せて，エビデンスの蓄積が待たれる。

［1］a）b）倉本　秋］

■ 参考文献

1) 日本ストーマリハビリテーション学会編：ストーマリハビリテーション学用語集(第2版). 金原出版, 2003
2) Winkler R：Stoma Therapy, Thieme Inc. New York, 1986
3) Celestin LR：A Color Atlas of the Surgery and Management of Intestinal Stomas. Wolfe Medical Publications, London, 1987
4) 穴澤貞夫：ストーマリハビリテーションの進歩. 臨泌, 48：365-372, 1994
5) 川満富裕：わが国における人工肛門の起源. 日本ストーマ学会誌. 19：3-10, 2003
6) 佐々木廸郎：日本の人工肛門―医学中央雑誌にみる戦前までの歴史―. 日本ストーマ学会誌, 3：1-10, 1987
7) 佐々木廸郎：日本の人工肛門＜第Ⅱ報＞―医学中央雑誌にみる第二次大戦後の歴史―. 日本ストーマ学会誌. 8：1-11, 1992
8) 佐々木廸郎：日本の人工肛門＜第Ⅲ報＞―オストメイトケアの幕開け―. 日本ストーマ学会誌, 11：69-84, 1995
9) 岡田 弘：尿路変向・膀胱再建の過去・現在・将来, 臨泌. 56：761-772, 2002
10) 武中 篤, 藤澤正人：尿路変向の現況と今後の展望. 西日泌尿, 65：583-595, 2003
11) Hotouras A, et al.：The persistent challenge of parastomal herniation：a review of the literature and future developments. Colorectal Dis. 15：202-14, 2013
12) 山名哲郎, 高尾良彦, 吉岡和彦ほか：便失禁に対する仙骨神経刺激療法　前向き多施設共同研究. 日本大腸肛門病会誌, 67：371-379, 2014
13) ストーマリハビリテーション講習会実行委員会編：ストーマリハビリテーション　実践と理論. 金原出版, 2006

c) 尿路ストーマの歴史と概念

尿路ストーマ(尿路変向(更)術)は, 膀胱癌などの疾患で本来の経路である腎臓→尿管→膀胱→尿道の尿路を通らず, 障害部位より上位で何らかの方法により尿を排泄する方法である.

障害部位より上位の臓器に直接穿刺し尿を排泄する腎瘻や膀胱瘻などの仮性瘻と, 尿路を尿管皮膚瘻のように直接または回腸導管のように尿管を回腸を介して間接に皮膚へ導く真性瘻がある. これらの外瘻以外に最近は, 尿管の狭窄により水腎症になった腎臓に対する尿路の確保法である, 経尿道的尿管ステント留置術も一種の内瘻と考えることもでき, この術式が最も増加している.

i) 尿管皮膚瘻

尿路ストーマの歴史は19世紀以前に始められた尿管皮膚瘻に始まる. 1852年Simon Jは, 膀胱外反症に対し尿管直腸吻合術を施行した. また, 1879年Simon Tは, 尿管直腸吻合術を施行した. 尿に対する適切な装具もない時代には, 持続的に排泄される尿の処置に困難を感じ, 尿管と結腸を吻合することにより総排泄腔(便と尿を同一部位より排泄)とし肛門の括約筋機能を利用し禁制を保つ試みが行われていた. また, 1950年Beck HJは, 左右の尿管を片側へ合流させ一側合流尿管皮膚瘻が行われた.

ii) 回腸導管造設術

1950年Bricker EMは, 現在, 尿路変向(更)術の標準術式となっている, 回腸導管を施行した. これにより, 尿管皮膚瘻における皮膚開口部の狭窄などの合併症を防ぐこととなった. 日本でも1968年に大越正秋が本術式に対し発表している[1].

iii) 禁制型尿路変向術

1969年Kock NGは, 消化管に対し, また1982年に非禁制型ストーマである回腸導管に対し, 体内に尿を貯留させ間欠的に導尿することにより, 体外に集尿袋を必要としないコックパウチ造設術を施行した[2,3]. Skinner DGは1984年に尿路に対し臨床応用し, 日本でも北島清彰により1987年以降にコックパウチ造設術が行われるようになった[4,5].

iv) 自排尿型尿路変向術(膀胱再建術・新膀胱)

1986年以降に, これらの禁制型代用膀胱と尿道括約筋と神経温存した膀胱全摘除術を施行した尿道に吻合したhemi-Kock法, Studer法, Hautmann法などが行われた. 日本でも1990年以降これらの術式を改良した変法が行われるようになった. ストーマは存在しないが, 尿失禁, 自己導尿などストーマリハビリテーション的管理が必要となる[6]～[11].

v) 膀胱瘻造設術

一方, 尿道断裂, 前立腺肥大症, 神経因性膀胱などによる尿閉で, 尿道より留置カテーテルの設置が困難な場合, 以前より開放的膀胱瘻造設術が行われていた. その後膀胱に尿が充満しているこ

とを確認後，トロッカーにより膀胱瘻造設術が行われてきた．最近は膀胱瘻造設キットが普及している．

vi) 経皮的腎瘻造設術

腎後性腎不全（両側水腎症）の場合，以前より開放的にGerotaの筋膜を開き腎盂を露出し腎瘻カテーテルを留置する術式が行われてきた．現在は，超音波機器やレントゲン透視装置の発達と腎瘻セット（JINRO）の開発により，ほとんどが経皮的に腎瘻が造設可能となった．

vii) 経尿道的尿管ステント留置術

膀胱内景が確認可能な水腎症の場合，背部よりカテーテルの設置される経皮的腎瘻造設術に比べQOLに優れた，尿路の確保法である，経尿道的尿管ステント留置術が，1990年代に入り行われるようになった．これは，内視鏡の進歩と高性能の尿管ステントの開発が進み，日本でも2002年4月よりK783-2 経尿道的尿管ステント留置術が健康保険でも算定可能となり，まず経尿道的尿管ステント留置術が，不可能な場合に経皮的腎瘻造設術が行われるようになった．尿管ステントもカテーテルの刺激による頻尿やカテーテルの閉塞を予防するため水分摂取などストーマリハビリテーション的管理が必要である．

[c) 斎藤忠則]

■ 文献

1) 倉本 秋，飯山達雄：ストーマ医療の歴史．ストーマリハビリテーション 実践と理論．ストーマリハビリテーション講習会実行委員会編，金原出版，1-9頁，2006
2) Kock NG：Intra-abdominal "reservoir" in patients with permanent ileostomy. Arch Surg 99：223-231, 1969
3) Skinner DG, Boyd SD, Lieskovky G：Clinical experience with the Kock continent ileal reservoir for urinary diversion. J Urol 132：1101-1107, 1984
4) 北島清彰，斎藤忠則，岡田清己ほか：Kock回腸膀胱の臨床経験．日泌会誌 78：87-96, 1987
5) 北島清彰，斎藤忠則，岡田清己ほか：排尿式Kock回腸膀胱．泌尿器外科 2：1099-1103, 1989
6) 清滝修二，斎藤忠則，岡田清己ほか：尿路変向の方法：機能的代用膀胱．日本ストーマ会誌 7：37-44, 1991
7) Okada K, Saitoh T, Kiyotaki S：Bladder reconsutruction with never spearing cystectomy. Akutulle Urology 24：92-95, 1993
8) 岡田清己，斎藤忠則：QOLを重視した手術治療 Nerve sparing cystectomy．膀胱腫瘍の新しい展開．泌尿器科 MOOK 5：182-191, 1993
9) 斎藤忠則，野垣譲二，岡田清己ほか：神経温存膀胱全摘除術と回腸膀胱再建術により術後の高いQOLを得られた膀胱腫瘍の1例．老化と疾患 7：420-425, 1994
10) 小林正喜，斎藤忠則，岡田清己ほか：自己排尿式回腸膀胱の経験―非トンネル逆流防止弁―．泌尿器外科 6：149-154, 1993
11) 斎藤忠則，吉田利夫，岡田清己：コック型尿路変向術．臨泌 52（4増刊）：149-157, 1998

d) 小児ストーマケアの歴史と概念

こどもは小さな大人ではない．このルソーの教育理念が小児科学を育み，第一次世界大戦後には水電解質代謝と小児麻酔の研究が大きく進んだ．小児外科という外科領域は，この時代に黎明期を迎え，抗生剤が普及する第二次世界大戦後に専門分野として確立した．近代的なストーマケアはその後1960年代からはじまったので，その歴史は小児でも成人でもほぼ同じである．それ以前のストーマケアの歴史は，ストーマ造設術の歴史で代用される．当時の外科医はストーマ造設術の改良に手一杯だったので，ストーマケアは患者にまかされて記録があまり残っていないからである[1]．

i) 小児外科の確立以前[2]

抗生剤がない時代のストーマ造設術の歴史は腹膜炎との闘いの歴史である．18世紀初頭にLittreが提案したストーマ造設術は，開腹手術なので死亡率が高く，原因が明白な腸閉塞症（鎖肛や直腸癌）にしか許されなかった．18世紀末に生まれた固体病理学によって開腹手術のおもな死因が腹膜炎だとわかると，1830年代にAmussatが腰部ストーマ造設術を開発した．この手術は開腹しないので腹膜炎を起こしにくく，1846年に麻酔法が開発されると広く行われた．1867年に消毒法が開発されて開腹手術が安全になると，難しいAmussatの手術は衰退し，簡単なLittreの手術が復活した．しかし，腹腔から引き出した腸管をすぐに切開（一次開口）したので，術後の腹膜炎は減らなかった．1903年にMikuliczが開腹創の膠着

後に腸管を切開(二次開口)する二連銃式ストーマ造設術を報告し,腹膜炎は激減した。この手術は第二次世界大戦後まで行われ続けた。

ii) 小児外科の確立以後

抗生剤が普及すると,成人外科では一次開口が再び行われるようになった。小児外科では,おもにMikulicz手術が行われていたが,一次開口も行われるようになった。1957年にBishopとKoopは,胎便性イレウスに対し,遠位腸管の側面に近位腸管を端側吻合し,遠位腸管をエンドストーマにする手術を考案した。1961年にSantulliは,先天性小腸閉鎖に対し,近位腸管をエンドストーマとし,その側面に遠位腸管を端側吻合する手術を考案した。1961年にBishopは,Mikulicz手術を改良し,二次開口を行うループストーマ造設術を報告した。この手術は,鎖肛やヒルシュスプルング病に広く行われたが,現在は成人外科の影響を受けて一次開口を行うことが多くなった。

iii) 小児ウロストーマ[3]

ウロストーマ造設術は尿路変向術である。1852年にSimonが13才男児の膀胱外反に行った尿管直腸吻合術は,ストーマ造設術ではないが,史上初の尿路変向術である。その後,尿管皮膚瘻の造設術も行われたが管理が難しく,尿管とS状結腸や直腸との吻合術がよく行われた。しかし,この手術は尿路感染症や尿の再吸収によるアシドーシスを起こすため,1950年にBrickerが回腸導管造設術を開発した。回腸導管は失禁型ストーマで,1980年代にMitrofanoff, Kock, Rowland, Thüroffが禁制型のウロストーマを開発した。

禁制型ストーマは手術後のストーマケアを考慮して開発された。現代の外科医は患者のQOLを考えて手術する心のゆとりをもつようになったのである。このことは手術前にストーマサイト マーキングが行われることにもはっきり表れている。

[d) 川満富裕]

■ 文献

1) 川満富裕:ストーマ手術とケアの歴史.中條俊夫ほか監修:小児のストーマ・ケア.II 2-6頁,へるす出版,1997
2) Cromar CDL : The Evolution of Colostomy. Dis Colon Rec 11 : 256-280, 367-390, 423-446, 1968
3) Basic DT et al : The history of urinary diversion. Acta Chir Iugosl 54 : 9-17, 2007

e) 装具の発達過程

i) 装具の開発の歴史

1955年以前のストーマ用品は,自家製のものでストーマの位置決めもされていなかった。当時のストーマは腸骨部や下腹部,腰部など凹凸が激しい場所に造設される場合もあり,コットンウールやラバーパッドなどあてものが主流に用いられていた。1917年Stebbingが最初の市販品として,ニッケルメッキの銅製カップを考案し,その後セルロイド,ゴム製のもの,お椀型の受糞器にバンドを付けた装具などが作られた。1951年にクリーブランドクリニックの医師Turnbull RBがカラヤガムがストーマケアに有用であることを発見し,1963年にホリスター社がカラヤシールリングを商品化した。

日本では1959年に石田式人工肛門装具が作られた。これは非粘着性装具であり,固定が悪く,密着・密閉性もなく,下痢便などは漏れ,鼻をつくような臭気を放った。特に電車の中など密閉された所ではストーマを持つ人がいることがすぐわかるような臭いがした。そのころはまず疾患の治療が第一目的であり,ストーマ保有者のQOLは著しく低下した状態でも当たり前の時代であった。尿路系の装具でも,この当時はリユーザブルで何回も洗浄して使用するタイプの装具を米国マーレン社が発売していた。粘着性装着具の開発が始まったのは1954年にデンマークのコロプラスト社からである。その時代は皮膚に貼付する粘着剤がポリエチレンなどのフィルムで閉鎖環境におかれるために,汗や体温上昇などで皮膚炎が頻発した。しかしその後カラヤガムが世に出てからは粘着性,静菌性,皮膚保護性などの点からカラヤパウダー,シールリング,シート材などが作られるようになり,皮膚の炎症は緩和されてきた。

国産の粘着性装具の第1号として1965年に東

京衛材（現アルケア）から，「ラパック」が発売された。皮膚に直接貼り付けるべた張りの装具であったが，便の漏れからは解放され，多くのストーマ保有者にとって朗報であった。そして1974年にはカラヤシートが発売され，組み合わせて使用できるようになった。1972年にはコンバテック社が「バリケア」を発売し，皮膚障害が改善していくことを多くの医療者が体験し，国内に広く知れわたった。そしてカラヤよりも溶けにくい材質であり，尿路系のストーマにも適用された。また臭いの問題は，ポリエチレンでは防臭効果はなく，ポリ塩化ビニリデンによって効果は向上したが，焼却時のダイオキシンの環境問題が取り上げられ，ポリ塩化ビニリデンの量を抑えたフィルムの開発がなされてきた。そして1980年に入り皮膚保護剤の開発が進み，軽い，軟らかい，肌触りがよい，などの快適性や，ごわごわして腹部を触ると音がするなどの問題に対しての防音性も改良がなされた。昨今はフランジの嵌合部分の確実性やできるだけ簡便に装着できるようにワンピース型の開発，第三者が張り替えやすいように工夫された商品などが作られている。

f) ET制度

ET (enterostomal therapist) ナースの歴史は1958年 Dr. Rupert Turnbull が，回腸ストーマ保有者の Norma Gill と共にET教育を開始したことに始まる。そしてその2年後にクリーブランドクリニックにおいて正式な Training ETs Education Program を開始した。その教育機関において1970年までに教育を受けたETたちはオーストラリア，カナダ，イギリス，ニュージーランドなどに帰国し，ETスクールを開講し，その後世界各国にETスクールが開校された。そして彼らの卒業後の情報交換の場として，ETの世界大会WCET (World Council of Enterostomal Therapists) が作られた。これは1976年ロンドンにおいて11人のETがミーティングを行ったことから始まった。最初のETはストーマ保有者であって，医療者でなくても教育が受けられた。現在は医療職を対象とし，カリキュラムがWCETの認可がされなければ，ETの教育機関としては認められていない。最初のストーマ保有者が受講生であった時代は4週間の実習を主としたカリキュラムであった。その後，北米を中心としたETナースが中心となって IAET (International Association of Enterostomal Therapists) が組織され，ET教育の基準や業務について検討がなされ，教育期間も6～8週間と延長された。1975年には入学資格を正看護師に限定し，1985年には看護学士以上と決められた。このIAETは現在のWOCN (Wound, Ostomy and Continence Nurse Society) の前身であり，名称変更とともに役割が拡大された。現在WCETが認定するスクールは米国だけでなく，オーストラリア，ブラジル，中国などで57校が開校している。

g) 患者会の歴史

1940年代にニューヨークのマウントサイナイ病院で手術を受けた4人のストーマ保有者がお互いの情報交換を行って，改善を試みることをしたのが世界最初の患者会と言われている。1962年には米国にUOA (United Ostomy Association：国際オストミー連合) が設立され，このときには患者会は米国にしかなかったことから北欧やヨーロッパのストーマ保有者も参加した。この当時は初代のETがストーマ保有者であったことから，ロンドンにおいて1975年にWCET (World Council of Enterostomal Therapist) が開かれたと同時に，IOA (International Ostomy Association：国際オストミー協会) が発足，アメリカ・イギリス・オランダ・日本などの加盟国によって結成された。このとき，日本からも互療会の故前田会長ら5名が出席している。その後1978年にはミラノにおいてWCETとIOAの同時開催にて15カ国30人のETが集まった。その後国際的な発展をとげ，現在はEOA (European Ostomy Association) やJOA (Japan Ostomy Association) AOA (Asian Ostomy Association) など36カ国に広がっている。

[e)～g) 田中秀子]

■ 参考文献

1) 倉本　秋, 飯山達雄：ストーマ医療の歴史. ストーマリハビリテーション—実践と理論, ストーマリハビリテーション講習会実行委員会編, 金原出版, 1-9頁, 2006
2) 柴﨑真澄：ストーマ用品. ストーマリハビリテーション—実践と理論, ストーマリハビリテーション講習会実行委員会編, 金原出版, 123-127頁, 2006
3) 穴澤貞夫：ストーマ用品の解説. ストーマケアの基礎と実際, ストーマリハビリテーション講習会実行委員会編, 改訂第2版, 金原出版, 143-156頁, 1989
4) 田中秀子：WOC看護の変遷と展望. 日本創傷・オストミー・失禁ケア研究会誌 10(2)：1-5, 2006
5) Aboutus history (WCETの歴史), http://www.WCETcb.or/about/history.html
6) 前川厚子ほか：ET看護婦からWOCN認定看護師制度への発展と役割の変遷. 日本創傷・オストミー・失禁ケア研究会誌 1(1)；22-27, 1997
7) 田中秀子ほか：WOC看護認定看護師の診療報酬改定に伴う実践活動状況. 日本看護学会誌：14(2)：130-137, 2005
8) 田中秀子：皮膚・排泄ケア認定看護師(WOC看護認定看護師)への道・ストーマケアの実践, 医歯薬出版, 154-157頁, 2014
9) 岡田祐時：互療会のあゆみ, 20年の歩み, 互療会(日本オストミー協会), 1988
10) 稲垣豪三ほか：日本オストミー協会30年の歩み(概況), 協会30年史, (社)日本オストミー協会, 年表 188-203頁, 2002
11) 進藤勝久：QOL調査について. 日本オストミー協会新聞, 271号, 12頁, 2015
12) IOA Coordination Committee AIMs, Purpose and objectives (国際オストミー協会公式ウェブサイト) http://www.ostomyinternational.org/abouts.htm, 2015

2　わが国におけるストーマリハビリテーションの発展

a) 教育研究の歴史

i) すべての始まり—人工肛門装具研究委員会

わが国におけるストーマリハビリテーション研究・教育の歴史をについて筆を起こすとき, まず2人の高名な外科教授から始めなければならない。陣内伝之助先生と, 綿貫　喆先生, 今は亡きこの2人の外科医によってわが国におけるストーマ医療の扉は開かれたからである。なおこれから述べる1975年当時は今われわれが言うストーマという言葉はほとんど使われておらず, 人工肛門という言葉が使われていた。それ故ここでは人工肛門とストーマという言葉が混在していることをご了承いただきたい。

1974年8月5日に第1回の大腸癌研究会が大阪で開催されたが, その前日の8月4日夜, 陣内教授は日本大腸癌研究会の, 綿貫教授は日本医科器械学会の代表者として会合が持たれた。この2人がどのような経緯で会合を持つに至ったか, その話し合い内容はさだかではないが, 当時わが国のストーマ医療が, 教育・研究・臨床のあらゆる面で欧米の後塵を拝していた状況を打破するために, 医学界として真剣に取り組まなければならない, という点で意見が一致したことに間違いない。そしてクローズな組織ながらまず研究組織を立ち上げとりあえずストーマ装具の研究から始めようと1975年に発足したのが人工肛門装具研究委員会である。これがわが国において人工肛門に対する医学界としての初めての取り組みであった。

この委員会は, 日本大腸癌研究会, 日本医科器械学会を親団体とし, 両学会の合同分科会として, 会長は綿貫委員長のもと, 全国の大腸肛門外科関係の大学, 病院から若手研究者の参加を得て1977年より実際の研究活動を開始した。ただし委員会の構成は医師に限定されていた。この時点ではまだ看護師(当時は看護婦)の参加を求める気運は醸成されていなかった。研究活動は, 医科器械学会の援助金や科研費など綿貫会長がどこからか捻出された研究費によって維持され, 研究活動に困ることはなかった。

ii) 第9回日本消化器外科学会

そして, 委員会発足の翌年1976年7月には, 東京で行われた第9回日本消化器外科学会総会において, "人工肛門とそのAfter care"と題するシンポジウムが綿貫教授司会のもとで行われ, 当時のわが国のストーマ医療の現状と課題, QOLを視点においたストーマ医療の将来展望などが討論され, 人工肛門装具研究委員会の発足と相まって, 医師にストーマ問題に目を向かせたという点で, わが国のストーマ医療で忘れることができない1ページが刻まれた。

iii）ストーマリハビリテーション講習会の設置

さて，委員会の具体的な研究成果は紙面の関係で割愛するが，当時の会議録や研究記録を再読すると，装具の粘着剤の皮膚障害性試験，装具袋の防臭能試験，医工学やストーマ装具企業の技術開発担当者とのミーティングなど相当な高レベルの活動が行われたことが認識される。

ところが，このように順調な歩みをたどっていた委員会の活動だったが，会議を重ねるうちに何人かの若手委員より委員会の方向性について異論と提言が出されるようになった。

このころすでにアメリカを中心とした欧米では，人工肛門ケアの第一線を看護師にゆだねるというシステムが概ねでき上がっていた。一方，当時わが国には，人工肛門ケアの専門家とみなされる看護師は全国で5指に届かぬ状況であった。貧困な人工肛門医療状況を前にして，実際に人工肛門ケアを行う専門の看護師・医師の養成こそが喫緊の課題であり，装具の研究など悠長にやってはいられない，委員会の活動を研究から教育活動に転化すべし，という意見であった。この意見は直ちに委員会で受け入れられ，装具の研究も重要だが，人工肛門ケア専門の人材養成はもっと重要で，教育に特化した委員会に転化させること，すなわち委員会の目的と進路変更が決定されたのである。ひとまずは研究から撤退しても，人工肛門の専門家を養成すれば，一見回り道のようにみえても，それが研究活動推進への早道となるはずだ，という判断がなされたのである。そして設立されたのが，ストーマリハビリテーション講習会である。

実際に今から振り返ると，この時の判断は誠に正しかったと言わざるをえない。もし会議であの若手委員たちの発言がなかったら，また委員会の指導者たちがこれらの意見を柔軟に受け入れることがなかったら，その後わが国のストーマ医療はどのくらい回り道を余儀なくされたであろうか？

この時医師の頭のなかに初めて，この問題を看護師と協働して行うという考えが芽生えたのである。看護協会へのアプローチなどを経てストーマリハビリテーション講習会はいくつかの紆余曲折のうえ，大腸肛門病学会，日本看護協会，日本泌尿器科学会のサポートを受け第1回の講習会が1980年11月28～30日の3日間，東京慈恵会医科大学で行われた。ところがこの第1回講習会を前にして実行委員長であった綿貫教授が急逝されるという事態が発生し，後任として近畿大学の安富正幸先生が就任されたが，以後ほぼ20年にわたって安富先生はストーマリハビリテーションのあらゆる局面で指導性を発揮されることになった。

講習会は以来今日まで35年にわたって一度も休むことなく，その役割とカリキュラムの変更をしながら教育活動を継続している。

iv）講習会を幹としたストーマリハビリテーションの発展

当初ストーマ医療の基礎教育の場であったが，全国各地域に20の講習会が設立されたのを受けて，その役割もストーマ医療のリーダーを育成する教育プログラムへと変貌している。

ストーマリハビリテーション講習会が果たしてきた役割を改めて俯瞰すると，ストーマリハビリテーション講習会という幹から，以下のような緑豊かな枝葉が，それも大きな枝葉が成長した。①ストーマリハビリテーション研究会が発足し，やがてそれは「日本ストーマ・排泄リハビリテーション学会」という大きな研究組織に成長した。結果として1978年に発展的解消という名目のもとで，一度は失った人工肛門装具研究委員会という研究組織にまさる学会という研究機関が得られたこと，②全国に地域・県別ストーマリハビリテーション講習会が設置され，これによってストーマ医療のインフラストラクチャーが整備されたこと，③ストーマ認定看護師制度の設置のための下地づくりに寄与したこと，④そしてなにより，ストーマリハビリテーション講習会を通じて，医療はチーム医療，チーム医療はコラボレーションという精神をわが国の医療の中で芽生えさせる端緒となったこと，などがあげられよう。

ストーマリハビリテーション発展の軌跡を振り返ると，常に医師・看護師のコラボレーションという難しい課題を抱えながら，多くの山と谷を乗り越えて歩んできた医師・看護師の歴史というこ

とができる。

[a) 穴澤貞夫]

b) 社会資源の変遷

　身体的な問題のみならず，社会活動や心の問題など様々な問題を抱えながら生きていくストーマ保有者を支援する社会資源が必要である，と言う声が各方面から湧き上がってきた。以下，主なものを紹介する。その萌芽は1977年から厚生年金の障害年金認定の対象となったことである。次いで，1983年からストーマ装具の購入に対する補助金がいくつかの地方公共団体から支給されるようになった。これには東京都多摩地区のストーマ保有者団体（当時の互療会三多摩センター，会長安部隆夫氏）の力が大きかった。さらに，1984年からは全員ではないにしろ，ストーマ保有者が身体障害者手帳の交付対象となった。また，1989年からはストーマ装具の費用が税金の医療費控除の対象となった。これらは主に経済的な支援であるが，その他に身体障害者福祉法に基づき「オストメイトの社会適応訓練事業」が1986年に開始されている。これはストーマ保有者の速やかで円滑な社会復帰を目指したものであり，地方公共団体が主催者であるが，地域のストーマ保有者の団体に事業は委託されている。別の形のものとしてはオストメイト対応トイレ〔現在の多目的（多機能）トイレの前身〕の設置も社会資源といえよう。オストメイト対応トイレは1988年に千葉県で初めて設置されたが，これには日本オストミー協会千葉県支部長の村山輝子氏の力が大きかった。当初は習志野市役所の庁舎に設置されたが，その後，ストーマ保有者だけでなく普通のトイレが使いにくい全ての人のためのものに改良が加えられ，駅やデパートを始めとしておよそ人の集まるところにはほとんど設置されるようになった。これらの詳細については第19章「ストーマ保有者の医療社会資源」をご覧いただきたい。

c) 患者会（ストーマ保有者の会）の設立

　ストーマ保有者は，ストーマ保有者でなければ共感しえない悩みを抱えている。そして相談しやすいのはやはりストーマ保有者であるといわれている。相互の支援，ピアカウンセリングを目的としてセルフヘルプグループの一つであるストーマ保有者の会が創設されるようになった。初めのころは同じ病院で手術を受けたストーマ保有者らが創設したようである。その例が愛知県がんセンターでストーマ造設術を受けた患者さんが中心となって1966年に設立した，名古屋腸和会（後の健心友の会）である。その後，病院単位ではなく地域単位の会が創設された。代表的なものが神奈川県を中心として1969年に創設された互療会と，関西地方を中心に1971年に創設された友起会である。前者は横浜市立大学第2外科で手術を受けられた患者さんが始められた会であり，後者は大阪大学，関西医科大学，大阪医科大学で手術を受けられた患者さんが発足させた会である。これら3つの団体は別個に活動してきたが，1989年に「社団法人日本オストミー協会」という形で大同団結して現在に至っている。ストーマは小児期に造設されることもあり，小児のストーマ保有者やその保護者の会として1988年につぼみ会が創設された。これは主に東日本が対象だったこともあり，1993年には関西地方を中心としてたんぽぽの会が創設されている。また，若い女性のストーマ保有者は結婚，妊娠，出産など男性とは異なった生活上の配慮を要する点があるので，1999年にブーケの会が創設されている。それぞれの会の活動や役割などについては第17章「ストーマ保有者の会（患者会）の意義と役割」をご覧いただきたい。

[b) c) 渡邊　成]

d) 認定看護師制度

　1987年，厚生省（当時）より，「看護制度検討会報告書（21世紀へ向けての看護制度のあり方）」が発表され，その中で専門看護師の必要性について述べられている。社会の急速な高齢化と在宅医療の拡充などから質の高い看護へのニードが高まり，専門性をもった看護職の育成が急務であった。これを受け，日本看護協会は，専門看護師・認定看護師制度について検討を始め，特定の看護分野において，熟練した看護技術と知識を用い

て，水準の高い看護実践のできる認定看護師を社会に送り出すことを決定した。すなわち看護現場における看護ケアの広がりと質の向上を図ることを目的とした認定看護師教育を開始したのである（表1-1-1）。

教育を開始した特定の看護分野としては，救急看護と臨床の現場で先駆的な活動をしてきたWOC（創傷・オストミー・失禁）看護が認められた。2015年現在，特定分野は制度委員会が認めた21分野となり，認定教育機関は55施設である。そのうち，皮膚・排泄ケア分野は8校である。認定校は，教育課程開講から1年後に認定，以後5年後ごとに認定更新審査を行っている。

i) 認定看護師（Certified Nurse）とは

日本看護協会認定看護師認定審査試験に合格し，特定の看護分野において，熟練した看護技術と知識を有することが認められた者をいう。認定看護師には，①個人，家族または集団に対して，熟練した看護技術を用いて，水準の高い看護を実践する（実践）。②看護実践を通して，他の看護職に対し，指導を行う（指導）。③看護職に対し，コンサルテーションを行う（相談）。この3つの役割があり，看護実践と自己研鑽の実績について，5年ごとの更新審査を行っている。2016年1月現在の認定看護師数は15,935名であり，その中で，皮膚・排泄ケア分野は2,155名である。

■ 参考文献

1) 日本看護協会公式ウェブサイト　http://www.nurse.or.jp/
2) 鈴木文江：専門看護師・認定看護師制度の歴史的経緯．看護 48（6）：34-41，1996
3) 佐藤エキ子：認定WOC看護師の役割．看護 48（6）：66-69，1996

e) 災害時の問題点

日本は災害多発国である。過去に多くの自然災害を経験し，特に明治以後は，毎年のように大きな災害に見舞われている。災害の中でも大地震は最も大規模なものである。1995年1月17日の内陸直下型地震に襲われた阪神・淡路大震災，2011年3月11日，大津波に襲われた東日本大震災では，行政のみならず医療関係者等すべてが混乱し，ストーマ保有者に対する支援体制の不足などが浮き彫りになった（表1-1-2）。

阪神・淡路大震災を期に，1995年ストーマ関連業者5社による日本ストーマ用品協会が設立された。また，緊急時のストーマ装具供給に関する問題を改善するために，日本ストーマ用品協会と日本オストミー協会が協議をして，2008年「災害時対策マニュアル」を制定し，このマニュアルに則って，緊急時にはストーマ装具を供給することが決められた。日本オストミー協会は国に対し，被災地のストーマ保有者へストーマ装具を速やかに配布するよう要望し，内閣府からは「災害時要援護者の避難支援ガイドライン」が発行され，厚生労働省の「災害救助事務取扱要項」に，避難所や福祉事務所にストーマ保有者支援のためにストーマ装具の備蓄が指針として盛り込まれ，国政規模で支援体制が確立された。しかし，2011年に発生した東日本大震災では，国の指針は全く発揮されず，大津波に襲われた被災地におけるストーマ装具の備蓄や流通在庫が少なく，ストーマ装具の入手は困難な状況であった。災害は忘れた頃にやってくると言われるように，平常時に災害時の

表1-1-1　認定看護師関連年表

西暦	認定関連事柄
1986年	聖路加国際病院ETスクール開校
1987年	日本看護協会に「専門看護婦（師）検討委員会」が発足
1994年	聖路加国際病院ETスクール閉校
1995年	「認定看護師規則及び細則」が制定
1996年	日本看護協会で，教育期間6カ月の「救急看護」・「WOC（創傷・オストミー・失禁）看護」2分野の認定看護師教育を開始
2007年	WOC看護認定看護師→皮膚・排泄ケア認定看護師に名称変更

表 1-1-2　災害時の問題

項目	課題
ストーマ装具について	装具の不足・津波による装具の流失と破損 ライフラインの寸断時の，供給ルートの確保
環境について	避難所の装具の備蓄 避難所のトイレの不足・装具交換の場所の確保・交換時の臭いや廃棄方法 他の人への遠慮・相談できる人がいない
情報提供	ライフライン寸断により，情報の共有や情報収集ができない ストーマ外来やオストミー協会に入会していないと，日頃から情報を知らない場合がある
ストーマ保有者自身について	日頃からの装具の備蓄 自分の装具の名称，メーカー名を知らない ハサミが使えず，自分の使用している装具と違う装具は，使用できない 灌注排便法で管理している場合，行えない

支援体制を整備しておくことが大切である。

今後も予想される災害に対し，ストーマ保有者を支援するための対策
・JSSCR（日本ストーマ・排泄リハビリテーション学会）
　全国版および地域版の災害対策リーフレットを作成している。
・JWOC（日本創傷・オストミー・失禁管理学会）
　東日本大震災を期に，組織的な対策を実行できるよう，災害対策委員会を発足させた。皮膚・排泄ケア認定看護師や皮膚・排泄ケア領域に携わる会員向けに，災害発生時に行う院内，避難所での対応および日頃からの災害に備えた対応に関するガイドラインを作成した。
・地域における支援の状況
　大災害を経験している神戸市や宮城県ではいち早くリーフレット作成に取り組んだ。宮城県では災害対策フローを構築し，宮城県のストーマ保有者に「ストーマ保有者のための災害対策マニュアル」を配布し，フローに沿った災害対策が実施されるようになっている。マニュアルは津波の経験から，水に濡れても壊れないように耐水性の紙で作成されている。
・ストーマ用品セーフティーネット連絡会（Ostomy Appliance Sefety net group）
　日本ストーマ用品協会（平成27年3月31日付解散）が名称変更したもので，災害発生時等の緊急時にストーマ装具を確保し，無料で対応する。

[d) e) 角川佳子]

■ 参考文献
1) 災害時要援護者の避難支援ガイドライン　http://www.bonsai.go.jp/taisaku/youengo/060328/pdf/hinanguide.paf
2) 日本オストミー協会公式ウェブサイト　http://www.joa-net.org/
3) 酒井明子ほか：災害看護改訂第2版．南江堂，4-16頁，2014
4) 熊谷英子ほか：ストーマケアのコツとワザ．メディカ出版，172-175頁，2014

第1章 ストーマリハビリテーションの歴史と概念

ストーマとストーマリハビリテーション

1 ストーマとは何か

「ストーマ・排泄リハビリテーション学用語集」第3版には「ストーマとは消化管や尿路を人為的に体外に誘導して造設した開放口であり，前者は消化管ストーマ，後者は尿路ストーマという。広義にはその他に生じた開放口を含む」といった内容の記載がある。これは現在のストーマリハビリテーションの実態に即した表現である。ストーマの原義はギリシャ語の「口」にある。これが転じて開放口として現在は使われることが多いが，消化管などの吻合部（口）もストーマと呼ばれる。また，通常は体内から体外へものを「出す」場合に使われることが多いが，栄養瘻のように「入れる」口にも使われる。さらに「出たり入ったりする」気管切開孔もストーマである。通常は人為的に作ったものを指すことが多いが，自然発生的にできた瘻孔も，またストーマである[1]。しばしばストーマと同義のように人工肛門や人工膀胱という言葉が使われるが，適切な表現とは言えない。なぜなら，自然の直腸・肛門や膀胱・尿道には括約筋機構があり，「自分の意思で溜めて，漏らさず，出せる」という禁制機能を有しているが，一般的なストーマにはこの禁制機能はない。したがって現在のストーマは人工肛門や人工膀胱と言えるほどのものではなく，単なる排泄物の出口にすぎないからである。禁制機能を求めて各種の術式が試みられているが，人類はまだ満足すべきものを手に入れていない。一方，「人工」という言葉を用いると，一般の方々は人工衛星のように「人工的に作った物」を想像するようである。ストーマ保有者に「私の人工肛門の材質は何ですか？　耐用年数はどのくらいですか？」と真顔で尋ねられたことがある。

もちろん医療者の説明が不十分であったことが原因だが，「人工」という言葉がついているための誤解とも考えられる。本当に満足できる括約筋機構が付与され，装具が不要のストーマができるまで，人工肛門，人工膀胱という言葉は慎みたい。

2 リハビリテーション医学におけるストーマリハビリテーションの特徴

リハビリテーションという言葉の定義にはいろいろあるが，一般的には「障害を受けた者を回復（re（再び）＋habilis（適した））させる」という意味が含まれている。基本的にはその原因が何であれ，障害が生じた後から始まるとされている。例えば脳卒中，心筋梗塞，骨折などが起こった後で社会復帰を目指すといったことである。一方，ストーマリハビリテーションはどうであろうか。緊急手術や術中の状況などで手術を行ってみて初めてストーマを作ることを決断する以外には，通常はストーマを造設することは手術前に決まっている。したがって，ストーマを作ることがその患者さん自身や，御家族を含めた社会にどのような影響を及ぼすかは，手術前からある程度推測できるはずである。リハビリテーションの言葉を借りれば，障害が起こる前から「その後」を想定して社会復帰を目指すことが可能である，という点が一般的なリハビリテーション医学とは大きく異なる点である[2]。

すなわちストーマを保有することによって肉体的，精神的，社会的にどのような障害が起こるかを予測して，手術前から対処できることがストーマリハビリテーションの特徴である。現在では入院期間の短縮が求められていることもあり，この

「手術前」という時期は実際にはストーマを作る，という術式が患者さんに説明され，患者さんがそれを選択した時点から始まると考えるべきである．外来を受診された時や通院されている過程で説明されることが増えてきているので，入院前に退院後の生活を見通して患者さんを支援することが求められている．このストーマリハビリテーションの特徴を生かした医療を実践することによって，より円滑な社会復帰が期待される．しかし，前述のようにストーマを作ることが事前に患者さんや御家族に説明されない状況も皆無ではない．そのようなケースではより慎重に，綿密な計画を立てて支援を行う必要がある．

[1 2 渡邊　成]

■ 文献
1) 持田智江美：ストーマとは．臨床看護 39：424-428，2013
2) 大村裕子：ストーマ造設患者に生じる障害とそのリハビリテーション．臨床看護 26：1605-1609，2000

3 ストーマ保有者へのケア（支援）の基本

a）ストーマケアは排泄のケア

　正確にいえば，ストーマケアは排泄障害のケアであり，排泄障害のケアの根底に排泄のケアがあるということになろう．排泄とは，生物学的には，"老廃物を体外に出す"ことに他ならない．しかし，人にとっての排泄は，それ以上の意味が付与される．人は生まれたときは，括約筋機能が未発達だが，括約筋が機能し始める頃にトレーニングが行われ，排泄を自分の意志でコントロールするというコンチネンス機能を獲得する．その結果，自律性をもった社会的存在としての成長につながっていく．このように，人にとっての排泄は生物的な行為と同時に社会的な行為でもあるために，そこにはさまざまな感情や行動が生み出される．さらに，排泄は非常に個人的な行為でもある．ストーマ保有者の場合も同様である．現在，ほとんどのストーマ保有者は，排泄障害を補うために体外装着粘着式システムであるストーマ装具を使用することになる．すなわち，ストーマ周囲皮膚に面板部分を装着し，ストーマ口からの排泄物をストーマ袋が受け止めて貯留させ，適宜排出口から排泄するという方法である．いうまでもないが，ストーマ管理を"ストーマ袋に採便，採尿する"という単純な考えで捉えてはいけない．ストーマケアには，排泄のケアが基本にあることを念頭に置き，新しい排泄の方法と考え方を指導することが大切で，その人の生活背景や個別性，排泄に対する思いや価値観，希望などに寄り添ったケアが必要である．

　ストーマ造設術は排泄の自律性を完全に喪失させる．自律性が損なわれることで自尊感情が低下する．しかしストーマセルフケアを確立することにより自律性を再獲得して適応していく．排泄の自律性は人にとって大事なもののひとつである．ここでは，術直後のストーマケアは，排泄ケアの準備期であり，100％創傷ケアであることも強調しておきたい．ストーマケアを文字通り"排泄のケア"となすためには，術直後の創傷治癒過程を正常に通過させることが前提である．漏れを繰り返してしまうような管理困難なストーマは，実際その多くが術後早期合併症の発生に伴って生じていることが少なくなく，排泄にとって重要な意味を持つ自律性を妨げてしまい，心理的適応に影響してしまうからである．

b）ストーマ造設に伴う患者の心理的状態の変化

　疾患の治療のためとはいえ，人がストーマ造設を告げられたとき，あるいは，術後実際に腹部につけられたストーマに直面したときに，精神的に受ける衝撃は大きい．その衝撃について，当事者の言葉を引用すると「疾病によりストーマ造設を余儀なくされ，術後はじめて自分のストーマを見たときの驚きと悲しみは，とても理解されるものではない．それに加えてストーマの特殊性として，①排泄物をためる直腸や膀胱がないこと，②排泄物をコントロールする括約筋がないこと，③そのためそれぞれの排泄物は，絶えず排泄されてくること，④ストーマとは死ぬまで生涯のつきあいであること，⑤ストーマとは社会生活や家庭生

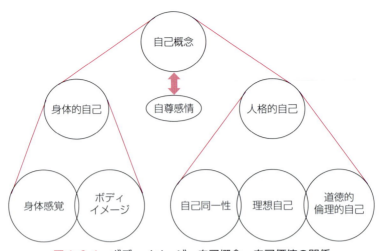

図 1-2-1 ボディイメージ・自己概念・自己価値の関係
Roy (2009/松木光子監訳. ザ・ロイ適応看護モデル, 第二版. 医学書院, 一部改変)

活に大きな影響を持つこと等があって, 精神的, 肉体的, 社会的苦悩を多く持つ」[1]と述べられている. さらに山本[2]は「術後において, オストメイトに特異なのは, 腹壁に生じた不恰好な唇を思わせるストーマに直面する時の精神的衝撃は極めて強烈である. 手術後に麻酔から覚醒し, 痛みを耐え, 生存を確認しながら今後の機能障害や再発に思い悩み始める頃にストーマの意味を正確にはじめてとらえはじめる. 今後生き延びる間に, 日々これと対面し, その処理に当たる必要を認めると, その悩みの大きさに他の悩みの比率は急激に低下する」と述懐している. これは, この種の手術が, 身体への影響だけでなく, 精神的に深い打撃を与えることを物語っており, 健康時に人がもつ明るいボディイメージを根底からくつがえしてしまうことである[3]という事象を如実に体現していると思われる.

Pittman らも, ストーマ保有者はストーマ造設手術により, それまでの悩みがすべてストーマの悩みに取って替わり, その悩みには, コントロール機能の喪失, 臭い不安, 社会生活の制限, 性機能損傷, ボディイメージの障害がある[4], と指摘している.

ボディイメージとは, 自分の身体についてのイメージで, 自分の身体や機能, 外観・容姿などをどのように感じたり受け止めたりしているかという概念である. ボディイメージは, 私たちの過去や現在の感覚や経験・情動や記憶から形成されるため, 可塑的で力動的あり, 新しい知覚や経験により絶えず変わるものである[5]. ボディイメージと関連する言葉に自己概念がある.

自己概念とは,「自分をどういう人間と捉えているか」という認識であり,「私は他でもない私」を形作る一貫した柱のようなものでもある. ロイは, 自己概念の構成要素に身体的自己と人格的自己の2つを挙げ, 身体的自己にボディイメージを含めている[6]. 遠藤[7]は, 自己概念の構成要素に「自己同一性」・「自己評価」・「理想自己」の3つを挙げ, 自己概念が自己評価と結びついていることを示した. 自己評価とは, 自分をどのくらい価値あるものと捉えられるかということであり, 自尊感情とも呼ばれるものである. これらの関係を図に示した (図 1-2-1). すなわち, 人はストーマ造設術を受けると, 身体の外観や機能が変わり, ボディイメージが変化し, それを新しい自己概念の中に取り入れなければならなくなる. 治療のためとはいえ, 変化したボディイメージを受け入れることはそうたやすいことではない. つまり,「こんな体になってしまって今までの自分でいられるのだろうか」「私には生きている価値があるのだろうか」「これからどんな自分になっていくのだろう」という心理的に不安定な状況や, 自尊感情の低下

を引き起こす可能性が考えられる。人は，それまで生きてきた中で形成されたボディイメージで意識的，あるいは無意識的に理想的な自己を思い描き，自尊感情を保ちながらの価値体系の中で生活している。生まれてから当たり前のように，肛門や尿道から排泄してきた人にとって，理想的な自己であると思える自分とは，ストーマを持たない自分に他ならない。ストーマ造設術を契機に，腹部から排泄があり，しかも自律性を失ってしまった自分と，それまで自分を支えてきた理想的な自己との間に乖離が生じ，喪失感や悲嘆感情が生じると考えられる。つまり，ボディイメージの変化に伴って生じる混乱や悲嘆には，変化した自分の身体やボディイメージを手術する前の価値体系で捉えようとする心の働きが関係している。したがってこの価値体系が変わらない限り，人が新しいボディイメージを受け入れ，自分は自分であるとする自己概念を持つに至るのは難しいといえる。

また，ストーマは排泄の障害である。人にとって，排泄は人前ではできるだけ遠ざけておきたい行為であるから，腹部から排泄物が出るということは衝撃も大きく，自尊感情の低下とも関連すると考えられる。

ところで，このボディイメージの変化という現象は，ストーマ保有者のように疾患の治療などで形態機能の変化を来たす場合だけに起こるのではない。ボディイメージの変化は通常われわれも経験している。例えば加齢に伴う白髪，シワ，腹が出てきたなどの身体的変化など，これらもボディイメージの変化を引き起こす。最初は，エステや白髪染め，ダイエットなどでその変化に抵抗する人もいるが，だんだん「仕方ないか，年だからなあ」などといいながらそれ相応に適応していくものである。人間とは元来適応する動物である。しかし，ストーマ造設における看護としてボディイメージが課題になるのは，加齢などの場合とちがって短期間に，障害となるほどの身体的変化が非常に大きいからである。よって適応に費やされる心理的エネルギーが非常に大きい。そのため看護師による専門的な支援が必要なのである[8]。なお，同じストーマ造設術を受けても，個人によって受け止めに違いがあることは臨床場面ではよく見受けられる。もともとのその人の自己概念がしっかりしている状況にあれば，自分自身に振りかかった出来事に対して心理的なゆらぎが少ないということもいえるだろう。また，自己の価値をどこに置くかによっても個別性が生じるとも考えられる。さらに，個人がどの発達段階に位置するかによっても反応が異なることは容易に推測できる。

c）ストーマ保有者への精神的援助の基本

精神的援助というと，心理面ばかりを扱うというイメージを持たれがちであるが，ストーマ造設者に対する精神的援助においての基本は，「よいストーマケアのないところによい精神的ケアは存在しない」ことを強調しておきたい。先に述べたように，ストーマ保有者は排泄の自律性を失ってしまうため，自律性の回復が先決である。ストーマからの排泄は不随意であるため"体外装着粘着式ストーマ装具"とよばれるシステムで，袋部分は切除された直腸・膀胱部分，閉鎖機能を持つ排出口は，肛門・尿道括約筋に見立てられ，ストーマ保有者は，ストーマ装具の使用により，失われた排泄の自律性を再獲得することになる。

よいストーマケアとは，排泄の自律性を回復できるケアということなり，これは私見であるが，「装具の定期的交換ができる」ことであろうと考えている。もちろん，単に定期的に交換できればよいというものではなく，排泄物が漏れていない状況，皮膚障害が生じない状況での定期的交換が重要である。いつ排泄物が漏れるかわからない不安は，行動制約につながる。排泄物の漏れは臭いを発生させQOLが低下する。自分から臭いが発生しているとの自覚は一種の加害者意識を生じさせるため社会から孤立してしまうかもしれない。つまり術前から始まる一連のケアにおいて管理しやすいストーマを造設した上で，排泄障害を補うための新しい排泄の方法と考え方を指導することが最も重要なことになる。

それに伴って，ストーマ造設による喪失感に関する情緒的なサポートが必要である（図1-2-2）。

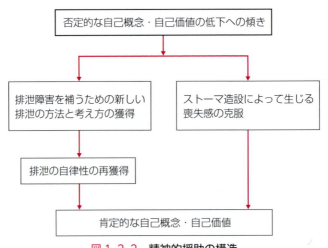

図 1-2-2　精神的援助の構造
(佐藤まゆみ：形態機能の変化への適応を支援する看護技術．佐藤禮子監修，成人看護学Ⅰ，日本看護協会出版会 174 頁，図 39 をもとに作成)

確実なストーマケアと情緒的なサポートが並行して行われることにより，ストーマ保有者に対して肯定的な自己概念や自尊感情を回復していくと期待できる．さて，情緒的サポートとは何であろうか．

先に，ストーマ保有者は"それまで自分を支えてきた理想的な自己価値との間に乖離が生じ，それにより喪失感や混乱や悲嘆感情が生じる"と述べた．自己概念の変容と適応との間に関連があることを示したのがロジャーズである．ロジャーズは，「来談者中心療法」というカウンセリングを始めたことで知られる心理学者である[9]．

ロジャーズによれば，心理的不適応は理想自己(自分が思う理想の自己)と現実自己(実際置かれている現実の自己)の乖離によって生じる．この乖離を少なくするのが，このカウンセリングの目的で，自己一致あるいは自己受容を目指す．つまりストーマのない自己をいつまでも思慕し続け，それを理想自己として固執していると，ストーマのある現実自己を受け入れることが難しくなり，心理的不適応が生じると解釈できよう．しかし，人間，他者に受け入れられ，理解されると本来の自己と現実を見つめられるようになり，理想自己と現実自己の乖離が減少し，心理的不適応が解消される[9]という．この状況が自己受容である．臨

表 1-2-1　来談者中心療法の技法

1. 共感的理解：患者を理解できるように傾聴，積極的に聴く．
2. 受容：「無条件の肯定的配慮」
3. 純粋性(真実性)：役割行動や防衛的態度をとらずセラピストの感情とその表現が一致していること．

床現場やテキストなどで「ストーマの受容」という言葉が使われているが，正しくは，「ストーマをもった自己の受容」であろう．「ストーマをもった自己の受容」とは"ストーマがある自分も自分でありそんな自分が嫌ではない"という感覚である．

来談者中心療法の技法を示した[9](表 1-2-1)．共感的理解とは，患者を理解できるように傾聴することである．しかしながら相手をすべて理解するということは不可能である．むしろ，相手が感じているように感じられるように努力する姿勢が重要である．相手が語っているときに，「こんな感じですか？」など確認するのもよい．看護者による受容的態度とは，無条件の肯定的配慮ともいい，共感するために傾聴することである．純粋性とは，自分の気持ち，言動が一致していることであり，看護師という白衣を着ていても，自分の気持ちを正直に伝えることである．田畑[9]は，「一人一人の人に対して，細かい心の配慮をしながら，

表 1-2-2　フィンクの危機モデル

	段階	段階の特徴	ケアの基本的姿勢	ケア
時間的経過	衝撃	事実の重大さに動転し、ショックやパニック状態に陥る。	安全を守る	あらゆる危険からその人を守る。温かい態度でそばに付き添い、静かに見守る。鎮静・安楽を図る。
	防御的退行	事実は圧倒的な脅威であるために、人は防御的退行を示す。つまり現実から回避し引きこもり、一時的で非現実的な安らぎを得ることができる。	安全を守る	防御を妨げない。無理に現実への直面化を促さない。否定的な感情を遮らず、ありのままを認める。
	承認	現実と新たに遭遇せざるを得なくなり、価値ある自己概念の喪失に伴う深い抑うつを体験する。	安全を守る 成長を促す	安全を保障しながら積極的な働きかけを始める。自ら問題解決に取り組めるように支え、安全を保障していく。
	適応	新たな自己像を見出して適応にいたるとされる。	成長を促す	努力や成果をフィードバックする。達成感をもたせ、動機づけ、強化を行っていく。

共感的に相手の心の動きに聴き入り、より良くより深くその人の心の中を知ろうと努めることである。このような雰囲気の中では、人は必ず何らかの建設的な方向への成長や変容を起し始める」と解説している。これがケアリングであり、自律性の回復と並んでストーマ保有者の精神的ケアの基本である。

d) 患者の受容過程に応じた援助方法

身体の一部分や機能の喪失体験は危機を引き起こす[10]ことが考えられることから、ストーマ保有者に対しても、危機理論を応用して、受容過程に応じた援助方法を考えることが可能である。いわゆるステージ理論と呼ばれるものである。ステージ理論は他にもあるが、わが国では、米国のサイコロジストのフィンク[11]が提唱したモデルが看護師の間では頻繁に使われているようである。このモデルは、「衝撃」「防御的退行」「承認」「適応」の4段階から構成される。表にその内容をまとめた（表1-2-2）。ごく簡単に説明すると、衝撃とは、出来事を脅威に感じ動転しパニックに陥ることである。次にこの状態が圧倒的であるために現実回避したり否認したりする（防御的退行）が、承認の段階では否認が薄れてきてあらたに現実と向き合い自己価値の喪失と抑うつを体験する。しかし、これらの段階を通して最終的には、新しい自己概念・自己価値を再構築することで適応に至るというものである。フィンクがこのモデルを発表したのは1967年であり、50年前の理論であるが、簡潔なモデルでわかりやすいので現在でも応用されているのであろう。多くの場合は、術前の告知から手術までの間の患者心理の理解と看護援助のために活用されることが多いが、術後にあらためて実際のストーマに直面した時にも、衝撃を受けることはありうる。表1-2-3には例として術前と術後の各段階に応じた状態とケアの示唆についてまとめたので参考にされたい。実際の段階理論はその応用で難しいことも多く、いつがその時期なのかと判断がつかない場合もある。実際の人間はそんなに単純に割り切れる存在ではないからである。まず、理論以前に患者がいることを念頭に置き、患者の心理状態を理論ありきで捉えようとせずに、目の前にいる患者が、どういう状況なのかを知ろうとする態度こそが重要であり、それは同時にケアリングにもなる。この理論の中で最も重要であるとフィンク自身が述べていることは、防御的退行の時期に患者の防御を医療者が壊すべきではないということである。

防御的退行とは、患者は現実があまりにも脅威に感じられるので一時的に現実回避して、必死に自分を守っている状態であり、次の段階に進むために必要な準備段階である。したがってこの時に

表1-2-3 フィンクの危機モデルの各段階の特

		手術前	
		段階の特徴	ケア
衝撃		ストーマ造設を告知された場合突然であればあるほど強い衝撃を受ける。思考が混乱し判断や理解ができなくなることも想定される。	患者の衝撃や混乱を十分に理解し，気持ちを理解していることが伝わるようにする。同時に家族などキーパーソンを確認，調整し，家族に対しても支えていくことを伝える。
防御的退行		自分の身に振りかかった出来事があまりにも恐ろしく感じられるので，事実を否認したり考えないように意識の外に締め出したりする。あるいは，ストーマ造設には至らないのではないかという希望的観測をもつこともある。	否認とは，患者にとっての防御，あるいは，コーピングを意味するので，ストーマ造設術を否認したり考えることを保留したいという気持ちを尊重する。この段階で現実に無理やり直面させるような言動は患者の安全のニードを阻害することになり，退行を強化してしまうことになる。
承認		防御が薄れてきて，改めてストーマ造設という現実を吟味し始めるため，情緒的には非常に辛く，さまざまな感情が交錯する時期でもある。	患者の気持ちや言動を否定せず，受容的・共感的な態度で接する。承認は，現実に目を向ける段階であるが，それがまた脅威に感じられると防御的退行に戻ってしまう可能性があるので，術前のオリエンテーションやマーキングの際にも，ストーマや手術に関して「今は聞きたくない」という部分があれば，受け入れる情報量を患者が調整することを許容することが重要になる。
適応		ストーマ造設を少しずつ受け入れる時期である。	問題解決に必要な情報などを提供していく。ニーズがあれば，術後の生活がイメージできるような情報を伝え，不安や気がかりなことがあればいつでも相談に乗ること，相手に関心を持っていることが伝わるようにする。キーパーソンも支えたい。

＊ストーマ保有者の段階的な適応を促進するために，少しずつ社会的場面との遭遇を再開し不安評定のフィードバッているよりも，実際に行動してみた結果で大丈夫だったという体験をすることで，実際の不安が減少していくとい

無理やり現実に直面させてしまうと，防御的退行が強固になるだけでなく，直面化させた医療者は以後患者にとって脅威的存在になってしまうという。フィンクの理論はマズローの理論を基盤にしており，衝撃と防御的退行の段階では，安全欲求が基盤になっている。安全欲求が満たされることで（自分は守られていると実感すること），成長欲求が台頭し始め，次の段階である承認・適応に向かって自ら進み始めるというわけである。

フィンクの理論には懐疑的な意見もあり，「このままの通りに進むとは限らない」「段階を行きつ戻りつしながら進む」とはよく言われており，そのとおりであろう。その他に，適応モデルは，個人の努力だけに着目しがちであり，行き過ぎた個人主義になりがちになってしまうという懸念もある。南雲[12]は，適応や受容は個人の努力だけではなく，社会受容という考え方を取り入れるべきであると述べている。家族を含む社会が障害者を心から受け入れることが重要であり，障害は個人的なものであるが，障害者は社会的なものであるとしている。これはソーシャルサポートの重要性を示唆しているともいえる。ソーシャルサポートとは，個人を取り巻く人から得られるさまざまな支援のことで，ストレスの発生を緩和させる働きがある。臨床現場では，キーパーソンという言葉がよく用いられるが，これもソーシャルサポートのひとつであり，多くの場合，家族や友人などであろう。ソーシャルサポートとは，家族を含む友

徴と対応するケア（ストーマ術前・術後）

手術後	
段階の特徴	ケア
理性的にはストーマ造設を理解して受け入れたつもりではあっても，実際腹部にストーマが造設されたことで，新たに衝撃を受けることがある。しかも，患者にとっては，ストーマは初めて見るものであり，あらためて，これからどうなるのだろうと混乱することがある。	ストーマが無事に造設されたことをねぎらい，順調に経過していることを言葉に出して伝える。初回の装具交換の際には，患者は緊張しているので，プライバシー，室温，不必要な身体の露出，洗浄する手の力，湯温，装具装着の手技などに十分留意し，「痛い」「怖い」「冷たい」などの不快な感覚を感じさせないようなケアを行う。
看護師がストーマケアをしているときに，腹部から目をそらしていたり，「ストーマを見てみませんか」「装具交換してみませんか」と声をかけても，「まだ見たくない」「看護師さんやってください」というような言動があることがある。あらためて，現実の脅威から自分を守っていると考えられる。	ストーマに対しての脅威が強いときは，直面化させず，看護サイドでケアを実施し，少し時間をおいて同じような対応をする。患者は安全が保障されたと感じると防御が薄れ，「ストーマを見てみよう」という気持ちになることがある。ただし，この時期は，まだ身体的回復の途上にあり，倦怠感や疼痛などの身体症状から，防御的退行と思われることも少なくない。
防御が薄れてきて，ストーマを見たり，セルフケアを行い始める時期である。本当にストーマを造設してこれから一生つきあうのだという気持ちや大変だという気持ちから落胆することも多い。便が漏れるのではないか，臭いがするのではないか，同室の人にどう思われているかなと感情に敏感になることもある。	ストーマを造設して，大変だという気持ちや落胆の気持ちを受け止め，患者の自己価値を支える言葉かけを意識的に行う。不安に思っていることには，細かいことにでもきちんと対応し，確実なケアを行う。段階的にケアを指導していくが，できたことをフィードバックし，患者が「これならできるかもしれない」というような気持ちになるように支援する。
ストーマを持っている自分を少しずつ受け入れていこうとする時期である。自分の身体の変化と現実的な生活を考えながら希望を見出していくとともに，新しいボディイメージを形成し始める。	問題解決や適応に必要な情報を提供したり，どうすればよりよい生活が送れるかについて，患者と共に話し合う。あるいは，実際の行動として，入院中であれば院内を散歩したり，レストランに行ったり，外泊したりするという体験を通して，実生活の中でもやっていけるという自信につなげていく*。

クを看護師とともに行う。これは段階的暴露法という，認知行動療法の技法の一つである。つまり，不安に思うう方法である。

人・同僚・専門家などもっと広い範囲の人々から構成される。ストーマ保有者が適応していくためには，ソーシャルサポートは重要な役割を果たす。ボディイメージにも自分自身の感情から形成される部分と他者の自分に対する評価の知覚から形成される部分があり，対人関係も基盤になるからである。

南雲[12]も，家族が"あなたは変わっていない"と感じることができるとスティグマは生じないという。スティグマとは，ある社会における「好ましくない違い」のことであり，偏見や差別につながるものである[13]。House[14]によれば，ソーシャルサポートには，いくつかの種類がある（図1-2-3）。情緒的サポートとは，慰めや励ましなどで，看護師が共感することも重要である。評価的サポートとは，その人の態度や問題処理や手段などの評価である。たとえば，「セルフケアがうまくできていますね」「皮膚がきれいに保たれていて，きれいなケアをされていることがわかります」などの評価を返すことであろう。道具的サポートとは，問題解決に関する具体的実際的援助であり，ストーマケアにたとえれば，ケアそのものであると考えてよい。あるいは，ストーマケア用品使用による経済的不安を抱えているストーマ保有者に社会資源の調整をしたり，ケア用品の再選択をしたりすることなども該当するだろう。情報的サポートとは問題解決に役立つ情報の提供であり，ケア方法や，新製品の紹介，よりよく生活してい

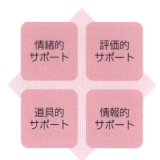

図 1-2-3　ソーシャルサポートの種類

くための具体的助言などが相当するだろう。忘れてはならないのは，看護師は，専門家としてソーシャルサポートの役割を取ること，同時にソーシャルサポートの調整役も担っているということである。当然，患者にとってのキーパーソンに対してのサポートも忘れてはならない。患者にとってのキーパーソンを支えることが患者を支えることにつながるからである。

[3] 梶原睦子

■ 文献／参考文献

1) 安部隆夫：排泄機能障害者（直腸・膀胱）の生活上の問題について．リハビリテーション研究 81：24-27, 1994
2) 山本貞博：オストメイトの抱える諸問題．日本ストーマリハビリテーション学会誌 6(21)：31-36, 1990
3) メイブソルター：前川厚子訳　ボディイメージと看護．医学書院，223頁，1992
4) Pittman J, Kozell K, Gray M：Journal of Wound Ostomy Continence Nursing, 36(3), 254-265, 2009
5) ゴーマン W：村山久美子訳　ボディ・イメージ—心の目で見るからだと脳，1-7頁，1981
6) 小田正枝編：ロイ適応看護理論の理解と実践．89-101頁，2009
7) 遠藤辰雄：アイデンティティの心理学．ナカニシヤ出版，92-108頁，1993
8) 梶原睦子：ボディイメージの心理的側面．メンタルケアナーシング 1(3)：7-14, 1995
9) 田畑　治，村山正治編：来談者中心療法．福村出版，1-78頁，1977
10) 小島操子：看護における危機理論・危機介入．金芳堂，8-20頁，2013
11) Fink SL：Crisis and Motivation A theoretical Model. Archves of Physical Medicine & Rehbilitation Nov, pp592-597, 1967
12) 南雲直二：障害受容と社会受容．音声言語医学，49：132-136, 2008
13) 下津咲絵：ソーシャルサポート「スティグマ」って何？精神的ケア Q&A，226頁，2006
14) House JS：Work stress and social support. Reading, Mass, Addison-Wesley, 1981
● 稲葉昭英，浦　光晴，南　隆男：「ソーシャル・サポート」研究の現状と今後の課題．哲学（三田哲学会）：85, 109-149, 1988

4　ストーマ保有者が遭遇する不安と対処

a）日常生活への不安

わが国の永久的ストーマ保有者は推定20万人とされている。ストーマの種類や形状，合併症，ストーマに至った疾患，既往歴によってケアやあり方は異なっている。

i）入院期間の短縮化

病院情報局[1]による平成25年度疾病別全国統計のDPC（診断群分類）では，骨盤内臓全摘術等の平均在院日数26.3日（最短17.7日），膀胱悪性腫瘍手術の平均在院日数36.8日（最短19.8日）であり，腹腔鏡下の手術ではさらに短縮化してきている。手術直前の入院が主流となるため，外来でストーマについての説明や術前オリエンテーションを行う施設が多くなっている。高島ら[2]は術前オリエンテーションにとどまらず術前の心理的支援も含めた術前看護としての患者との関わりが，在院日数短縮によってさらに必要不可欠であると述べている。ストーマ造設は排泄経路の変更を伴うため自己のイメージに影響を与えることになる。情報収集とリスクアセスメント，患者・家族のニーズの把握，ストーマ造設に伴う不安や疑問等に速やかに，適切に対応ができよう相談窓口を設ける必要がある（術前ケア，ストーマ外来の項を参照）。

手術後，ストーマ保有者は短期間でセルフケア指導を受けて退院となる。ストーマが管理しやすい位置で高さがあり，合併症がなければクリニカルパスによる標準的なケアが行われるが，退院後の個人が体験するあらゆる状況への対応を習得す

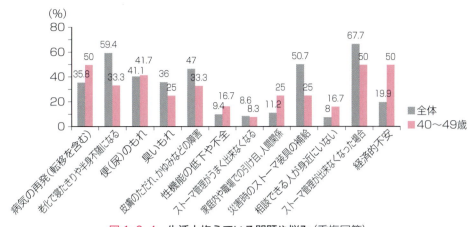

図 1-2-4　生活上抱えている問題や悩み（重複回答）
（社団法人日本オストミー協会　第7回オストメイト生活実態基本調査報告書）

ることは入院中には不可能である。祖父江ら[3]は「日常生活やストーマ局所管理に対する不安はストーマ保有者ならば誰でもが感じる自己適応過程の一つである。排泄物が漏れるのではないか，ストーマ周囲皮膚障害が発生するのではないかという不安が食事や入浴，外出など生活行動の制限につながっている。看護師はストーマ保有者が『ストーマを保有した状態で生活する自信』をもち，次の行動を起こす勇気につながるように，日常生活やストーマ局所管理に関する十分な情報提供や，排泄物が漏れない，臭わない，ストーマ周囲皮膚障害が発生しないという確実なストーマ局所管理の提供などが必要」と述べている。

ⅱ）ストーマ保有者の不安

日本オストミー協会の平成23年のアンケート報告[4]（527人，平均年齢71.1歳）によると，「生活上抱えている問題や悩み」（図1-2-4）では「ストーマの管理ができなくなった場合の不安」が1番に，次いで「老齢化で寝たきりや半身不随になること」，「災害時のストーマ装具の補給」の問題であった。40～49歳代では「病気の再発（転移を含む）」「ストーマの管理ができなくなった場合の不安」「経済的不安」が各々50％であった。加齢に伴う手指巧緻性の低下，新たな疾患の罹患などにより今までセルフケアできていたことを他者に委ねる状況になった時への対応を私たちは考えておく必要がある。

女性のストーマ保有者の会「ブーケの会」および「カトレアの会」の2013年のアンケート[5]（157人，平均年齢48.8歳，平均ストーマ保有年数10.1年）では「セルフケアできなくなった時の不安」について，常に感じるが26.6％，時々感じるが58.9％であり，「どのような時に感じるか」ではけがや病気の時91.9％，高齢になった時77.8％，一人暮らしでケアを頼めない時13.3％だった。「最も知りたいこと」（図1-2-5）は「日常生活」が1番に，次いで「ストーマのこと」，「治療」だった。

述べてきたようにストーマ保有者の抱く不安や問題に対して，個々のライフステージに沿ったケアや長期的な視点を持ったケア計画，患者・家族への関わりが重要である。

b）高齢化することへの不安

高齢社会，慢性疾患の増加は深刻な問題となっており，高齢，独居，認知症への政策を踏まえた患者・家族，医療・介護，地域の連携は必要不可欠となっている。フォーマールサポート，インフォーマルサポートを適切に活用できるようになり，患者・家族が孤立せずに生き生きと生活し，症状や治療法を理解した上で，穏やかな最期を迎えられるように援助すること（エンド・オブ・ライフケア：end of life care）も課題と考える。

ⅰ）寝たきり期間と非自立期間

日本オストミー協会の平成23年のアンケート

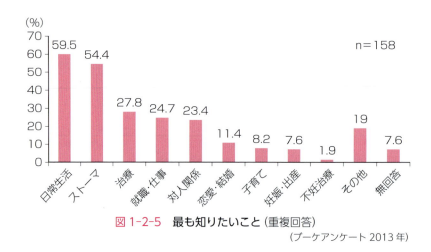

図 1-2-5　最も知りたいこと（重複回答）
（ブーケアンケート 2013 年）

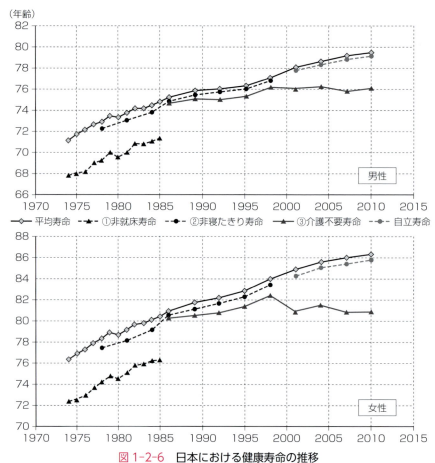

図 1-2-6　日本における健康寿命の推移

（平成 25 年厚生労働科学研究費補助金（地球規模保健課題推進研究事業）「グローバルエイジングへの国境なき挑戦」分担研究報告書）

表 1-2-4 認知症オストメイトのストーマケア対策

問題点	対策
問題行動 （装具剝離行動）	基本的な原因のアセスメント 対象的な対策
セルフケア困難	家族の協力 社会資源の活用 残存機能の活用（繰り返し指導）
介護力不足	社会資源の活用

（久保健太郎ほか：認知症オストメイトのストーマケア―文献レビューによる考察―．STOMA 22（1）：5，2015）

の「生活上抱えている問題や悩み」にある「ストーマの管理が出来なくなった場合の不安」，「老齢化で寝たきりや半身不随になること」について，以下の報告がある。厚生行政基礎調査による寝たきり期間は，1978 年では男性で 0.64 年，女性で 0.88 年であった[6]が 2001 年以降の非自立期間は男性 0.31 年，女性 0.66 年と期間が短くなっていた。2001 年から 2010 年までの非自立期間もほぼ一定で推移している。一方，介護，もしくは見守りや手助けが必要な期間は，1986 年では男性 0.52 年，女性が 0.63 年であったところ，経年で上昇し，2010 年では男性 3.45 年，女性 5.38 年と大きく延長している（図 1-2-6）。必要に応じて地域（家庭），医療施設，介護・福祉施設を利用しながらケアサイクルを確立することが重要になる。地域包括ケアの推進により障害を有する方や高度医療処置を要する在宅療養者への支援が充実していくと考えられる。生活支援・福祉サービスの充実，切れ目のない医療と介護の連携，ソーシャルサポートの強化，介護を担う者への教育・指導が必要となる。地域包括ケアシステムの「自助・互助・共助・公助」では自助，互助が重要であり，患者会や地域活動を通したネットワークづくりも大切になっている。

ii) セルフケア能力低下

自分でストーマの管理ができなくなることは多くのストーマ保有者の抱える不安であり，病気への罹患，体力の低下，認知機能の低下などが誘因として考えられる。認知機能が低下した場合，認知症のケアでは原因疾患に応じたケア[7]，重症度に応じたケア[8,9]が重要とされており，個別性のあるケアが求められる。久保ら[8]の「認知症オストメイトのストーマケア―文献レビューによる考察」によると，認知症オストメイトの問題点で最も多く報告されていたのは「問題行動」，次いで「セルフケア困難」「介護力不足」であり，ストーマケア上の対策として挙げられているが，いずれも認知症ケアとストーマケアを基盤としてその対策が必要と考える（表 1-2-4）。

[4 伊藤美智子]

■ 文献／参考文献

1) 「疾病別全国統計/DPC 全国統計/平成 25 年度」病院情報局＜http://hospia.jp/wp/archives/category/topics＞平成 27 年 9 月 20 日アクセス
2) 高橋直美，田村洋章，渡邊知映：在院日数に伴う消化器外科系外来における周手術看護の現状と課題：全国調査による看護管理者の認識．慈恵医大誌 125：231-238，2010
3) 祖父江正代，前川厚子，竹井留美ほか：結腸ストーマ保有者の自己適応過程とそのパターン分析．日本創傷・オストミー・失禁ケア研究会誌 11 (2)：41-51，2007
4) 「人工肛門・膀胱造設者の生活と福祉」第 7 回オストメイト生活実態基本調査報告：社団法人日本オストミー協会，平成 23 年 3 月
5) 「ブーケアンケート」：若いオストメイトの会，2013 年
6) 林　玲子：日本における健康寿命の推移：平成 25 年厚生労働科学研究費補助金（地球規模保健課題推進研究事業）「グローバルエイジングへの国境なき挑戦」分担研究報告書 1-1
7) 藤井優子：特集 2 原因に応じたケアを徹底理解！レビー正体型，前頭側頭型認知症の特徴とケアの留意点．季刊 認知症介護 14 (2)：2003，夏号
8) 久保健太郎，本田優子，日月亜希子ほか：認知症オストメイトのストーマケア―文献レビューによる考察―．STOMA 22 (1)：5，2015
9) 公益財団法人 日本訪問看護財団：在宅認知症者のステージごとの生活障害と行動・心理症状に応じたケアガイドの開発―調査研究事業報告．平成 26 (2014) 年 3 月
● 石野レイ子：人工肛門保有者のサポートの検討―オストメイトの生活者としての認識．関西医療大学紀要 6：33-38，2012
● 松永　希，岩田悦子，仙頭みほかほか：結腸ストーマ保有者の心理状態とストーマ周囲皮膚障害評価および就労との関係．日本創傷・オストミー・失禁管理学会誌 17 (1)：50-55，2013
● 社団法人日本オストミー協会：訪問看護ステーションにおけるストーマケアに関する調査報告．平成 22 年 3 月

- 伊庭治代：ストーマケアの介護現場の現状．STOMA 21（1）：53-55，2014
- 吉本智信：いわゆる"寝たきり者"の生存余命の解析 Part I -S62厚生省人口動態社会経済面調査報告，H4，H7厚生省国民生活基礎調査，H2，H4自動車事故対策センターのデータに基づいて．日本賠償科学 24：77-89，2000
- 髙藤裕子，森下安子，時長美希：認知症高齢者の生活機能の維持・向上を支援する訪問看護師の姿勢．高知学園短期大学紀要 40：11-21，2010
- 長江弘子編：看護実践にいかすエンド・オブ・ライフケア．日本看護協会出版会，2014年3月

第2章

皮膚と腹壁の解剖生理学とスキンケア

第2章　皮膚と腹壁の解剖生理学とスキンケア

1　皮膚の解剖生理とスキンケア

1　ストーマに関連した皮膚の構造と機能

a）成人の皮膚

i）皮膚の構造

皮膚は表面から表皮，真皮，皮下組織からなる（図2-1-1）。成人の体表面積は$1.6 m^2$である。表皮はほとんどが角化細胞からなり，そのほか少数であるがメラニンを産生する色素細胞（メラノサイト）と免疫機能を有するランゲルハンス細胞が表皮内にある。角化細胞はケラチンという硬いたんぱく質を作る細胞で，真皮と接する1層の基底層で分裂し，表面に向かうに従い扁平化し5～6層の有棘層を形成する。その後ケラトヒアリン顆粒を持つ2～3層の顆粒層となり，そこでプログラムされている細胞死であるアポトーシスを起こし，角層に移行する。すなわち角化細胞は皮表に向かって成熟していき，最後に角層を形成する。角層は角質細胞が積層したものであり，死んだ細胞であるが，水分バリアとして非常に重要である。

表皮は真皮内に陥入し，汗腺，毛囊皮脂腺系として特殊な構造を形成する。汗腺には生下時から全身に分布するエクリン汗腺と，思春期から活動が活発になり，腋窩，外陰部，乳輪など特殊な部位にのみ存在するアポクリン汗腺がある。毛包は皮表に対して垂直ではなくやや傾いて存在し，皮脂を分泌する皮脂腺が付着する。皮脂は毛包内に分泌され，皮表に排出される。皮脂腺の下の部分の毛包はやや膨大し膨大部（バルジ領域）と呼ばれ，そこに立毛筋が付着し，寒冷や驚愕で立毛筋が収縮するといわゆる鳥肌が立つ状態となる。バルジ領域には皮膚の再生に重要な角化細胞や色素細胞の幹細胞が存在する。皮膚の幹細胞はそのほ

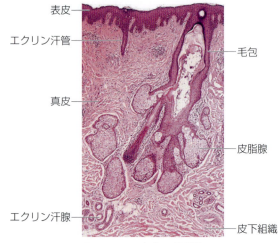

図2-1-1　皮膚の組織像

か汗腺，表皮突起にも存在する。

真皮は膠原線維（コラーゲン）が皮膚の機械的強度を保つとともに，弾性線維（エラスチン）が皮膚の弾力を維持する。これらの線維間を細胞外基質と呼ばれる糖蛋白やプロテオグリカンが埋める。線維や細胞外基質は線維芽細胞が産生する。真皮内には血管，リンパ管，神経が網目のように張り巡らされている。真皮の下には皮下組織（脂肪織）がある。

ii）皮膚の機能

皮膚は身体の最外層にあり，外部環境の影響から体内を守るとともに，体内からの水分喪失を防いでいる。水分バリア機能は皮膚表面の皮脂膜，角質細胞内の天然保湿因子，角質細胞間脂質が担っている。皮脂膜は汗腺から分泌される水分と毛包から排泄される皮脂が混ざったもので，水分の蒸発を防ぎ，皮表を滑らかにするとともに，弱酸性で細菌や真菌の増殖を抑える。角質細胞内の

天然保湿因子はアミノ酸，ピロリドンカルボン酸などからなり，角質細胞の柔軟性を保つ。角質細胞間脂質は皮膚の水分バリア機能上最も重要で，セラミド，コレステロール，脂肪酸がモル比で1：1：1で構成され，脂質二重層（ラメラ構造）を形成する。真皮からの水分は角質細胞間を周囲の角質細胞を潤しながら，ゆっくり皮表に到達しそこで不感蒸泄される。

皮膚には知覚作用（触覚，痛覚，温覚，冷覚，痒覚），体温調節作用（毛細血管拡張，発汗でコントロール），免疫作用（ランゲルハンス細胞による抗原提示能）なども備わっている。

iii）ストーマ周囲皮膚

ストーマ周囲皮膚はアルカリ性の排泄物による化学的刺激に曝される。アルカリ性では角層細胞間の結合がはずれ容易に剥離する。排泄物の水分は角層を膨潤させ，浸軟すると脆弱になる。排泄物中の蛋白分解酵素も皮膚を傷害する。一方，皮膚保護剤も剥離の際にどうしても角層を剥離する。保護剤の成分による化学的刺激やアレルギー性接触皮膚炎も起こりうる。密封された湿潤環境は細菌，真菌，ウィルスなどによる感染も起こしやすい。ストーマ周囲皮膚のケアは，角層ケアでもある。

b）小児の皮膚の特徴

小児の皮膚は成人と比べて表皮の厚さはさほど変わらないものの，真皮が薄いため全体として薄い。弾力性に富み，柔軟である。皮膚の生理的特徴は，新生児期と乳児期以降では大きく異なる。新生児期は性ホルモンが多いため，特に顔面・頭部で皮脂腺の活動が活発で皮脂の分泌が多い。それ以降，性ホルモンが減少し，皮脂分泌も急激に低下するため，小児の皮膚は乾燥傾向が続く。角層の水分量は少ないもののバリア機能は概して保たれている。ただし，アトピー性皮膚炎などの素因のあるものでは，角質細胞内の天然保湿因子の低下により，経表皮水分喪失が増加しており，バリア機能は低下する。そのため外部からの刺激で容易に炎症を起こす。皮膚表面pHは出生後1週間はpH 6.2〜7.5とややアルカリ側に傾き，感染を生じやすい。生後約1カ月で成人並みの弱酸性（pH 4.2〜6.4）となる。単位面積あたりのエクリン汗腺数は成人より多く，発汗量も2〜3倍ある。未熟な汗管を通して大量の発汗があると，汗管が破れ汗疹（あせも）を生じやすい。単位面積あたりの汗腺，毛包など皮膚付属器の密度が高いため，皮膚に塗布された薬剤などの経皮吸収が良い。ステロイド外用薬を長期使用する際は，皮膚萎縮を来たさないよう注意を要する。

スキンケアでは乾燥気味であるため，弱酸性で脱脂力を抑えた洗浄剤を用い，十分に泡立てて擦らないように洗浄する。おむつを着用した場合，小児は高齢者と比べ発汗量が多く，常に角質が膨潤し，浸軟しがちであるため，排泄物による刺激を受けやすい。ストーマ周囲皮膚も同様の機序で傷害を受けやすい。小児皮膚は全般的には乾燥性であるため，保湿剤を適宜使用すると共に，局所的には発汗により湿潤しやすいため，真菌・細菌感染に留意する。

c）高齢者の皮膚の特徴

高齢者の皮膚は全般的に萎縮性であるが，慢性的な紫外線などの曝露を受ける顔面など露出部では光老化と呼ばれる，自然の老化とは異なる増殖性の変化を生じている。ストーマを造設する腹部では，自然老化の変化を生じており，皮膚は表皮，真皮とも菲薄化し，その接合部も表皮突起と真皮乳頭の陥入が平坦化し，外力で容易に表皮真皮接合部が剥離し，いわゆるテープかぶれやスキン・テアを生じやすい。真皮では膠原線維の減少，弾性線維の断裂のため，皮膚の菲薄化と弾力性の低下が起こる。真皮と脂肪織間，脂肪織と筋膜間の剥離も生じやすい。

皮膚の水分バリアをつかさどる皮脂膜，角質細胞内の天然保湿因子，角質細胞間脂質のいずれも加齢と共に減少する。発汗機能が低下し，外気温の上昇に見合った発汗が行われなくなり，性ホルモンの低下と共に脂漏部位以外では皮脂の分泌が減少するため，皮脂膜が不完全となる。水分バリアを担う角質細胞間脂質も減少するためバリア機能が低下する。表皮角化細胞の新陳代謝（ターン

オーバー）も遅延するため，一個一個の角質細胞のサイズが大型化し，また角層細胞が厚くなるため，真皮には水分が多いにもかかわらず，角質細胞間を通過する水分が角層表面にまで達しにくい。そのため経表皮水分喪失量を測定すると低下しており，一見バリア機能が強くなったかに見えるが，角質水分量は減少しており，皮膚表面の乾燥が強い。

乾燥皮膚では表皮内にまで痒みを知覚する神経が伸長し，軽微な刺激で掻痒感を生じやすい。そのため高齢者では皮膚洗浄の際，強くゴシゴシ洗いがちなので，弱酸性洗浄剤の泡で，擦らないように洗う。十分量の保湿剤を塗布することも大切である。

[1 上出良一]

2 予防的スキンケアとその原則

a）予防的スキンケアとは

皮膚は常時外界に接しており，体内環境を保護するインターフェースの役割を担っている。皮膚の異常や変化が心理面に与える影響も大きいといわれており，皮膚の健康を維持することは，心身の健康を保つことでもある。

スキンケアの目的は，皮膚の生理機能を正常に保つことである。そのためには，皮膚に影響を与える刺激を取り除いて皮膚を守り，皮膚障害を予防・改善させる環境を整えることが必要である[1]。

ストーマ造設術は，最近では腹腔鏡下での手術も増えてきている。腹腔鏡下の手術ではストーマ近傍に手術創はないが，開腹手術の場合は，ストーマに近接した部位に清潔創である手術創がある。ストーマからの排泄は失禁状態のため，ストーマ周囲の皮膚は常時排泄物にさらされている。ストーマ周囲皮膚は，排泄物の付着による化学的刺激，装具の装着や剥離などの物理的刺激，装具装着による皮膚表面の閉鎖環境により，皮膚障害を起こす要因が多い。ストーマ周囲皮膚を健康に保つためには，考えうる皮膚障害発生のリスクを軽減，予防することが最も重要である。また，皮膚障害が発生した場合は，その原因を除去し，健康な皮膚を回復させるケアを行う。

ストーマ周囲皮膚障害の発生は，装具装着困難の原因となり，排泄物の漏れを繰り返したり，ストーマ管理困難となる。管理困難な状況は，セルフケアの確立に影響を及ぼしQOLを低下させ，ストーマの受容を妨げることにつながる。そのため，ストーマ周囲皮膚障害を予防するためのスキンケアが必要となる。予防的スキンケアとは，皮膚を清浄し，清潔を保つこと，皮膚の保湿を行うこと，皮膚のバリア機能を維持し，保護することである。

b）洗浄

スキンケアの原則は，皮膚の清潔を保つことである。すなわち石鹸を用いて皮膚の垢，皮脂，汚れを十分に落し，皮膚を清潔に保ち，本来の皮膚の健康的な機能を発揮させることである。

皮膚を過剰に洗浄しすぎると，皮脂を取り去ることとなり，その結果皮膚は乾燥し，皮膚の機能を低下させることになる。ストーマ周囲皮膚では，特に刺激物を除去し，酸やアルカリとの接触を避けることが重要である。ストーマケア時は，排泄物との接触を避け，皮膚保護剤や粘着物を除去する。ストーマ装具除去時には，機械的刺激を避けることも重要である。絆創膏・皮膚保護剤の剥離刺激や皮膚を清拭・洗浄するときの摩擦などが最小限になるように，愛護的にケアを行う。

皮膚の汚れは皮脂と混在しているため，洗浄の際には石鹸を使用することが多い。しかし，石鹸などの洗浄剤は汚れのみを選択的に取り除くことはできず，皮脂膜も除去してしまう。石鹸は，界面活性剤でできており，脂肪酸ナトリウムと脂肪酸カリウムからなる。それ以外のものは合成洗剤と呼ばれる[2]。界面活性剤には，浸透作用，乳化作用，分散作用，再付着防止作用[2]があり，これらの働きにより汚れを取り去る。通常の石鹸のpHはアルカリ性である。石鹸を通常の健康な皮膚に使用した場合は，一過性に皮膚表面のpHはアルカリ性に偏るが，角質層の緩衝作用が働くと徐々に皮膚表面のpHは弱酸性に回復する。したがって，バリア機能を意識した石鹸の選択を行う

こtoも，予防的スキンケアには必要である。バリア機能が低下しているような脆弱な皮膚の場合は，予め弱酸性の合成洗剤を選択し，洗浄時は皮膚表面をこすらず，摩擦によって皮脂膜を削り取らないように努める。皮膚清拭剤を用いる場合は，洗浄剤で泡立てて使用するものは十分に泡立てたり，泡のフォーム状になっているものを使用し，厚みのあるクッションのような泡で汚れを包み込むようにして洗浄する。石鹸や皮膚清拭剤の成分が皮膚に残留すると掻痒感や皮膚炎の原因ともなりうるので，これらを使用した後は，十分に洗浄するか，拭き取ることが必要である。

c) 保湿

皮膚の生理機能を正常に保つためには，角質層に適度な水分が保持されなければならない。

そのため，皮膚を清潔にした後，健康な皮膚を維持するためには保湿を行う必要がある。皮膚の保湿には，皮膚表面の皮脂膜，表皮の天然保湿因子（Natural Moisturizing Factor：NMF），角質細胞間脂質（セラミド）を維持する必要がある。そのためには，モイスチャー効果（角質へ水分を吸湿する）とエモリエント効果（被膜を作る）をもった保湿剤を使用することが望ましい[2)4)]。通常，セラミドは乳液やクリームに広く配合されている。角質層の上に被膜を作ることで，皮膚の不感蒸泄を被膜で遮るため，角質層の水分を保持することができる。ストーマ周囲皮膚，特に装具を装着する部位に使用する場合には，ワセリンやパラフィン，オイルなどを含む油脂性の軟膏ではべたつくためにストーマ装具を装着することが困難となり，不向きである。親水性の保湿剤を使用し，余分な成分をふき取った後にストーマ装具を装着するなどの工夫が必要となる。

d) 乾燥

角質層に存在する皮脂，発汗，NMF，細胞間脂質（セラミド）などの保湿成分により皮膚の表面は保湿されている。体質や加齢，環境要因（低湿度，紫外線照射，界面活性剤など）のために，この成分が減少すると皮膚は乾燥しやすくなる。角質層の水分が10%以下になった状態をドライスキンという[2)]。ドライスキンは皮膚のバリア機能が障害された状態である。ドライスキンの状態では，乾燥し角質層がひび割れた状態になるため，アレルギーを起こすアレルゲンや病原微生物が侵入しやすくなる。また，皮膚に加わる外的な刺激に対しても敏感に反応するようになるため，予防的スキンケアが必要となる。

付）皮膚の浸軟

ストーマ周囲皮膚は，ストーマ装具を装着することにより閉鎖環境下におかれる。また，尿のpHは4.5〜7.5であるが，尿は微生物の作用で尿素が分解して細菌がもつウレアーゼの作用で尿中の尿素は分解されてアンモニアが生成される。すなわち感染尿はアルカリ化しpHが上昇する。便のpHは文献により差があるが，6.9〜7.2である。水様便の場合は，活性度の高い消化酵素を含んだ便のためpHが高くなる。さらに，便中のプロテアーゼ（たんぱく分解酵素），リパーゼ（脂肪分解酵素）の作用はアルカリ性の環境で強まり，皮膚を刺激し皮膚障害を発生する[5)6)]。

皮膚がストーマからの排泄物や発汗により浸軟すると，セラミドの生成過程が障害されるため，角質層が剥離しやすくなり，皮膚のバリア機能は障害され，排泄物の付着によって真菌感染などを引き起こしやすくなるといわれており，予防的スキンケアが必要となる。

3 治療的スキンケア

a) 治療的スキンケアの基本

ストーマ周囲皮膚炎の原因は，化学的要因，物理的要因，生理的要因，内的要因に分類される（表2-1-1）。

ストーマ装具の交換の際には，ストーマ周囲皮膚に異常がないか十分に観察する必要がある。また，皮膚障害が生じていた場合には，その皮膚障害を改善させるために，原因に応じた対策が必要となる。そのため，皮膚障害の発生している部位と障害の程度を把握し，原因をアセスメントする

ことが重要である。

　ストーマ周囲皮膚炎は，主に表在性の炎症を特徴とする接触皮膚炎で，一次刺激性接触皮膚炎で原因が除去されれば改善する。しかし，ストーマ周囲皮膚障害のうち，適正なストーマケアを行うことで改善，治癒に至るのは，排泄物の付着による接触皮膚炎，剥離刺激による皮膚の損傷，粘膜皮膚離開部の潰瘍である。自己免疫疾患やがん，代謝性疾患などの内的要因が存在する場合は，原疾患の治療を併行して行う必要があることから，早期に皮膚科受診が望まれる。そのうえで，適切なストーマケア方法を行う必要がある。

　治療的スキンケアの具体例は14章❸で述べる。
　ストーマ周囲皮膚障害のアセスメントのポイントは，以下のとおりである。
①どの部位・範囲に障害があるのか？（どの部位・範囲が障害されているかにより，原因がある程度推察できる）
②いつから発生したのか？
③どのような変化なのか？（改善しているか，変わらないか，悪化しているか）
④使用装具は何か？
⑤装具の交換頻度は？（適正に交換されているかどうか）

　これらのポイントを念頭に，ストーマ周囲皮膚の観察を行い（図2-1-2），皮膚障害の原因を推察する。

4 ストーマケアにおけるパッチテストの意義

a）適応

　ストーマ造設術を受ける患者は，術後一般に粘着式のストーマ装具を装着することとなる。最近のストーマ装具の多くは，皮膚保護性を重視した皮膚保護剤が使用されている。しかし，ストーマ装具の粘着物質が原因のストーマ周囲皮膚障害が起こる場合がある。粘着剤に接した皮膚は，閉塞環境下におかれるため，皮膚障害を起こしやすいといわれている。皮膚保護剤の補強用の医療用テープもアクリル溶剤やシリコーンを使用したも

表2-1-1　ストーマ周囲皮膚炎の原因

要因	主な原因
1．化学的	粘着剤の成分，排泄物に含まれる消化酵素
2．物理的	剥離刺激，不適切なスキンケア，固定具や凸面型面板などによる過度の圧迫，装具による損傷
3．生理的	発汗の阻害，細菌の繁殖
4．内的	デルマドローム

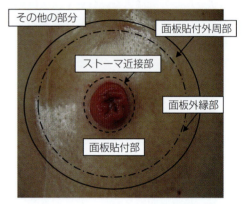

図2-1-2　ストーマとその周囲の観察部位

のなど様々あるが，皮膚炎を起こす可能性があるため，使用は慎重にすべきである。皮膚保護剤でも，アレルギー反応を起こす場合があるため，皮膚保護剤の接触皮膚炎を生じたときは，速やかに皮膚科医師の診断を受け治療を行う必要がある。また，必要に応じてパッチテストを行い，過敏性の低い皮膚保護剤に変更する[3]。

　このパッチテストとは，貼布試験ともいわれ，貼付物がアレルゲンに成り得るかどうかを判定する皮膚過敏反応検査のことをいう[7]。皮膚科で行われるパッチテストは，被検材料を基剤に混ぜたものをパッチテストユニットに塗布し，上背部や上腕外側に貼付する。48時間後にパッチテストユニットを除去し，テープ除去に伴う刺激反応が消退する約2時間後に判定する方法である[8]。アレルギー反応はパッチ除去後も反応が長く持続し，刺激反応は時間と共に反応が弱まっていく傾向がある。判定基準としてICDRG基準がある[8]（表2-1-2）。

　ストーマケアにおけるパッチテストでは，皮膚

保護剤を皮膚に貼付し，皮膚保護剤の構成成分のアレルギー反応や，一次刺激，除去の際の皮膚の反応を確認する。パッチテストで陽性になる頻度は低く，ストーマ装具を継時的に使用していく過程で，事前には予測できない皮膚障害が出現するケースがほとんどである。皮膚保護剤を試料とする使用試験では，装具に含まれる成分のいずれかに反応を示していることを証明しているにすぎず，アレルギーの診断には適切でないという論文もある[9)10)]。エキスパートオピニオンの中では，ストーマ術前準備として施行されている「パッチテスト」は，皮膚科医が行うものとは大きな差異があり，「パッチテスト」という呼称は，誤解や混乱を招くおそれが示唆されている[10)]。そして，看護師が施行するストーマ装具の面板貼付テストを「面板貼付テスト」，「チャレンジテスト」と呼称することを推奨している[10)]。

したがって，パッチテストは皮膚保護剤にアレルギー反応を呈した際に，皮膚保護剤を変更する目安に用いると良い[3)]。過去に接触したことのある物質に再接触してアレルギー反応が生じるので，アレルギーを起こした人は，特定の原因物質との再接触により，強い紅斑，掻痒感を伴う激しい炎症反応を引き起こす[4)]。このように，一度特定の貼付物の構成物質がアレルゲンとしてアレルギー反応が起きているので，再度同じ物質を含む装具を用いないようにするために，パッチテストを行うことで，安全な装具選択をすることができる。

b）実際の方法

エキスパートオピニオンで推奨されている看護師が行うパッチテストとしての「チャレンジテスト」の実施方法を紹介する。

チャレンジテスト用として，各社から提供されるストーマ装具サンプルの面板を1cm四方など，一定の大きさにカットし，カットした面板の大きさよりやや広めに間隔を開けて貼付する。貼付する部位は，ストーマ造設部の反対側の腹部など，皮膚の条件が似た場所が望ましい[10)]。

面板の固定には，水蒸気透過性や皮膚への追従

表 2-1-2　ICDRG のパッチテスト基準

ICDRG 基準	反応
−	反応なし
＋？	紅斑のみ
＋	紅斑＋浸潤，丘疹
＋＋	紅斑＋浸潤＋丘疹＋小水疱
＋＋＋	大水疱

性に優れ，刺激性が少なく防水性のある未滅菌ポリウレタンフィルムテープなどを使用し，チャレンジテスト中に剥がれないようにする[10)]。

判定は48時間後とし，貼付当日はなるべく入浴を避けるほうが望ましいが，入浴する場合は貼付部位を濡らしたり，物理的刺激を与えたりしないように注意する[10)]。貼付部位をたたいたり，摩擦，圧迫などの刺激を与えないように注意する。下着の締め付けや，激しい運動も控える。

面板の除去反応による一過性の皮膚刺激による発赤と区別するため，面板除去後30分程度放置してから判定する[7)]。陽性の場合は，その面板を使用しないように伝え，愛護的に洗浄し，刺激物を除去する。炎症を起こした場合には，医師に相談し，消炎作用のある外用薬を使用したり，原因物質が除去されれば速やかに改善する。

[2〜4　積　美保子]

■ 文献（2〜4）

1) 日本看護協会認定看護師制度委員会 創傷ケア基準検討会　編著：失禁ケアガイダンス，日本看護協会出版会，26頁，2002
2) 内藤亜由美，安部正敏 編：スキントラブルケア　パーフェクトガイド，学研メディカル秀潤社，12頁，2013
3) ストーマリハビリテーション講習会実行委員会 編：ストーマリハビリテーション―実践と理論，金原出版，258-273頁，2006
4) 松原康美 編著：ナーシング・プロフェッション・シリーズ　スキントラブルの予防とケア　ハイリスクケースへのアプローチ，医歯薬出版株式会社，1-10，64頁，2008
5) 伊藤美智子：排泄障害の治療・ケアの共通原理　スキンケア．穴澤貞夫，後藤百万，高尾良彦ほか著，排泄リハビリテーション―理論と臨床，中山書店，292-300頁，2009
6) 山本一哉：こどものおむつ部によくみる50症例・ど

う診て・どう対応するか,南山堂,5頁,2005
7) 日本ストーマ・排泄リハビリテーション学会編：ストーマ・排泄リハビリテーション学用語集,第3版.金原出版,2015
8) 眞鍋　求,梅林芳弘 編著：シンプル皮膚科学.南江堂,55頁,2014
9) Calum CL, Amanda JS著,倉本　秋ほか監訳：ストーマとストーマ周囲皮膚障害　診断・治療アトラス,ダンサック,41-96頁,2003.
10) 日本ET/WOC協会編：ストーマケア エキスパートの実践と技術,照林社,44-47頁,2007

第2章　皮膚と腹壁の解剖生理学とスキンケア

腹壁の解剖生理

1 ストーマ手術と腹壁

　ストーマを造設する場合，現在は腹部に造設される。しかもクリーブランドクリニックの基準に従い腹直筋を貫く位置に造設される。過去には会陰部，腰部，腸骨窩に造設されてきた。少しでも管理しやすい，ストーマ保有者に有利なために長い歴史の中で腹部に造設されるようになった。それでもまだまだ問題点が多くあることを認識してさらに良いストーマ管理ができるようになるために腹壁の解剖を理解することは重要なことである。

　腸粘膜，皮膚と異なる組織を縫合するという通常考えにくい手術が行われていることも考慮すべきことと考えている。

2 腹壁の区分

　腹壁は上方では胸壁と剣状突起，肋骨弓で境をなし下方では骨盤，下肢，陰部と腸骨棘，鼠径靱帯そして恥骨結節とで境をなす。

　腹部の区分は上下左右の腹部と4分割できるが，図2-2-1に示すように9分割することが多い。

3 腹壁の構成，解剖

　腹壁は外側から皮膚，皮下組織，浅在筋膜，腹筋，横筋筋膜さらに壁側腹膜で構成されている。

　筋層は外側では外腹斜筋，内腹斜筋そして腹横筋で覆われ前腹壁で腱膜となり半月線を形成して腹直筋鞘を形成し正中で反対側の腹直筋鞘と白線を形成する。

　腹直筋鞘は前鞘と後鞘を形成するが，左右上前腸骨棘を結んだ高さ，つまり臍下5cm程度の高さで後鞘はなくなる。そこが弓状線である（図2-2-2）。

　臍部は浅在筋膜も皮下組織もなく最も抵抗の弱い部位である。

　前腹壁の神経分布は第7～11肋間神経，肋下神経および腰椎第1神経の前肢が腸骨下腹神経，腸骨鼠径神経となり分布する。

　動脈は正中部で上腹壁動脈，下腹壁動脈が分布する。腹直筋後鞘の前面に位置するのでストーマ造設時に注意が必要である。損傷により腹直筋の萎縮を免れない。側腹部は肋間動脈，腰動脈が流入する。

　静脈は臍を中心とした放射状の静脈網に入り，上方で外側胸静脈から腋下静脈に入る。下方では浅腹壁静脈，大伏在静脈を介して大腿静脈へ至る。

　門脈圧亢進症などの場合はメデューサの頭と呼ばれる静脈瘤を形成することがある。

4 腹壁の働き

①腹部臓器の支持および保護
②吸収作用：腹膜で腹水などの吸収が行われている。上腹部でこの作用が強いため腹膜炎の場合にはファーラー位にして毒素吸収を減少させるようにする。
③排便，排尿，嘔吐，分娩を助ける作用：腹筋を収縮させて腹腔内圧を上昇させる働きである。

5 腹膜の解剖生理

　腹膜は腹部全面を覆い，腹壁内面を覆う壁側腹膜と臓器面を覆う臓側腹膜に分けられる。腹膜腔は男性では完全な閉鎖腔であるが，女性では卵

2. 腹壁の解剖生理　35

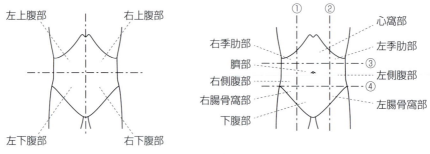

図 2-2-1　腹壁の区分
①：右鎖骨中線，②：左鎖骨中線，③：左右肋骨弓最下端を結ぶ線，④：上前腸骨棘を結ぶ線

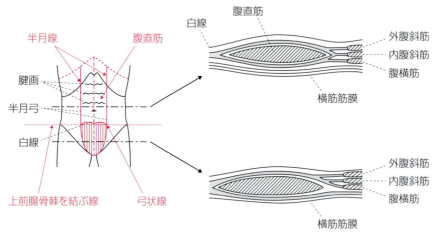

図 2-2-2　腹壁の構造
臍下 5 cm 以下（左右上前腸骨棘を結ぶ線の高さ以下）では弓状線となり腹直筋後鞘がなくなり，腹直筋は腹横筋に接している。

管，子宮，膣を介して外界と交通している。骨盤腔の最深部はダグラス（Douglas）窩と呼ばれ，男性で直腸膀胱窩，女性で直腸子宮窩にあたる。

［池内健二］

■ 参考文献
1) ストーマリハビリテーション講習会実行委員会編：ストーマリハビリテーション―実践と理論，金原出版，2006
2) Snell RS：スネル臨床解剖学 3 版，メディカルサイエンスインターナショナル，2004
3) 中野昭一編：図説　からだの仕組みと働き　普及版，医歯薬出版，2001

第3章

消化管疾患と消化管ストーマ

第3章 消化管疾患と消化管ストーマ

1 ストーマに関連した消化管の解剖生理

1 消化管の基本構造

　消化管とは，口，食道，胃，小腸，大腸そして肛門までの管腔臓器である。人が生存するための栄養，水分を吸収するための臓器である。口から摂取した食餌から必要なものを吸収し，その他を便として排出する。この一連の流れに問題があると，腸閉塞あるいは吸収障害などを引き起こす。そのためやむを得ずストーマを造設しなくてはならないことがあり，消化管特に小腸，大腸の解剖生理を理解しておく必要がある。

2 小腸の解剖生理

　小腸は十二指腸，空腸，回腸からなる。空腸，回腸は生体で約4〜5mであり上部2/5が空腸で3/5が回腸である。十二指腸と空腸はトライツ靱帯が境界となるが空腸，回腸の境界は明確ではない。

　吸収面積を増やすために多数の輪状襞（Kerkring fold）がある。さらにビロード状の絨毛（villi）に覆われて約200 m^2の吸収面積になる。襞は十二指腸，空腸では発達しその丈も高いが，回腸に行くに従い減少する。一方，回腸では腸間膜付着部反対側にパイエル板とよばれるリンパ濾胞が集合して局所免疫を担っている。

　腸壁は図3-1-1aに示すような構造である。血管網は粘膜下層と筋層の間にあり，神経系においては縦走筋と輪状筋の間の運動に関するAuerbach神経叢，粘膜下層には分泌吸収に関与するMeissner神経叢がある。回腸からバウヒン弁を通して大腸へ至る。

　十二指腸へは胃十二指腸動脈が流入し空腸回腸へは上腸間膜動脈の左側の分枝，空腸動脈，回腸動脈が流入する。静脈は動脈に沿って上腸間膜静脈となって門脈を通り肝臓に至る。小腸で吸収された栄養が肝臓へ送られる。

　小腸の主な働きは消化作用，吸収作用そして局所免疫作用である。胃から排泄された食物が小腸に入りそれぞれの消化液が作用して吸収しやすくなる。三大栄養素，ビタミンはほとんどが小腸で吸収される（表3-1-1）。

　胆汁中には消化酵素は含まれないが酵素の活性化に働く。また胆汁中に排泄された胆汁酸塩は回腸で吸収され再度肝臓で胆汁の合成に利用される。（腸肝循環）。

　また上部小腸には1日5〜8Lの消化液を含む水分が流入するが，その大半は小腸で再吸収され，1〜2Lが大腸に流入する。

　消化管には消化吸収の効率を高め内容輸送のため，下記のような腸運動が見られる。
①振子運動：縦走筋の収縮
②分節運動：輪状筋の収縮
③蠕動運動：縦走筋と輪状筋の総合的収縮

3 大腸の解剖生理

　大腸は1.5〜2mの長さで結腸と直腸からなる。形態的特徴として腸管の表面に結腸紐，結腸隆起，腹膜垂がある。結腸紐は外縦走筋が3箇所に集まり3本の紐状になったものである（図3-1-1b）。

　横行結腸，S状結腸には広い腸間膜があり，容易に腹腔外へ引き出せるのでfree segmentといい，その他は後腹膜に固着しているのでfixed segmentとよばれる。これが横行結腸，S状結腸

表 3-1-1 消化液の性状

	性質	消化酵素	酵素以外の作用	非酵素成分
膵液	無色・アルカリ性 pH8.5 （0.7〜1.0 L）	糖質，脂質，蛋白質分解酵素	$NaHCO_3$の作用でHClを中和してpHを弱アルカリ性に変える	$NaHCO_3$
胆汁	肝内胆汁：黄褐色 pH8.3 胆嚢胆汁：赤褐色 pH6.9 （0.5〜0.8 L）	なし	1. リパーゼの活性化 2. 脂肪の乳化 3. 脂肪酸，コレステロール，脂溶性ビタミンの可溶化	胆汁色素 胆汁酸塩 コレステロール $NaHCO_3$
腸液	無色・アルカリ性 pH8.3 （1.5〜3.0 L）	糖質，脂質，蛋白質分解酵素	膵液酵素のトリプシノーゲンをトリプシンに変える	$NaHCO_3$

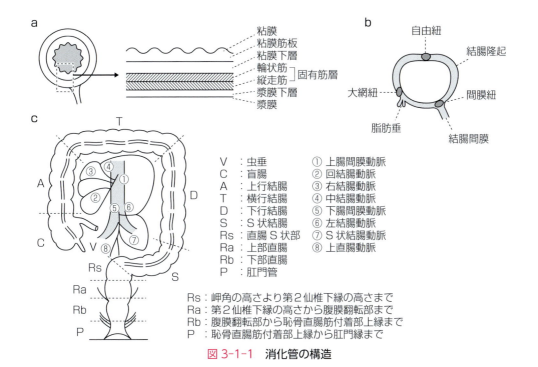

図 3-1-1　消化管の構造

にストーマが造設される理由である。

　大腸へは小腸と同じく上腸間膜動脈が栄養するが，盲腸，上行結腸，横行結腸まででそれより肛門側は下腸間膜動脈が栄養する。下部直腸，肛門へは内腸骨動脈の分枝，中直腸動脈，下直腸動脈が栄養する。静脈はそれぞれ上腸間膜静脈，下腸間膜静脈となり門脈を経て肝臓に至る（図3-1-1c）。

　一方，下部直腸，肛門からの静脈血は内腸骨静脈に流入して下大静脈に入る。その後心臓を経由して肺にいたる。これが結腸癌が肝臓に，直腸肛門癌が肺へ転移しやすい理由である。

　大腸では消化酵素は分泌されないが杯細胞（goblet cell）から粘液と免疫グロブリンIgA, IgMが分泌される。アルカリ性だった腸液は大腸内で中性になる。

　大腸では主に水分が吸収される。小腸から1〜2Lの水分が流入し，そのほとんどが吸収され0.1〜0.2Lの水分を排出する。

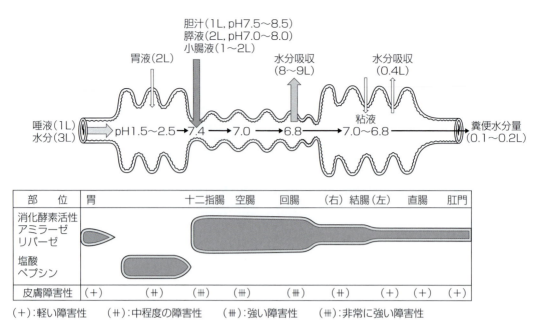

図 3-1-2　消化管内溶液による皮膚障害性
(ストーマリハビリテーション講習会実行委員会編：カラーアトラス ストーマの合併症．金原出版，1995)

a) 骨盤内自律神経

交感神経系の一つである神経が下腸間膜動脈周囲で下腸間膜動脈神経叢を形成し，大動脈前面を下降して上下腹神経叢に至る．その後，左右に分かれて下腹神経となり，直腸側面を走行して仙骨孔からの骨盤神経叢と合流し，それぞれ排尿に関する膀胱枝，射精に関与する精嚢枝，前立腺枝となり，一部は肛門括約筋に分布して排便をコントロールする．

b) 排便メカニズム

通常1日朝1回の排便が起こる．食事による胃の充満，進展が刺激となり排便が誘発される．それは胃結腸反射とよばれ，結腸に蓄積されていた糞便が直腸に送られて直腸の内腔が進展することで排便反射が起こる．その時の直腸内圧は50 cmH$_2$O程度である．

はじめに直腸内圧の上昇により壁在神経が刺激され，腸内反射（局所反射）が起こり直腸の運動が亢進する．同時にこの刺激が骨盤神経を介して仙髄（S$_2$〜S$_4$）を通り，延髄の排便中枢に伝わり便意を感じる．ここから遠心性の刺激によって内・外肛門括約筋を弛緩させて排便を促す．大脳皮質も関与するため，状況，環境によっては，体制神経である陰部神経を介して外肛門括約筋を収縮させ，排便を抑制することも可能である．

意志による排便動作に入ると，陰部神経による排便の抑制が解除され肛門挙筋が収縮することで肛門が挙上し，さらに外肛門括約筋が弛緩する．吸気位での声門の閉鎖といきみにより腹腔内圧，直腸内圧が上昇し便が排出される．

糞便は不消化物，食物残渣，腸管分泌物，細菌などからなり，pHは6.9〜7.2でその60〜80%は水分である．糞便量は1日100〜200 mLである．

4　上部消化管の解剖生理

口，食道，胃には消化機能はほとんどない．しかし吸収しやすくするために口腔の咀嚼がとても重要である．唾液も食物を食道・胃への搬送のためには重要で，乾燥を防ぐ働きとともに口腔内を清浄の保つ働きがある．

食道は扁平上皮に覆われており消化吸収には関

与していない。しかし食物搬送のために蠕動運動が起こる。逆立ちしても食物が飲み込めるのはそのためである。「常に中空の筒状でない」ことを理解すべきである。これは小腸にも言えることである。

胃においては胃酸分泌があり口からの細菌の進入を防いでいる。また，酵素活性はないもののペプシンを分泌する。小腸に搬送されて活性化して消化の役割を果たしている。また昨今，食道瘻，胃瘻造設も行われるようになったので解剖などは理解しておくべきものである。

また消化管はそれぞれの部位で酵素の分泌，消化吸収，粘液の分泌によりそれぞれの部位でpHも異なる。そのため瘻孔，ストーマの造設部位での皮膚障害が異なるので理解しておかなければならない（図 3-1-2）。

[池内健二]

■ 参考文献

1) ストーマリハビリテーション講習会実行委員会編：ストーマリハビリテーション―実践と理論．金原出版，2006
2) Snell RS：スネル臨床解剖学 2 版．メディカルサイエンスインターナショナル，2004
3) 中野昭一編：図説　からだの仕組みと働き　普及編，医歯薬出版，2001

第3章 消化管疾患と消化管ストーマ

2 消化管ストーマの適応と造設手段

1 消化管ストーマの構造と造設法

a）非禁制消化管ストーマの構造

非禁制消化管ストーマとは，便の制御が随意的にできない（非制御性）ストーマであり，禁制（制御性）ストーマに対応するストーマである。通常造設されるストーマは，便の排泄をコントロールできない非禁制ストーマである[1]。禁制消化管ストーマには，Kock ileostomy[2]などがあるが，わが国では現在ほとんど作成されていない。

消化管ストーマは，基本的に腹腔内の消化管が腹壁を貫通して体外に誘導され，皮膚近傍にて開口され排便口となる構造となっている。そのため非禁制ストーマの基本的な構造は，腹腔内の腸管，腹壁を貫通する腸管，体外の腸管の3つに大きく区分される。さらに，装具（面板）を装着するための皮膚の部分もストーマの一部といえる。

挙上される腸管が排液（便）口のみの場合には排便口が1個の単孔式ストーマとなり（図3-2-1），排液（便）する側の腸管と肛門側の腸管が挙上される場合には双孔式ストーマ（図3-2-2）となる。挙上する腸管の種類により，小腸（回腸など）および結腸ストーマと呼称される。基本的には腹壁貫通部分では，腹壁と腸管は癒着して接している。皮膚上に突出する腸管の高さは，排液（便）される便の性状による皮膚障害などを少なくするために結腸ストーマの場合には1 cm程度，小腸ストーマの場合には2 cmを目安として作成される[1]。面板を貼付する皮膚部分は平坦な構造が望ましいのは言うまでもない。

b）腹膜外法，腹膜内法

腹腔内の腸管が貫通する腹壁に至るまでの経路

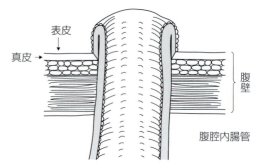

図3-2-1 単孔式ストーマ

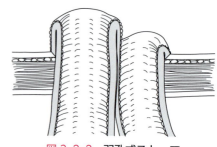

図3-2-2 双孔式ストーマ

には，腹膜外法と腹膜内法の2つのルート（経路）がある。作成されるストーマは，このどちらかのルートで作成される。貫通する腹壁の部位に関しては，腹膜をどの部位で貫通させるか以外は腹膜内・外法とも同様である。これまでの報告では，腹膜外法（図3-2-3a）のほうが腹膜内法（図3-2-3b）に比較して傍ストーマヘルニアなどの合併症が少ないとの報告が多い[3]。腹膜内法では，挙上した腸管の周囲に腸管が入り込み腸閉塞を起こす可能性があるため，挙上する腸管の一部を側腹壁に縫合する操作が追加されることもある。

c）粘膜翻転法

体外に誘導された腸管は開口され皮膚に固定さ

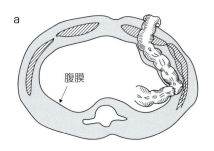
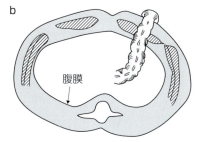

図 3-2-3　ストーマ作成法
a：腹膜外法　b：腹膜内法

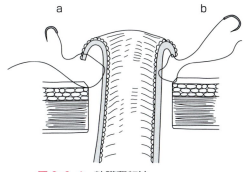

図 3-2-4　粘膜翻転法
a：皮膚・腸管全層縫合
b：真皮・漿膜筋層埋没縫合

れる。前述したごとく皮膚上の腸管の高さを保つために，腸管を外反して腸管と皮膚との縫合を行う（図 3-2-4）[4]。これを粘膜翻転法と呼ぶ。元来腸管と皮膚は異なる組織であるため，適切に縫合を行わないと粘膜皮膚縫合部の離解を引き起こしストーマ管理に難渋する。粘膜皮膚の縫合法には，皮膚と腸管全層縫合（図 3-2-4a）や真皮と腸管の漿膜筋層縫合，真皮と腸管の漿膜筋膜縫合の糸を埋没させるように行う方法[4]（図 3-2-4b）などがある。縫合糸が皮膚面に露出する場合には術後 7 日目には必ず抜糸を行う。露出した糸を抜糸しないと粘膜皮膚移植や粘膜皮膚接合部の肉芽形成の原因となり，面板の貼付が適切に行えなくなる。

d）一次開口，二次開口

一次開口ストーマとは，挙上した腸管を開口時に粘膜皮膚縫合を行う方法である。二次開口ストーマとは，挙上した腸管を同日には開口せず後日に開口する方法である。二次開口ストーマでは，全身的・局所的な状態の改善を待って，二次的にストーマは開口される。広義には，ストーマ造設時に腸管を開口するか後日開口するかを定義とし，粘膜皮膚縫合を同時に行うかどうかは問わない[1]。具体的には，腸管の浮腫が高度なために手術時にストーマを開口するも粘膜が反転せず粘膜皮膚縫合ができない場合には，ストーマの自然成熟を待つことになる。この場合には一次開口ストーマになる。近年二次開口が行われる機会は少ない。二次開口ストーマは，腹膜炎やイレウスなどの緊急手術で腹腔内や腸管の状態が良好でないため一次開口・縫合が困難な場合や，全身状態不良なため手術時間を短縮したい場合，腸管の血流障害が懸念される場合などに行われる。近年では，特殊な二次開口ストーマの一つとして ghost ileostomy の報告がある[5]。Ghost ileostomy は，ストーマをいかに回避するかを念頭に考案されたストーマである。肛門温存手術などの際の一時的ストーマを回避するために，腸管を引き出せるような状態を手術時に作成しておき，縫合不全などで必要があった時にストーマを造設する方法であるが一般的な方法ではない。

2　単孔式結腸ストーマ造設術

a）適応

単孔式結腸ストーマの多くは，直腸肛門癌に対する腹会陰式直腸切断術（マイルズ手術）に伴って S 状結腸に作成される。その他，直腸癌などに対するハルトマン手術などで造設される。基本的に

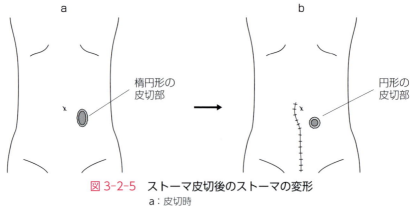

図 3-2-5　ストーマ皮切後のストーマの変形
　a：皮切時
　b：ストーマ造設時

は，結腸が離断され，肛門側に吻合する腸管がない場合（マイルズ手術など）や，肛門側の腸管との吻合を回避したい場合に造設される．吻合を回避したい状況とは，腹膜炎などの状態があり術後の縫合不全が懸念される場合や，縫合不全が起きた場合に，重篤な状態に陥る病態が懸念される場合などである．多くの場合は，肛門側の腸管は，閉鎖し，閉鎖された腸管は腹腔内に置いてくる．

b）造設手技

腹会陰式直腸切断術時のS状結腸ストーマを例に手技を概説する

i) ストーマサイト マーキング

術前の十分なインフォームドコンセントを行うことは言うまでもない．腸管の前処置を行い，ストーマ造設部位に術前にストーマサイト マーキングを行う．

ii) 皮膚切開

皮膚切開は 3 cm 前後の直径でできあがりが円形になるようにメスや剪刃を用いて行う．皮膚切開後には横方向の張力が働くので，横長にならないように注意する（図 3-2-5）．

iii) 腹壁の切開

皮下脂肪は切離もしくは切除して，筋膜は腸管に緊張がかからない程度の縦切開もしくは十字切開を行う．腹直筋はスプリットする．筋肉による緊張が強い場合には一部切開する．

iv) 後腹膜の剥離と腹膜外ルートの作成

腹腔内から腹壁の腸管貫通部までの腹膜を剥離して後腹膜ルートを形成する（図 3-2-3a）．腸間膜脂肪織のボリュームを考慮して剥離する．

v) 腸管の貫通

後腹膜ルートを介して腸管を愛護的に誘導し，腸管を腹壁に貫通させ皮膚上に挙上する．皮膚上の腸管の挙上長は余裕をもって5 cm程度とする．

vi) 腸管の腹腔内固定

腸管と腹膜を縫合して，後腹膜に小腸などが迷入，癒着しないようにしておく．

vii) 腸管の切開，開口

挙上した腸管を切開して開口する．腸管内をイソジンで消毒しておく．

viii) 粘膜皮膚縫合

腸管を反転して粘膜皮膚縫合を行う．反転した最終的なストーマを高さは結腸の場合には1〜2 cm，小腸の場合には2〜3 cmを目途に反転して粘膜皮膚縫合を行う（図3-2-4）．埋没縫合の場合には術後抜糸の必要はないが，それ以外の場合には術後1週間を目途に抜糸を行う．

[1 2 前田耕太郎，升森宏次，塩田規帆]

3　双孔式結腸ストーマ造設術

a）適応

双孔式結腸ストーマ造設術は標準的ストーマ造設術の一つである．その適応は，①低位前方切除

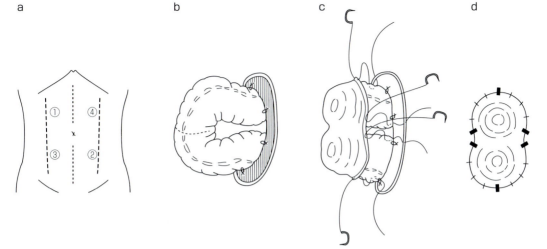

図 3-2-6　結腸双孔式ストーマ造設の基本的手技
a：基本的なストーマサイトは①右上腹部（右側横行結腸）あるいは②左下腹部（S状結腸）
b：ストーマ部腸管を誘導，腹直筋前鞘と固定。腸管軸に垂直に切開
c：粘膜を翻転させて上下左右 4 方向，合計 6 針の stay suture
d：stay suture の間を縫合
■ stay suture

術の際にカバーリングストーマ，②大腸癌イレウスの解除・減圧を目的としたストーマ，③結腸穿孔部分を用いたストーマ造設（S状結腸憩室穿孔など），④癌終末期の緩和目的のストーマ（緩和ストーマ）造設などである。カーバーリングストーマとは，吻合部を保護する目的で一時的に造設するストーマである。

　低位前方切除術の際にカバーリングストーマとして双孔式結腸ストーマ造設を行う利点は，回腸ストーマに比べて脱水や電解質異常などをきたす可能性が低いことである[6]。一方で，ストーマ閉鎖術に伴う合併症の頻度は回腸ストーマよりも高率である[7]。

b）基本的な造設手技

　横行結腸右側ストーマの場合には右上腹部，左側ストーマでは左上腹部であり，S状結腸ストーマでは左下腹部が基本的なストーマサイトである（図 3-2-6a）。ストーマ部腸管を周囲から遊離してストーマ創外へ誘導する（施設によっては腹直筋前鞘への固定を行う場合もある）。腹直筋前鞘と固定する（図 3-2-6b）。腸管を腸管軸に垂直に切開して粘膜を翻転させて，上下左右の 4 方向，合計 6 針の stay suture を行う（図 3-2-6c）。高さが十分に確保できない場合には，腸管の切開は肛門側へ変位させることで口側腸管のストーマの高さが確保できる。また，施設によっては腸管軸方向の切開も行われているが，ストーマの高さが不十分になりやすく注意が必要である。stay suture は，真皮，漿膜・筋層，腸管断端の漿膜・筋層へと運針してストーマの形状を確定させる。皮膚面から排泄口の最低部分までの高さは 1 cm 程度が適当とされている。stay suture を結紮して，最後にその間を追加縫合してストーマと皮膚を密着させてストーマ造設を終了する（図 3-2-6d）。

　＊編注）腸管の切開部位を口側 2：1〜7：3 にして，口側ストーマに高さがあり，正円形に近い形に結腸双行式ストーマ造設を行う方法もある[8)9]。

c）病態に応じたストーマ造設手技

i）低位前方切除術の際のカバーリングストーマ造設

　下腸間膜動脈を根部で結紮切離すると，吻合部口側腸管は中結腸動脈からの血流で栄養される。低位前方切除術での結腸一時的ストーマは，原則的に右側結腸あるいは遠位回腸に造設する（図 3-

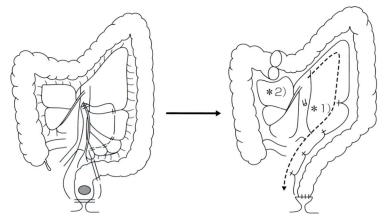

図 3-2-7　低位前方切除術における横行結腸カバーリングストーマ（リンパ節郭清と腸管血流の保持）

*1) 下腸間膜動脈を根部で結紮切離すると，吻合部口側腸管は中結腸動脈からの血流で栄養される。
*2) 低位前方切除術での結腸一時的ストーマは，原則的に右側結腸に造設する。

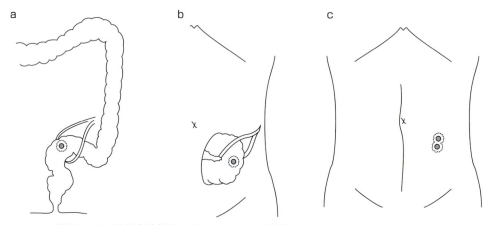

図 3-2-8　結腸穿孔部分を用いたストーマ造設
a：S状結腸穿孔部を中心に腸管を周囲より剥離。腸管膜血流はそのままに温存。
b：ストーマ創より創外に脱転。
c：双孔式結腸ストーマを作成する。

2-7）。これは，ストーマ閉鎖後の肛門側腸管の血流保持を確実にするためである。

ii) 大腸癌イレウスの解除・減圧を目的としたストーマ

直腸癌やS状結腸癌によるイレウスでは，通常横行結腸を用いて減圧ストーマ造設が行われる。この場合にストーマとして用いられる横行結腸は前述のごとく肛門側腸管血流を考慮して右側横行結腸が造設するのが基本である。腸管内に糞便が著しく貯留している場合には，ストーマ予定部腸管を用いて，術中に腸管内容を排出後にストーマを造設する。

iii) 結腸穿孔部分を用いたストーマ造設（Externalization）

S状結腸憩室穿孔などの際には，腹膜炎が高度で全身状態が不良であることが多い。穿孔部分が

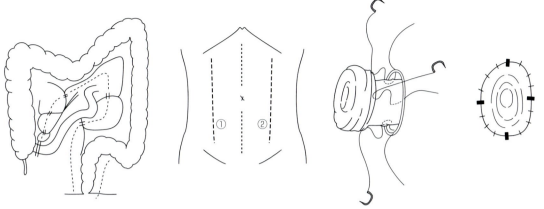

図 3-2-9 単孔式回腸ストーマ造設術
a：潰瘍性大腸炎に対する大腸全摘．回腸永久ストーマ造設術
b：基本的なストーマサイト
c：4 針の stay suture でストーマの高さ方向を決定
d：最後に stay suture 間を縫合
■ stay suture

可動性のある腸管であれば，穿孔部分を双孔式結腸ストーマとして創外に脱転，同部位にストーマを作成する（図 3-2-8）．この方法では，腸管血流をそのまま保持できることから血流障害によるストーマ障害を回避して短時間に手術を終了することができる利点がある．

iv）癌終末期の緩和目的のストーマ（緩和ストーマ）造設

直腸癌の局所再発や癌性腹膜炎のためにダグラス窩付近で腸管狭窄が生じた際には，緩和目的に横行結腸あるいは S 状結腸双孔式ストーマが造設される．先行する手術瘢痕，痩せ，腹水貯留による腹部膨満などの要因を考慮して装具接着面，ストーマ排泄孔の高さの確保に努める．栄養状態が不良なことが多く，腹水貯留やイレウスなどで腹部膨満の可能性が高いためストーマ腸管と腹直筋前鞘との固定は行っておいたほうがよい．

4 単孔式回腸ストーマ造設術

a）適応

単孔式回腸ストーマ造設術が用いられることは比較的少ない．潰瘍性大腸炎の高齢者難治例や直腸癌合併のため自然肛門温存が適応とならない場合などで適応となる（図 3-2-9a）．また，クローン病などで，半永久的にストーマを使用することが予想され肛門側の減圧が不要である場合は，ハルトマン型として肛門側腸管を腹腔内に空置して単孔式回腸ストーマを造設する場合がある．

b）造設手技

単孔式回腸ストーマはストーマサイト マーキングを行った部位に比較的容易に造設することができる．基本的なストーマサイトは左右下腹部である（図 3-2-9b）．

ストーマ部腸管を創外へ誘導して一次開口，上下左右の 4 方向，4 針の stay suture を行う（図 3-2-9c）．この stay suture は，真皮，漿膜・筋層，腸管断端の漿膜・筋層へと運針してストーマの形状を確定させる．stay suture を結紮して，ストーマの高さ，開口部の方向が適切かどうか確認する．皮膚面から排泄口の最低部分までの高さは 2 cm 程度が適当とされている．最後にその間を縫合してストーマ造設を終了する（図 3-2-9d）．

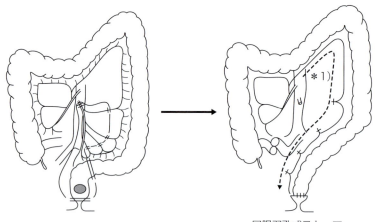

図 3-2-10 低位前方切除術における回腸カバーリングストーマ(リンパ節郭清と腸管血流の保持)

＊1) 下腸間膜動脈を根部で結紮切離すると中結腸動脈からの血流で肛門側腸管が栄養される。

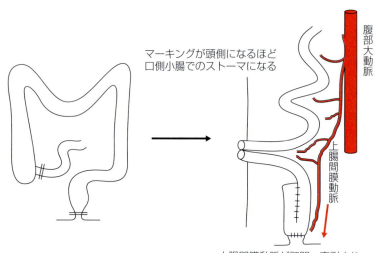

図 3-2-11 潰瘍性大腸炎手術における回腸カバーリングストーマ

5 双孔式回腸ストーマ造設術

a) 適応

双孔式回腸ストーマ造設術は標準的ストーマ造設術の一つである。その最も多い適応は、低位前方切除術のカバーリングストーマである(図 3-2-10)。結腸双孔式ストーマ造設よりも造設部位の自由度が高いこと、閉鎖に際しての合併症の発生頻度が結腸ストーマに比べて低いこと、などから頻用されている[6)7)]。また、潰瘍性大腸炎の自然肛門温存手術である大腸全摘回腸囊肛門(管)吻合でもカバーリングストーマとして用いられる(図 3-2-11)。この際、回腸囊を肛門吻合するために上腸間膜動脈が肛門へ牽引されストーマに用いる腸管の上下方向の可動域は制限される。そのため、臍上部でのストーマ造設は口側腸管となるため栄

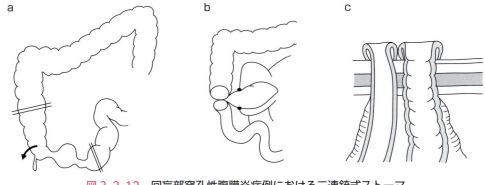

図 3-2-12　回盲部穿孔性腹膜炎症例における二連銃式ストーマ
　a：穿孔部腸管を含め病巣切除
　b：一次開口として創外に誘導
　c：二連銃式ストーマ造設

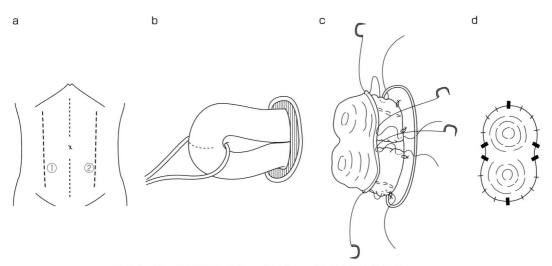

図 3-2-13　回腸双孔式 (loop) ストーマ造設の基本的手技
　a：基本的なストーマサイト
　b：ストーマ部腸管を誘導，腸管軸に垂直に切開
　c：粘膜を翻転させて上下左右 4 方向，合計 6 針の stay suture
　d：stay suture の間を縫合
　■ stay suture

養・水分の吸収を考慮すると困難であることが多い。右側結腸の穿孔性腹膜炎が高度な場合には，あえて吻合を行わず，腸管の口側と肛門側を二連銃式ストーマとすることがある（図 3-2-12）。また，癌終末期の緩和目的のストーマ造設では可能な限り肛門側腸管にストーマを造設するよう努力する。

b）造設手技
　双孔式回腸ストーマは終末回腸を用いて造設される。したがって，基本的なストーマサイトは左右下腹部である（図 3-2-13a）。ストーマ造設部皮膚を切開して，十分な高さができるように回腸を創外へ誘導する。腸管軸に垂直に腸管を一次開口する（図 3-2-13b）。高さが十分に確保できない場合には，腸管の切開は肛門側へ変位させることで口側腸管のストーマの高さが確保できる。粘膜を翻転させて，上下左右の 4 方向，合計 6 針の stay suture を行う（図 3-2-13c）。この stay suture は，真皮，漿膜・筋層，腸管断端の漿膜・

筋層へと運針してストーマの形状を確定させる。皮膚面から排泄口の最低部分までの高さは2cm程度が適当とされている。stay suture を結紮して，ストーマの高さ，開口部の方向が適切かどうか確認して，最後に stay suture の間を縫合してストーマ造設を終了する（図 3-2-13d）。

＊編注）腸管の切開部位を口側2：1〜7：3にして，口側ストーマに高さがあり，正円形に近い形に回腸双行式ストーマ造設を行う方法もある[8]。

c）癌終末期の緩和目的のストーマ造設

双孔式回腸ストーマ造設術は，低位前方切除術のカバーリングストーマとして，一時的ストーマであることが多い。実際のストーマ造設では，閉鎖時の癒着を回避するために，腹直筋前鞘とストーマ腸管との固定は省略される場合がある。しかしながら，緩和目的のストーマでは，腹水貯留やイレウスなどで腹部膨満の可能性が高く，栄養状態が不良なことが多い。また，近年では分子標的薬を併用した全身化学療法が奏効し切除不能であっても長期生存が得られることも経験する。そのためストーマ腸管と腹直筋前鞘との固定は行っておいたほうがよい。先行する手術瘢痕，痩せ，腹水貯留による腹部膨満などの要因を考慮して安定した装具接着面，ストーマ排泄口の高さの確保に努める。

[3〜5 板橋道朗]

6 ハルトマンの手術

a）はじめに

ハルトマン手術は，Hartmann が1921年に報告した術式で，直腸癌に対して直腸切除した後，吻合が可能でも，局所の状況や患者の状態によりあえて吻合せずに，肛門側の直腸を閉じ，口側の腸管とは隔絶し，腸内容は通過させず，ストーマ造設を行う術式である[10]。用語集によると，ハルトマン手術（Hartmann's operation＝rectal excision without anastomosis）は，癌占居部または病変部直腸を切除して単孔式ストーマを造る手術[11]，とある。ハルトマン手術は本来，直腸手術で使用する術式であるが，広義では，S状結腸を切除し直腸を空置する場合にも使用されている。直腸癌や隣接臓器の悪性腫瘍の直腸浸潤に対して本術式が行われる場合が多いが，憩室疾患や血管病変などによる直腸やS状結腸穿孔，壊死などの良性疾患に対しても施行される。

大腸癌による腸閉塞の手術に際してストーマを造設するには，3通りの状況が考えられる。1つは，癌病巣には触れずにまず口側の結腸または小腸にストーマのみを造設し，腸閉塞を解除してから癌の病巣を切除する方法である。次には，癌病巣を切除し，吻合し，安全のために口側の結腸または小腸にストーマを造設し，吻合部の安静を図るものである。最後に，ハルトマン手術である。いずれの方法を選択するかは，患者のおかれた状況や局所の状況により異なる。

b）術式

手術術式は病変部の直腸（あるいはS状結腸）を切除し，肛門側の直腸断端は閉鎖のまま骨盤内に留置する。口側の腸管を単孔式ストーマとして造設する手順である。ストーマの造設法は，単孔式結腸ストーマ造設術であるので詳細は前項をご覧いただきたい。

ハルトマン手術の際には拡張した結腸を用いてストーマを造設しなければいけない場合が多いため，できるだけ口側腸管内の便を出し，腸管を空虚にし，浮腫も取っておく必要がある。また腸管は拡張しているが，筋膜や皮膚切開は過度に大きくならないように注意する必要がある。

最近は局所や患者の状況が許せば，腹腔鏡で施行されることも多くなった。腹腔鏡で施行できれば創も小さく，ストーマケアが一層容易にできる利点がある。

c）その他（図 3-2-14）

直腸切断術（マイルズ手術）とハルトマン手術は，術後腹部の創の状況はストーマを含めて同じであるが，自然肛門がないのが直腸切断術で，自然肛門が残るのがハルトマン手術である点が，大きく異なる[12]。

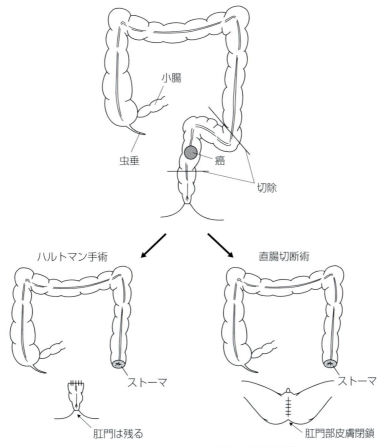

図 3-2-14 ハルトマン手術と直腸切断術

ハルトマン手術では術後にストーマ閉鎖術が行われる場合も行われない場合もあり，全身状態や局所の状態，および症例のおかれた状況により異なる[12]。

7 腹腔鏡下におけるストーマ造設術

a) はじめに

ストーマを造設するためには従来開腹して行っていたが，手術侵襲が大きかったり，創が大きいためにストーマ装具の装着(貼付)が困難な場合がある。近年，腹腔鏡下にストーマを造設することによって低侵襲で患者に負担が少なく行え，また創部が小さくストーマ装具の貼付が容易となるという点で，多くの施設で行われつつある(図 3-2-15〜18)。

b) 疾患

通常の腹会陰式直腸切断術を腹腔鏡下に行いストーマを造ったり，腸閉塞時にストーマ造設のみを目的として腹腔鏡を使ったり，緩和的な手術としてストーマを造設したりする。そのため対象疾患の多くは直腸癌である。そのほか，婦人科疾患などでの直腸浸潤による腸閉塞などが対象となろう。

c) 方法

全身麻酔下にトロッカーを挿入する。トロッカーはあらかじめストーマサイトマーキングしている位置に挿入している施設もある。通常は，腹腔内の状況を観察し，癒着を剥離し，ストーマ造設腸管を体外に十分に誘導できるだけ剥離する。次いであらかじめマーキングしたストーマ造設部に皮切を置き，筋膜を切開し，筋肉をスプ

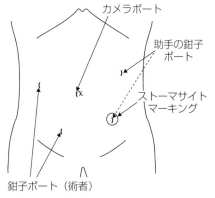

図 3-2-15 腹腔鏡下ストーマ造設術の鉗子ポートの位置（イメージ図）

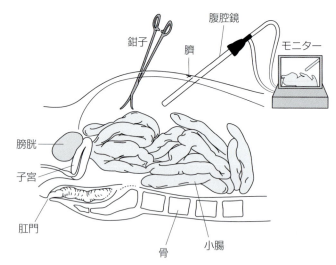

図 3-2-16 腹腔鏡下ストーマ造設手術（イメージ図）

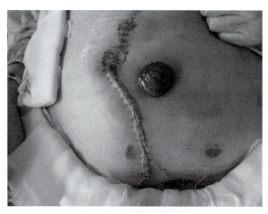

図 3-2-17 開腹直腸切断術の創部とストーマの位置

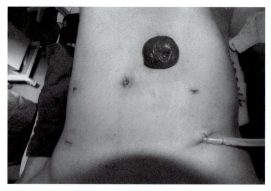

図 3-2-18 腹腔鏡下直腸切断術の創部とストーマの位置

リットし，腹膜を切開し腹腔内に至る。あらかじめ授動した腸管を鉗子で把持し体外へ誘導する。その後は通常通り腸管を腹壁に縫合固定する。腹腔鏡を使用した際には腸管は腹腔内経路が選択される場合が多いが，腹腔鏡下でも後腹膜経路を使ったほうがよいという報告もあり，今後の課題である[13]〜[17]。

d）利点

腹腔鏡を使うために，創が小さく患者に対して低侵襲である。また腹腔鏡を使うことで，腹腔内の状況，すなわち，腹膜播種の有無，他臓器転移の有無，癒着の有無などが観察できる。

また，ストーマ造設のみであれば，腹腔鏡を挿入するポートと鉗子を1本か2本挿入するだけで施行可能であるため（図 3-2-15），ストーマ装具を貼付する際に，手術創をほとんど気にしなくてもよい。これはケアする側にもケアされる側にも早期セルフケアにつながることである。

e）欠点

腹腔鏡を使うために，時間とコストがやや多くなる。もちろん少ないながら開腹移行もある。コストを減らすためにストーマサイトからトロッカーを挿入したりする場合もある。

［6 7 西口幸雄，井上　透，日月亜紀子］

8 経皮内視鏡的胃瘻造設術（percutaneous endoscopic gastrostomy：PEG）と消化管栄養瘻

a）適応

　胃瘻と空腸瘻の適応の第1は，何らかの理由で嚥下，咀嚼の障害があり，経口で十分な栄養摂取ができないときの栄養投与ルートであり，これを消化管栄養瘻と呼ぶ．疾患としては，まず，脳血管障害，神経や筋の変性疾患，神経の腫瘍性疾患，高齢者の廃用性障害など機能的に経口摂取が困難な病状を示す疾患，そして，口腔咽頭腫瘍，喉頭食道腫瘍などの頭頸部疾患によって上部消化管通過障害を発症する疾患がある．これらは，消化管が機能していることが前提となる．適応の第2は，胃の幽門側や小腸が狭窄し，腸閉塞となっている場合の長期にわたる腸内容ドレナージであり，嘔吐を防ぐため，胃液・腸液を体外に排出する．病状として根治手術の適応にならない場合が適応となる．適応の第3は，胃内手術や経胃ルートで食道や十二指腸の手術を行う場合，特に十二指腸や食道（逆向性）に消化管ステント留置を行うアクセスルートとして使用する場合である．また，経皮経肝胆道ドレナージで体外へ誘導した胆汁を再び腸管内へ戻すルートとして胃瘻や空腸瘻を用いることがある．

b）手技

　胃瘻には，開腹手術として胃に瘻孔を開け，腹壁と固定する手術と，内視鏡やエックス線透視下，またはCTスキャンを用いて穿刺手技で作成する方法があるが，本邦では内視鏡を用いて造設する経皮内視鏡的胃瘻造設術（percutaneous endoscopic gastrostomy：PEG）が普及し，多くの医療機関で行われている．開腹手術は手術室を使用し，全身麻酔で行われることが多いが，PEGや穿刺法は主に局所麻酔を用いる．開腹術として造設される回腸や結腸の直接瘻（唇状瘻）とは異なり，PEGや小腸瘻はカテーテルを留置した状態で使用する間接瘻（管状瘻）となる．

［鷲澤尚宏］

■ 文献（1～7）

1) 日本ストーマ・排泄リハビリテーション学会，日本大腸肛門病学会編，消化管ストーマ造設の手引き，第1版，文光堂，2014
2) Kock NG：Continent ileostomy. Prog Surg 12：180-201, 1973
3) Hamada H, Ozaki K, Muraoka G et al：Permanent end-sigmoid colostomy through the extraperitoneal route prevents parastomal hernia after laparoscopic abdominoperineal resection. Dis Colon Rectum 55：963-969, 2012
4) 前田耕太郎，花井恒一：ストーマ造設手術の工夫．日本外会誌 111：110-112, 2010
5) Miccini M, Amore Bonapasta S, Gregori M et al：Ghost ileostomy：real and potential advantages. Am J Surg 200：55-57, 2010
6) Klink CD, Lioupis K, Binnebösel M et al：Diversion stoma after colorectal surgery：loop colostomy or ileostomy？ Int J Colorectal Dis 26：431-436, 2011
7) Rondelli F, Reboldi P, Rulli A et al：Loop ileostomy versus loop colostomy for fecal diversion after colorectal or coloanal anastomosis：a meta-analysis. Int J Colorectal Dis 24：479-488, 2009
8) 双行式ストーマ造設．日本ストーマ・排泄リハビリテーション学会/日本大腸肛門病学会編，消化管ストーマ造設の手引き，文光堂，62-94頁，2014
9) 横行結腸ループストーマ．塚田邦夫，渡辺 成編，新版ストーマ手術アトラス，へるす出版，46-53頁，2012
10) Hartmann H：30th Congress Francais de Chirurgie-Process, Verheaux, Memoires, et Discussions 30：411, 1921
11) ハルトマン手術，ストーマ・排泄リハビリテーション学用語集第3版．日本ストーマ・排泄リハビリテーション学会 編，金原出版，2015年，54頁
12) 単孔式結腸ストーマを造設する主な術式 マイルズ手術とハルトマン手術．日本ストーマ・排泄リハビリテーション学会，日本大腸肛門病学会 編，消化管ストーマ造設の手引き，文光堂，2014, 53頁
13) Schwandner O, Schiedeck TH, Bruch HP：Stoma creation for fecal diversion：is the laparoscopic technique appropriate？ Int J Colorect Dis 13：251-255, 1998
14) Lange V, Meyer G, Schardey HM et al：Laparoscopic creation of a loop colostomy. J Laparoscopic Surg 1：307-312, 1991
15) Oliveira L, Reissman P, Nogueras J et al：Laparoscopic creation of stomas. Surg Endosc 11：19-23, 1997
16) Swain BT, Ellis CN Jr：Laparoscopy-assisted loop ileostomy：an acceptable option for temporary fecal diversion after anorectal surgery. Dis Colon Rectum 45：705-707, 2002
17) Liu J, Bruch HP, Farke S et al：Stoma formation for fecal diversion：a plea for the laparoscopic approach. Tech Coloproctol 9：9-14, 2005

第3章 消化管疾患と消化管ストーマ

3 ストーマ造設を必要とする疾患と病態

1 永久的結腸ストーマを要する疾患，病態（表3-3-1）

　永久的結腸ストーマは，病変が肛門およびそれを構成する筋群へ近接しており，肛門の温存が不能な場合，あるいは術後の肛門機能不全により排便管理が困難となることが予想される場合，ハイリスク症例において腸管の切除後吻合が危険と判断される場合などに造設される。永久的結腸ストーマを要する疾患としては骨盤内悪性腫瘍（原発性，転移性），骨盤内良性疾患（炎症，狭窄，外傷，機能不全，良性腫瘍等）や全大腸に及ぶ疾患（家族性大腸腺腫症，潰瘍性大腸炎など）があげられる。

　永久的結腸ストーマを造設する最も頻度の高いものは直腸癌（図3-3-1）である。2011年のわが国における直腸癌罹患数は42,653人，2013年の直腸癌による死亡数は14,972人に達している[1]。近年，直腸低位前方切除術，直腸超低位前方切除術，括約筋間直腸切除術により永久的結腸ストーマを回避できる症例が増加しているが，腫瘍の下縁が肛門縁から5cm以下の下部直腸や肛門管癌では永久的結腸ストーマが造設されることが多い。また，痔瘻癌（図3-3-2, 3-3-3）の根治手術や切除不能な直腸癌および骨盤内悪性腫瘍により直腸が狭窄をきたした場合に永久的結腸ストーマが造設される。膀胱や前立腺などに浸潤した進行直腸癌では消化管ストーマと尿路ストーマを造設する骨盤内臓全摘術（図3-3-4）が行われる。

　直腸肛門部の癌以外の悪性疾患としては神経内分泌腫瘍（neuroendocrine tumor：NET），悪性黒色腫，消化管間質性腫瘍（gastrointestinal stromal tumor：GIST），平滑筋肉腫，横紋筋肉腫などがある。直腸神経内分泌腫瘍は消化器神経内分

表3-3-1　永久的ストーマを要する疾患

悪性疾患
直腸癌，肛門管癌
切除不能大腸癌
痔瘻癌，直腸肛門部肉腫
膀胱癌，前立腺癌，子宮癌，卵巣癌など骨盤悪性腫瘍の直腸浸潤
大腸狭窄（胃癌，膵癌などによる播種性転移，直腸癌局所再発）

良性疾患
炎症性腸疾患（潰瘍性大腸炎，クローン病）
家族性大腸腺腫症
大腸穿孔（大腸憩室，宿便性大腸潰瘍，特発性，医原性，外傷）
虚血性腸疾患（腸間膜動脈閉塞，腸間膜静脈閉塞，非閉塞性腸間膜虚血，虚血性腸炎）
結腸軸捻転（横行結腸捻転，S状結腸軸捻転）
放射線直腸炎（出血，狭窄）
肛門狭窄（痔瘻，痔瘻術後，吻合部狭窄）
難治性直腸膣瘻
高度便失禁

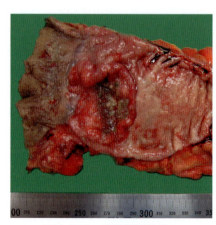

図3-3-1　直腸癌切除標本

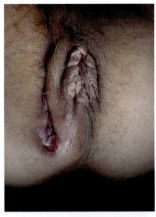

図 3-3-2　痔瘻癌局所所見

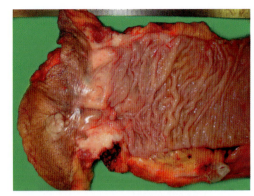

図 3-3-3　痔瘻癌切除標本

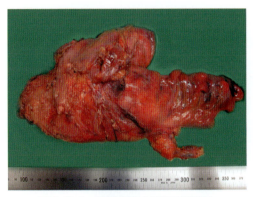

図 3-3-4　骨盤内臓全摘術切除標本

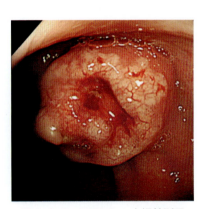

図 3-3-5　NET G-1 内視鏡所見

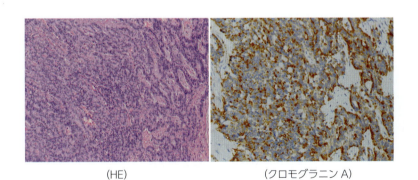

(HE)　　　　　　　(クロモグラニン A)

図 3-3-6　NETG1 組織像

泌腫瘍の 55.7％ と高頻度であり[2]，WHO 分類により核分裂像数および Ki-67 指数に応じて NET G1（図 3-3-5, 3-3-6），NET G2，NEC（神経内分泌癌）（図 3-3-7, 3-3-8）に分類されるが NEC の治療成績は不良である。また，膀胱癌，前立腺癌，子宮癌，外陰部癌などの直腸浸潤によりストーマ造設が行われることがある。悪性大腸狭窄に対するステント留置（図 3-3-9）により緩和的ストーマ造設を回避できる症例も増加しつつある[3]。

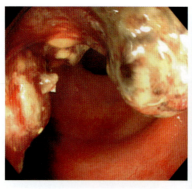
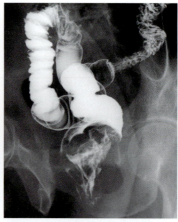

図 3-3-7　NEC 内視鏡および注腸所見

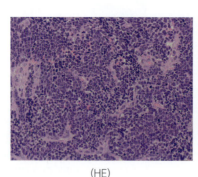
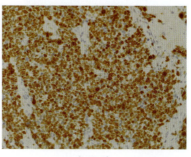

(HE)　　　　　　　　　　　(MIB1)

図 3-3-8　NEC 組織像

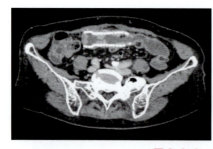
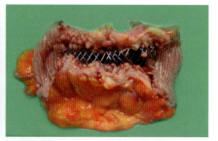

図 3-3-9　大腸ステント

　永久的結腸ストーマを要する良性疾患としては肛門病変による狭窄や機能不全を伴う潰瘍性大腸炎（図 3-3-10, 3-3-11, 3-3-12）やクローン病（図 3-3-13, 3-3-14），難治性複雑痔瘻，大腸憩室穿孔（図 3-3-15）や宿便性大腸穿孔[4]，外傷による肛門機能不全，狭窄を伴う放射線直腸炎，難治性直腸腟瘻（図 3-3-16），保存的治療で改善しない高度な便失禁などがある。クローン病における難治性肛門部病変に対する一時的ストーマ造設が QOL 改善に有効であるが，その多くはストーマ閉鎖困難であるとされる[5]。

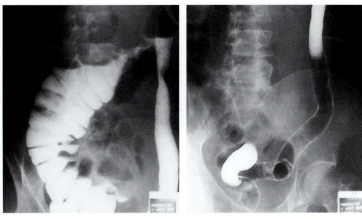

図 3-3-10　潰瘍性大腸炎造影所見

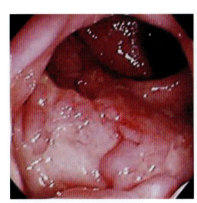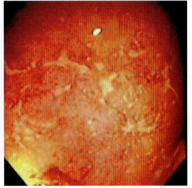

図 3-3-11　潰瘍性大腸炎内視鏡所見

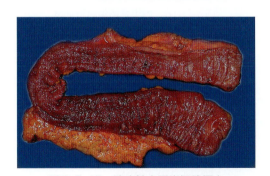

図 3-3-12　潰瘍性大腸炎切除標本

2　一時的結腸ストーマを要する疾患，病態（表 3-3-2）

結腸，直腸の病変のために，一時的に口側の結腸に通常ループ式ストーマを造設するが，ハルトマン手術の場合は単孔式ストーマが一時的ストーマとなる。一時的結腸ストーマは腸間膜を有する横行結腸またはS状結腸に造設することが多い。疾患，病変の部位，その後の手術，再建，腹壁の状態などを考慮して造設位置を決定する。一時的結腸ストーマでは一時的回腸ストーマと比較して，便による水分喪失が軽度なために脱水に陥ることが少なく，高齢者，腎機能障害者，ストーマの期間が長期にわたる症例に適している。一時的結腸ストーマを要する疾患としてはステントや経肛門的イレウス管が留置できない大腸癌イレウス，直腸癌や結腸癌の術後縫合不全（図 3-3-17），大腸憩室穿孔（図 3-3-15），宿便性大腸穿孔[4]，結腸軸捻転（図 3-3-18，3-3-19），結腸膀胱瘻，直腸膣瘻（図 3-3-16），重症虚血性腸疾患（図 3-3-20），腸管外傷，肛門部外傷，複雑性痔瘻，医原性大腸穿孔，会陰部壊死性筋膜炎（フル

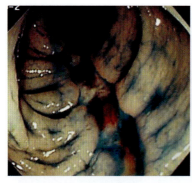 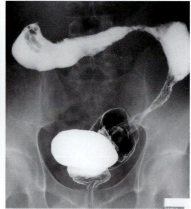

図 3-3-13　クローン病内視鏡，注腸所見

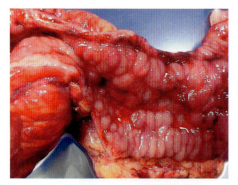

図 3-3-14　クローン病切除標本

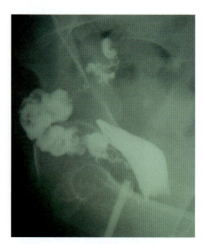

図 3-3-16　直腸癌術後直腸膣瘻

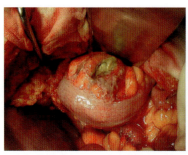 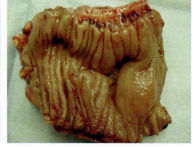

図 3-3-15　大腸憩室穿孔

ニエ症候群）などがあげられる。石田によると大腸穿孔128例のうちハルトマン手術，腸管切除＋ストーマ・粘液瘻造設などにより106例（82.8％）にストーマが造設されており[6]，大腸穿孔ではストーマ造設率が高頻度である。進行再発大腸癌に対するベバシツマブ投与に伴う消化管穿孔などの緊急手術施行時に腸管の切除・吻合を施行する際には，創傷治癒遅延の可能性を考慮し，口側に一

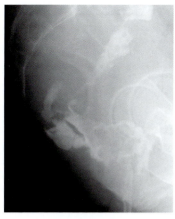
図 3-3-17　直腸癌術後縫合不全

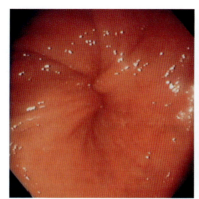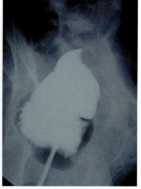
図 3-3-18　大腸軸捻転内視鏡および造影所見

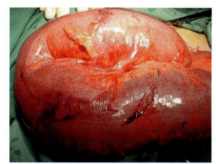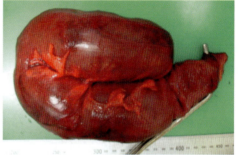
図 3-3-19　大腸軸捻転術中所見，切除標本

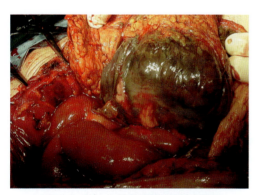
図 3-3-20　急性腸間膜動脈血栓症

時的ストーマ造設術を併施したほうが安全である[7]。一時的結腸ストーマとして造設しても全身状態，腸管の状態，肛門の機能などから永久的ストーマとなる場合がある。ヒルシュスプルング病，鎖肛などの先天性疾患においても治療の過程でストーマが必要となることがある。

3　永久的回腸ストーマを要する疾患，病態（表 3-3-1）

　大腸の広範な疾患，大腸全摘により全大腸，直腸，肛門部を切除した場合，単孔式回腸ストーマを造設する。家族性大腸腺腫症，潰瘍性大腸炎（図 3-3-10〜12），急性腸間膜動脈血栓症（図 3-3-20），外傷などにより結腸，直腸を全摘後には回腸の単孔式ストーマを造設する。潰瘍性大腸炎では通常は肛門温存術式が行われるが，回腸嚢の合併症により永久的回腸ストーマとなる症例があると報告されている[8]。胃癌，大腸癌，膵癌，卵巣癌などの癌性腹膜炎によるイレウスで結腸ストーマが造設できない場合に永久的回腸ストーマ造設が必要となることがある。回腸ストーマでは水様

便排泄による脱水，腎機能障害，尿路結石症，胆石症などの発生に留意する必要がある．

4 一時的回腸ストーマを要する疾患，病態（表 3-3-2）

　直腸癌に対する永久的ストーマが減少した反面，肛門温存術式に伴う一時的ストーマが増加している．一時的ストーマは病変部や吻合部の安静のために腸内容を通過させないように，その口側に造設するもので，閉鎖を企図して造設する．一時的回腸ストーマを要する疾患は全身状態や腸管の状態により一期的腸管吻合が困難な大腸癌イレウスや右側結腸の憩室炎などによる穿孔，大腸切除後の縫合不全（図 3-3-17），直腸腟瘻（図 3-3-16），難治性痔瘻，肛門部外傷などに対して造設される．また，癌や炎症性腸疾患などによる結腸，直腸などの大腸切除後縫合不全予防としての予防的ストーマとしても造設される．潰瘍性大腸炎で出血や中毒性巨大結腸症などにより緊急手術時，一期的に大腸全摘・回腸肛門（管）吻合が不可能な場合は大腸亜全摘，S状結腸粘液瘻，小腸ストーマの造設を行う[9]．また，鎖肛，先天性巨大結腸症などにおいて腸管を減圧するためにストーマが造設される．腹膜刺激症状を伴う非閉塞性腸間膜虚血症（non-occlusive mesenteric ischemia：NOMI）においては一期的吻合を避け，口側腸管によるストーマの造設を検討すべきである[10]．一時的回腸ストーマでは結腸ストーマに比べ，閉鎖時の合併症が少ないという利点があるが，ストーマからの水分喪失が多い場合，脱水をきたしやすく，イレウスが多いという報告もあり[11]，高齢者，腎機能障害がある症例，ストーマ造設期間が長期になる場合には結腸ストーマを考慮すべきである．また，皮膚障害をきたしやすいことにも留意すべきで早期のストーマ閉鎖が望まれる．

［1〜4 池　秀之］

表 3-3-2　一時的ストーマを要する疾患

直腸（超）低位前方切除後
括約筋間直腸切除後
大腸全摘，回腸肛門管または肛門吻合術後
大腸癌イレウス
大腸切除後縫合不全
大腸穿孔（憩室穿孔，宿便性大腸潰瘍穿孔，医原性，特発性）
結腸軸捻転（横行結腸捻転，S状結腸軸捻転）
虚血性腸疾患（腸間膜動脈閉塞，腸間膜静脈閉塞，非閉塞性腸間膜虚血，虚血性腸炎）
複雑痔瘻
炎症性疾患による肛門部病変
直腸腟瘻
フルニエ症候群（会陰部壊疽性筋膜炎）
ヒルシュシュプルング病，鎖肛

5 ハルトマン手術を要する疾患と病態

　穿孔性左側結腸憩室症や閉塞・狭窄・穿孔を合併した左側大腸癌に対して行われることが多い．緊急手術として行われることの多い術式であるが，それ以外にも本術式が行われる理由として病変部の切除吻合に縫合不全や吻合部再発などのリスクがある例，将来，再建術（Hartmann's reversal）の適応になることのない循環器や呼吸器系の合併疾患を有する高齢者，などの因子が挙げられる．

a) 穿孔性左側結腸憩室症

　結腸憩室症は食物線維不足により糞便量が減り，結腸内腔が狭くなり，腸管内圧の上昇などが加わって発症する仮性憩室と考えられ，腸管壁の結合織の変化も加わりエラスチンが増加して腸管の短縮，変形，狭小化に関与している可能性が指摘されている[12]．約10〜25％に憩室炎が発症し，重症度はHincheyのstage分類が用いられることが多い．緊急手術の適応となるのは，穿孔が76％，閉塞16％，出血8％の頻度であるが，化膿性びまん性腹膜炎（stage III），糞便性びまん性腹膜炎（stage IV）の頻度が最も高く，死亡率は20〜40％と高い．左側結腸憩室炎で手術を行う場合には，再燃を予防するため憩室のみられる結腸をできるだけ残さないようにする必要があり切除範囲は広くなることが多い．一般的に，ハルトマン手術を行うと永久的ストーマになる頻度が高いた

表 3-3-3　左側結腸癌に対する各種手術の選択の実際と背景因子

	ハルトマン手術	S状結腸切除	結腸左半切除	p値
進行度 (UICC)				0.001
Ⅲ	146 (35.5%)	1229 (28.1%)	657 (32.4%)	
Ⅳ	117 (28.3%)	807 (17.6%)	277 (13.6%)	
ASA				0.001
Ⅲ	189 (44.9%)	1718 (36.5%)	728 (35.5%)	
Ⅳ	46 (10.9%)	116 (2.5%)	62 (3.0%)	
平均年齢	70	68	68	0.001
緊急手術	213 (50.5%)	206 (4.4%)	134 (6.5%)	0.001
死亡率	16 (7.5%)	19 (9.2%)	12 (9.0%)	0.802
合併症	106 (49.8%)	82 (39.8%)	63 (47.0%)	0.112

ハルトマン手術例は，がんの進行度の進んだ例，ASAスコアの高い例に有意に多く，約半数は緊急手術として採用されている．死亡率や合併症発生率は他の術式と変わりはない． （文献 14　Meyer F らより引用改変）

め，最近では病変部の切除と吻合を行って，予防的ストーマを造設する術式（primary anastomosis）が増えてきている[13]．

b）左側結腸癌，直腸癌閉塞

　直腸癌でも最近は機能温存手術が主流であるが，高齢者，ASAスコアの高い例，一般状態（PS）が不良の例，栄養状態の低下した例，がんの進行度が高い例では術後の骨盤内合併症の低減を期した術式としてハルトマン手術が行われることがある．表3-3-3にMeyerらによって報告された左側結腸癌の緊急手術の際に選択される各種術式の背景因子を示した[14]．

　一般的に，左側結腸癌による閉塞は大腸癌閉塞（大腸癌イレウス）の90％を占める．

　一期的切除吻合±予防的ストーマ，ハルトマン手術，ストーマ造設のみ（diverting stoma）など病態によって手術は異なる．最近は，oncologic emergencyを避け一期的吻合を行うことを目的にBridge to surgery としてステントの挿入も行われる．

c）大腸癌穿孔

　穿孔は大腸癌の3〜9％に発生し，おおよそ9〜17％の死亡率を示す．穿孔を併発した群の進行度（Stage）はstage Ⅲ，Ⅳが70％と病期の進んだ例が多く，特に同時性肝転移は25％の頻度で認められる．何らかの基礎疾患を有する高齢者が多い．穿孔部位は70％が腫瘍部の穿孔，およそ30％が腫瘍より口側腸管の穿孔（閉塞性大腸炎など）であるが，腫瘍部の穿孔を起こす例の平均年齢が64.7歳であるのに比べ，腫瘍より口側の腸管の穿孔を起こす例は74.5歳と高齢者が多い．周術期の死亡率は腫瘍部の穿孔が9％であるのに比べ，口側腸管穿孔例は31％と高率になる．術後合併症はASAスコアが3以上，Mannheim Peritonitis Index（MPI）が26以上で高率になる．術式として腫瘍部穿孔で腹膜炎が限局化していれば切除吻合±カバーリングストーマが至適な術式として選択されるが，びまん性腹膜炎の合併している場合にはハルトマン手術など，病変部の切除＋ストーマ造設が勧められる．特に，腫瘍部より口側腸管の穿孔を合併し全身状態が重篤な例では，救命を優先するdamage control surgery として原因病巣腸管を腹壁外に誘導外置する腸管前置術（exteriorization）を行い，救命後に再手術を行う分割手術（staged operation）が選択される場合もある．しかし，ストーマとして前置腸管を管理することはかなり面倒である．

　大腸穿孔例の予後をみると，手術後短期の成績は緊急手術が行われた時点のASAスコアとMPIで決まるが，一般的に腫瘍部より口側の腸管が穿

孔する例で長期生存は得られない。大腸癌穿孔症例の背景因子を調整した調整生存率をみると，長期生存に寄与するのは癌の進行度（stage）である[15]。

6 骨盤内臓全摘術を要する疾患と病態

一般的に，直腸癌のうち，隣接する臓器への癌の浸潤がみられるため，通常の手術では摘出できない例に適応される拡大手術であり，肛門管を含めた直腸と隣接する臓器（男性では膀胱，精嚢，前立腺，尿道，女性ではこれらの臓器に加えて子宮・膣）を全て切除する術式を骨盤内臓全摘術（total pelvic exenteration：TPE）という。また，後方の仙骨への浸潤のある例でも浸潤が第2仙骨以下に限られる例では仙骨合併骨盤内臓全摘術が行われる。広義に，女性で膀胱，子宮，卵巣，膣を全摘するものを前方骨盤内臓全摘術（anterior pelvic exenteration），子宮，卵巣，膣，直腸を全摘するものを後方骨盤内臓全摘術（posterior pelvic exenteration）と呼び，TPEの分類に含める場合もある。

骨盤内臓全摘術が適応となる疾患は隣接臓器への浸潤がある原発性直腸癌（大腸癌取扱い規約では壁深達：T4bと記載される），直腸癌術後の局所再発，直腸と膀胱の間に位置する原発ないし再発性の婦人科領域癌などであるが，直腸癌が最も多い。この術式を適応する基本的な考えを図3-3-21に示した。癌の遺残のない手術（R0手術），特に外科的剝離面に癌の浸潤を認めないRM0の手術を行うことが基本である[16)17)]。

術中・術後出血，腸閉塞，骨盤内感染，尿路再建術後の合併症も少なくなく，大きな手術侵襲を伴い難易度の高い術式である。また，この手術では直腸・肛門と膀胱・尿道が切除されるため消化管（便）と尿路の2つのストーマ造設（ダブルストーマ）が避けられず，QOLに多大な影響を与える。そのため，ダブルストーマを避ける目的で，新膀胱を作製し尿道と吻合し尿路再建を行う手術，あるいは結腸と肛門吻合を行って消化管ス

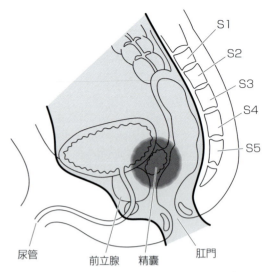

図3-3-21 骨盤内臓全摘術が適応となるがんの浸潤の状態と切除範囲

原発巣（吻合部再発例を含む）で隣接臓器への浸潤がある例。がんの遺残のない手術（R0手術）が可能な例，仙骨浸潤のある例では第2仙骨（S2）より尾側に留まる例で適応を検討する。

トーマを避ける手術も施行されるようになってきている。

直腸癌で他臓器浸潤を示す例の60%以上はリンパ節転移が陽性で，特にn3，n4リンパ節への転移が多い。そのため根治的手術を行った場合でも局所再発や遠隔転移の頻度が高く5年生存率は30〜40%に留まり，術後補助化学療法が行われることが多い[18)]。

［5 6 森田隆幸］

7 経皮内視鏡的胃瘻造設術（percutaneous endoscopic gastrostomy：PEG）と消化管栄養瘻

胃瘻の目的は，栄養管理・薬剤などの投与と減圧である。消化管栄養瘻の目的は名称のごとく栄養管理・薬剤などの投与と病態に応じた減圧である。

a）栄養管理・薬剤などの投与

顔面や口腔，咽頭，喉頭，食道の癌や炎症性疾患などによって経口摂取が困難となる疾患に対して治療を行う際に経過中の管理ルートとして造設

する．手術，化学療法，放射線療法が行われ，再び十分な経口摂取が可能となれば，胃瘻や小腸瘻のカテーテルを抜去し，瘻孔は閉鎖する．しかし，治療方法として経口摂取ルートを切断する場合や，再建後の消化管機能が不十分である場合は，永久に使用するルートとして，胃瘻や小腸瘻を継続使用する．さらに，治療経過中に改善が見られ，十分な経口摂取が可能となっても，長期的な予後として機能低下の可能性がある場合は，必要となるときのために，胃瘻や小腸瘻のカテーテルを留置維持することもある．

脳血管障害や筋神経疾患などによって長期的な機能障害があり，経口摂取困難に陥った場合には，経鼻胃管や経鼻小腸カテーテルを用いて経管栄養を行うのが一般的であるが，リハビリテーションが長期にわたり，経管栄養の使用が長くなる場合に，胃瘻や小腸瘻を用いる．静脈経腸栄養ガイドラインによると4週間を超える場合（またはこれが予測される場合）に，胃瘻や小腸瘻を考慮することになっている[19]．

重度認知症や高齢者の機能性疾患に対する胃瘻の適応が議論されているが，栄養管理そのものの適応が検討され，必要と判断された場合には，上記基準に則って，投与ルートが選択されるのが妥当である．

b）減圧

十二指腸から肛門側の消化管閉塞があって，嘔吐する場合は，経鼻減圧カテーテル（イレウス管）を用いて治療するのが一般的であるが，これが長期にわたるときは，胃瘻に切り替えて減圧を継続したり，胃瘻の瘻孔を通して留置する小腸カテーテルを用いた小腸瘻で減圧したりすることで，長期にわたる経鼻留置のストレスから解放する．具体的疾患としては癌性腹膜炎や慢性小腸機能不全ではあるが，手術的治療が選択されない場合などが適応となり，緩和医療の領域で有用性が証明されてきた．しかし，最近では，酢酸オクトレオチドの使用により，減圧カテーテルの長期留置は減少している[20]．

［鷲澤尚宏］

■ 文献

1) 国立がん研究センターがん対策情報サービス（http://ganjoho.jp/professional/index.html）
2) Ito T, Sasano H, Tanaka M et al：Epidmiological study of gastroenteropancreatic neuroendocrine tumors in Japan. J Gastroenterol 45：234-243, 2010
3) 斉田芳久：大腸ステント：医学のあゆみ 250（10）：976-982, 2014
4) 清水誠治，横溝千尋，石田哲士ほか：下部直腸・肛門部疾患の診断と治療 6 宿便性潰瘍．臨床消化器内科 28（11）：1501-1506, 2013
5) 藤井久雄，小山文一，植田 剛ほか：難治性 Crohn 病の特徴と治療戦略 難治性肛門部病変の特徴と治療戦略．胃と腸 47（10）：1514-1524, 2012
6) 石田秀行，桑原公亀，岡田典倫ほか：緊急手術の適応と手術手技の実際 大腸穿孔．消化器外科 34（11）：1639-1647, 2011
7) 辰巳健志，杉田 昭，小金井一隆ほか：薬物に由来する虚血性腸疾患．消化器外科 37（6）：1035-1041, 2014
8) 杉田 昭，小金井一隆：炎症性腸疾患，渡邊昌彦，国土典宏，土岐祐一郎監修，消化器外科学レビュー 2012，総合医学社，2012（50-55）
9) 亀山仁史，飯合恒夫，島田能史ほか：緊急手術の適応と手術手技の実際 潰瘍性大腸炎（大量出血，中毒性巨大結腸症）．消化器外科 34（11）：1629-1638, 2011
10) 藤田文彦，井上悠介，江口 晋：虚血性腸疾患の診断と治療 非閉塞性腸間膜虚血症（NOMI）治療．消化器外科 37（6）：1011-1017, 2014
11) 日本ストーマ・排泄リハビリテーション学会，日本大腸肛門病学会編：消化管ストーマ造設の手引き，文光堂，2014
12) 貞廣荘太郎，鈴木俊之，前田裕次ほか：結腸憩室症の成因と特徴．日本大腸肛門病会誌 61：1015-1020, 2008
13) OberKofler CE, Rikenbacher A, Raptis DA et al：A multicenter randomized clinical trial of primary anastomosis or Hartmann's procedure for perforated left colonic diverticulitis with purulent or fecal peritonitis. Ann Surg 256：819-826, 2012
14) Meyer F, Marusch F, Koch A et al：Emergency operation in carcinomas of the left colon；value of Hartmann's procedure. Tech Coloproctol S226-229, 2004
15) Zielinski MD, Merchea A, Heller SF et al：Emergency management of perforated colon cancers：How aggressive should we be? J Gastrointest Surg 15：2232-2238, 2011
16) Ferenschild FT, Vermaas M, Verhoef C et al：Total pelvic exenteration for primary and recurrent malignancies. World J Surg 33：1502-1508, 2009
17) Bhangu A, Ali SM, Brown G et al：Indications and

outcome of pelvic exenteration for locally advanced primary and recurrent rectal cancer. Ann Surg 259：315-322, 2014
18) Kustwers M, Austin KK, Olomon MJ et al：Survival after pelvic exnteration for T4 rectal cancer. Br J Surg 102：125-131, 1015
19) 日本静脈経腸栄養学会編集：静脈経腸栄養ガイドライン第3版, 照林社, 2013
20) 日本緩和医療学会緩和医療ガイドライン作成委員会編集：がん患者の消化器症状の緩和に関するガイドライン2011年版, 金原出版, 2011

第4章

泌尿生殖器疾患と尿路変向術

第4章　泌尿生殖器疾患と尿路変向術

1 尿路変向に関連した泌尿生殖器の解剖生理

　泌尿器とは，尿を生成して体外に排出することに関連する臓器の総称であり，腎，尿管，膀胱，尿道よりなる（図 4-1-1）。腎・尿管を上部尿路，膀胱・尿道を下部尿路とも呼ぶ。腎は血液をろ過して尿を生成し，老廃物や塩分を体外に排泄することが主な役割で，生命の維持に不可欠な臓器である。尿管は腎で作られた尿を膀胱へ輸送する管腔臓器で，尿路変向に際して重要な役割を果たす。膀胱はふくらみながら尿をためることができ（蓄尿），随意的に尿を排出できる（排尿）。尿道は蓄尿時には常に閉じて失禁のない状態を保つが，排尿時には膀胱の収縮に同期して括約筋が弛緩する。泌尿器の中で，尿道は構造に男女差が大きい。

　男性の生殖器は，精巣，精巣上体，精管，前立腺，精囊，陰茎よりなり，精液を産生して運搬し，後部尿道に射出する。したがって，男性の尿道は尿と精液の両者の通路となる。女性の生殖器は，卵子の生産とその輸送および受精に備える器官であり，卵巣・卵管・子宮・腟などの内生殖器と外陰部よりなる。

1 泌尿器の構造と機能

a) 腎

i) 腎の構造

　腎は後腹膜腔の脊椎両側に位置する左右1対の臓器で，第12胸椎から第3腰椎の高さにある。約10×5 cm のそら豆状の形態をしており，重量は約150 g である。腎は副腎とともに腎周囲脂肪識に囲まれ，さらに腎筋膜（Gerota 筋膜）に覆われている。また，腎の縦断面をみると，尿を生成する腎実質（腎皮質と腎髄質）と尿の通路である腎

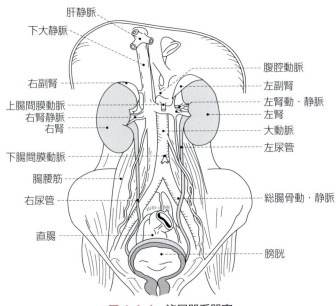

図 4-1-1　泌尿器系器官

杯・腎盂がみられる。

ネフロンは，尿を生成する腎小体（糸球体，ボウマン嚢）と尿の成分を調節する尿細管（近位尿細管，ヘンレ係蹄，遠位尿細管）で構成され，1つの腎臓に100万個ある。尿細管を通過した尿は集合管に集まって腎杯に開口している。

ii）腎の機能

腎の主な機能は，体内の代謝産物から尿を生成し，体液の量，電解質・酸塩基平衡を調節し，生体の恒常性を保つことである。糸球体を通過する血液は，血球や蛋白などの大きな粒子以外の成分は糸球体で濾過され，尿細管で再吸収される。糸球体濾過液（原尿）は1日に160Lに及ぶが，99％は尿細管で再吸収され，1日の尿量は約1～1.5Lになる。

また，腎は血圧に関与するレニンや，エリスロポエチン，プロスタグランジン，ビタミンD活性化物質などを分泌する内分泌臓器でもある。

b）尿管

尿管は腎盂と膀胱をつなぐ長さ約25～30cm，直径約5mmの管腔臓器である。外側の平滑筋層と内腔の尿路上皮からなり，通過障害により尿管が拡張して水尿管になると，尿管の長さも延長して屈曲を生じる。蠕動運動により尿を膀胱に輸送するが，膀胱尿管移行部で尿管は膀胱壁内を斜めに貫通しており，膀胱内圧が上昇しても逆流が起こらない機構になっている。尿管は，上部は腎動脈から，中部は精巣動脈・卵巣動脈や大動脈の分枝から，下部は腸骨動脈から栄養されているが，中部尿管は血流供給が少ないので，尿路変向の際には，その血流保持に注意しなければならない。

c）膀胱

i）膀胱の構造

膀胱は，3つの開口部（左右の尿管口と内尿道口）を有し，これらに囲まれた部分を三角部と呼ぶ。膀胱三角部は発生学的にも膀胱の他の部分（膀胱体部）と異なり，機能的にも異なる性質を持つ。また，内尿道口周囲を膀胱頸部と呼ぶ。

膀胱壁は，内側から，尿路上皮層，上皮下層，筋層，外膜よりなる。膀胱内面は尿路上皮で覆われており，尿路上皮層とその下の上皮下層には無髄求心性神経終末が豊富に分布する。膀胱体部の筋層の平滑筋は排尿筋と呼ばれる。膀胱外膜は，主に膠原線維および弾性線維を伴った結合組織で，神経線維や神経節を含む。膀胱および尿道，外尿道括約筋は，骨盤神経（副交感神経）と下腹神経（交感神経），陰部神経（体性神経）の制御を受けている。

ii）膀胱の役割

膀胱の機能は大きく蓄尿機能と排尿機能に分けられる。正常な蓄尿機能とは，以下の条件が保たれた状態を指す。

①膀胱に150～200mLの尿がたまると初めて尿意を感じることができる。

②尿意を感じてもしばらく我慢できる（成人の最大膀胱容量は300～500mL）。

③腹圧が加わったり，尿意を感じていても尿失禁をしない。失禁のない状態のことを，禁制と呼ぶ。

④膀胱内に尿がたまっていても，膀胱は不随意に収縮せずに常に低圧に保持できる。

一方，正常な排尿機能とは，以下の条件が保たれた状態を指す。

①自らの意思で排尿を開始し，途中で中断することができる。

②腹圧をかけずに，勢いよく尿を排出できる。

③残尿なく排尿できる。

これらの膀胱の機能は，末梢神経・中枢神経により制御されている（図4-1-2）。排尿をコントロールする中枢は，仙髄（S2-4）と橋に存在する。膀胱に尿がたまり膀胱が伸展されると，伸展刺激は骨盤神経を経由して仙髄に入り，胸腰髄（T11-L2）にある交感神経運動核を刺激する。交感神経運動核の刺激は，下腹神経を経由し，膀胱排尿筋を弛緩し，膀胱頸部と尿道の平滑筋を収縮し，蓄尿を促進させる。一方，仙髄のオヌフ核が活性化されることで，陰部神経が興奮し，外尿道括約筋が収縮する。

膀胱充満に伴う求心性入力が増強すると，橋排尿中枢へ排尿を促進させる刺激が入る。橋より上

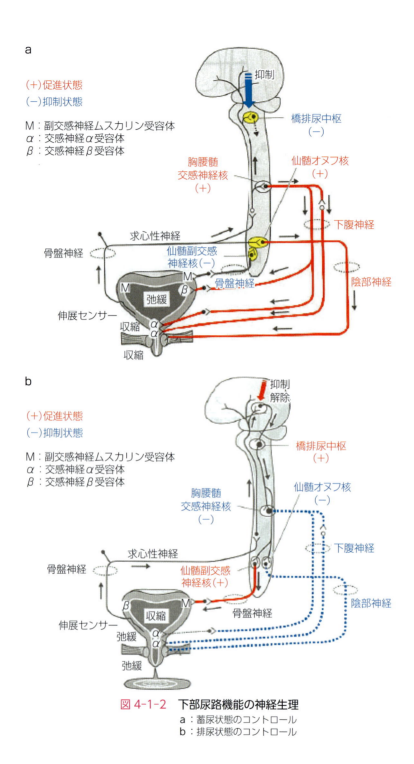

図 4-1-2　下部尿路機能の神経生理
　a：蓄尿状態のコントロール
　b：排尿状態のコントロール

位の脳は橋排尿中枢に全体としては抑制性に働き，排尿を随意的に抑制することを可能にしている。排尿を意図すると前頭葉から橋排尿中枢に対する抑制が解除され，蓄尿期に活性化していた下腹神経と陰部神経の活動は抑制され，骨盤神経が活性化される。その結果，膀胱は収縮し，膀胱頸部や尿道は弛緩する。

　これらの排尿機構を制御する脳，脊髄，末梢神

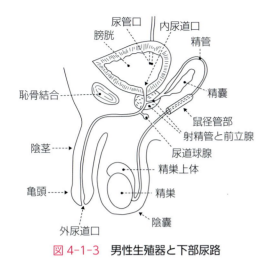

図 4-1-3　男性生殖器と下部尿路

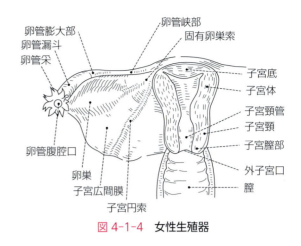

図 4-1-4　女性生殖器

経のいずれかに障害が起こると，様々な排尿障害が出現する。

d）尿道

i）男性

男性の尿道は約16〜18 cmあり，膀胱頸部より前立腺部，膜様部，球部，振子部に分けられ，前の2つを後部尿道，後の2つを前部尿道と呼ぶ。前立腺部尿道は，前立腺に囲まれた部位で，2本の射精管が開口している。膜様部尿道は，外尿道括約筋を含む尿生殖隔膜を貫通する部位であり，禁制を保持するのに重要である。球部尿道は会陰部の球海綿体筋に覆われた部分を指し，振子部尿道は陰茎部尿道を指す。機能的には，前立腺部尿道の平滑筋は，蓄尿期に交感神経を介して収縮し，尿禁制に寄与している。

ii）女性

女性の尿道は，全長約3 cmと短く，尿道括約筋作用が弱く，外部から細菌が侵入しやすい。

2　生殖器の構造と機能

a）男性生殖器

i）精巣

陰嚢内にある左右1対の生殖器で，約4×3×2 cm大で，重量は約15 gである。精巣は，精細管と間質からなり，精細管には胚細胞とSertori細胞があり，間質にはLeydig細胞がある。精巣には，精子形成とテストステロン分泌の2つの機能がある。精子形成は精細管で行われ，テストステロンはLeydig細胞から分泌される（図4-1-3）。

ii）精巣上体

精巣の後外側に位置し，三角錐体形を呈し，頭部，体部，尾部に分けられる。頭部では多数の輸出管で精巣と連結しており，尾部の末端で精管と連絡する。精巣で作られた精子は，精巣上体で成熟し受精する能力を獲得する。

iii）精管

精管は精巣上体尾部に続いて始まり，30 cmほどの管状臓器で，鼠径管を通って，精嚢と合流して，射精管となり，前立腺内に入り前立腺部尿道へ開口する。

iv）前立腺

膀胱頸部に接して，尿道を取り囲む形で位置しており，クルミ大で，重量は約20 gである。前立腺は，非腺性組織，中心域，移行域，辺縁領域に分類され，前立腺肥大症は移行域から発生する。前立腺から分泌される前立腺液は，精子を活性化させる働きがある。

v）精嚢

前立腺の背側上部にある長さ約5 cmの左右1対の袋状の臓器である。開口部は精管と合流し，射精管へと続いている。精嚢が分泌する精嚢液は，精子の運動能を高める役割をしている。

vi）陰茎

陰茎は2つの陰茎海綿体と尿道を包む尿道海綿体からなり，ともにBuck筋膜とColles筋膜に覆われている。勃起は，海綿体に血液が充満することで，陰茎が固くなる現象である。これは，性的刺激などの刺激が，骨盤神経（副交感神経）の分枝である勃起神経に伝わることで，陰茎深動脈・ラセン動脈が拡張し，陰茎への血流が増大し，同時に海綿体内の平滑筋が弛緩し，海綿体洞が膨張することで成り立つ。

性感極期（orgasm）になると，下腹神経と陰部神経を介して射精が起こる。この際には，精液が前立腺部尿道に押し出されるとともに，球海綿体筋が収縮することで，尿道外に射出される。同時に内尿道口は収縮するため，精液が膀胱内に逆流するのを防いでいる。

b) 女性生殖器

i）卵巣

子宮上端に左右1対に位置する母指頭大楕円形の生殖器で，卵子を貯蔵・排卵し，エストロゲン，プロゲステロンを分泌する器官である。固有卵巣索，卵巣堤靱帯，子宮広間膜により周囲を支持されている。卵巣は皮質と髄質に分かれ，皮質には無数の原始卵胞が存在し，成人女性では原始卵胞から成熟した卵子を約28日ごとに排卵している。中心部の髄質は，血管，神経が多い結合組織である（図4-1-4）。

ii）卵管

子宮底の両端から卵巣へ向かって走行する管状の臓器で，長さは約10 cmである。子宮に近い側から，卵管峡部，卵管膨大部に分かれ，膨大部の外側は漏斗状に広くなり，その先端はヒトデ様の小突起を呈した卵管采となっている。

排卵された卵子は卵管采で受け取られ，粘膜の線毛運動と筋層の蠕動運動により子宮まで運ばれる。受精は通常，卵管膨大部で行われる。

iii）子宮

骨盤中央で，膀胱の後面，直腸の前面に位置する臓器で，非妊娠時の大きさは7×4 cm程度である。子宮広間膜，子宮円索，固有卵巣索，膀胱子宮靱帯，基靱帯などによって骨盤壁や膀胱に固定されている。子宮の上2/3を子宮体部といい，下部1/3の細長い部分を子宮頸部という。子宮頸部の中の管の部分を子宮頸管，下端の腟に突出した部分を子宮腟部といい，外子宮口が開口している。

子宮壁は内側から粘膜（子宮内膜），筋層，漿膜の3層からなる。体部の粘膜は月経周期に応じて周期性に厚さが変わる。子宮漿膜は臓側腹膜の一部で子宮底と後面を覆い，両側は子宮広間膜に，前方は膀胱漿膜に，後方は直腸漿膜に移行する。

iv）腟

腟前庭と子宮頸部をつなぐ管状器官であり，子宮頸部への移行部を腟円蓋と呼ぶ。腟粘膜は角化を伴わない扁平上皮であり，大量のグリコーゲンが蓄積される。腟内の常在菌である乳酸桿菌はグリコーゲンを代謝して乳酸を生成することで，腟内を酸性に保ち，他の細菌の繁殖を防ぐと考えられている。

v）外陰部

外尿道口，腟口，その周囲を外陰部という。両側にある1対の厚い壁を大陰唇といい，男性の陰嚢に相当する。大陰唇の内側に位置する皮膚のヒダを小陰唇という。左右の小陰唇で囲まれた部分を腟前庭といい，尿道と腟が開口している。外尿道口の前方に陰核があり，男性の陰茎に相当し，陰核海綿体の存在により性的興奮時に勃起する。

［亀井　潤，井川靖彦］

■ 参考文献

1) 河原克雅，本間之夫：第46章　腎臓生理学の基礎．標準生理学，第8版，小澤瀞司監修，福田康一郎編，医学書院，724-735頁，2014
2) 本間之夫：第1章　泌尿器の解剖と生理．標準泌尿器科学，第9版，赤座英之監修，並木幹夫，堀江重郎編，医学書院，10-25頁，2014
3) 森田峰人：第3章　女性性器の構造．標準産科婦人科学，第4版，岡井　崇，綾部琢哉編，医学書院，20-29頁，2011

第4章 泌尿生殖器疾患と尿路変向術

2 尿路変向術の適応と手術手技

　左右の腎臓でつくられた尿は，腎盂に集まった後，尿管を経由して膀胱にためられる。膀胱には尿をためる機能（蓄尿）と尿を排出する機能（排尿）があり，膀胱に集まった尿は尿道から体外に排泄される。この尿の通り道のことを尿路（urinary tract）といい，腎臓から膀胱に至るまでの上部尿路，膀胱から尿道までの下部尿路とに分けている。尿路に何らかの異常が生じ尿流障害を起こすと，その部位よりも上流の尿路が拡張し，水腎症や水尿管の状態になる。上部尿路の一側のみの場合もあるが，閉塞機転が両側上部尿路に及ぶ場合や，下部尿路の閉塞では，腎後性腎不全の状態になることがあり緊急の対処が必要となる。また，下部尿路の疾病で，尿路自体が外科的切除されるような場合にも尿流を確保する手段が必要である。このように，尿流確保のための新たな尿路を形成する手術を尿路変向術（urinary diversion）という。尿路変向術の適応と手術方法を表4-2-1に示した。

　尿路変向術には，腎臓でつくられた尿を本来の尿路以外の新しいルートに導き，尿排泄を行うタイプと，腸管などを用いて尿路の一部を再建し，最終的には尿道からの自然排尿の形態をとるタイプとに分けられる。これらを尿禁制の面からみると，尿路以外の新しいルートとしてカテーテルを留置する術式（腎瘻，膀胱瘻）や，尿路ストーマを造設する術式（尿管皮膚瘻，回腸導管）は体表に集尿袋を装着する必要があり禁制は保たれない。これに対し腸管を用いた代用膀胱で尿路の再建を行い，尿道括約筋や肛門括約筋を利用し，腹圧で自然排尿が可能な術式（回腸新膀胱，マインツパウチⅡ）では禁制が保たれる。またストーマを造設する場合でも，逆流防止手技を施したストーマ（ドライストーマと言われる）と尿路再建を組合せ，必要時に体内に貯留した尿をストーマから導尿する術式（コックパウチ，マインツパウチなど）では禁制が保たれることになる。代表的な尿路変向術の種類と禁制の有無を表4-2-2に示した。以下に代表的な尿路変向術についての適応と特徴，手術手技について述べる。

表4-2-1　尿路変向術の適応と手術方法

適応	代表的疾患	手術方法
上部尿路閉塞	尿管結石	腎瘻
	悪性腫瘍の浸潤や圧迫	腎瘻
下部尿路閉塞	尿道外傷，尿道狭窄	膀胱瘻
尿路，周囲臓器の腫瘍（子宮，直腸，S状結腸癌）	膀胱癌 膀胱への浸潤癌	尿管皮膚瘻 回腸導管 代用膀胱 尿管S状結腸吻合
	尿管への浸潤癌	尿管部分切除 腎瘻
その他	萎縮膀胱 先天奇形	膀胱拡大術 代用膀胱

表 4-2-2　尿路変向術の種類と禁制の有無

適　応		手術方法
非禁制型尿路変向術		
カテーテルの留置		腎瘻，膀胱瘻
	ストーマあり	尿管皮膚瘻 回腸導管
禁制型尿路変向術		
自己排尿型	ストーマなし	回腸新膀胱 尿管S状結腸吻合 マインツパウチⅡ
自己導尿型	ストーマあり （ドライストーマ）	コックパウチ マインツパウチ

1　腎瘻造設術

　腎瘻造設術には開放的腎瘻造設術と経皮的腎瘻造設術がある。前者は開放手術であるがゆえ侵襲が大きく，皮膚から腎盂への腎道が屈曲しやすいため，腎盂カテーテルが自然抜去した際や，腎瘻交換時にカテーテルの挿入困難を生じやすい。現状では経皮的腎瘻造設術が不可能な状況下で採用される術式である。

a）経皮的腎瘻造設術の適応と特徴

　経皮的腎瘻造設術は両側上部尿路の閉塞あるいは機能的単腎症例の上部尿路の閉塞による腎後性腎不全の状況下や，結石陥頓による膿腎症などに際して緊急に行われることが多い。より侵襲の少ない経尿道的の尿管カテーテル留置が先行して試みられることもあるが，技術的に挿入が困難な場合や，留置に成功しても十分なドレナージが得られない場合には経皮的腎瘻造設術の適応となる。

b）手術手技

　水腎症を伴わない症例では，経尿道的に尿管カテーテルを挿入して人為的に水腎症を形成する。このとき造影剤を注入すると，透視下に観察可能な水腎が形成される。
　手術は腹臥位とし，X線透視および超音波断層装置（以下，エコー）を準備する。エコーで腎杯の向きと角度を詳細に観察し，穿刺する腎杯を決めたら，穿刺する部位の皮膚から筋膜まで浸潤麻酔を行う。次いで，エコーガイド下に18 G穿刺針を用い腎杯経由で腎盂まで針を進め，内筒を抜いて尿の逆流を確認する。術前に腎盂が造影されていない場合にはここで順行性に造影し，透視下にも尿路を描出してからガイドワイヤーを挿入する。ガイドワイヤーの先端は尿管に至るまで挿入するのが基本であるが，不可能な場合には，最も広い腎杯内にできるだけ長く挿入する。ガイドワイヤーにかぶせて腎瘻拡張器セットを用いて腎瘻を拡張するが，14 Frの腎盂バルーンを挿入するのであれば16 Frサイズまで拡張が必要である。バルーン挿入後，カフを膨らませ，適切な位置にあることを確認してガイドワイヤーを抜き取る。出血のリスクの高い場合や患者の状態によっては，無理な拡張はせずに7〜8 Frの細いシングルピッグテールカテーテルを留置し，後日に再度腎瘻の拡張を行い適切なサイズの腎盂バルーンを留置することも可能である（図4-2-1）。

2　膀胱瘻造設術

　膀胱瘻は経尿道的なカテーテル留置が不可能な状況下で，膀胱より直接尿を排出させるための尿路変向術である。

a）膀胱瘻造設術の適応と特徴

　膀胱瘻が必要な状況は，前立腺肥大症による尿閉や，尿道外傷による尿道断裂など緊急性がある場合が多い。経尿道カテーテル留置の際，尿道スタイレットなどを用いて盲目的に挿入しようとすると，二次的な尿道損傷を引き起こすことがある。内視鏡下に尿道の観察が十分行えないような状況下では，安全かつ簡便に施行しうる膀胱瘻造設術を行うべきである。

b）手術手技

　手術は仰臥位で，エコーを準備する。対象となる症例の多くは膀胱内に尿が貯留しているので，エコーでそれを確認後，腹壁の厚さや膀胱後壁までの距離を把握する。恥骨の上縁より2横指以上頭側では腹膜内の小腸が存在する場合があるので

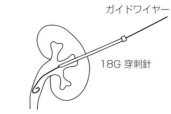
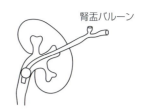

① 腎盂穿刺とガイドワイヤーの留置　　② 腎盂バルーンの留置

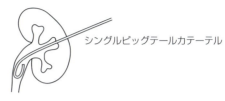

③ シングルピッグテールカテーテルの留置

図 4-2-1　腎瘻造設術

注意を要する。膀胱穿刺セットは断面が半円形のメス刃になっていて，エコーガイド下に穿刺したのち内腔にバルーンカテーテルを通す仕組みになっているが，穿刺セットがない緊急時には胸腔穿刺用トロッカーなどで代用することも可能である。この場合，カテーテルは腹壁に針糸を用い固定することになるので，長期留置が必要な場合にはバルーンカテーテルに交換する必要がある。

3　尿管皮膚瘻造設術

膀胱以下の下部尿路が使用できなくなった状況において，尿管を直接皮膚に吻合し，ストーマを形成する尿路変向術で，一側にまとめる場合と両側に造設する場合がある。

a）尿管皮膚瘻造設術の適応と特徴

膀胱癌や膀胱周囲臓器（子宮，直腸，S状結腸など）の腫瘍の膀胱浸潤などで，膀胱以下の下部尿路が使用不能な症例が対象である。後述する回腸導管造設術に比べ侵襲が小さく，手技的にも容易であるが，皮膚吻合部の狭窄や尿管の走行が腹壁を貫く際に屈曲すると術後に尿管カテーテルを抜去できないことも多い。この場合，尿管カテーテルの交換のための通院が必要である。また，尿管カテーテルという異物による感染や結石形成が起こりやすく，やがては腎機能の低下につながることがあるので注意が必要である。

b）手術手技

手術は膀胱全摘後，仰臥位のままで施行する。尿管は膀胱近傍で切断されていることが多く，後腹膜腔を可及的上方まで剝離するが，この際に周囲の脂肪組織をできるだけ尿管につけた状態，すなわち尿管の栄養血管を損傷しないように剝離する。尿管長が十分とれれば，後腹膜腔を通し一側にまとめて（通常は右下腹部）ストーマを作成する。尿管長が十分とれない場合，一側尿管の途中に尿管—尿管端側吻合することもあるが，尿管ステントの留置が必須となる。さらに尿管長が短い場合，両側ストーマ造設を行うこともある。

4　回腸導管造設術

尿管皮膚瘻と同じく，膀胱以下の下部尿路が使用できなくなった状況において，回腸の一部を尿管下部として使用し，回腸ストーマを造設する尿路変向術である。

a）回腸導管設術の適応と特徴

回腸導管の適応は尿管皮膚瘻と同様であるが，尿管皮膚瘻造設術に比べ侵襲度が大きく，手技的

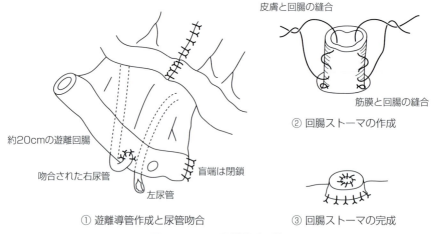

図 4-2-2 回腸導管造設術

にもやや高度である．また，消化管手術の既往がある症例や長時間手術を避けたい場合には尿管皮膚瘻造設術が選択される．腹壁を貫く回腸が太く，ストーマ径も大きいため，屈曲や狭窄による尿路通過障害を起こしにくく，術後はカテーテルフリーの状態になるので，ストーマ管理が容易である．

b）手術手技

手術は膀胱全摘後，仰臥位のまま施行する．最近腹腔鏡下に膀胱全摘，回腸導管造設術を行っている施設もあるが，ここでは開放手術について述べる．尿管は膀胱近傍で切断されていることが多いが，下部尿管は回腸導管が代行するので尿管長は尿管皮膚瘻ほど必要ではない．通常ストーマは右下腹部に造設するので，左尿管は後腹膜腔を通して右側の腹膜後壁から腹腔に導く．

回腸末端から 20～25 cm の部分から 20 cm 程度の回腸を用いた遊離導管を作成する．遊離した回腸の口側は吸収糸を用いて閉鎖し，両側尿管を別々に端側吻合し，吻合部を後腹膜に還納する．導管の肛側は腹直筋，腹壁を貫いて右下腹部でストーマを作成する（図 4-2-2）．

5 尿管S状結腸吻合術

尿管皮膚瘻や回腸導管と同じく，膀胱以下の下部尿路が使用できなくなった状況において，尿管をS状結腸に直接吻合する術式で，回腸導管造設術が確立される以前から行われていた尿路変向術である．

a）尿管S状結腸吻合術の適応と特徴

尿管S状結腸吻合術の適応は回腸導管造設術と同様であるが，本術式は肛門括約筋を利用した禁制型尿路変向術に分類される．尿管S状結腸吻合術の手術侵襲は少なく，手術手技も簡便であるが，逆流に伴う腎盂腎炎，結腸からのクロール吸収に伴う高クロール性アシドーシスが問題となる．また，尿と大便が混じることで生じる発癌物質による悪性腫瘍発生の問題もあり，現在では禁制型尿路変向術の代表は後述する回腸新膀胱である．

b）手術手技

手術は膀胱全摘後，仰臥位のまま施行する．両側尿管を後腹膜腔から腹腔に導き，結腸ひもの部分に粘膜下トンネルを造るように吻合する．これはS状結腸に流入した尿が逆流しないための手技であるが，完璧な防止機構とはならなかった．また，S状結腸-直腸移行部を脱管腔化して尿だけがたまるスペースを作ったマインツパウチⅡ[1]が考案されたが，悪性腫瘍発生の問題から次第に選択されなくなった．

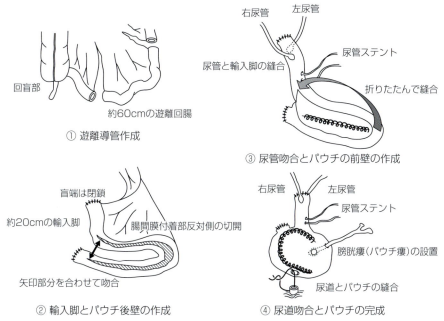

図 4-2-3　回腸新膀胱造設術（Studer 法）

6 回腸新膀胱造設術（自排尿型代用膀胱形成術）

膀胱癌などで膀胱全摘除が必要な場合でも、膀胱頸部や前立腺部尿道に腫瘍がなく尿道および尿道括約筋が温存可能なときに、回腸を用いた新膀胱と尿道を吻合することで自然排尿を維持する尿路再建術である。

a）回腸新膀胱造設術（自排尿型代用膀胱形成術）の適応と特徴

膀胱癌などで膀胱全摘除が必要な場合、逆流防止手技を施したストーマ（ドライストーマ）と回腸を用いた新膀胱（パウチ）造設を組み合わせ、必要時に体内に貯留した尿をストーマから導尿する術式（コックパウチ、マインツパウチなど）が禁制型尿路変向として多用されていたが、尿道および尿道括約筋が温存可能な場合、パウチと尿道を吻合し自然排尿を維持する尿路再建術が可能で、回腸新膀胱造設術（自排尿型代用膀胱形成術）として確立された術式となっている。自己導尿型パウチは、逆流防止手技である腸重積固定に用いるステープルの結石形成や尿路感染、腸重積部の狭窄や腸重責の解除などの合併症が多く、現在では自排尿型代用膀胱形成術が尿路再建術の標準的術式となっている。

b）手術手技

新膀胱造設術にも多くの術式があるが、ここでは代表的術式として Studer 法[2]を解説する（図 4-2-3）。手術は膀胱全摘後、仰臥位のまま施行する。尿管は膀胱近傍で切断されていることが多いが、中〜下部尿管は新膀胱の輸入脚が代行するので尿管長は回腸導管よりさらに短くてよい。回腸導管と同様に左尿管は後腹膜腔を通して右側の腹膜後壁から腹腔に導く。

回腸末端から 20〜25 cm の部分から 60 cm 程度の回腸を用いた遊離導管を作成する。遊離した回腸の口側は吸収糸を用いて閉鎖する。口側に輸入脚を約 20 cm とり、それよりも肛側の回腸の腸間膜付着部反対側を切開し、図 4-2-3②のごとく袋状に 2 回折りたたみパウチを形成する。この時、腸管の蠕動のベクトルが打ち消しあうように縫合されるため、低圧のパウチが作成されることになる。尿管は輸入脚と左右別々に端側吻合し、吻合部を後腹膜に還納する。パウチは本来の尿道

と吻合されるため，術後には尿道バルーンが留置される。また，腸液によるバルーン閉塞を予防するため膀胱瘻（パウチ瘻）を造設しておくとパウチ洗浄が安全に施行できる。尿管ステント，尿道バルーン，膀胱瘻（パウチ瘻）は術後1〜2週間目に造影検査で尿のもれがないことを確認してから順次抜去する。排尿は腹圧を用いた排尿であるが，初期には腸液が詰まって尿排出障害が起こることがあり，自己導尿を併用することもある。

[古田　希]

■ 文献

1) Fisch M, Wammack R, Muller SC et al：The Mainz PouchⅡ (sigma Rectum Pouch). J Urol 149：258-263, 1993
2) Studer UE, Ackermann D, Casanova GA et al：Three years'experience with an ileal low pressure bladder substitute. Brit J Urol 63：43-52, 1989

第4章 泌尿生殖器疾患と尿路変向術

3 尿路変向を必要とする疾患と病態の概説

尿路変向の適応となる病態ならびに代表的疾患については，前項表4-2-1にも記載したが，ここでは原疾患の病態について原因別に分類し概説する。

1 腫瘍性疾患

進行性膀胱癌もしくは膀胱周囲の子宮癌，直腸癌，S状結腸癌の尿路浸潤の外科的治療では，膀胱全摘除術や尿路変向術が必要となる。

a) 膀胱癌

i) 疫学

膀胱癌の好発年齢は50〜60歳代で，性差は約3：1で男性に多い。危険因子は芳香族アミンなどの化学物質や喫煙などが挙げられ，前者は職業性因子として重要である。

ii) 病理

膀胱癌の約90％が，膀胱の尿路上皮由来の尿路上皮癌である。他に扁平上皮癌，腺癌，肉腫などの組織型がある。

膀胱癌は膀胱粘膜から発生し，粘膜下層，筋層へと進展していく。膀胱癌の深達の程度(staging)が図4-3-1のように分類される[1]。腫瘍の浸潤が筋層まで及んだ場合(pT2以上)が浸潤性(進行癌)，粘膜固有層まで(pT1以下)を表在性(早期癌)としている。また組織学的異型度によりG1(grade 1：軽度異型)からG3(grade 3：高度異型)の3段階に分類される。

iii) 進展形式

膀胱癌の進展形式にはリンパ行性転移と血行性転移があり前者が多い。所属リンパ節は閉鎖リンパ節や内腸骨リンパ節であるが，進行すると傍大動脈領域に至り，両側尿管を圧迫して尿路通過障害(腎後性腎不全)の原因になることもある。

iv) 臨床症状

無症候性肉眼的血尿や検診における顕微鏡的血尿で発見されることが多い。癌が膀胱内で進行し，尿管口をふさぐと尿流障害(水腎症)を引き起こすこともある。

v) 診断

肉眼的血尿や尿細胞診で陽性所見を認めた場合，診断に必須であるのが膀胱鏡検査である(図4-3-2)。乳頭状有茎性のものは表在性腫瘍が多く，非乳頭状広基性のものは浸潤性腫瘍が多い。ただし上皮内癌の診断は困難なため，必要に応じて生検を追加する。また，膀胱癌は膀胱以外に腎盂や尿管に尿路上皮癌の同時発生をみることがあるので，排泄性尿路造影，CT，MRIなどの画像診断検査も必須である。

vi) 治療

膀胱癌では，予後因子として腫瘍の深達度と異型度が重要であり，これを組織学的に明らかにするために，経尿道的膀胱腫瘍切除術(transurethral resection of bladder tumor：TUR-BT)が行われる(図4-3-3)。

表在性膀胱癌(pT1以下)であればTUR-BTのみで根治切除となる場合もあるが，多発性症例やG3pT1症例では根治術とはみなされず，後者の場合，術後4〜6週の間に追加でTUR-BTを行う(second TUR-BT)ことが推奨されている。また，このような再発しやすい表在性膀胱癌や上皮内癌は，膀胱内BCG注入療法[2]を追加で行うことが推奨されている。

一方，浸潤性膀胱癌(pT2以上)はTUR-BTのみで根治切除とはならず，原則的に膀胱全摘除術

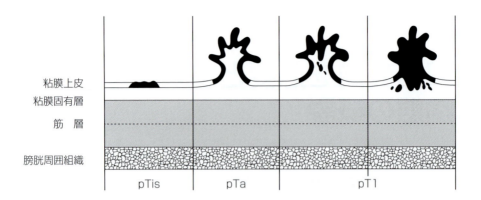
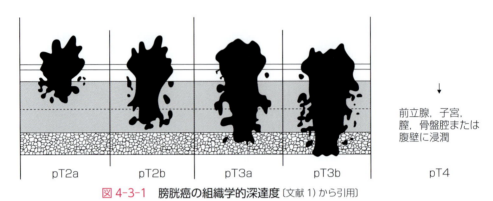

図 4-3-1　膀胱癌の組織学的深達度〔文献1）から引用〕

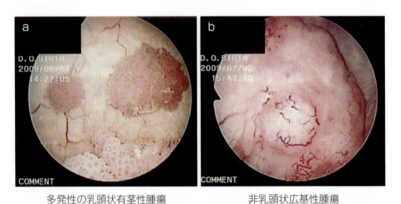

多発性の乳頭状有茎性腫瘍　　　　非乳頭状広基性腫瘍

図 4-3-2　膀胱癌の膀胱鏡所見

の適応であり，尿路変向術が必要となる。前述した回腸導管造設術が一般的であるが，腸管が利用できない場合や患者の全身状態が悪い場合には侵襲の少ない尿管皮膚瘻造設術が，尿禁制を希望する場合には回腸新膀胱造設術が選択される。

転移を有する膀胱癌や周囲臓器に浸潤を認める場合には，M-VAC療法（メソトレキセート，ビンブラスチン，アドリアマイシン，シスプラチン）やGC療法（ゲムシタビン，シスプラチン）などの抗癌化学療法[3]）が行われる。

b）膀胱周囲臓器癌の尿路浸潤

i）臨床症状

隣接臓器の癌が膀胱粘膜まで浸潤すると，膀胱癌と同じく無症候性肉眼的血尿や顕微鏡的血尿を認めるようになる。また癌による尿管への浸潤

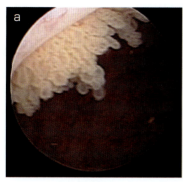
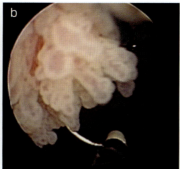
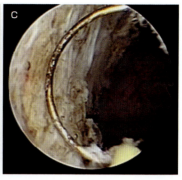

a　切除前　　　　　　　　　b　切除中　　　　　　　　　c　切除後

図 4-3-3　表在性膀胱癌の経尿道的切除術

いし圧迫が起こると，尿流障害（水腎症）を生じる。子宮癌では膀胱と瘻孔を形成すると膀胱腟瘻となり，腟から尿が漏れるようになる。一方，直腸癌やS状結腸癌の膀胱浸潤では，血尿以外の症状として瘻孔を介した糞尿や気尿を認めるようになる。

ⅱ）診断

原発癌のステージ診断のために施行される腹部CTやMRIで診断されることが多いが，癌の尿管浸潤による水腎症が発見の契機になることもある。両側浸潤は腎不全（腎後性無尿）で発見されることもある。膀胱鏡所見では，癌浸潤部の膀胱粘膜が浮腫状に変化するのが特徴で，さらに進行すると腫瘍が膀胱内に発育する場合もある。瘻孔形成を疑わせる所見があっても，瘻孔が小さい場合には膀胱鏡による証明は困難で，膀胱造影と画像検査を併用することで診断する。

ⅲ）治療

膀胱周囲の子宮癌，直腸癌，S状結腸癌の膀胱浸潤の場合，原発巣摘除の際に膀胱を合併切除することがあり，膀胱全摘除の際には尿路変向術が必要である。また癌の浸潤が尿管のみの場合には尿管部分切除も選択肢の1つとなる。

原発巣摘除が不能で放射線治療や抗癌化学療法による治療が選択される場合でも，癌の浸潤による尿流障害（水腎症）がある場合，尿管ステントの留置や腎瘻造設術による尿路確保が必要な場合がある。

2　炎症性疾患

炎症性疾患でも尿管閉塞や狭窄を生じることがあり，長期化すると腎機能低下をきたすため尿路変向術が必要となる場合がある。

a）尿管閉塞

尿路結核の瘢痕治癒に伴う尿管狭窄や，尿管結石が同じ部位に長期間存在したことによる周囲尿管の瘢痕化による狭窄などが知られている。治療は尿管ステントの留置や腎瘻造設術による尿路確保が一般的である。原因疾患の保存的ないし外科的治療で閉塞や狭窄が解除できれば，恒久的な尿路変向とはならない。尿路結核で萎縮膀胱となった場合には，回腸を用いた膀胱拡大術や回腸新膀胱造設術（自排尿型代用膀胱形成術）がなされる場合もある。

b）尿道閉塞

急性細菌性前立腺炎の際，前立腺の腫脹が強いと尿閉となることがある。炎症が強く尿道にバルーンカテーテルを留置するとその操作で菌血症となる可能性がある場合，膀胱瘻を造設することがある。

3　先天奇形

a）神経因性膀胱

神経疾患に伴う膀胱機能の異常を神経因性膀胱

と称するが，二分脊椎などの先天疾患では膀胱の蓄尿と排尿機能に障害があり失禁をきたす場合がある．QOL改善のため膀胱瘻造設などが行われる．

b）膀胱外反症

先天的に膀胱が下腹部に外反して開いているため，生下時より尿失禁の状態となるもので，代用膀胱による尿路変向術が行われる．

4 外傷性疾患

外傷性疾患では下部尿路の尿管閉塞や狭窄を生じることがある．

i）原因疾患

外傷性尿道損傷が多く，断裂に至らない場合でも治癒過程で瘢痕形成が起こり尿道狭窄となる．また，バルーンカテーテル挿入時の医原性損傷による挿入困難などの場合もある．

ii）治療

尿道断裂や重度の狭窄，バルーンカテーテル挿入困難時には膀胱瘻を造設したのちに現疾患の治療を行う．治療後は膀胱瘻をクランプし，尿道からの排尿が可能であることを確認して膀胱瘻を抜去する．

［古田　希］

■ 文献

1) 日本泌尿器科学会・日本病理学会：膀胱癌取扱い規約，第3版，金原出版，57-58頁，2001
2) Malkowicz SB：Management of superficial bladder cancer. Campbell's Urology, 8th Ed.(Walsh PC ed), Vol 4, Saunders, Philadelphia, pp 2789-2792, 2002
3) Malkowicz SB：Management of superficial bladder cancer. Campbell's Urology, 8th Ed.(Walsh PC ed), Vol 4, Saunders, Philadelphia, pp 2808-2810, 2002

第5章

小児におけるストーマ造設

第5章 小児におけるストーマ造設

1 ストーマに関連した消化管・尿路の発生学

1 消化管の発生学

　消化管発生において，胎生3週には管状の原始腸管が形成される．十二指腸から横行結腸中部までは上腸間膜動脈を栄養血管とする中腸(midgut)と呼ばれ，発育の過程で生理的臍帯ヘルニアを呈するが，10週頃より腹腔内に還納され，後腹膜に固定される．この固定が不十分であると腸回転異常症を呈し，腸捻転症の原因となったり，臍帯ヘルニア，横隔膜ヘルニア，十二指腸閉鎖症などに合併してみられることもある．腸管固定後に，小腸閉鎖症や消化管穿孔による胎便性腹膜炎などが起こることもあり，近年の画像診断の進歩により胎児診断されるケースも増えている．

　横行結腸後部から肛門までは後腸(hindgut)と呼ばれるが，その最尾側は胎生4週頃に下部尿路原基の尿膜と総排泄腔を形成する．総排泄腔は男児では尿生殖洞と直腸肛門に分かれ，女児ではその間に子宮腟原基のMüller管が下降し，会陰を形成した後，9週頃に肛門は羊膜腔に開く．総排泄腔の分離異常により直腸肛門奇形(鎖肛)が生じる．

　腸管運動に関わる腸管壁の神経節細胞は，胎生6〜10週頃にかけて神経堤由来の神経細胞が食道から発生し，結腸から直腸まで下降性に分布していくとされているが，その移動が途中で停止すると，肛門側に無神経節腸管が発生しヒルシュスプルング病となる．長域型や家族性発症例，光彩や毛髪の色素異常や聴覚障害を合併するWaadenburg症候群などで遺伝子異常が報告されているものもあるが，短域型病型では遺伝子異常は少なく，発症には多因子が関与していると考えられている．

［尾花和子］

2 尿路の発生学

　尿路の発生は胎生4週早期の前腎の発生から始まる．前腎は無機能で4週末には消退するが，同時期に中腎が発生する．中腎は糸球体となる血管を有しボーマン嚢を形成，中腎管は総排泄腔に開口し永久腎に近い発達を遂げる．しかし，中腎も第16週でほぼ消退し，中腎管は男性の生殖管に分化していく．永久腎である後腎は5週早期に発生する．まず，尿管芽(後腎憩室)が中腎管の排泄腔への開口部近くに発生する．尿管芽は中胚葉の後腎間葉に達し，それらの相互誘導作用で尿管芽は尿管に後腎間葉は永久腎へと分化していく．尿管芽の先端は分岐を繰り返し腎盂，腎杯，集合管を形成し，後腎間葉からは糸球体，近位尿細管，ヘンレループ，遠位尿細管が形成される．最終的に尿管芽由来の集合管と遠位尿細管が癒合し尿の排泄路が完成する．低形成腎，異形成腎，重複腎盂尿管，異所開口尿管などの尿路奇形はこれらの形成過程の異常と考えられる．

　胎生4週頃に形成された総排泄腔膜は徐々に後退し，外胚葉層と内胚葉層の間に間葉組織が遊走し下腹壁が形成される．その後7週には尿直腸中隔によって総排泄腔は尿生殖洞と肛門直腸に分離される．しかし，総排泄腔膜の過剰な発達により間葉組織の遊走が阻害されると下腹壁が形成されず，7週以前に総排泄腔膜が破れると総排泄腔外反症，7週以降では膀胱外反症となる．

［鈴木万里］

第5章 小児におけるストーマ造設

2 消化管ストーマを必要とする疾患

消化管ストーマを必要とする疾患として，結腸ストーマとしてはヒルシュスプルング病や直腸肛門奇形，仙尾部奇形腫，小腸ストーマとして腸閉鎖症や胎便性腹膜炎，壊死性腸炎や消化管穿孔など，そのほか減圧や栄養のための胃瘻・腸瘻などがある。

1 ヒルシュスプルング病（Hirschsprung disease）

腸管の神経節の欠如が原因で狭窄が起こり，その口側の腸管が拡張し排便障害をきたす疾患である。無神経節腸管は肛門からの連続性病変で，その長さにより5段階の病型に分類されている（図5-2-1）。直腸～S状結腸までの病型が約80%であるが，全結腸型，あるいは小腸まで及ぶ広範囲

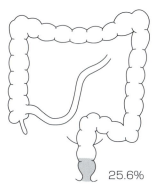
a．下部直腸無神経節症 25.6%

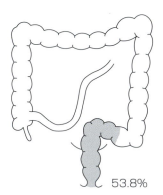
b．直腸S字状結腸無神経節症 53.8%

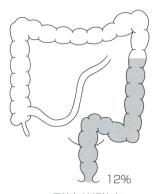
c．長節無神経節症 12%

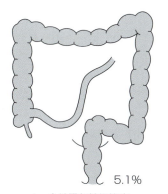
d．全結腸無神経節症 5.1%

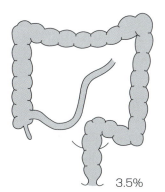
e．広範囲無神経節症 3.5%

図5-2-1　ヒルシュスプルング病病型（無神経節腸管の病型と頻度）
（水田祥代：日小外会誌 32：952-965，1996より）[1]

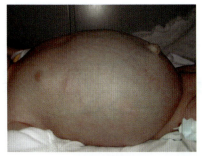
a．腹部膨満

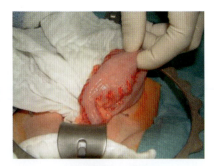
c．腸管の口径差

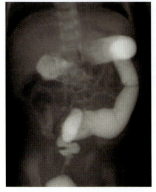
b．注腸造影　Caliber change

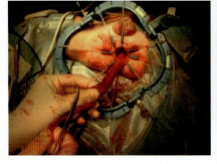
d．経肛門的根治術

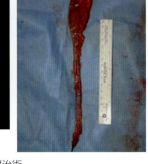

図 5-2-2　ヒルシュスプルング病

無神経節症の症例もみられる。出生約5,000例に1例にみられ，男児に多く，まれに中枢性低換気症候群の合併や，家族性の発症も報告されている。

症状は腹部膨満，嘔吐，胎便排泄遅延で，直腸診で爆発的なガスや便の排出がみられるのが特徴である。注腸造影で無神経節腸管の狭少化と口側腸管の拡張により caliber change を呈し，直腸肛門内圧検査で直腸肛門反射の欠如，直腸粘膜生検でアセチルコリンエステラーゼ(Ach-E)陽性神経線維の増生などがみられれば診断に至る。浣腸や洗腸で排便・排ガスが得られれば，まずは保存療法を行い，待機的に正常腸管を肛門に引き降ろす根治術を行う(図5-2-2)。最近は新生児期に手術を行う症例や，腹腔鏡併用による根治術例もみられている。下行結腸より口側の long segment aganglionosis 以上の病型や，腸炎を反復する症例では，新生児期には一時的にストーマを造設する。術中病理組織診により正常腸管を同定し，できるだけ下端にループ式ストーマを造設し，口側，肛門側の腸管の洗腸を行って管理する。根治術時にストーマ部分を肛門に引き降ろすことで，ストーマ閉鎖も同時に行い，また腸管の長さを温存することもできる。

2　直腸肛門奇形（鎖肛）

肛門窩に正常肛門が開口しない先天奇形で，出生約5,000例に1例にみられる。直腸盲端が排便機能を司る肛門挙筋群を通るかどうかで高位・中間位・低位の病型に分かれ，さらに男女別に瘻孔の有無と開口部により細分類されている(図5-2-3, 4)。

男児で内瘻のない低位症例では一期的に肛門形成術を行うが(図5-2-5)，中間位，高位の症例では新生児期に一時的な結腸ストーマ(ループ式)を造設する(図5-2-6)。通常はS状結腸に造設するが，盲端の位置などにより横行結腸を選択する場合もある。体重増加後に肛門形成術を行い，作成

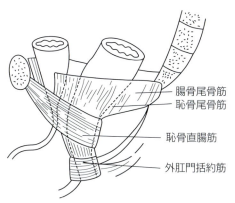

図 5-2-3　肛門挙筋群
(上野　滋：標準小児外科学第6版. 216頁, 2012より改変)[2]

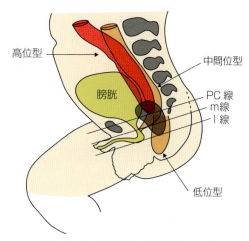

図 5-2-4　男児直腸肛門奇形　病型
(日本小児外科学会公式ウェブサイトより)[3]

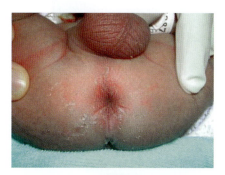

a．肛門部外観

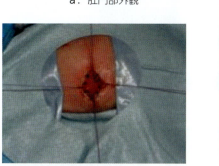

c．会陰式肛門形成術

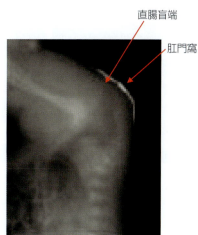

b．倒立位 Xp

図 5-2-5　男児低位鎖肛

した肛門をブジーで十分に拡張した後，ストーマ閉鎖術を行う三期的手術が一般的である．最近では根治術時に腹腔鏡を併用する術式もある．

女児はほとんどが外瘻を有する病型で，肛門皮膚瘻では新生児期にカットバック手術を，低位・中間位病型の肛門前庭瘻，直腸前庭瘻では新生児期に瘻孔をブジーした後，6 kg 前後で肛門形成術を行うため，ストーマ造設を行わないことが多い (図 5-2-7)．頻度の少ない中間位・高位病型の直腸腟瘻や総排泄腔では男児同様にまず結腸ストーマを造設し，根治術の後にストーマ閉鎖術を行う．

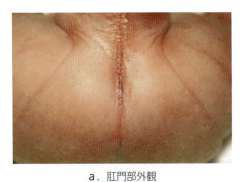

a．肛門部外観

b．倒立位 Xp　　　　　　c．瘻孔造影

図 5-2-6　男児中間位鎖肛

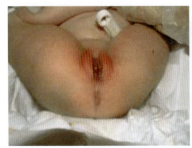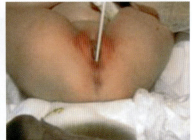

a．肛門部外観

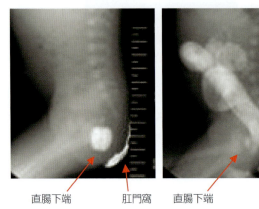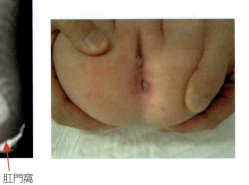

b．瘻孔造影　　　　　　c．肛門移植術

図 5-2-7　女児低位鎖肛（肛門前庭瘻）

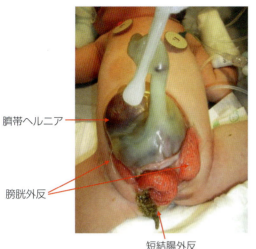
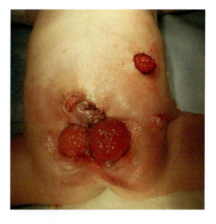

a. 外観　臍帯ヘルニア＋鎖肛＋膀胱外反＋尿道上裂＋外性器形成不全

b. 単孔式ストーマ造設＋膀胱後壁形成後

図 5-2-8　総排泄腔外反症

3　総排泄腔外反症（膀胱腸裂）

　総排泄腔外反症は，出生約 100,000 例に 1 例という非常にまれな疾患で，臍帯ヘルニアと高位鎖肛を合併し，外反した膀胱の中央に回盲部が外反して開口し，尿，便の排出がみられる（図 5-2-8）。新生児期には短結腸を呈する後腸をできるだけ温存して膀胱から切離し，単孔式ストーマを作成する。消化管切離後の膀胱は後壁を形成し，そのまま閉鎖するか，後日離開した恥骨の縫合のための骨盤切開も含めて閉鎖する。成長後に肛門形成を行った症例報告も散見されるが，消化管・尿路・外陰部の複合した形成異常に肛門挙筋群の発育不良や恥骨離開，脊椎異常を伴うことが多く，ほとんどの場合消化管・尿路系の永久ストーマが必要となる。

4　低出生体重児特有の未熟性に基づく異常

　腸閉鎖症，胎便性腹膜炎や低出生体重児の壊死性腸炎，胎便関連腸閉塞症の経過中に消化管穿孔が発症すると緊急のストーマ造設を要する。前 2 者については出生前診断などで治療計画も立てやすくなってきており，できるだけストーマ造設を行わず，ドレナージと一期的吻合術で治療できる症例も増えてきた。壊死性腸炎は，早産や新生児仮死，心疾患などの治療中に，腸管血流の減少や腸内細菌叢の変化により腹部膨満，胆汁性胃残，血便などをきたし，進行すると広範囲な腸管壊死や穿孔を起こす重篤な疾患で，極・超低出生体重児に発症しやすい（図 5-2-9）。同じく低出生体重児に穿孔を発症しやすい病態に胎便関連腸閉塞症や限局性腸穿孔がある。手術時の修正在胎週数が 28 週未満，体重 1,000 g 未満では，ストーマ造設の手術自体が厳しい状態にあるため，NICU スタッフのみならず，小児外科，新生児科，麻酔科医を含め，開腹術の適応とタイミングを図るが，小児・新生児よりさらに腹腔面積が狭く，皮膚や腸管粘膜も脆弱なため，ストーマ位置決定や術中・術後管理に難渋することがしばしばである。壊死腸管を切除し，口側・肛門側腸管を二連銃式ストーマとして造設することが望ましいが，状態により，穿孔部をループ式ストーマとしたり，口側を単孔式ストーマとして肛門側腸管は結紮の上断端を腹腔内に置いてくる場合もある。感染のコントロールがついたら早期のストーマ閉鎖術を計画するが，体重が 1,200～1,500 g くらいに増加

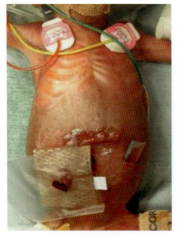
a．回腸二連銃式ストーマ

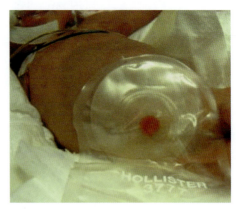
b．未熟児用ストーマ用品

図 5-2-9　超低出生体重児の消化管穿孔

するのを待たざるをえないことが多い。既存のストーマ用品が使用できないときには，皮膚保護剤と医療用手袋などを組み合わせてストーマ装具とする場合もある。

5　小児消化管ストーマの特徴（成人と異なる点）

　小腸，結腸ストーマはほとんどが一時的ストーマであり，新生児期に緊急手術で造設され乳幼児期には閉鎖されることが多い。緊急性が高い疾患では消化管のどの位置にストーマを造設するかは手術所見による変化することや，腹壁面積の小ささから，術前のストーマサイトマーキングが難しいこともあるが，装具が肋骨弓や鼠径部にかからず，平面を保持できる位置に造設することを心がける。高さの不足や皮膚の脆弱性，体格に対しての至適物品がないことなどにより管理に難渋することもある。

　胃瘻，腸瘻は，以前は食道閉鎖症や腸閉鎖症などの先天性疾患の根治術前後の栄養路として使われることが多かったが，近年経口摂取困難な重症心身障害児に対して長期に使用されるようになっている。まれなものとしては，胆道閉鎖症，閉塞性黄疸に対する外胆汁瘻や，直腸膀胱障害に対する導尿路，洗腸路を造設することもある。

［尾花和子］

■ 文献

1) 水田祥代ほか：Hirschsprung 病の診断と治療の変遷―全国アンケート調査より―．日小外会誌：32 952-965，1996
2) 上野　滋；鎖肛，直腸肛門奇形．標準小児外科学第6版，医学書院，214-223頁，2012
3) 鎖肛（直腸肛門奇形）．小児外科で治療する病気，日本小児外科学会公式ウェブサイト，http://www.jsps.gr.jp/general/dis ease/gi/uxvbt

第5章 小児におけるストーマ造設

3 尿路ストーマを要する疾患と造設

1 膀胱外反症および類似疾患とストーマ

a）膀胱外反症および類似疾患

　膀胱外反症は尿道上裂，総排泄腔外反症とともに胎生期の総排泄腔膜の異常によって生じる一連の疾患群（exstrophy-epispadias complex）と考えられている．膀胱外反症の発生頻度は1万〜5万出生に1人とされ男児に多い．日本では欧米に比べて報告例が少ない．最も高度な異常である総排泄腔外反症は20万〜30万出生に1人と言われている．日本では膀胱外反症よりも報告例が多い．

　典型的な膀胱外反症では下腹部正中に膀胱粘膜が外反し，男児では尿道上裂，女児では二分陰核となっている．合併奇形を伴うことは少ないが，恥骨は離開し左右の骨盤骨が外旋しているため，歩行障害を伴うこともある．

　一方，総排泄腔外反症には肛門はなく，外反部分は膀胱粘膜が左右に分離し，中央に正常解剖の回盲部に相当する腸管が存在し，回腸と後腸の開口部がある．多くは臍帯ヘルニア，二分脊椎，心疾患，上部尿路奇形などを合併しており女児では重複腟・重複子宮など内性器の異常も伴う（図5-3-1）．総排泄腔外反症では，典型的な膀胱外反症に比べ尿路，腸管，内性器，骨盤骨の異常が加わるため，病態は複雑で再建術はより困難なものになる．

　膀胱粘膜を外反したままの状態で長期間外気に晒すと粘膜が変性したり，上部尿路感染症を生じる可能性がある．そのため膀胱外反症では可能な限り早期に膀胱閉鎖術を行う必要がある．恥骨離開や骨盤外旋の影響で骨盤腔が浅く，膀胱を骨盤腔内に収め腹壁を閉鎖することは容易ではない．特に組織の柔軟性が減少する生後72時間以降では，骨盤骨切り術を行い，左右の恥骨を接合し下腹壁を閉鎖した後に装具で骨盤骨を固定する必要

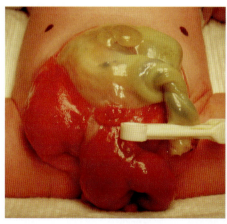
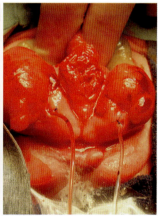

図 5-3-1　総排泄腔外反症
膀胱は左右に分離し，正中に腸管を認める．女児であり陰核も二分されている．臍帯ヘルニアの合併を認める（左右の尿管口にカテーテルを挿入）．

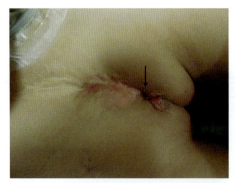

図 5-3-2　総排泄腔外反症の膀胱閉鎖術後の状態
尿道の低形成があり，外尿道口を会陰部に作成することが困難なため外反した膀胱を閉鎖するが，尿道は会陰部まで届かず恥骨上に外尿道口（黒矢印）が尿道上裂の状態で開口している。

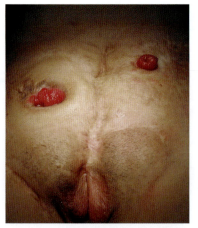

図 5-3-3　総排泄腔外反症に造設した後腸導管
膀胱正中にある後腸を導管として利用した症例。会陰部に尿道口はない。

がある。総排泄腔外反症ではストーマを形成する必要があること，組織の形成不全の程度が強くほとんど全ての症例で合併する脊髄障害の影響も加わり，膀胱外反症と同様の再建術では尿禁制機能が獲得できない。このことから，早期の再建よりも確実な閉鎖を目的として，二期的再建術を行う。初回手術では膀胱組織と腸組織の分離，左右膀胱の縫合による膀胱外反への変換，外反腸組織再建による後腸まで利用したストーマ造設を行う。十分な成長を待ってから（通常6カ月以降），二期的手術として骨盤骨切りを伴う，膀胱閉鎖，尿道形成術，膣形成術を行うことが主流になっている。

しかし，この段階では尿禁制を獲得することは不可能である。総排泄腔外反症では尿道の低形成があるため，尿道形成を行っても会陰部に外尿道口を作成することはできない。そのため，膀胱閉鎖術後は恥骨上部に外尿口が開口する尿道上裂の状態になる（図 5-3-2）。流出する尿はおむつに吸収させる。幼少期に低圧蓄尿，尿禁制，尿の完全排出の3つが可能な尿路再建術は困難であり，完全尿失禁の状態を維持することで腎機能を保護し，成長を待って可能ならば禁制型の尿路変更術を行う。その際には術後に自己導尿が必須となるが，尿道を使っての導尿が困難な場合は腸管や自己尿管を利用した導尿路を作成する必要がある。

b）造設されるストーマ

尿道皮膚瘻（尿道上裂の状態）：膀胱閉鎖術が行われた後は尿道上裂の状態になっているため，実際には後述する膀胱皮膚瘻と同じ排尿管理となる。

導管：回腸末端を血管を温存したまま数cm遊離し，尿管を口側腸管に吻合，肛門側をストーマとする（回腸導管）。しかし，残存する腸管が短い場合は回腸を利用できないため，外反した膀胱の正中にある腸管をストーマとして利用することもある（後腸導管，図 5-3-3）。現在では回腸導管，後腸導管が造設されることは稀である。

導尿路：通常は回腸を用いて導尿路を造設するが，回腸が短く利用できない場合は一側の尿管を反対側尿管に吻合し，残った下部尿管を用いて導尿路とする場合もある。

いずれにせよ，総排泄腔外反症の場合は消化管の形成不全もあり，その再建術にはかなりの困難を伴う。

2　神経因性膀胱機能障害とストーマ

a）神経因性膀胱機能障害を呈する疾患

小児に発生する神経因性膀胱機能障害の原因としては仙骨奇形，脳性麻痺，脊髄炎などがあるが，最も多いのは二分脊椎症である。二分脊椎症は，

終糸病変から開放性脊髄髄膜瘤まで程度が様々で，また，その病変部位も頸椎から仙椎まで幅広いが，93%は腰椎から仙椎までに発生する．膀胱機能に関係する脊髄神経は Th_{10} から S_4 であるため，ほとんどの症例が程度の差こそあれ神経因性膀胱を合併する可能性があると考えられる．

正常な膀胱では，低圧蓄尿と完全排尿ができ，腎機能の保護，尿路感染の予防，尿禁制の保持が可能である．しかし，神経因性膀胱機能障害では高圧蓄尿，多量の残尿を認め，水腎水尿管症，膀胱尿管逆流症を呈して容易に尿路感染症を発症するため，腎機能の保護が困難になり，排尿管理が不適切な場合は腎機能障害に至る症例もある．また，腎機能の保持が行えても不十分な蓄尿機能から尿失禁が生じやすく，QOLが著しく損なわれる症例が多い．したがって，神経因性膀胱機能障害では，腎機能の保持と尿禁制の獲得を目的に排尿管理が行われる．

神経因性膀胱機能障害に対する排尿管理の原則は間欠自己導尿と薬物療法である．しかし，他の合併症のためADLが著しく低い場合や社会的状況のため間欠自己導尿や薬物療法が困難な場合は，腎機能を保持する目的で膀胱皮膚瘻が作成されることがある．

また，間欠的導尿や薬物療法を行っても腎機能の保持や尿禁制の獲得が困難な場合は手術的治療が必要となる．膀胱を低圧化するため，消化管を用いた膀胱拡大術，膀胱尿管逆流症に対する逆流防止術，尿失禁に対する膀胱頸部形成術を必要に応じて行い，その際同時に導尿用ストーマ（導尿路）や洗腸用ストーマが作成されることが多い．

b) 造設されるストーマ

i) 膀胱皮膚瘻

下腹部に小切開をおき，腹直筋を左右に分け膀胱頂部を直接皮膚と縫合し膀胱皮膚瘻を造設する（図 5-3-4）．

ii) 導尿路・洗腸路

膀胱の低圧化を目的として回腸（症例によってはS状結腸，回腸と胃の併用）を利用して膀胱拡大術を行う．その際に虫垂，尿管，回腸などによ

り導尿路を，虫垂，回腸，盲腸壁などにより順行性洗腸路を造設する．洗腸路は臍に導尿路は右下腹部に造設する（図 5-3-5）．

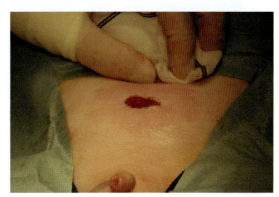

図 5-3-4 神経因性膀胱機能障害に造設した膀胱皮膚瘻

高圧膀胱のため少量の蓄尿で膀胱尿管逆流を生じ，尿路感染症を反復した症例．合併奇形が多く社会的状況から頻回の導尿が困難な症例．膀胱皮膚瘻を造設した．

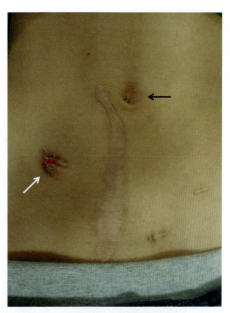

図 5-3-5 神経因性膀胱機能障害に造設した導尿路，洗腸路

脊髄髄膜瘤による神経因性膀胱機能障害で膀胱尿管逆流症，尿失禁，慢性便秘を認める症例．小腸利用膀胱拡大術，逆流防止術，膀胱頸部形成術を施行した際に虫垂を二分割し，先端部分を膀胱に吻合し導尿路（白矢印）とし，回盲部に付着した部分は臍に吻合し洗腸路（黒矢印）とした．

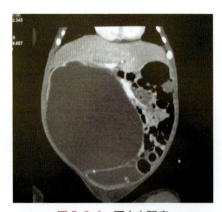

図 5-3-6 巨大水腎症
腎盂尿管移行部狭窄症による右巨大水腎症の症例。頭側に菲薄化した腎実質が造影されている。

3 先天性尿路通過障害による腎・尿管障害

a) 尿路の通過障害をきたす先天性疾患

尿路の通過障害をきたし，ストーマの造設が必要になる先天性疾患(閉塞性尿路疾患)としては，水腎症(図5-3-6)，巨大尿管症，後部尿道弁が代表である。

通常，水腎症，巨大尿管症でストーマが造設されることは稀である。しかし単腎で腎不全に陥った症例，閉塞が高度で腎機能障害が進行する可能性がある症例，尿路感染症のコントロールが困難な症例，水腎が巨大で哺乳障害をきたす症例などに，根治術を行うまでの一時的な緊急処置として腎瘻，尿管皮膚瘻が造設される。

後部尿道弁の場合は，患児の体格が大きく可能であれば全身麻酔下に内視鏡的尿道切開術を行う。しかし，弁による狭窄が高度な場合は膀胱尿管逆流症や水腎水尿管症を併発し腎機能障害，尿路感染症の危険が高くなるため，一時的に膀胱皮膚瘻を造設，蓄尿をさせないことで危険を回避し二期的に内視鏡的尿道切開術を行う場合もある。

b) 造設されるストーマ

i) 腎瘻

超音波ガイド下，透視下に腎瘻を造設する(図5-3-7)。穿刺カテーテルとしては7 Frピッグテールカテーテルを用いる。緊急時はIVH用のカテーテルで穿刺することもある。事故抜去の可能性があるため，カテーテルの固定が重要である。

ii) 尿管皮膚瘻

巨大尿管症のため尿管の拡張が高度で尿路感染

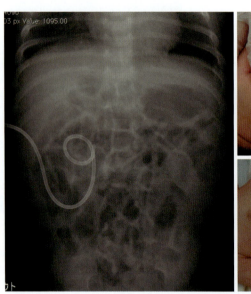
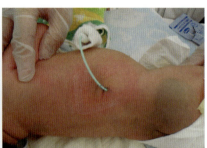
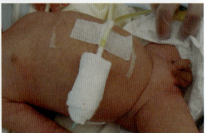

図 5-3-7 巨大水腎症に対する腎瘻造設
超音波ガイド，透視下に7 Frカテーテルで腎瘻を造設。

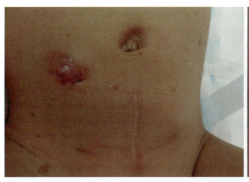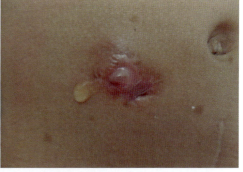

図 5-3-8　悪性腫瘍に対する尿管皮膚瘻

膀胱原発横紋筋肉腫の症例。化学療法施行後，膀胱尿道全摘出術を行った。骨盤部には追加の放射線照射が行われるため，代用膀胱は作成せず，一時的に尿管皮膚瘻を造設した。尿はおむつに吸収させて管理している。

症のコントロールが困難な場合は下部尿管に一時的に尿管皮膚瘻を造設する。尿の排出を図るとともに，尿管の拡張が軽減されることで根治術（尿管形成術＋尿管膀胱新吻合術）を容易にする目的もある。

iii）膀胱皮膚瘻

後部尿道弁が高度な症例や，体格的に内視鏡による弁切開術が不可能な症例に造設される。

4　その他

a）その他の疾患

その他尿路ストーマを用する疾患として，骨盤内悪性腫瘍がある（図 5-3-8）。小児の骨盤内悪性腫瘍には横紋筋肉腫，仙尾部原発悪性奇形腫が代表であるが，特に横紋筋肉腫の 20％は泌尿生殖器領域が原発となるため，膀胱尿道全摘出術が必要になる症例がある。

腫瘍の進行度によっては，膀胱尿道全摘出術後に骨盤部に放射線療法を追加する症例がある。根治術の際に代用膀胱を作成すると術後の照射野に入るため，一時的に尿管皮膚瘻を作成し腫瘍に対する治療が終了した後に腸管を利用した禁制型代用膀胱を作成する。尿道を摘出しているため，導尿路の造設が必要となる。

b）造設されるストーマ

i）尿管皮膚瘻

左右の尿管を 1 本に形成し皮膚と縫合し尿管皮膚瘻を作成する。年長児ではおむつによる尿の吸収が日常生活の妨げになるためストーマ装具が使用されるが，この方法は装具が 1 カ所となる利点がある。原疾患の治療が終了した後，消化管を用いた禁制型代用膀胱，導尿路を造設する。

5　小児尿路ストーマの特徴（成人と異なる点）

小児に造設される尿路ストーマと，その適応疾患を表にまとめる（表 5-3-1）。

尿路ストーマを要する成人疾患の多くは悪性疾患であるが，小児では先天性疾患が大部分である。成人ではストーマを造設した後に根治術や再建術が行われストーマが閉鎖できる可能性はきわめて低い。しかし，小児の場合は原疾患に対する根治術を行いストーマを閉鎖できる可能性がある。たとえ原疾患が悪性腫瘍であっても，化学療法や放射線療法によって腫瘍が根治できる場合が多い。したがってストーマによる管理は一時的で，QOL を改善するために成長段階に沿って根治術や再建術を行いストーマを閉鎖することが可能となる。そのため，ストーマを造設する場合のストーマサイトや方法も将来の再建術を考慮して決定されるべきである。

表5-3-1　小児に造設される尿路ストーマの種類と適応疾患

尿路ストーマ	適応疾患	一時的または永久的	利点	欠点
腎瘻	水腎症 巨大尿管症	一時的	短時間で造設可能 （緊急処置）	自然抜去 感染 カテーテル交換が必要
尿管皮膚瘻	巨大尿管症 骨盤内悪性腫瘍	一時的	短時間で造設可能	尿禁制がない 尿管狭窄
膀胱瘻	後部尿道弁 神経因性膀胱 総排泄腔症	一時的 永久的	短時間で造設可能 合併症が少ない	尿禁制がない 膀胱脱
回腸導管	骨盤内悪性腫瘍	永久的 一時的	尿管狭窄・感染症などの 合併症が少ない	尿禁制がない
導尿路 洗腸路	神経因性膀胱 骨盤内悪性腫瘍	永久的	尿禁制が得られる	開腹術になるため 膀胱拡大術・代用膀胱造設術 とセットで行うことが多い

　成人では尿禁制が得られることは社会生活上重要であるが，年少児であればおむつ管理が可能なため，尿禁制のないストーマの造設も選択しやすい。例えば成人の膀胱瘻は下腹部から膀胱にカテーテルを挿入し，定期的なカテーテル交換を行う形になる。この場合尿禁制は保たれる。しかし小児に対してはおむつ管理が可能なため，カテーテルを用いない膀胱皮膚瘻が選択される。

　カテーテルを用いたストーマは自然抜去の可能性があるため患児の日常生活は制限され，介護者のストレスや児の発達障害の原因となる。そのため，自宅での管理ができず長期入院になる場合がある。また，カテーテルを皮膚に固定するために皮膚障害を起こす可能性もある。したがって小児に対しては可能な限りカテーテルが不要なストーマを選択すべきである。

　成人の多くは尿路疾患が原因で尿路ストーマが作成される。しかし，尿路ストーマを要する小児疾患の多くは，尿路だけでなく消化管や神経などにも問題がある場合が多い。そのため小児の尿路ストーマを作成する際には排尿管理だけでなく，排泄管理全体を念頭においた治療戦略を立てる必要があることも成人と大きく異なる点である。

[鈴木万里]

第6章

ストーマ用品

第6章 ストーマ用品

ストーマ用品の分類

　ストーマ用品とは，ストーマを管理するのに用いる物品[1])をいい，ストーマ装具，皮膚保護剤，洗腸用具，失禁採尿具，アクセサリーに分類される。わが国において発売されているストーマ用品は数百種類以上あり，ストーマ保有者の状況に合わせて選択されている。

1 ストーマ装具の分類と特徴

　ストーマ装具は，ストーマに装着する器具[1])をいい，基本的には面板とストーマ袋から構成される（図6-1-1）。

a) 面板

　面板は，ストーマ袋や洗腸液排出スリーブなどを身体に固定する平板[1])をいい，粘着式と非粘着式に分類される。粘着式は粘着剤のみのものと皮膚保護剤を使用したものがある。粘着剤のみのものは皮膚保護性に欠け，閉鎖環境による皮膚障害が生じやすいため，現在はほとんどの製品に皮膚保護剤が使用されている。非粘着性は，皮膚に粘着しない面板をベルトで固定するもので，密着性や密閉性が十分でないため，臭いや漏れの問題が生じやすく，現在も販売はされているがあまり使用されていない。

i) 面板の形状

　面板の形状は，平面型と凸面型があり（図6-1-2），凸面型面板は凸面嵌め込み具（コンベックスインサート）が内蔵された面板をいい，高さのないストーマや皺・くぼみのあるストーマ周囲の皮膚への面板の密着を高める働きがある[1])。凸面型面板は凸による圧迫が原因で皮膚障害を生じることもあるため，術直後やストーマの合併症を伴う場合，全身状態に問題がある場合は使用を避けたほうがよい。装具により凸面の形状，硬さ，面積が異なるため，ストーマ保有者の活動状態，ストーマやストーマ周囲の腹部状況をよく観察して選択することが大切である。

ii) 面板の構造

　面板の構造は全面皮膚保護剤と外周テープ付き，テーパーエッジに分類される。外周テープ付きは皮膚保護剤の周囲に通気性の良い不織布の粘着テープがついている。粘着テープは皮膚保護剤に比べ薄いので皮膚の動きに追従しやすく浸水によるふやけや溶けが少ないが，吸水性や緩衝作用などの皮膚保護作用がない。そのため，粘着テープ部に薄い皮膚保護剤を使用した製品もある。また，テーパーエッジは全面皮膚保護剤で外縁部に行くほど厚さを薄くして，皮膚への追従性を高めている。

iii) 面板ストーマ孔

　面板にはすでに一定のサイズで孔が開けられている既製孔と，孔がないまたは小さい初孔がありハサミなどで自由に開けられる自由開孔，面板ストーマ孔周囲の皮膚保護剤を指で自由に成形できる自在孔がある。既製孔のものはハサミを使用する必要がないため，高齢者や手指・視力に障害のある場合は使用しやすいが，開口部が円形のため正円のストーマでない場合は板状や用手成形，練状皮膚保護剤を併用する必要がある。自在孔は指で広げられるサイズに限りがあるが，そのサイズの範囲以内であればハサミや他のアクセサリーを使用する必要はない。

b) ストーマ袋

　ストーマ袋はストーマにつけて排泄物を収集す

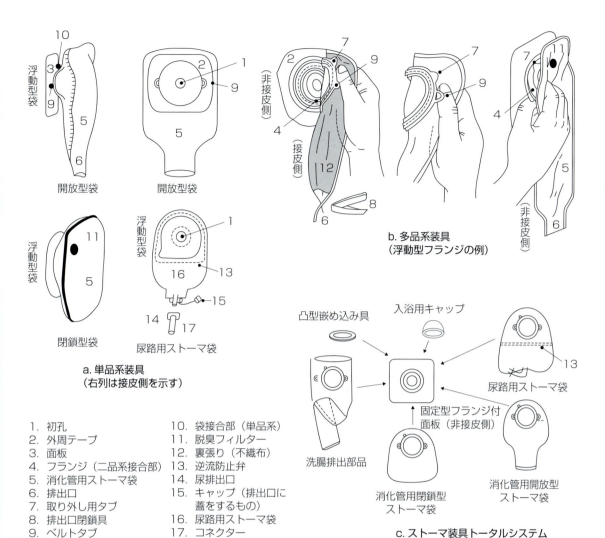

1. 初孔
2. 外周テープ
3. 面板
4. フランジ（二品系接合部）
5. 消化管用ストーマ袋
6. 排出口
7. 取り外し用タブ
8. 排出口閉鎖具
9. ベルトタブ
10. 袋接合部（単品系）
11. 脱臭フィルター
12. 裏張り（不織布）
13. 逆流防止弁
14. 尿排出口
15. キャップ（排出口に蓋をするもの）
16. 尿路用ストーマ袋
17. コネクター

図 6-1-1　ストーマ装具の名称

(日本ストーマ・排泄リハビリテーション学会編：ストーマ・排泄リハビリテーション学用語集　第3版，2015, p136-137 より引用)

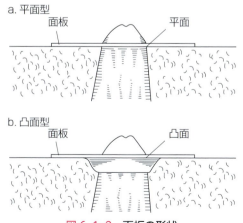

図 6-1-2　面板の形状

(日本ストーマ・排泄リハビリテーション学会編：ストーマ・排泄リハビリテーション学用語集　第3版，2015, p138 より引用)

る袋をいい，用途により消化管用ストーマ袋，尿路用ストーマ袋などがあり[1]，用途によって容量・形状・排泄口の形状・排出口閉鎖具の機能などに特徴がある。現在市販されているストーマ袋のほとんどは塩化ビニリデン（PVDC），エチルビニルアセテート（EVA）やポリエチレン（PE）を3〜5層に重ね合わせており，完全に密閉していれば排泄物がたまっても臭いが漏れることはなく，しなやかで柔らかいため装具のこすれる音も出にくくなっている。

c) 単品系・多/二品系

　ストーマ装具は，面板と袋部が分離可能か否かにより，単品系装具と多/二品系装具に分類される。単品系装具は袋部と粘着式面板が一体となった装具で全体を交換することになる。多/二品系装具は，袋部と面板とが分離しうる装具で，別々に交換することができる[1]。

　単品系装具はストーマ袋が面板から外れる心配がない，フランジがないため柔らかで違和感が少なく，硬い腹壁，湾曲した部分に追従しやすい。また，安価で短期間で交換できるものが多い。

　多/二品系装具は面板を貼付したままストーマの観察や処置を行うことができ，ストーマ保有者のライフスタイルに合わせてストーマ袋の向きを変えたり，さまざまな袋を使用することができる。また，袋越しでなくストーマを直視しながら面板を貼付することができるので，ストーマ袋の色も自由に選択できる。

i) フランジ

　フランジは多品系装具の袋接合部の輪状縁をいい，面板と袋部の両方にある[1]。面板とストーマ袋はフランジで接合し，その形状によって固定型と浮動型に分類される。

　固定型フランジは面板にフランジが固定されており，フランジの上から指で押し付けて接合するため腹圧が必要である。また，フランジ部分の硬さの影響で装着時の違和感が強い。浮動型フランジはフランジが面板から浮きあがっているもので[1]，フランジ部分を指で挟んで面板と袋を結合するため，腹部への圧迫は不要である。また，フランジの硬さを感じにくく違和感が少ない。フランジの接合方法には，嵌め込み式，ロック式，粘着式がある。

d) 消化管用ストーマ装具

　消化管用ストーマ装具は，便の排出口である開放部の位置により上部開放型，下部開放型，閉鎖型に分類される。

　下部開放型の排出口は手が入るほどの広いものから，便排出後の処理がしやすいように狭くなっているものがあり，クリップやワイヤーなどの排出口閉鎖具が必要な閉鎖具分離型と，排出口閉鎖具がストーマ袋に付帯している閉鎖具一体型がある。閉鎖型は灌注排便後や入浴時，排便量が少なく1日1回以下の便の排出で十分な場合に使用され，便を排出する際は装具も交換する必要がある。下部開放型，閉鎖型のストーマ袋にはガス抜き・脱臭フィルターが内蔵されているものもある。

　回腸ストーマ用として，ストーマ袋の容量が大きく，排出口が筒状でキャップ式の装具もある。この排出口は尿路用よりも内径が太く，逆流防止弁付きのものもある。

e) 尿路用ストーマ装具

　尿路用ストーマ装具は，尿を排出しやすいように尿排出口は筒状になっており，閉鎖方法によってキャップ式，パイプ式，コック式，回転式がある。付属のコネクターを使用し蓄尿袋や脚用蓄尿袋（レッグバッグ）に接続できるようになっている。また，感染防止のために袋には逆流防止弁が付き，貯留した尿がストーマ周囲に戻りにくくなっている。

f) 小児用ストーマ装具

　小児用ストーマ装具としては，ストーマ袋の容量と面板のサイズをやや小さくしたものが市販されており，その容量・形状から主に乳児期に使用される。また，新生児・未熟児用のストーマ装具もあるがともに種類は少ない。小児用，新生児・未熟児用ストーマ装具の面板はすべて平面で，交換目安は1～4日と短期～中期交換となっている。

　小児のストーマ造設は新生児・乳児期に多いことから，生理的に皮膚が脆弱，装具が貼付できる腹壁面積が狭い，便性が軟らかく水分含有量が多い，排ガスが多いなどの新生児～乳児のストーマの特殊性がある。また幼児期以降の身体の成長や保育園・幼稚園・学校等集団生活への対応などの発達段階に応じて小児用から成人用へと装具を変更していく必要がある。

g) その他

　術後用・瘻孔用として，単品系でストーマ，カ

テーテル，ドレーン，創の観察や処置が簡便にできるように，ドーム型キャップやジッパー付き，蓄尿袋や排液バッグの接続が可能な筒状の排出口のものがある。これらには滅菌されたものや逆流防止弁付き，最大有効径10 cm以上のものなどがある。

2　皮膚保護剤

　皮膚保護剤とは，排泄・分泌物の皮膚接触を防止し皮膚を生理的状態に保つ作用がある吸水性粘着剤/材をいう（剤は薬剤，材は材料の意味を持たせる場合に用いる）。JISでは，「排泄物及び分泌物を吸収して周辺皮膚を保護するストーマ用品」と定義されている[1]。

a）皮膚保護剤に求められる機能と基本設計理念

　ストーマ周囲皮膚は，排泄物の付着や長期にわたる粘着剤の貼付，剥離刺激などの機械的刺激など，通常とは異なる環境下にあるため，皮膚障害を起こしやすい。粘着剤のみのストーマ用品を使用していたころは皮膚障害の発生が多かった。粘着剤のみのものは通気性がないため，皮膚が閉鎖環境におかれ，汗や不感蒸泄による水分が溜まり皮膚が浸軟状態となる。浸軟した皮膚は表皮結合力が低下し，機械的刺激を受けやすくなるとともに，透過性が増して粘着剤成分などが皮膚内に侵入し，化学的刺激や過敏反応が起こりやすくなる。また皮膚表面がアルカリ化し，細菌繁殖を起こしやすくなる。そのため現在では，表6-1-1に示す皮膚保護作用をもつ皮膚保護剤を用いた装具の使用が，標準的ストーマケアとなっている。

　ストーマ装具としてすでに装具に組み込まれている皮膚保護剤は図6-1-3に示すように，親水性ポリマーの粉末を板状に練り固める方法により，その構造は2種類に分かれる。

　i）ゲル系皮膚保護剤

　親水性ポリマーであるカラヤガム粉末をグリセリンなどでゲル化させたもので，カラヤガムの海

表6-1-1　皮膚保護剤の作用

1. 粘着作用：皮膚に粘着する
2. 吸水作用：汗や不感蒸泄を吸収する
3. 緩衝作用：皮膚のpHを弱酸性に維持する
4. 細菌繁殖阻止作用：細菌の繁殖を抑える
5. 保温作用

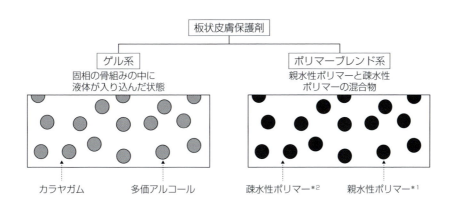

*1　親水性ポリマー：水とよく相互作用（溶解，吸収，膨潤）する高分子物質
　　　　　　　　　　カラヤガム，ペクチン，ゼラチン，CMCなど
*2　疎水性ポリマー：水と相互作用（溶解，吸収，膨潤）しない高分子物質
　　　　　　　　　　ポリイソブチレン，SISなど

図6-1-3　板状皮膚保護剤の組成と構造
（日本ストーマ・排泄リハビリテーション学会編：ストーマ・排泄リハビリテーション学用語集　第3版，2015，p148より引用）

表 6-1-2 皮膚保護剤組成別分類表

(吉川分類,新吉川分類を参考に作成)

親水性ポリマー \ 疎水性ポリマー	ゲル系	ポリマーブレンド					
		B：PIB (ポリイソブチレン)	B：PIB S：SIS (スチレン・イソプレン・コポリマー)	S：SIS	B：PIB E：EVA (エチレン・酢酸ビニル・コポリマー)	B：PIB M：マイクロファイバー	B：PIB H：水素添加SBR
K：カラヤガム	KG系 ポスパックK プロケアー・1C ミニパウチ・C						
K：カラヤガム P：ペクチン	CKG系 カラヤ5 ストマドレイン	KPB系 プロケアー ユーケアー ポスパックシンプル・B・ライト	KPBS系 プロケアーウロ U ユーケアー U イレファイン サージドレイン		CPBE系 モデルマ FW ニューイメージ FW	CPBM系 ニューイメージ FF	KPBH系 セルケア
C：CMC P：ペクチン		CPB系 アシュラスタンダード*1 アシュラ T.G*1 アシュラ AC*1 アシュラコンフォートコンベックス*1 バリケアナチュラ エスティーム アクティブライフ ST2.DX. ユリナ アルマリスツインプラス フレキシマ プロキシマ ドレーナ S	CPBS系 センシュラ*2 アシュラ ER*3 アシュラ LC*3 アシュラコンフォート*3 アシュラクリアー*4 モデルマ FT ニューイメージ FT デュラヘーシブ アクティブライフ CD アクティブライフウロストミー ウルトラマックス ウルトラライト (CPBHS系) セルケア				
C：CMC P：ペクチン F：コットンファイバー		CPFB系 ニューイメージ SF モデルマ SF ノバ・ノバライフ					
C：CMC		CB系		CS系 ドレイナージ			

*1：CPB/CPB系渦巻型　*2：CPS/CPBS系上下二層型　*3：CPB/CPBS系渦巻型　*4：CPS/CS/CB系渦巻型
(秋山結美子：ストーマ装具の種類・特徴と分類. 穴澤貞夫, 大村裕子編. ストーマ装具選択ガイドブック　適切な装具の使い方. 金原出版, 2012, p24より引用一部改変)

にグリセリンなどの島という構造を持っている。

　ii) ポリマーブレンド系皮膚保護剤

　親水性ポリマーの粉末を, ゴム状の疎水性ポリマーで練り固めたもので, 疎水性ポリマーの海に親水性ポリマーの島という構造を持っている。

b) 皮膚保護剤の成分別分類とその特徴

　皮膚保護剤の成分は, 親水性ポリマーと疎水性ポリマーに分類され, その種類によって成分や配合, 組成方法によって特徴がある。親水性ポリマーはpH緩衝作用や吸水作用があり, カラヤガムには細菌繁殖阻止作用も認める。疎水性ポリマーは, 粘着力, 耐水性に作用する。ポリマーブ

表 6-1-3　形状による皮膚保護剤の分類

固形	板状
	リング状
	ディスク状
	スティック状
用手成形	
練状	
粉状	

（日本ストーマ・排泄リハビリテーション学会編：ストーマ・排泄リハビリテーション学用語集　第3版，2015, p139 より引用）

レンド系皮膚保護剤で，疎水性ポリマーに PIB を用いた場合と，SIS を用いた場合ではその物性は全く異なる。PIB を用いた皮膚保護剤は，排泄物や汗を吸収し膨張すると徐々に溶け崩れるが，SIS を用いた皮膚保護剤は排泄物や汗を吸収しても溶け崩れず膨潤・膨張しても型崩れする傾向はない。

ポリマーブレンド系皮膚保護剤を，親水性ポリマーの種類と疎水性ポリマーの種類によって分類した吉川の分類[2]（表 6-1-2）は，ストーマ用品の商品カタログにも使用されている。

c) 皮膚保護剤の剤型とその特徴

皮膚保護剤は剤型別に表 6-1-3 に示す4種類に分類される。固形の板状皮膚保護剤は面板として使用されているものと補正用に別になっているものがあり，リング状，ディスク状，スティック状がある。主に皺やくぼみに合わせてハサミでカットしたり，そのまま使用する。

用手成形皮膚保護剤は板状と練状の中間程度の硬さで，ハサミを使わずに手で自由に成形できるため，皺やくぼみに合わせて使用する。練状皮膚保護剤は皺やくぼみにフィットしやすいように柔らかくペースト状になっているもので，アルコールが含まれているものと含まれていないものがある。アルコールが含まれているものはアルコールによる皮膚障害が発生しやすいので，十分時間をおいてアルコールを揮発させてから使用する。粉状皮膚保護剤は粉状になっているもので，水分を含むとゼリー状になるが崩壊して流れてしまうの

で，尿路ストーマでは使用しない。主に術直後にストーマの浮腫が予測されるため，面板ストーマ孔を大きくカットする際，面板とストーマの間の隙間を埋めるために使用する。また，皮膚がびらんを起こして面板が密着しない時や，夏場発汗が多い時に少量を散布して使用する場合がある。

d) 皮膚保護剤による皮膚障害

皮膚保護剤はストーマ管理上必要なものであり，皮膚保護剤を使用することで急性皮膚障害は減少した。しかし，皮膚保護剤を使用しても色素変化，皮野の異常をはじめとする慢性の皮膚障害はかなり高率に発生している[3]。また，カラヤガムを代表とするアレルギー反応や練状皮膚保護剤などに含まれるアルコールによる皮膚障害もみられる。これらのことから，皮膚保護剤の特性を知るとともにストーマ保有者の皮膚の状態や病態などに合わせた選択と管理が必要である。

[1] [2]　安田智美]

3　ストーマ用洗腸用具

洗腸用具とは洗腸や灌注排便法に用いる器具[4]で，洗腸液を注入するのに用いる洗腸注入部品と，排出された便を便器に誘導する洗腸排出部品からなる（図 6-1-4）。

a) 洗腸注入部品

洗腸液袋は洗腸液を入れる袋[4]であり，ストーマより60～80 cm 高い位置に吊り下げて用いる。洗腸液注入アダプターは，洗腸液を結腸内へ注入する際にストーマにあてる器具[4]であり，円錐形をしており，装具メーカーによって素材や先端の太さが異なる。洗腸液袋と洗腸液注入アダプターを接続させるチューブには流量監視器，流量調節器がついている。

b) 洗腸排出部品

洗腸液排出スリーブは，洗腸や灌注排便内容を便器に捨てるのに用いる袖状の管[4]で，上下ともに開放している。上部の開口部から洗腸液注入ア

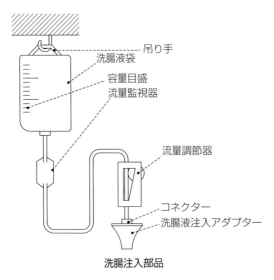

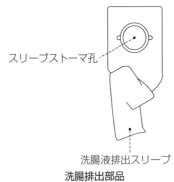

図 6-1-4　洗腸用具
洗腸注入部品と洗腸排出部品からなる。

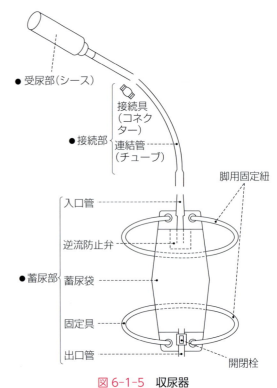

図 6-1-5　収尿器
尿を長時間処理できないときに使用する。

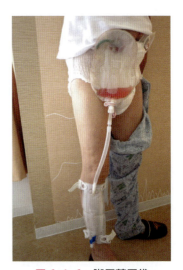

図 6-1-6　脚用蓄尿袋

ダプターを挿入し，下部の開口部は便器内に入れ，便を誘導する。洗腸用面板は，洗腸液排出スリーブを身体に圧抵する平板ないしは輪[4]であり，洗腸用面板に洗腸液排出スリーブを取り付け，ストーマ周囲皮膚にベルトで固定して用いる。

4　失禁用採尿具

a）収尿器，蓄尿袋

収尿器とは，排出尿を一時的に蓄尿袋などにためておく補装具。固定部，受尿部，接続部，蓄尿部など一連の接続したシステム[4]である（図 6-1-5）。蓄尿袋とは，排出尿を一時的にためておくための袋[4]であり，脚用蓄尿袋と床用蓄尿袋がある。

長時間の移動や会議などで，でストーマ袋にたまった尿を処理できないときには脚用蓄尿袋（容量 500〜1,000 mL）を下肢に装着して使用する（図 6-1-6）。また，ストーマ袋のまま就寝すると

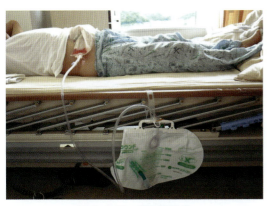

図 6-1-7　床用蓄尿袋

何度も起きて尿を捨てなくてはならず，安心して就寝することができない．そのような時には，床用蓄尿袋（容量 2,000 mL）に接続すると尿量を気にせず就寝することができる（図 6-1-7）．蓄尿袋には逆流防止弁がついており，ストーマ袋に尿が逆流しない構造になっている．

5　アクセサリー

装具部品と付属品はアクセサリーと呼ばれ，皮膚保護剤およびストーマ袋以外のストーマ用品をさす．すべてのストーマ保有者に必要なものではないが，特徴を理解して適切に使用することで，装具の安定性や排泄処理のしやすさ，臭いの軽減を図ることができ，快適性や QOL の向上につながる．

a）消臭剤（デオドラント）

消臭剤とは，主として化学反応，吸着作用，生物作用などで臭気を除去するもの[4]である．

i) 作用機序による分類
- 分解・反応型：分解型は悪臭のあるガスを化学的に分解して無臭化をはかるものをいい，反応型は化学反応によって他の臭いに転化するものをいう．
- 吸着型：臭いを吸着して無臭化をはかるもので，主に活性炭を使用している．
- マスキング型：香料を用いて臭いを覆い隠す方法．ストーマ用品専用のマスキング型消臭剤は販売されていない．香水などを転用する場合があるが，時にかえって異様な臭いとなり，逆効果の場合もある．

ii) 使用方法による分類
- ストーマ袋に入れて消臭するもの：ストーマ袋内に直接入れて臭いを分解・反応または吸着させるもので，液状，スプレー状，粉状などがある．排泄処理をするたびに追加する．ストーマ袋には防臭性があるため，適切な使用を行っていれば特に使用する必要はないという考え方もあるが，ストーマ保有者が排泄物を処理する時の臭いが気になる場合や，便臭が強くなる食べ物を摂った時などに使用する．
- 脱臭フィルターをストーマ袋に装着するもの：ガスが多くストーマ袋が膨らんでしまう場合や，ガス抜きが頻回に行えない場合に使用する．脱臭フィルターはストーマ袋に内蔵されているものと，ストーマ袋の上方に 2 mm 程度の穴を開けてフィルターを貼り付けるものなどがある．フィルターの効果は臭気の強さによって左右される．効果が低下した場合は交換する必要がある．フィルターの効果は通常 1～2 日である．

また，フィルターには防水タイプとそうでないものがある．防水タイプでないものは，入浴時などにフィルターを濡らすとガス抜きや防臭効果が期待できなくなるため，必ず附属の箱の防水シールを貼る．交換型のフィルターの場合は入浴後に交換する必要がある．
- 噴霧して空気中の臭いを消すもの：排泄処理後，空気中に散布して使用する．
- シート状の消臭剤を装具の上に覆って使用するもの：主に活性炭が使用されている．ストーマ袋の上に置き，腹帯などで固定して使用し，ストーマ以外にも瘻孔や失禁などで臭いが気になる時にも使用される．

b）皮膚被膜剤

皮膚被膜剤とは，皮膚を薄膜状に被覆する薬剤[4]であり，皮膚の上に被膜を作り，外部の刺激から皮膚を保護し，刺激を軽減する目的で使用す

表 6-1-4　被膜剤（剥離刺激から皮膚を保護する）

成分	メーカー名	製品名
シリコーン	コロプラスト	ブラバ皮膚被膜剤
	コンバテック	シレッセ皮膚被膜剤
	イーキン	プロテクトバリアフィルム
アクリル	アルケア	リモイスコート
	スミスアンドネフュー	ノンアルコールスキンプレップ
	3M	キャビロン　非アルコール性皮膜
アクリル＋ウレタン＋水	ホリスター	保護膜パック
その他ポリマー＋アルコール	ソルブ（ソルツ）	ペリプレップ
	コンバテック	コンバケア　バリア
アルコール	ビーブラウン	ウロプレップ

表 6-1-5　粘着剥離剤（各メーカーによって成分が異なる）

成分	メーカー名	製品名
シリコーン	ホリスター	アダプト剥離剤
	コロプラスト	ブラバ粘着剥離剤
	コンバテック	ニルタック粘着剥離剤
シリコーン＋油	イーキン	リリーススプレーリムーバー
	3M	皮膚用リムーバー
油	ソルブ（ソルツ）	ワイプアウェイ
	ビーブラウン	リムーバーパッド
	アルケア	プロケアーリムーバー
油＋アルコール	スミスアンドネフュー	リムーブ
	コンバテック	コンバケアリムーバー

る。粘着テープを使用する際に被膜剤を予防的に使用することで，テープを剥がす時の物理的刺激から皮膚を守ることができる。しかし，皮膚被膜剤には通気性，吸水性がないので，皮膚保護剤を貼付する部分には使用しない。

　i）製品の形状

　スプレー式，スティック式，ワイプ式がある。スプレー式は皮膚に直接スプレーするため，手に触れずに広範囲に塗布することができる。ワイプ式，スティック式は1回ごとに使い捨てにすることができ，外出時など携帯に便利である。

　ii）使用方法

　清潔にした皮膚に塗布し，十分被膜剤が乾いたことを確認してから装具を装着する。

　被膜成分はシリコーンや，アクリルにアルコールを溶解しているものがある（表 6-1-4）。アルコール含有のものはアルコールにアレルギーがある患者や皮膚障害がある患者には，皮膚に痛みや刺激が伴うため使用を避ける。

c）粘着剥離剤，皮膚清拭剤

　i）粘着剥離剤

　粘着剥離剤とは粘着剤を皮膚から剥がす薬剤[4]である。成分はシリコーンや柑橘系油脂のもの，石油系溶剤にアルコールを含むものなどがあり，ワイプ式，スプレー式，滴下式がある（表 6-1-5）。油脂を含むものは，皮膚に残ると皮膚を刺激したり皮膚保護剤の粘着力を低下させることがあるため，使用後は必ず石けん洗浄する。また，アルコール含有のものは，皮膚障害がある場合は使用を避ける。

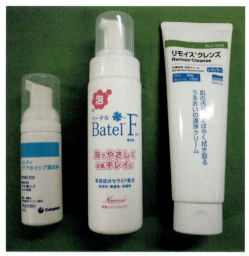

図 6-1-8　皮膚清拭剤
泡立てや水で洗い流す必要がない。

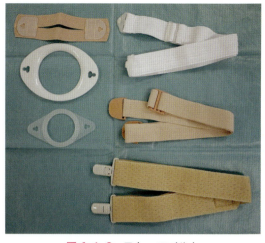

図 6-1-9　ストーマベルト
面板をストーマ周囲皮膚に密着させ，ストーマ装具の剥がれやずれを防止する。

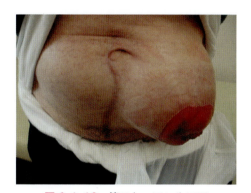

図 6-1-10　傍ストーマヘルニア

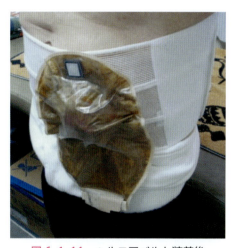

図 6-1-11　ヘルニアベルト装着後

ii) 皮膚清拭剤

　皮膚清拭剤とは皮膚を清拭する薬剤[4)]である。ストーマ周囲皮膚は排泄物の付着や，装具による粘着・剥離による刺激を受けているため，皮膚のpHに近い弱酸性で刺激の少ない清拭剤を用いるとよい。また，泡立てが不要で，水で洗い流す必要がない清拭剤もあるため，外出時や災害時など，水を多く使用できない時に便利である（図6-1-8）。

d) ストーマベルト

　ストーマベルトは面板をストーマ周囲皮膚に密着させ，ストーマ装具の剥がれやずれを防止する目的で使用する（図6-1-9）。

　陥没ストーマ，ストーマ周囲陥凹，ストーマ周囲に皺などがあり，装具の固定の強化をするときに用いる。また，スポーツをするときに装具が外れないという安心感のために使用することもある。幅は2〜3cmで長さは約60〜100cmと調節可能である。小児用装具に使用することができるストーマベルトもある。単品系装具でベルト連結部がない装具の場合は，固定リングを使用することでストーマベルトを使用することができる。ストーマベルトは異なるメーカーのベルトを使うこともできるが，ベルト連結部の構造が合わないこ

ともあり注意が必要である。

e）ヘルニアベルト

　ヘルニアベルトはヘルニアを改善させるものではなく，脆弱化した筋肉の代わりにストーマ周囲の腹壁を押さえ突出を防止するものである（図6-1-10，図6-1-11）。ヘルニアによって重苦しさなどがある場合に患者の安楽を目的として使用する。また，仕事などで腹圧がかかる場合は，ヘルニアの予防のために使用することもある。ヘルニアベルトは使用している装具のフランジ径とベルトの孔，患者の腹囲に合わせたサイズを選択する。使用時はきつく締めすぎないように注意する。きつく締めると，腸管が腹腔内へ移動するのを妨げ，血流障害を起こす危険性がある。そのため，装着する時は，仰臥位になりヘルニアが還納した状態で装着する。

[3〜5　山本亜由美]

第6章 ストーマ用品

2 ストーマ用品のかかえる問題点

1 製品の安全性

　ストーマ保有者とストーマ装具の接点は皮膚である。この interface（界面）に生じる様々な現象と問題点は恒久的な課題として扱われなければならない。

　皮膚保護剤による管理が主体となり，皮膚障害の発生が少なくなったとはいえ，皮膚保護剤も粘着性物質である。ストーマ周囲皮膚には"粘着性物質による装具の装着"，という概念が変わらない限り，多くの課題が残されている。粘着性物質の使用の特徴と問題点を列記する。

①ストーマ装具は皮膚に粘着するという物性により装着が成立する。
②一定の間隔で粘着性の物質を剥離する必要性がある。
③皮膚への粘着と剥離が同部位に繰り返し行われる。
④粘着と剥離という物理的管理が長期にわたる。

　長期的に粘着性物質により管理されるストーマ周囲皮膚は，生理的現象がストーマ装具（粘着部）に影響し変化をもたらす。

　この interact（相互に作用する）について，装具を使用するストーマ保有者の個別性も大きく，被着体としての皮膚の難しさがある。さらに，粘着面以外の部位もストーマ装具と皮膚が接触していることから，常に人間と人工物との human interface の観点に立って考えることが重要である。

　ストーマ用品の多くは，商品分類としては雑貨扱いである。しかし，その使途は医薬品に匹敵する安全性と役割を持つものである。これからのストーマ装具（用品）の開発には，human interface の観点と医工学，人間工学の科学的観点とが相互に関連しながら発展することが期待される。その牽引力となるのは，臨床においてストーマ保有者に密に接する医療者がその経験を科学的論拠のもとに発信することである。

2 価格

　一般的に製品の価格は，製造コスト，物流コスト，販売コストなどから構成されているが，ストーマ用品では，研究開発コストや対環境保全コスト，新製品だけではない製品サンプルの提供コストもその価格に反映されている。ストーマ装具は常に安全性，快適性を追求して製品開発が進んでいるが，それに伴い製品価格が上昇しているのが現実である。

　しかし，利便性は向上したがストーマ局所管理の実際とそぐわない現実もある。特に，尿路や回腸ストーマ装具は，皮膚障害など合併症改善の目的に使用する場合に膨大なコストを要する場合がある。

　製品は，皮膚障害のない，形状の良好な，排泄物の安定しているストーマを標準として開発するだけでなく，問題のあるストーマ管理にも適した性能と価格を備えたものであるべきと考える。

　ストーマ保有者に対してストーマ用品を選択し使用方法を指導する立場にある医療者は，中間ユーザーとして常に価格にも配慮し，製品価格にはサンプルとして提供される製品のコストも含まれていることを認識しておくべきである。

3 利便性

　ストーマ用品において，次々に提案される新製品，新機能は，ストーマ保有者が使用してこそ，その利便性や有用性が判断される。

　ストーマ袋カバーや防臭フィルター，一体型の閉鎖具などの利便性は，常に中間ユーザーにより評価され製品開発にフィードバックされるべきである。

4 商品名とパッケージ

　ストーマ用品は全般に，商品名が複雑である。外装箱のみ日本語表記で，単品になると英文のみという製品が多い。特にアクセサリーでは標記がアルファベットのみのものがある。そのことが，例えば，被膜剤と剝離剤の識別が難しいなどの問題点となっているため，文字を読まなくても識別できるパッケージの工夫が望まれる。

[作間久美]

第6章 ストーマ用品

3 ストーマ用品を用いた危険な自己管理

1 面板装着期間（不適切な交換間隔）

装具交換の目安は，本来，皮膚保護剤の耐久性に応じて決められる。しかし，ストーマ保有者の中には，自身の経験から，「排泄物がまだ漏れてこないので貼っている」「装具は排泄物が漏れてから交換する」ことが目安となり，装具交換の常識的な目安を超えて使用している場合がある。セルフケア指導時には，装具（面板）交換の目安の指標について説明するとともに，定期的なストーマ外来での装具交換間隔の評価を行うことが大切である。

2 ストーマ袋を洗う・中を拭くなどの行為

ストーマ装具の袋部分は排泄物をためる（貯留する）ことが目的であるが，特に消化管ストーマ保有者にとっては，排泄処理をするたびに，「袋の中が便で汚れている」「汚い」「臭いがするのではないか」との不安から，ストーマ袋を「きれいにしたい」「きれいにしよう」という行為に至る場合がある。排泄の度にストーマ袋内に水（または温湯）を入れて洗う，ストーマ袋の排出口からトイレットペーパーやティッシュペーパーを何かで（通常は割り箸など）押し込んで拭くなどの行為である。

本来ストーマ袋は使い捨て（disposable）製品である。しかし，使用者にそのことを伝えなければ再利用（reuse）する人もいるのは当然である。ストーマケアはそれまでに経験のない方法ゆえ，本来の方法と行わないほうがよい方法をきちんと説明しておくべきである。ストーマ袋内は，排泄物とともに溶解した皮膚保護剤が混在しているので，水や温湯を加えることにより皮膚保護剤の粘着性が増し，ストーマ袋内がくっつき排泄物がドレナージされなくなる。また，処理に多大な時間と労力をかければかけるほど，排泄物の臭いが拡散し衣類や毛髪などに付着し，排泄物臭の原因となる。ストーマケアに携わる者は，このことを認識して指導に当たるべきである。

3 ストーマ袋の再利用

かつては，病院でもストーマ袋を洗い，汚物処理室などで乾燥させて再利用していた時代がある。これは，ストーマ用品の価格が当時の物価に比して高価であったことに起因している。ストーマ用品の福祉施策による補助や価値観の変化，現在の幅広い価格帯などにより，ストーマ袋を洗って再利用する環境はすでにないと推察するが，誤った管理を回避するために，あえて"ストーマ袋は使い捨て製品で，洗って使用する物ではない"ことを説明しておくべきである。

[作間久美]

■ 文献／参考文献（❶～❸）

1) 日本ストーマ・排泄リハビリテーション学会編：ストーマ・排泄リハビリテーション学用語集　第3版, 金原出版, 24, 33, 38, 40, 46, 56, 58, 65頁, 2015
2) 吉川隆三：最近の皮膚保護剤について組成的分類表の作成. 日本ストーマ・排泄リハ会誌 23(2)：3-7, 2007
3) 大村裕子, 穴澤貞夫：皮膚管理状況から見た各種皮膚保護剤の特徴と問題点. 日本ストーマ会誌 5(1)：59-63, 1989
4) 日本ストーマ・排泄リハビリテーション学会編：ストーマ・排泄リハビリテーション学用語集　第3版, 金原出版, 25, 36, 40, 51, 56, 140, 142頁, 2015
5) 坂本理和子, 澤口裕二：ストーマ装具. ストーマリハ

ビリテーション講習会実行委員会編,ストーマリハビリテーション―実践と理論,金原出版,128-135頁,2006
6) 石川眞理子:小児のストーマケア.ストーマリハビリテーション講習会実行委員会編,ストーマリハビリテーション―実践と理論,金原出版,226-228頁,2006
7) 秋山結美子:ストーマ装具の種類・特徴と分類.穴澤貞夫,大村裕子編.ストーマ装具選択ガイドブック 適切な装具の使い方,金原出版,22-27頁,2012
8) 吉川隆三:皮膚保護剤の医工学.皮膚保護剤とストーマスキンケア―基礎と臨床のすべて―.田澤賢次監修,金原出版,17-23頁,1998
9) 安田智美,吉川隆三:皮膚保護剤と皮膚保護製品.ストーマリハビリテーション講習会実行委員会編,ストーマリハビリテーション―実践と理論,金原出版,136-141頁,2006
10) ストーマリハビリテーション講習会実行委員会編集:ストーマケア―基礎と実際 改訂第2版,金原出版,2001
11) ストーマリハビリテーション講習会実行委員会編:ストーマリハビリテーション―実践と理論,金原出版,2006
12) 伊藤美智子編:ストーマケア.学習研究社,2003
13) 髙口則子:ストーマ装具とアクセサリーの用途・特徴.臨床看護 臨時増刊号,へるす出版,2013
14) 日本ET/WOC協会編:ストーマケア エキスパートの実践と技術.照林社,2007
15) 田澤賢次監修:皮膚保護剤とストーマスキンケア―基礎と臨床のすべて―.金原出版,1998
16) 大村裕子編:カラー写真で見てわかるストーマケア.MCメディカ出版,2006

第7章

ストーマ周囲のスキンケア

第7章　ストーマ周囲のスキンケア

1　ストーマ周囲皮膚障害の原因と特徴

　ストーマの排泄管理は，ストーマ造設によって排泄コントロールができなくなった状態をストーマ皮膚に皮膚保護剤とストーマ袋を貼ることで，その袋の中に排泄物をためる自然排便法，自然排尿法により行われる。

　皮膚保護剤（面板）を貼付する皮膚はストーマ粘膜皮膚接合部よりおおよそ4 cm以内の10 cmの範囲を指し，これをストーマ皮膚と呼ぶこととする（図7-1-1）。

　皮膚保護剤は田澤らにより緩衝作用，静菌作用，吸水作用，粘着作用，保温作用などの薬理作用が明らかにされており，これらの作用によりストーマ皮膚への排泄・分泌物の皮膚接触を防止し，皮膚をできる限り生理的状態に保つことでストーマ装具による安定した排泄管理を可能にしている[1)~3)]。一方，長期間にわたり同一皮膚にストーマ装具を貼付し続け，たとえば72時間ごとに1回などとある一定の間隔で交換するために装着と剝離を繰り返すことから，ストーマ皮膚は様々な刺激を受けることになる。

　ストーマ皮膚障害の主な原因には化学刺激と物理刺激が挙げられる。化学刺激には排泄物，粘着成分などの一次刺激，アレルギー反応がある。また，ストーマ皮膚には粘着剤の剝離に伴う物理刺激，貼付中ストーマ皮膚にかかる応力，体動により皮膚保護剤辺縁にかかる物理刺激，圧迫に伴う物理刺激など様々な物理刺激がかかっている。この他，ストーマ皮膚障害にはデルマドローム，感染，放射線療法，化学療法，免疫力低下，ストーマ静脈瘤などがあるが，これらは皮膚保護剤の長期使用に伴う皮膚障害とは分けて考えなければならない（表7-1-1）[1)3)]。

　なお，本稿では皮膚保護剤と面板は同義に用いるが，基本的には全面皮膚保護剤の面板を前提に述べる。

［大村裕子］

■ 文 献
1) 田澤賢次，安田智美：皮膚保護剤の薬理作用．皮膚保護剤とストーマスキンケア，金原出版，51-62頁，1998
2) 穴澤貞夫：カラヤを越える親水性ポリマーを見いだし得るか？．日本ストーマ学会誌，5(1)：46-51，1989
3) 穴澤貞夫ほか：ストーマケアにおける皮膚保護剤の意義―皮膚管理の基礎的理解のために―．日本ストーマ会誌5(1)：3-9，1989

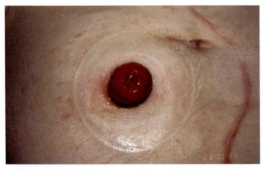

図7-1-1　ストーマ皮膚

表7-1-1　ストーマ皮膚障害の原因

1．皮膚保護剤長期使用に伴う皮膚障害
　1）化学刺激
　　排泄物，粘着剤による一次刺激，アレルギー反応
　2）物理刺激
　　剝離に伴う物理刺激
　　貼付中にかかる応力，体動に伴う物理刺激
　　圧迫に伴う物理刺激
2．皮膚保護剤使用以外が原因の皮膚障害
　1）デルマドローム
　2）感染
　3）放射線療法，化学療法，免疫力低下など
　4）ストーマ静脈瘤
　5）その他

第7章 ストーマ周囲のスキンケア

2 ストーマ皮膚の観察

皮膚障害の主な原因は接触皮膚炎によるものである。その原因はストーマ皮膚にとって刺激になるものが何かを見極めることで判断できる。ストーマ皮膚は受ける刺激が異なる3つの区分でみることが合目的である[1)2)]。

1 ストーマ皮膚変化の判定

皮膚保護剤を長期に使用することで起こる皮膚の変化はデルマドローム，化学療法，感染，ストーマ静脈瘤などのように，明らかに原因が異なる皮膚障害と同一の尺度で判定することは意味がなく，筆者はこれらの皮膚障害はストーマ関連合併症ととらえるべきと考えている。

皮膚保護剤の長期使用により生じる色素沈着，色素脱失などの色調の変化や皮野が破壊される平坦化，一方向化などを皮膚変化ととらえるか，非活動性の皮膚障害ととらえるかは議論のあるところである。医療者またはストーマ保有者がストーマ皮膚に炎症あるいは損傷などの活動性皮膚障害を認識して，それが治癒した結果として非活動性皮膚障害が残る場合がある。一方，活動性皮膚障害を認識することなく徐々に色調，皮野変化などの非活動性皮膚障害を確認することがあり，後者のほうが頻度は高い。ストーマ外来でストーマ皮膚の状態をフォローアップすることは限られており，そこからストーマ皮膚界面に起こったすべての事象を判定することは困難である。

大塚らは皮膚保護剤ならびに粘着性ストーマ袋の長期使用者27例を対象に，皮膚保護剤貼付部の組織学的変化と肉眼的変化，生理機能を比較検討した。肉眼的には変化なしが41％，色素沈着，色素脱失，発赤が58％にみられた。ストーマ装具使用例では組織学的には角層剥離，表皮の肥厚，メラニン量の増減，炎症性細胞浸潤がみられ，ストーマ袋直接使用では好酸球出現に相関がみられた。以上から皮膚保護剤長期使用例では肉眼的に皮膚変化のないものでも角層剥離，経皮水分喪失量が増加することからストーマ皮膚はバリア機能が低下し，潜在的に皮膚障害を起こす可能性があることが示唆されている[3)]。

また，皮膚保護剤による皮膚の管理成績は非粘着性装具，粘着性装具の単独使用などに比べ良く，皮膚管理に皮膚保護剤の使用は不可欠であることがわかっている。しかし，皮膚保護剤を使用しても色素変化，皮野の異常をはじめとする皮膚障害は80～90％と高率に発生し，皮膚保護剤を使用しても完璧な皮膚管理はできない，という皮膚保護剤による皮膚管理の限界もわかっている。

炎症を伴う皮膚障害は皮膚保護剤を使用し始めた初期の頃に多く，次第に慢性的な色素変化や皮野の異常などの変化が増加する。また皮膚保護剤の種類によって皮膚障害発生頻度は異なることなどが明らかにされている[1)2)4)5)]。

2 ストーマ皮膚の部位による判定

ここではストーマ皮膚を3つに区分する。A：近接部，B：粘着部，C：外周部である（図7-2-1）。

近接部は粘膜皮膚接合部からおよそ1 cmの範囲で排泄物や粘液による皮膚の変化を観察する。皮膚保護剤の皮膚保護作用は主に親水性ポリマーが担っており，特に近接部では吸水作用によって皮膚保護剤界面に膨潤，溶解，便付着と段階を踏んで皮膚刺激が高まっていく。したがって，皮膚保護剤界面で膨潤，溶解，便付着が起こっている

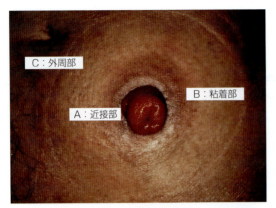

図7-2-1 ストーマ皮膚障害部位による判定

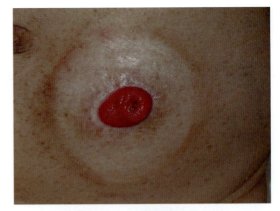

図7-2-2 左側結腸ストーマ
外周部円周状に色素沈着が見られる。

時に近接部にどのような皮膚の変化が起こっているかを観察することで，排泄物，粘液などの皮膚障害の有無を判断することができる。

近接部は，排泄物や粘液により皮膚保護剤が膨潤，溶解するために皮膚保護性が維持されにくい。また，皮膚保護剤の膨潤，溶解を最小限にするために，あるいはストーマ周囲皮膚にできた溝や皺を平らにして皮膚保護剤の密着性を高めるために，用手成形皮膚保護剤や練り状皮膚保護剤などを用いて近接部皮膚を保護するとことがあるため，皮膚保護剤粘着部とは異なる皮膚変化を呈する。

近接部を除く部位は粘着部と外周部に分けて観察する。面板の粘着面積は製品により異なるため範囲は面板の種類に応じて判断する。面板サイズと皮膚所見から粘着部と外周部の範囲を分けて観察する。

皮膚保護剤貼付中のストーマ皮膚は屈曲，進展，ひねりなどの体動により，不安定な形状となり，様々な応力を受けている。特に外周部の面板辺縁には体動に伴い物理刺激がかかりやすく，粘着部とは異なる皮膚所見を示すことが多い。また，皮膚保護剤の粘着成分が面板の範囲を越えて流れるフローにより皮膚障害を起こすことがあるが，このような刺激で起こる皮膚障害は細く円周状に皮膚の所見が現れやすい（図7-2-2）。

面板には皮膚保護剤の厚みが一定のタイプ，面板ストーマ孔から外周に向かって厚みが薄くなるテーパーエッジ，外周サージカルテープの3種類があり，それぞれにかかる物理刺激は異なるが，成分による刺激の違いもあるので注意が必要である。

近接部，外周部を除いた粘着部には皮膚保護剤以外の刺激は少なく，皮膚保護剤の皮膚への影響を端的に表している。皮膚保護剤は近接部，粘着部，外周部の皮膚保護性を総合的に評価することが重要である。

[大村裕子]

■ 文献

1) 大村裕子：皮膚保護剤使用例の皮膚管理状況．日本ストーマ学会誌 9(1)：29-37，1993
2) 大村裕子：皮膚保護剤粘着力測定法の開発および皮膚保護剤の粘着力が皮膚に与える影響に関する考察．東京オストミーセンター，2008
3) 大塚正彦ほか：皮膚保護剤ならびに粘着性装具使用者におけるストーマ周囲皮膚の組織学的検討．日本大腸肛門病会誌 50：423-428，1997
4) 大村裕子ほか：皮膚保護剤貼付部皮膚の生理機能に関する検討．日本ストーマ会誌 10(3)：71，1994
5) 大村裕子，穴澤貞夫：皮膚管理状況からみた各種皮膚保護剤の特徴と問題点．日本ストーマ会誌 5(1)：59-63，1989

第7章 ストーマ周囲のスキンケア

3 ストーマ皮膚の予防的スキンケア

　ストーマ皮膚の予防的スキンケアは，基本的には排泄ケアと同様に皮膚に排泄物をつけないこと，湿潤を避け清潔を保つことである。しかし，前述のようにストーマ皮膚を様々な皮膚刺激から守る皮膚保護剤には，皮膚保護性だけでなく皮膚障害性があることが予防的スキンケアを難しくしている。ストーマ皮膚障害の原因をいかに少なくするかは，皮膚保護剤の皮膚保護性が万能ではないことをよく理解したうえで，排泄物による皮膚障害の回避，物理刺激の回避または軽減，化学刺激を軽減させることに留意する(表7-3-1)。

表7-3-1　ストーマ皮膚の予防的スキンケア

1. 排泄物による皮膚障害の回避
2. 物理刺激の回避または軽減
3. 化学刺激の軽減

1 排泄物による皮膚障害の回避

　排泄物はストーマが造設される腸管によって，また，術後経過期間，個人差によって性状が異なる。排泄物が水様であるほど排泄物は消化酵素を含みアルカリ性で皮膚刺激性が強く，皮膚保護剤も膨潤，溶解しやすい。さらに，ストーマ状況が悪いと排泄物の近接部皮膚刺激を回避するのは難しい。

a) 近接部の皮膚保護剤の密着性を得る難しさ

　皮膚保護剤を用いる排泄管理において面板の密着性が確保されることとは，貼付面板の外にまで排泄物が漏れ出すことではない。厳密にはストーマ皮膚近接部が排泄物にさらされることなく，保護されていなければならない。しかし，皮膚保護剤の緩衝作用，吸水作用，静菌作用などの皮膚保護性を担う親水性ポリマーは基本的に溶ける性質である。そのため，面板ストーマ孔から皮膚保護剤近接部界面に排泄物や粘液が入り込み，皮膚保護剤は一定の水分を吸収すると近接部皮膚保護剤界面より膨潤または溶解していく。つまり，皮膚保護剤を貼付してから一定時間を超えると，近接部の皮膚保護剤が溶解して皮膚保護が図れなくなることは避けられない[1]。それが近接部皮膚保護の難しさであるが，皮膚保護剤が膨潤の段階での交換間隔を設定すること，ストーマ状況に応じて凸面型面板を用いて近接部の密着性を高めて皮膚保護をはかることで，ストーマ近接部の排泄物による皮膚刺激を回避することができる[2)3)]。

b) ストーマ条件による近接部皮膚保護の難しさ

　術前にストーマサイトマーキングを行い皺を避けてストーマを造設しても，深い皺，浅い皺はそれぞれ約3割に発生する[4]。仰臥位ではストーマ皮膚に一定の平面が得られても，体位を変えて，座位や前屈位をとると，ストーマが皺の中に埋もれたり，ストーマ皮膚に皺が発生したり，近接部の陥凹がみられるケースは少なくない。また，ストーマの高さ，正中創やストーマ創の治癒状況に伴うストーマ皮膚の凹凸，腹部の脂肪の増減に伴う腹部状況の変化などで様々なストーマ状況を呈する。
　体位を変えてもストーマ周囲に平面が得られるストーマばかりではないことから，どのようなストーマ状況にあっても近接部で面板が浮き上がらず，押さえが効いて，しっかり密着していることが必要である。密着が不十分であると近接部の皮膚保護剤は浮いた状態になり，皮膚保護剤の膨

潤，溶解が早まるだけでなく，皮膚と皮膚保護剤との界面に排泄物が潜り込みやすくなり，皮膚保護剤を装着して早い時期から近接部の皮膚保護は図れていないことになる．必要に応じて，凸面型面板の使用，用手成形皮膚保護剤による密着の強化が必要になる．

そのために装具選択にはストーマフィジカルアセスメントが重要である[5]．

c) 面板ストーマ孔の決め方について

ストーマ皮膚近接部は排泄物の性状，排泄物の量によって受ける刺激も異なってくる．イレオストミーから排泄される排泄物は水様性で皮膚刺激性が高く，近接部皮膚を皮膚保護剤で確実に覆って，保護を徹底する必要がある．ストーマの大きさ，形に合わせて面板ストーマ孔のタイプ（自由開孔か既成孔）を選択し，自由開孔ではストーマの形状に合わせてカットする．一方，左側コロストミーで術後時間が経過し，便の硬さが安定したケースでは面板ストーマ孔が大きめで厳密な意味で近接部皮膚を覆わなくても，近接部に皮膚障害を起こさないことは少なくない．面板ならびに面板ストーマ孔は近接部皮膚保護の観点から，密着性を確保するためには以下のように定める．

① 基本的には面板ストーマ孔の大きさは粘膜皮膚接合部よりやや大きめ（1〜2 mm程度）とする．特に水様排泄物が排泄されるストーマでは面板ストーマ孔は近接させる．
② 近接部皮膚が露出しないようにサイズを決める．術後にストーマサイズが変化し，排泄物が安定しない時期は自由開孔の面板を用いる．
③ 便が硬く，皮膚刺激性が少ないときは面板ストーマ孔は大きめにし，楕円形のストーマでも既成孔の面板を使用できる．
④ 正円形ストーマでは既成孔を使用する．正円形ストーマでもサイズが安定しないときはサイズに応じて，既成孔のサイズを決める．
⑤ 陥凹ストーマ，ストーマ皮膚に皺などがある場合は近接部への皮膚保護剤の密着を高めるため必要に応じて凸面型面板を選択することが必要である．面板ストーマ孔は大きめにする方が排泄物の潜り込みを少なくすることができる．サイズは陥凹，皺の程度により判断する．ただし，露出部皮膚には粉状または用手形成皮膚保護剤などを併用して皮膚保護をはかるようにする．

2 物理刺激の軽減

ストーマ皮膚は様々な物理刺激を受ける．装着中の貼付部皮膚が受ける応力，面板辺縁の体動による物理刺激，剝離に伴う物理刺激，面板と凸面型装具などの過剰な圧迫などの物理刺激を受けている．

a) 適切な装具交換間隔の設定

ストーマ装具による排泄管理の目標は，ストーマ保有者が期待する装具装着期間に排泄物が漏れることなく管理できることである．ストーマ保有者が日常生活を安心して送るために退院までには最低限，医療者として適切な装具交換の間隔を確立させなければならないことがケアの基本である．

皮膚保護剤の選択には皮膚保護剤の種類による耐久性だけでなく，退院後のストーマ保有者の生活から，ストーマ装具をどの程度の間隔で交換するか，考えることも重要である．

i）皮膚保護剤の耐久性と粘着力

使用する皮膚保護剤あるいは面板の種類によって耐久時間の目安がある．皮膚保護剤の耐久性は短期，中期，長期に分類されているが，メーカー各社はカタログに耐久時間を示し，その情報を提供している．この皮膚保護剤の耐久性は各メーカーがそれぞれに決めているもので，現時点ではメーカー横断的な取り決めがない．表7-3-2に各メーカーがカタログなどで提示している皮膚保護剤または面板の交換間隔を示した．これはあくまでも目安であり，実質的な交換間隔は先にも述べたように，皮膚保護剤近接部界面の膨潤，溶解，便付着の程度と排泄物による近接部皮膚刺激の有無により判断しなければならない．

皮膚保護剤耐久性時間の目安は，短期は2日未満（48時間未満），中期は2日以上4日未満，（48

表 7-3-2 皮膚保護剤の交換間隔

メーカー	製品名	吉川分類	システム分類	装着期間の目安
アルケア	セルケア	CPBHS 系	単品系閉鎖型	1日
	セルケア		それ以外	2～5日
	カラヤプラスト	KG 系		1日
	ユーケア	CKB 系	単品系閉鎖型	1日
	ユーケア		単品系開放型	2日
	ユーケア		二品系	3～5日
	プロケア	CKB 系	単品系閉鎖型	1日
	プロケア・バイオマックス		それ以外	3～5日
コロプラスト	センシュラダブルレイヤー皮膚保護剤	上の層 CBS 系		1～4日
	センシュラダブルレイヤー Xpro 皮膚保護剤	下の層 CPBS 系		4～7日
	ニュースイスロール ER	CPB/CPBS 系渦巻き型		1, 3, 4日
	ニュースイスロール	CPB/CPBS 系渦巻き型		2～4日
	ニュースイスロールクリア	CPS/CS/CB 系渦巻き型		3～5日
コンバテック	バリケア	CPB 系	二品系嵌合式	3～5日
	デュラヘーシブ	CPBS 系		4～6日
	バリケア	CPB 系	二品系粘着式	2～4日
	バリケア	CPB 系	単品系開放型	1～2日
	バリケア	CPB 系	単品系閉鎖型	1日
ダンサック	GX 親水性皮膚保護剤	CPB 系	単品系平面型	1～3日
			単品系凸面型	1～4日
			二品系平面型	1～4日
			二品系凸面型	1～4日
ホリスター	フォーマフレックス皮膚保護剤	CPBM 系		3～5日
	ソフトフレックス皮膚保護剤	CPBS 系		1～4日
	フレックスウエアー皮膚保護剤	CPBE 系		3～5日
	フレックステンド皮膚保護剤	CPBS 系		4～7日

表 7-3-3 皮膚保護剤耐久性

分類	交換日数	交換時間
短期	2日未満	48時間未満
中期	2日以上4日未満	48時間以上96時間未満
長期	4日以上	96時間以上

時間以上96時間未満），長期は4日以上（96時間以上）である（表 7-3-3）。

短期の中にはカラヤゴムや単品系閉鎖型のように粘着力が低い皮膚保護剤で，1日に数回交換しても皮膚への剥離刺激が少ないものもある。長期は7日耐久するものもあり耐久期間の幅が広い。中期，長期ともに単品系平面型，二品系平面型，単品系凸面型，二品系凸面型など面板形状の種類は豊富である。皮膚保護剤は一定の時間を経て，粘着力が増していくため，皮膚保護剤を頻繁に交換すると皮膚への剥離刺激を与え，表皮剥離を起こしてしまう。皮膚保護剤耐久性とそれぞれの粘着力は製品によっても異なり，また個人差もあるので，剥離時の粘着力を確認しながら使用するのが重要である[3]。

b) **皮膚保護剤の剥離と粘着力**

皮膚保護剤は，貼付した直後の皮膚への粘着力はさほど強くない。粘着成分は一定の時間を経て皮膚への粘着を強めていく性質を持っている。そのため，皮膚保護剤を貼るときには軽く圧をかけて，粘着を促進させると密着力が高まる。また，貼付後は，汗や皮脂の影響を受けて粘着力は徐々に低下するとされ，ある程度粘着力が落ちたところで，皮膚保護剤を交換する。それが皮膚保護剤としての耐久時間である[6]。

使用済みの皮膚保護剤の水分吸水量を，1年を

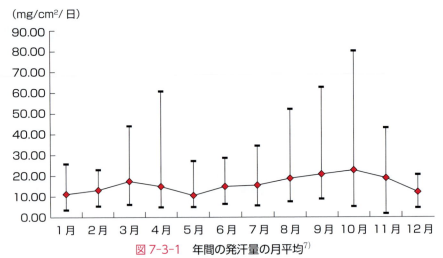

図 7-3-1　年間の発汗量の月平均[7]

皮膚保護剤の発汗吸収量は平均 16.3 mg/cm²/日。
72 例のストーマ患者より 144 個の皮膚保護剤の切片を採取。
〔第 24 回 JSSCR (2007)　皮膚保護剤貼付下の発汗量の検討，大村，沼田，穴澤ほか〕

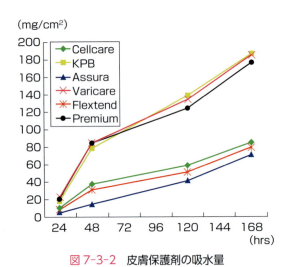

図 7-3-2　皮膚保護剤の吸水量

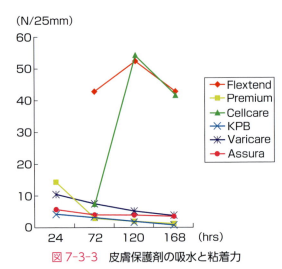

図 7-3-3　皮膚保護剤の吸水と粘着力

通して計測した結果を図 7-3-1 に示した[7]。季節による吸収量の違いはあるが，平均では 16.3 mg/cm²/日であることがわかっている。この数値をもとに皮膚保護剤に水分を吸収する装置を作り，複数の皮膚保護剤の吸水とそれに伴う剥離時の粘着力を測る実験を行った。

その結果，皮膚保護剤には時間の経過を追って吸水量を多く吸水する高吸水性皮膚保護剤のグループ (KPB 系と CPB 系 2 種) と，その増加が少ない低吸水性皮膚保護剤のグループ (CPBS 系 2 種，CPBHS 系 1 種) があることが判明した (図 7-3-2)。

高吸水性皮膚保護剤は吸水量の増加に伴って剥離時の粘着力が低下するので，剥離時の粘着力は強すぎない。これは臨床的にも経験することで，発汗による皮膚保護剤の吸水と剥離の低下が説明できる。一般的には吸水性の低い皮膚保護剤は粘着力が強く，耐久時間が長い。しかし，低吸水性の CPBS 系皮膚保護剤の中にも粘着力が一定以上強くならない皮膚保護剤，貼付後に他の皮膚保護剤で粘着力が増す時に同程度までには粘着力が強くならず，一定時間が経過して粘着力の強くなる

CPBHS系皮膚保護剤などがあり，皮膚保護剤剥離時の粘着力は単純ではないことがわかった（図7-3-3）。

以上のように皮膚保護剤の適切な交換間隔は各種皮膚保護剤の持つ粘着力の問題だけでなく，発汗量，皮脂分泌量など個人差もあることから様々な条件を加味して決める必要がある。

基本的には皮膚保護剤は適正に耐久させることで剥離しやすい状態で装具交換をするのが望ましい。しかし近接部皮膚保護が図れないために予定より早めに面板交換が必要なときには，界面作用型の剥離剤を利用することによって皮膚に与える物理刺激を軽減すべきである。また，入浴などで皮膚保護剤が短時間で発汗による吸水をすると剥離しやすくなり，物理刺激を軽減できる。これらができない場合は，ゆっくり時間をかけて愛護的に皮膚保護剤を剥離すると，ストーマ皮膚への物理刺激は軽減させることができる。

3 化学刺激の軽減

現在上市されている皮膚保護剤を用いてパッチテストを行っても，基礎的な皮膚疾患がない場合は陽性になることは非常に少ない[8]。皮膚保護剤が一次刺激の原因となりうるものは製品として継続供給されることはほとんどなく，皮膚保護剤としての皮膚保護性が認められているものが市場に出回っているといってもよいだろう。しかし，すべての皮膚保護剤にアレルギー反応を起こす可能性があることから，個々の患者にとって皮膚保護剤は過敏性の少ないものを選択することが基本である。冒頭に述べたように皮膚保護剤の長期使用に伴うストーマ皮膚の組織学的検討では皮膚保護剤使用例の多くに角層剥離が起こっている。これはバリア機能の低下を意味するものであることから，粘着力の強い皮膚保護剤の使用を可及的に避けること，界面作用型剥離剤の使用，適切なタイミングでの交換，愛護的な剥離により，物理刺激の軽減にも注意をすることが必要である。

a）装具交換時のスキンケア

装具を外して入浴できない場合でも，装具を剥がしてから石けんでストーマ皮膚の汚れを落とし，洗浄または清拭で清潔を保つ。左側結腸で排泄物の出る時間が予測できる場合は装具を外して，ストーマ周囲を石鹸とシャワーで洗浄する。入浴時にストーマ皮膚を柔らかいペーパータオルや布などで洗うと粘着剤が取れやすい。入浴，清拭の際に粘着剤を完全に取るために，あるいは皮膚の清潔にこだわりすぎて皮膚をゴシゴシこするようなスキンケアは皮膚角質層を損傷し，余計に皮膚のバリア機能を落とすことにもなりかねないので注意しなければならない。また，交換のタイミングが早く，粘着剤が残る場合には無理をして粘着剤をすべて取り除く必要はない。

ストーマ皮膚のケアが適切であれば，ストーマの管理的合併症の多くは防ぐことができる。外科的合併症があるために管理困難となり，管理的合併症に陥ることも少なくないが，ケアにあたる医療者が，日頃から十分なストーマ装具，皮膚保護剤の知識を持ち，適切なストーマフィジカルアセスメントによる個々の患者に適したストーマ装具を選択すること，継続的に排泄管理の評価を行っていくことなどが大切である。

［大村裕子］

■ 文献

1) 玉城洋子ほか：面板（皮膚保護材）交換時期判定のための便漏れ評価の検討（第2報）．日本ストーマ・排泄会誌，31（1）：83，2015
2) 大村裕子ほか：社会復帰におけるストーマ装具選択基準の一提案．日本ストーマ・排泄会誌 25（3）：133-145，2009
3) 大村裕子：ストーマ管理とストーマ装具．ストーマ装具選択ガイドブック―適切な装具の使い方―，金原出版，1-6頁，2012
4) 大村裕子ほか：クリーブランドクリニックのストーマサイトマーキングの妥当性．日本ストーマ会誌，14（2）：33-41，1998
5) 山田陽子ほか：適正な装具選択のためのストーマ・フィジカルアセスメントツール作成の試み．日本ストーマ排泄会誌25（3）：113-123，2009
6) 大村裕子ほか：皮膚保護剤の発汗吸水量と剥離時の粘

着力の関係.日本ストーマ・排泄会誌,29(1):74,2013
7) 大村裕子,沼田　悟,穴澤貞夫ほか:皮膚保護剤貼付下の発汗量の検討.日本ストーマ・排泄会誌,23(1):60,2007
8) 水島史乃ほか:パッチテストの有用性に関する検討.日本ストーマリハビリテーション会誌,12(3):69,1996

第 8 章

ストーマ造設術の術前管理

第8章 ストーマ造設術の術前管理

1 ストーマ造設術の術前

1 術前のストーマリハビリテーション

患者のストーマの受容にとって，術前ケアは重要な位置を占めている。ほかの手術と違い，「ストーマ造設術」によって排泄経路が変更されるため，ボディイメージの変化や日常生活に影響をもたらす。どのような排泄経路になるかは予定術式から予測できるので，術前から「退院後のストーマを保有して生活する自分」をイメージできるように支援し，安心して手術に臨めるようにすることが術前ケアの目標である。

そのために，ストーマ造設の必要性を理解するためのインフォームドコンセント，ストーマ保有後の生活をイメージするためのストーマの術前オリエンテーション，管理しやすいストーマを造設するためのストーマサイト マーキング，合併症予防のための術前処置を行う。

a）ストーマオリエンテーションの時期

最近は入院期間の短縮化のため，手術の1～2日前に入院することが多く，入院後の術前ケアの時間は十分に取れなくなっている。そのため，病名告知とストーマ造設告知を受けた直後に，外来でストーマオリエンテーションを実施することが多くなっている。

ストーマ造設の必要な疾患は悪性疾患であることが多いため，病名告知だけでも患者は精神的ショックを受けることが多い。30分以上かかるストーマオリエンテーションは心理状態を考慮して，日程や時間を調整することが必要である。心理状態を配慮せず話を進めると，オリエンテーションを拒否されたり，入院後にその内容を覚えていなかったりすることもある。

ストーマ造設については容易に受け入れられない手術であることは理解できる。拒否される思いをわかった上で，ストーマのパンフレットを渡して部分的に短時間で説明しておき，次回はじっくり時間をとるよう約束するなどのアプローチが必要である。

b）ストーマオリエンテーション前に確認すること

ストーマオリエンテーションの前に，病名，選択可能な術式，ストーマ造設の可能性について，どのように医師より説明されているかを確認する。特にストーマ造設に使用する腸管，予定位置などの確認が重要である。十分なインフォームドコンセントができていればよいが，選択する術式の説明だけになっている施設も少なくない。その場合はストーマオリエンテーションをしながら，本人の理解を促したり，誤解している点を訂正することも必要である。例えば，直腸癌で永久的な結腸ストーマの造設の可能性がある場合，ときに「最悪の場合は永久的ストーマになります」と医師から説明されると，「最悪＝ストーマ」というイメージを持ってしまうことがある。

c）ストーマオリエンテーションの場所

ストーマ造設は排泄にかかわる手術なので，プライバシーの保持には十分注意する。また，ナースステーションのような周囲が騒がしい場所や看護師が途中で何度も呼び出される状況では落ち着いて話ができないので，静かな個室を選ぶ。場合によっては，ゆったりとリラックスできるような音楽を流してもよいかもしれない。呼び出し用の院内携帯電話をナースステーションに預けたり，オリエンテーション中に中座しないように周りの

スタッフに協力を求めておいたりするのもよい。
　また，患者は緊張しているので，机の正面に座らずに斜めに位置するように机と椅子を配置する[1]。

d）参加者

　術式の説明には配偶者や家族が外来に同行しているので，引き続きオリエンテーションをするのが望ましい。オリエンテーション時のキーパーソンとは，医師からの説明の内容を把握してもらい，本人を精神的にサポートしうる人物を指す。ストーマケアのことを一緒に考えてくれる人がいることで，患者は精神的な安寧を得られる。また，ストーマオリエンテーションでは短時間で様々な内容を話すため，一度にすべて覚えて理解してもらうことは困難である。キーパーソンに同席してもらうのは，患者が帰宅してから「お風呂にはいれるんだったかな？」などの疑問や不安に，助言してもらうためでもある。様々な家族背景があり，術後のケアを手伝うことができないために「私はケアできませんから」と同席を拒否される場合もある。その場合は，ケアをしてもらうために同席を依頼しているのではないことを説明する。

e）準備物品

　ストーマについて具体的なイメージを持ってもらうために，視聴覚教材を使用するのも良い。また施設によっては，シリコン製や粘土製のストーマのモデルやパンフレット，ビデオなどが使用されている。オリエンテーション内容を網羅したパンフレットは後から読み返すことができるため，口頭で説明されただけでは十分に理解はできないことも，確認したり理解を深めたりすることができる。退院までの予定や身体障害者手帳の申請場所など，施設や地域の現状に沿ったものを盛り込むとわかりやすい（図8-1-1）。
　ストーマモデルには，ストーマの位置や形状がイメージしやすいよう腹壁に貼りつくものや手作りのものある（図8-1-2）。ビデオや写真などで実際のストーマの写真を使う場合は，人によって「気持ち悪い」とマイナスイメージを持つことがあ

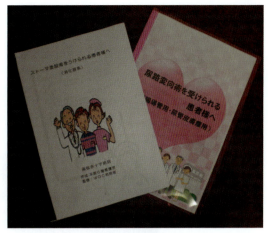

図8-1-1　ストーマパンフレット

るので慎重に行う。実際のストーマケアをひととおり行うためのストーマ装具やハサミなども必要である。

f）注意点

i）一度にすべてを説明しようとしない

　ストーマオリエンテーションに長時間かかると疲労するため，一度に全項目を説明しようとせず，患者の表情を見て「次の項目ですが，よろしいですか？」と聴きながら進める。また，患者はすべて覚えられないと焦ってしまうこともあるので，覚えようとしなくてもいいこと，イメージをつかめればよいことを話す。

ii）ポイントを押さえて説明する

　ひととおり説明するとしても，同じような調子で説明するのではなく，患者が最も気にしていることや押さえておくべきことは強調して説明する。ストーマは「人工的な肛門・膀胱でなく自分の腸・尿管で造られること」「排泄のコントロールが失われること」，「ストーマ装具は臭ったり漏れたりしないようにすること」が重要なポイントで，それに関する項目を具体的に説明する。例えばストーマ装具についても，単に「この袋は臭い漏れはありません」というだけでなく，「1枚に見えるフィルムですが，数枚貼り合わせて造られているので，排泄物が中に入っていても臭いません」や「排泄物を出す時は今までと同じように臭います

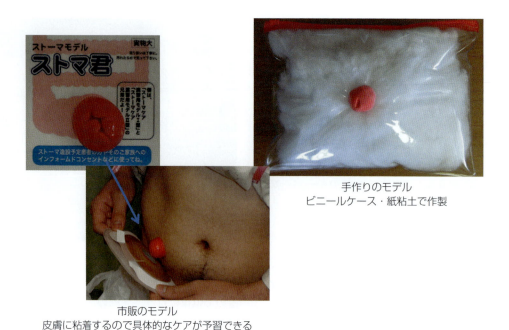

手作りのモデル
ビニールケース・紙粘土で作製

市販のモデル
皮膚に粘着するので具体的なケアが予習できる

図 8-1-2　ストーマモデル

が，袋を閉じてしまえば，近くに人がいてもわかりません」などと，具体的に根拠を挙げて話す。

iii) 緊急時やオリエンテーションを拒否する場合

腸穿孔や切迫腸管破裂など緊急で重篤な場合には，術前オリエンテーションが十分されないままストーマ造設の告知がされ，患者は不安になる。また，何度アプローチしても「聞きたくない」「手術後でいいから」などとストーマのオリエンテーションを拒否される場合もある。その場合，「ストーマを造設しても臭わないこと」「入浴や仕事，旅行もできること」「ストーマケアは自分でできるようになること」「日常生活に戻れるように，ストーマケアについて私たち医療者が退院後も支援すること」といった最小限のことだけでも口頭で話す。

2　術前の一般的処置

ストーマ造設の準備と並行して，術前の一般的な準備を行う。主として，手術部感染の防止としての腸管の清浄化，剃毛などである。施設によってはクリニカルパスを作成しているところもある。

a) 術前腸管処置

術野や手術室の汚染を防ぐために，腸管を空虚にして不意な排泄をしないよう，腸管処置を行う。施設によって下剤や浣腸の有無，処置方法は異なるが，クエン酸マグネシウム（マグコロール）やポリエチレングリコール（ニフレック）などの機械的腸管洗浄法が多いようである[2]。

これらは前日に飲用すると頻回に便意が起こる。麻酔医や手術室看護師の問診や訪問，ストーマサイトマーキングを行う時には，便意への配慮をする必要がある。

b) 除毛

以前は前日にカミソリを使って行っていたが，カミソリでは皮膚に細かい傷を作り，その部分に細菌が付着して時間とともに増殖して手術部位感染症（SSI）のリスクとなるので，行われなくなった。CDCガイドライン[3]では，脱毛剤でも過敏症を引き起こすことがあるため，「手術部位や周辺の体毛が手術の支障となる場合を除いて，術前除

毛を行わない。除毛する場合はカミソリや脱毛剤ではなく，電気バリカンを用いて手術直前に除毛すべきである」と勧告してる。実際には，手術当日の朝や手術室搬入直前に病棟で行うことになり，看護体制によっては慌ただしくケアを行うことになる。時間に余裕をもって対応するべきである。

3 術前のオリエンテーション

患者がストーマを持って生活するイメージができるように，今までの生活状況を聞きながら，具体的な日常生活の変化を説明する。術前オリエンテーションをしながら，患者の理解力や手先の機能の確認，家族との関係や支援がどれくらい得られるのかの情報も収集する。

a) 導入

「ストーマのオリエンテーションをします」といってもまだストーマケアがどんなものかわからず，ストーマ造設を納得しているわけでもないので，「ストーマのことを話す看護師」に対して緊張したり拒否的な態度を示されることもある。

導入では緊張をやわらげ，ストーマ造設後も一緒に考え，寄り添っていくことを態度で示す。また，消化管ストーマの場合，「ストーマ造設の可能性が20％くらい」として説明されている場合は，患者はストーマ造設にならないように願っているため，「ストーマに<u>なったとしたら</u>」「ストーマに<u>なっても</u>」というように断定的な言葉を使わずに説明するほうがよい。

自己紹介のあと，ストーマ造設の医師から説明されてショックを受けたであろうということに共感的態度で接する。ストーマに対して持っているイメージや知識を確認するため，今までストーマについて聞いたことがあるか，近くにストーマ保有者がいたかどうかを聞く。このときに，「近所にストーマの人がいて，家に引きこもっていた」「知り合いにストーマの人がいたけど，普通に会社で働いていた」などと，過去の経験によってストーマに対するイメージは大きく異なる。特に拒否的な場合は，過去の経験の中のストーマ保有者にマイナスイメージをもっていることがある。そのようなときは「今はストーマの袋が良くなっているので，普通に生活することができますよ」など，マイナスイメージとなっているポイントをプラスに変換するように説明する。

b) ストーマについて

医師から術式について説明されているが，再度，実際の身体的変化や看護師がケアにどうかかわるかをポイントに説明する。

i) 赤い色の腸・尿管

腸管を利用するストーマは赤い色をしているが，濡れている赤い色の組織は，一般には「傷口」でしか見たことはない。そのため，「ストーマは痛くないか？ バイ菌が入って膿んだりしないか？ 乾燥するのか？」などと，傷口であると認識した質問が多く聞かれる。赤い色は口腔内の粘膜と同じ色であり傷口ではないことを説明する。腸は触ってもわからないくらいなので痛みはないこと，便が通っている腸管がストーマとして造設されているので便が付いたからといって化膿しないこと，口内と同じように粘液が分泌されているので乾かないこと，など対象者の理解状況に応じて具体的に説明する。

ii) 排泄物の性状

「回腸ストーマは水様便です」だけでなく，腸の位置と便の性状について説明する。具体的には「回腸ストーマなので，水っぽい便がでるのが通常です。下痢をしたときのような便ですが，異常ではありません。個人差はありますが，食後にたくさんでることが多いので，排泄物の処理回数がおよそ食後，就寝時，起床後の5回くらいです」と説明する。

S状結腸ストーマの場合は，術後は抗生物質や下剤の使用により軟便に傾きがちだが，化学療法がなく日常生活に戻ると，しだいに手術前の便の性状になってくることを説明する。

尿の場合は，10秒～30秒に1回くらい流れ出ること，1日の尿量は術前と変わらないことを説明する。ストーマ装具の容量は膀胱容量よりも大

きいので術前の排尿回数と変わらないこと，尿意を感じないので夜間は大きな蓄尿袋につなぐ必要があること，装具貼付のタイミングをはかる必要があることなど，具体的なケア方法について話しをする．

iii) 基本的なストーマケアについて

実際のストーマ装具を使って，ストーマ装具交換と排泄物の処理方法のデモンストレーションを行う．ストーマ装具の除去，周囲の洗浄，貼付など実際のケア方法について，モデルを使って行う．「石鹸で洗ってもいいんですか？ お風呂のお湯がかかっても大丈夫ですか？」という質問が多くあるので，今までも陰部は石鹸で洗っていたこと，腸は便が通る所なので石鹸や微温湯がついてもなんら問題ないことを説明する．排泄物の処理方法も，ストーマ装具の排泄口の取り扱い方法，処理の場所，体位について説明する．

退院したら自宅のどの場所でどのようにストーマ装具交換をするかを確認しながらデモンストレーションすると，どのくらいイメージできているかがわかる．

iv) 日常生活について

ストーマを造設すると，日常生活が著しく制限されるのではないかと思っている人が多いため，どのような日常生活になるのかを，その人の生活状況を聞きながら説明する．

ⓐ入浴

入浴するとストーマの袋から排泄物が漏れるのではないか，ストーマから湯が入り化膿するのではないか，という質問は多い．湯船につかっても，ストーマ袋は防水になっているので容易には漏れないことを説明する．消化管ストーマの場合は，湯船のお湯よりも腸管内の細菌のほうが多いので，湯がストーマに入ってもなんら問題がないこと，便が出ない時間帯ならストーマ装具をはずして湯船につかれることも説明する．尿路ストーマの場合は，尿路感染予防のために，ストーマ装具をつけて入浴することを話す．

人によっては，温泉巡りやサウナが好きなこともあるので，他の人に気づかれずに温泉やサウナに入る工夫など，心配に思っていることを聞いて具体的に対策を説明する．

ⓑ食事

食事制限があるのではないかと思っている人が多いため，基本的に食事制限はないことを説明する．S状結腸ストーマは消化・吸収には関連しないので，今までの食事でよいこと，尿路ストーマも同様に食事制限はなく正常な尿量が維持できるように水分をとること，を説明する．

ⓒ仕事・活動

仕事や外出時の排泄物の処理やストーマ装具の不意な漏れへの対応，ストーマ装具が目立つのではないか，排ガスの音などで人に気づかれないかなどストーマ保有者は多くの不安を持っている．そのため，ストーマ装具から排泄物が漏れないようにケア方法をしっかり覚えてから退院することを目指すよう話し，不意な漏れの場合はどこで交換できるかを一緒に考える．また，ストーマ装具は防臭性が高いので，排泄物がストーマ袋に入っていても臭わないことを改めて強調して説明する．

自分一人がストーマ保有者ではないかという孤立感もあるので，「当院では年間○○件の手術をしていますが，外来の待合室でストーマの人がいるのに気づきましたか？ 気づきませんよね」などと具体的な手術件数を話し，「他の人からストーマ保有者とは気がつかれない」ことを説明する．実際のどのような仕事や活動をしているかを聞きながら，支障となりそうなことに対して，対処方法を説明する．

ⓓ性機能について

膀胱全摘術の場合，男性では性機能障害を起こす．また，ストーマがあることで性生活に支障をきたすこともある．患者から看護師には言い出しにくいので，術後，性機能障害があれば看護師に相談してもよいこと，性機能障害の専門外来を紹介できることを伝えておく．

4 術前の説明と同意

ストーマ造設術に限らず，治療法を選択する場合には，患者が自己決定できるよう，その意思決定を促すための支援が必要である．

表 8-1-1 オタワの個人意思決定ガイドの 4 ステップ

ステップ	内容
1. 意思決定を明確にする	何を，なぜ，いつ決定しなくてはならないか どのくらい進んでいるか
2. 意思決定を探る	どのような選択肢があるのか，それらについて何を知っているのか（知識） それぞれのメリットとデメリットは何か，どのくらいの重要度を持っているか（価値・確実性） それらをふまえ，どの選択肢を好むか サポートについて，誰が関係しているか，圧力をかける人はいるか，意思決定は自分自身ですか，共同意思決定するか，誰かにきめてもらうか
3. 自分の意思決定のニーズ（準備状態）を見極める	2. のステップをふまえて 知識：それぞれのメリット，デメリットを知っているか 価値：自分にとって何が重要か サポート：他の人からの十分な手助けを受けているか 確実性：何が最善の選択なのか，自信があるか
4. ニーズを元に次のステップを計画する	意思決定を難しくしていることは何か，それに対して試してみたいことや助けとなることは何かを知識，価値，サポート，確実性の 4 つの側面から検討する

文献 5) より引用

インフォームドコンセントについて，日常診療における「説明と同意」は医師の患者に対する説明と，患者がその説明を理解・納得したうえで患者が同意すること，と日本医師会は定義している[4]。インフォームドコンセントでの支援は，患者が疾患と選択できる治療法，選択肢のメリット・デメリットを理解して，治療方法に同意できるようにすることである。医学的知識の少ない患者に対して，ストーマの術前オリエンテーションを行うことは情報提供にもなるとともに意思決定を支援することにつながる。また，ストーマ造設をしなければどうなるのかについても情報提供する必要がある。

消化管ストーマの場合，病状的にストーマ造設以外の選択肢はないが，尿路ストーマの場合，後述するように膀胱全摘の尿路変更にはストーマ造設か自排尿型尿路変更を選択することができる。

それぞれの選択肢について医学的な情報を伝えることはできるが，患者にとって実際にどちらの選択がより生活の質を落とさないのかは不確実なことなので悩むことになる。医師からの説明だけでなく，理解を促すためにわかりやすい言葉での補足説明や，疑問に思ったことを医師に表出できるように支援することが必要である。患者が 1 人でストーマ造設を受けるか尿路変更を選択するかを決定するのではなく，家族も含め情報提供や術後の支援体制を整えることが意思決定を支援する。患者の意思決定を支援するツールのなかで，オタワ個人意思決定ガイド[5]（表 8-1-1）は，健康問題について難しい選択を迫られている人に使うことができる。個人が自分自身のニーズを確かめ，次のステップを自分で計画し，意思決定にかかわる他の人たちに自分の考えを伝えるもので，患者がどの段階にいて，どのような情報を医療職に求めているかを考えるためにも役立つ。

5 消化管ストーマの術前管理と特徴

a) 術前オリエンテーションの時期

消化管ストーマには永久的なストーマ造設だけでなく，超低位前方切除時の吻合部の保護を目的とした回腸ストーマ造設など一時的なストーマ造設もある。また，術前に一時的か，あるいは永久的なストーマの可能性が告知されていることもある。その場合は，便の性状や排泄のしかた，ストーマ装具が違うので，一時的な回腸ストーマと永久的な S 状結腸ストーマの説明を行う必要がある。

また，前述したように腸管穿孔などの緊急時や手術中の判断でストーマが造設されるため，術前

表 8-1-2　尿路変向の違い

	尿管皮膚瘻	回腸導管	自排尿型
手術侵襲	小さい	やや大きい	大きい
ストーマ	小さい カテーテルが留置されることがある	比較的大きい カテーテルはない	無
ストーマ装具	必要	必要	不要
ケア方法	装具交換が必要	装具交換が必要	腹圧排尿が必要
欠点	装具から漏れることがある	装具から漏れることがある	尿失禁や尿閉をきたすことがある

オリエンテーションの時間が取れないこともある。

b) オリエンテーション内容の特徴

消化管ストーマの場合は，不快な便臭を伴うことから，「臭気」に対する不安が大きいので，防臭についてていねいに説明する必要がある。また，職場環境が静かであったり，隣りの人との距離が近い位置で仕事している場合に，便やガスの排泄時の音への不安を訴えることがあるので，対策を説明しておきたい。

「便＝不潔」というイメージから，食品を扱う仕事の場合は仕事を継続できるかという不安の訴えもある。職場での排泄物の処理方法を工夫することで解決に導くことができる。

6　尿路ストーマの術前管理と特徴

a) 術前オリエンテーションの時期

浸潤性の膀胱癌の場合は比較的早期に膀胱全摘術の決定がなされる。一方，上皮内癌の場合は，それまでに何度も膀胱内注入療法や経尿道的膀胱腫瘍摘出術 (transurethral resection of bladder tumor：TUR-Bt) を受けているために，「いずれは膀胱全摘になるかもしれない」という心理的な準備期間がある。そのため，術前のオリエンテーションは，膀胱全摘を決定する最終の TUR-Bt での入院中に実施することができる。オリエンテーションを受けていったん退院することがあれば，自宅で過ごしながら考えることができる。

b) オリエンテーション内容の特徴

尿路変向術には尿路ストーマ造設（尿管皮膚瘻・回腸導管）と自排尿型代用膀胱（新膀胱）がある（表 8-1-2）。どちらも利点・欠点があり，どの術式を選択するのかを患者は悩むので，以下の特徴を適切に伝える必要がある。

i) 尿管皮膚瘻のケア上の特徴
- 手術侵襲が小さいので，比較的高齢者に選択されることが多い。
- ストーマが小さく平坦で，見えにくい。
- 術後合併症としてストーマ狭窄を起こす可能性がある。
- カテーテルを留置する場合はカテーテル操作が必要になる。
- ストーマ装具を装着し，定期的な交換が必要。
- ストーマ装具代がかかる。
- ストーマ装具から漏れる可能性がある。

ii) 回腸導管のケア上の特徴
- 手術侵襲がやや大きい。
- ストーマは 1.5 cm 大で尿管皮膚瘻よりも大きく見やすい。
- 術後合併症として，傍ストーマヘルニアなどを起こす可能性がある。
- 導管内にある程度の尿がたまってから排出するので尿流出の間隔があるために装具貼付のタイミングがとりやすい。
- ストーマ装具については尿管皮膚瘻と同様。

iii) 自排尿型代用膀胱のケア上の特徴
- 手術侵襲が大きい，下部尿路が代用膀胱として使えないと選択できない。
- 腸管からの尿の再吸収により代謝性アシドーシスや代用膀胱内結石を起こす可能性がある。
- 尿意がないので定期的または腹満感を感じた時に腹圧をかけて排尿する（術前の自然の排

尿ではない)。
・腹圧をかけて排尿できなければカテーテルを使って自己導尿が必要な場合がある。
・腸管を利用するため,腸粘液が混入するので膀胱洗浄が必要な場合がある。
・術直後には代用膀胱の容量が小さいので尿失禁になる可能性がある。
・ストーマ装具は必要ない。

[山本由利子]

■ 文献／参考文献
1) 松浦信子：術前教育の実際①患者の心理と実施のタイミング．ストーマケア実践ガイド,学研,22-30頁,2013
2) 日本ストーマリハビリテーション学会ほか編・術前ケア．消化管ストーマ造設の手引き,文光堂,25-28頁,2014
3) 小林寛伊ほか：手術部位感染予防のためのガイドライン1999．日本手術医学会雑誌20(2):209-213,1999
4) 川崎優子：患者が納得して医療をうけるためのコミュニケーション．系統看護学講座別巻緩和ケア,医学書院,54-58頁,2015
5) 山内桂子：療養の場の意思決定支援とは．がん患者へのシームレスな療養支援,医学書院,16-25頁,2015
● 佐藤理子：術前ケア．ストーマリハビリテーション講習会実行委員会編,ストーマリハビリテーション—実践と理論,金原出版,161-166頁,2006
● 宮島直人：尿路変更術．泌尿器ケア19(6):589-593,2014
● 細川三規子：尿路変更術の術前ケア．泌尿器ケア19(8):769-777,2014

第8章 ストーマ造設術の術前管理

2 小児のストーマ造設術の術前管理と特徴

1 小児期のストーマ造設時期

小児の場合，胎生期からの消化管や尿路の形成不全に伴う疾患が多いために，出生前診断により胎生期から治療が開始されることがあるが，消化管ストーマの造設は出生直後に確定診断がされて出生1〜2日目に行われることが多い。直腸肛門奇形（鎖肛）においては中間位および高位鎖肛に対してストーマ造設が行われる。出生後まもなく手術する理由には，結腸穿孔や腹部膨満による呼吸抑制や尿路との交通のために感染が起きるからである。特に鎖肛は尿生殖洞の奇形や水腎症，心奇形の合併もあることが多いため，緊急手術になる場合の全身管理をするためにもそれらの合併症の術前診断は不可欠である。

また，近年は低出生体重児の出生数が増加傾向にあり，腸管機能の未熟性から胎便イレウスなどにより消化管穿孔や壊死性腸炎も発生しやすい時期である。このような場合にも未熟児に対して緊急でストーマ造設が行われる。

さらに，ヒルシュスプルング病ではS状結腸より口側の長域無神経節症（long segment aganglionosis）以上の病型や腸炎を反復する場合に，乳児期にまで経過を見て一時的ストーマが造設される。

炎症性腸疾患の低年齢化が報告されて久しい。学童期に内科的治療を受けた後に思春期に回腸ストーマが造設される場合も少なくない。

一方で，尿路における先天性の器質的障害がある場合には，初期には腎瘻や膀胱瘻などのカテーテルが留置されることが多い。それらは乳児期に手術される場合が多い。また，総排泄腔外反症などの鎖肛も伴うような尿生殖洞の高度の奇形がある場合には，外性器の形成が難しいことから，幼児期以降に尿路再建術が検討される。

このように小児期のストーマ造設は，新生児期に緊急に造設する場合と乳幼児期まで時期を待って手術される場合，内科的治療の後に思春期に造設される場合などがある。

2 小児の家族を対象とした術前ケア

前記のごとく，小児ではストーマ造設を要する疾患・病態が多様であるために，小児期の各発達段階で手術することがある。しかし，先天性奇形に起因する疾患が多いため，ストーマ造設術を受ける時期は新生児期と乳児期がそのほとんどである。よって，ここでは新生児期に焦点を当て，術前ケアについて述べる。

a) 胎児診断により先天性疾患が告知される時期における術前ケア

先天性疾患では胎児診断により妊娠期からある程度の病態がわかるようになった。この時期は産科による母体ケアを受けているので，この時期の母親へのケアは他稿を参照されたい。当然ながらインフォームドコンセント（以下，IC）がどのようになされ，どのようなケアを受けたかにより，これから出生する子どもに対する親・家族の気持ちは影響を受ける。子どもは出生直後からNICUに入り集中ケアを受けること，今後どのような治療を受けるのかを，親の思いに添いながら話をする必要がある。出生の喜びと子どもが先天性の病気であることを同時に受け入れるのは容易なことではないが，予期的悲嘆の時期があることで，親の気持ちは完全なショックの状態から変化している

可能性はある。しかし，それには母親をサポートできる父親の存在や家族の支援が不可欠である。

b) 出生直後に確定診断および緊急手術となる時期の術前ケア

　出産直後の母親は，子どもの顔を見るや否や引き離されたり，ICUにいる子どもの様子をうかがうことさえ難しい状況になっていることが多い。何らかの問題がある子どもとわかると，医療者は母親と子どもを別室で観ることに違和感はない。しかし，母親からは「ちゃんと子どもの出生を祝ってもらえる言葉や子どものことを伝えてくれる人にいて欲しかった」という話を聞く。緊急手術を受ける子どもの治療に対応している間に，親への言葉かけが不足してしまうことは考えられる。このような母親の周産期および子どもの周術期において，子どもと母親を別々の担当者が受け持ち，カウンセリングを含めた精神的なケアを行うのが不可欠となっている。病院によっては新生児室にリエゾンナースや臨床心理士を配置していることもあるようだが，子どもの治療経過を理解してケアに当たる看護師からの精神的支援が大切であることを忘れてはならない。

　先天性疾患の場合において医療者がこの時期に発する言葉としては，「この病気はお母さんのせいではないです」ということを明確に伝えることだと言われている。そして，父親には母親をサポートする具体的な方法を話し，毎日気持ちを聞く時間を持つなど，家族が危機状態にあるときの対応をする必要がある。つまり，出生直後の子どもの緊急手術は家族にとって危機的状況であるために，その状況を把握して適切な対応が必要である。危機的状況の理解に関しては他稿を参照されたい。

3　小児の術前ストーマオリエンテーションの特徴と内容

a) 術前ICにおけるアセスメントと医師との調整

　緊急手術は救命であり，腸管や全身の安全を守るためにストーマ造設が必要であることを，親や家族に対して術前に説明する必要がある。この際，医師からの説明は緊急手術の準備などにより十分な時間が持てないことも多い。医師からのICの際には，必ず担当看護師は同席し，その説明に対する親・家族の反応を観察しながら，言葉に耳を傾け，気持ちを受け止めた上で，情報の整理ができるように介入する必要がある。

　先天性疾患の病名やその術式などは一般には知られていないために，専門用語による説明が多ければその理解が難しいのは当然である。また，術直後に行う手術説明においても，事前に説明したとおりの手術として，説明が簡略化されてしまうこともありうる。手術の説明は，手術当日より別に日を改めて行い，術式や手術時の特記事項などを図に示して詳細に説明する必要がある。それは，子どもの身体がどのような病態であり，どのように手術されたかを将来子どもに説明する資料となるからである。また，その子どもの手術については，執刀医にしかわかっていないこともあるからである。

　筆者とともに小児ストーマ医療に長年携わってきた中條俊夫先生（元東京大学小児外科教授，現東都医療大学学長）は，子どもの手術記録のコピーや図を用いて説明したものを親に手渡しされ，将来必要なときに活用するよう指導されていた。その記録は家族に大切なものとして保管されており，家族から子どもへの説明に使われたり，医療者が子ども自身に説明をする時にも活用されていた。また，今後の合併症治療や新たな治療の際にも役立てられるものであり，子どものセルフケアへの動機づけとして，また成人医療に移行する際にも活用できるものとなる。このようにIC説明用紙の活用についてもっと積極的になされることを期待する。

b) 小児期の緊急ストーマ造設におけるストーマサイトマーキングは医師と看護師で行う

　術前のストーマサイトマーキングは，緊急手術を受ける小児の場合においても必ず実施するべきである。その実際の方法は別章に譲るが，マーキング時に医師は何を考え，看護師は何を予測し

ているかを共通理解する必要がある。

　緊急手術であれば，子どもの状態は必ずしも良好ではない場合もある。よって手術時間を短くしたいという意識が働くために，術前のストーマサイト マーキングを行う看護師を待てないことがあることも想像がつく。しかしその結果，開腹創の延長線上にストーマが造設されたことから，腹壁の縫合部のわずかに生じた段差による漏れから感染し，創離開を起こした事例も少なくない。このような創感染のリスクを避けるためにも開腹創とストーマ創は別に作成するのが，多くのストーマ造設症例を経験する成人外科の常套である。

　ストーマサイト マーキングは，単に位置をマークするのではなく，患者自身がケアしやすく，漏れないように高さのある良い形状のストーマ造設を行うためのものである。よって，ストーマの形や大きさ，装具を貼付できる平坦な腹壁面積を考慮して，良い位置に造設しなければならない。小児の場合には，腹壁面積が小さいために，装具装着ができる最小の範囲に平坦な場所を選び，ストーマ位置として決定するのは容易ではない。鎖肛のように腸管に便が貯留していると腸が拡張して，ストーマサイズが大きなものとなることがある。マーキングの印を直径1 cmの円形で付けておいても，腸管が拡張しているために側腹部方向に皮膚切開が延長されることによりストーマの中心位置がずれて，面板の貼付範囲が狭くなり，装具装着が困難となる。

　また，小児は疾患によって左下腹部のS状結腸より，上腹部の横行結腸や右下腹部の回腸にストーマを造設する場合が多い。さらにその後の修復術を考慮すると，S状結腸ストーマを選択しない場合もある。このように一時的なストーマ造設の後に行う修復術を考慮したストーマの位置であるのか，腸管の太さも含めて検討するように，医師と看護師は事前に話し合う必要がある。

［石川眞里子］

第9章

ストーマの位置決め

第9章 ストーマの位置決め

1 位置決めの意義

　ストーマの位置決めは，造設後に使用するストーマ装具が安定的に装着できる部位を選び，術後に予測される合併症の発生を予防することを目的に実施する。良い位置に造設されたストーマは，装具の定期的な交換が可能となり，装具の漏れやそれに付随して発生する皮膚障害を予防することができる。さらに，体型や腹壁の状況，身体機能の評価に加え，個別性として，活動性，年齢的な条件，日常生活や職業に配慮してストーマが造設されるならば，ストーマ保有者のセルフケアは容易となり，社会生活での安全性が確保され，質の高い生活を可能にする。ストーマの位置決めは，ストーマリハビリテーションの術前の関わりの中で，患者にとってストーマ造設に向き合う最初の処置であり，医療者は患者のこれからの人生を左右する最も重要な処置であることを認識して実施すべきである。

　ストーマの位置決めは，手術とストーマ造設の必要性についての患者への十分な説明と，それに対する同意（informed consent：IC）が得られたうえで，術者（執刀医），看護師，患者，場合によっては，家族も同席して行う。医師は，術者として予定手術や画像診断からの情報を提供し，看護師は，使用予定の装具，患者の個別性・社会性を重視した観点からの情報を提供する。ストーマの位置決めを体験し術後に使用する装具を知ることにより，患者のストーマケアに対する心の準備が促され，「自分が見える位置」を自分で選択したと実感できるような支援も看護師には必要である。ストーマの位置決めの場面において，医療者と患者との信頼関係がより深まることが，患者のストーマ造設を受け入れる心の整理に大いに役立つと考える。

　ストーマの位置決めは，緊急手術であっても医療的な判断基準を基に可能な限り実施する。

　平成24年「人工肛門・人工膀胱造設術前処置加算」が診療報酬に収載された（表9-1-1）。このことにより，ストーマの位置決めは，ストーマ造設に関わる医療者や医療管理者にも広く認識されるようになり，ストーマリハビリテーションの研修に対する認識も向上した。今後は，ストーマケアの専門的な知識や技術を習得したうえでのストーマの位置決めを実施することは当然のことながら，その評価を術直後だけではなく，経年的な変化に対しても行いフィードバックされるべきである。

[作間久美]

表9-1-1　K939-3　人工肛門・人工膀胱造設術前処置加算　450点

人工肛門のケアにかかる適切な研修を修了したものが，手術を実施する医師とともに，人工肛門造設後の合併症等の予防のため，術前の画像診断や触診等により，腹直筋の位置を確認した上で，適切な造設部位に術前に印をつけるなどの処置を実施した場合に算定することができる。
注1）厚生労働大臣が定める施設基準に適合しているものとして地方厚生局長等に届け出た保険医療機関において，手術の前に療養上の必要性を踏まえ，人工肛門又は人工膀胱を設置する位置を決めた場合に算定する。
注2）適切な研修とは　http://www.jsscr.jp/oshirase3.html　参照

第9章　ストーマの位置決め

2 ストーマの種類と位置

消化管と尿路に造設されるストーマの種類は，解剖学的に用いられる臓器や器官により原則的に決定され，手術によって体外に誘導されるストーマは，腹壁の臍を中心とした四分割，右上腹部 (right upper quadrant)，右下腹部 (right lower quadrant)，左上腹部 (left upper quadrant)，左下腹部 (left lower quadrant) のいずれかに造設される (❸節図9-3-1)。さらに，ストーマの位置決めの原則が加わり，腹壁上の造設位置は限られる。

表9-2-1　ストーマの種類と主な位置：消化管

盲腸ストーマ	右下腹部
上行結腸ストーマ	右下腹部
横行結腸ストーマ	右または左上腹部，または臍上
下行結腸ストーマ	左下腹部
S状結腸ストーマ	左下腹部
回腸ストーマ	右下腹部

表9-2-2　ストーマの種類と位置：尿路

回腸導管	右下腹部
尿管皮膚瘻	右または左下腹部
腎瘻	左右背部
膀胱瘻	恥骨上部

1　消化管

結腸ストーマは造設に用いられる腸管の部位により呼称が変わる (表9-2-1)。

盲腸に造設されるストーマを盲腸ストーマ (cecostomy)，結腸では，上行結腸ストーマ (ascending colostomy)，横行結腸ストーマ (transverse colostomy)，下行結腸ストーマ (descending colostomy)，S状結腸ストーマ (sigmoid colostomy)，などが造設される。

原疾患と術式によりストーマの種類と永久または一時的ストーマかが決まる。一時的ストーマで双孔式 (loop stoma) の場合には，ストーマサイズが大きくなるため，使用する装具面板のサイズも当然大きくなる。造設されるストーマのサイズを想定したうえでの位置決定が必要となることを認識しておくべきである。

回腸を用いたストーマは，回腸ストーマ (ileostomy) と呼ばれ，代表的なものには大腸全摘術による回腸の切断端をストーマにする永久ストーマと，低位前方切除術式のための一時的回腸ストーマ (covering ileostomy) がある。

2　尿路

尿路系では，腎瘻 (nephrostomy)，膀胱瘻 (vesicostomy)，尿管皮膚瘻 (ureterostomy) と，回腸の一部を導管として空置してこれに尿管を吻合し回腸の肛門側を腹壁へ開口した回腸導管 (ileal conduit) がある (表9-2-2)。

[作間久美]

■ 参考文献（❶❷）

1) Watt RC：Stoma Placement, Principles of Ostomy Care, CV Mosby Company, pp329-339, 1982
2) 徳永恵子：ストーマの位置決定．ストーマケア―基礎と実際．金原出版．141-147頁，1985
3) 登坂有子，徳永恵子：ストーマの位置決定（サイトマーキングの重要性・ストーマの種類と位置），ストーマケア―基礎と実際，改訂第2版．金原出版，171-172頁，1991
4) 山本由利子：ストーマの位置決定の意義．ストーマリハビリテーション―実践と理論，金原出版，107-108頁，2006
5) Franchini A, Cola B, Stevens PJd'E：Primary Stomal Pathology. Atlas of Stomal Pathology, Cortina International, pp10-16, 1983

第9章 ストーマの位置決め

位置決めの実際

1 準備と時期

ストーマの位置決めは，ストーマ造設の可能性がある場合，緊急症例も含め可能な限り実施することが望ましい。効果的なストーマの位置決めを行うための準備（表9-3-1）を示す。

医師がストーマ造設を行うが，以降のストーマケアを熟知しているのは看護師であり，ストーマ保有者の生活を支援し続ける看護師の役割は大きい。看護師は様々な視点で患者をアセスメントし，同時に家族関係や社会的資源導入の指標など，多角的な情報収集を行う必要がある（表9-3-2）。

ストーマの位置決めは，ストーマに関してのオリエンテーション実施後に行う。手術前日に行うことが多いが，腸の前処置やシャワー浴など前日に行う処置が重なるため，十分に調整をする必要がある。また入院期間の短縮に伴い手術前日に入院するケースも増えてきているため，術前外来を設置し，そこで実施するなど，外来と病棟が協力して行うことが重要である。

患者と執刀医，看護師がストーマ位置について意見交換でき，一緒に効果的なストーマ位置決めを行うことができるよう，執刀医と時間調整を行い，ストーマ位置決めを実施する日時を決めることも必要である。

緊急手術の場合は時間的な制約があることや，身体的な症状が強いため，十分な情報収集，オリエンテーションが行えない場合が多い。しかしストーマ造設についてきちんと説明し，可能な範囲でストーマの位置決めを行う。緊急手術の場合はストーマ造設する腸管が決まっていない場合が多いため，必ず執刀医と看護師で実施することが望ましい。

2 必要物品

ストーマの位置決めでは患者は腹部を露出したり，個人情報に関する話を多くするので，手際良く実施するため，必要物品はすべてそろえてから開始する（表9-3-3）。

表9-3-1 ストーマの位置決めを行うための準備

	位置決めを行う前の準備
環境	・プライバシーを保護することができる個室を準備する ・仰臥位，座位などマーキングに必要な体位をとることができるベッドや椅子が設置されている部屋を選ぶ ・腹部を露出したり，必要に応じて普段の衣服に着替えたりするため，室温など部屋の環境を調整する
患者	・医師から病状や手術についての説明，ストーマ造設の可能性，必要性について説明を受け，理解している ・ストーマに関して術前のオリエンテーションを受け，ストーマケアの必要性について理解している ・ストーマサイト マーキングを受け入れる心理状態であり，実施に同意している ・術前の腸処置などによる下痢，腹痛，嘔気などがなく身体的に安定している
医療者	・術式とストーマ造設の必要性について十分検討され，決定している ・腹腔内の状況，疾患の段階，術式などからストーマを造設する腸管の部位を選択し，適切なマーキング部位を想定する ・病状や手術についての説明，ストーマ造設の可能性，必要性について患者，家族に十分な説明を行っている ・腹痛や嘔気などの症状コントロールを可能な限り行う

表 9-3-2　看護師が行う情報収集

患者特性	身体的	診断名（術式） 併存疾患と現在の治療 放射線療法や化学療法の有無 認知力，理解力 手指の巧緻性，器用さなど 視力
	生活，社会的	家族関係や協力体制 職業や社会的地位 （職業上よくとる体位など） 経済力 家屋評価 （トイレや風呂場の環境） 趣味，習い事など
身体的特徴	全身	姿勢の特徴 日常生活自立度の評価 （車椅子の使用，歩行器や杖の使用など） 手術までの体重変化 関節可動域や拘縮 視力・聴力
	腹部	腹部の大きさ 肋骨や腸骨の位置や突出程度 上腹部，下腹部の割合 腹直筋の幅や厚み 腹壁の皮下脂肪の厚さ 腹壁の下垂や皮膚のたるみ 手術の瘢痕

表 9-3-3　ストーマ位置決めの必要物品

- マーキングディスク（小児用直径 6.0 cm，標準体重用直径 6.5 cm，肥満者用直径 7.5 cm）
  やせ形で小柄な女性や高齢者はもともと腹部の面積が狭いため，小児用ディスクを用いて行う場合もある。
- 水性ペン
  基本線とストーマサイトの仮マーキングで使用する。
- 油性ペン
- メジャーや定規，ノギス
- 記録の準備
- カメラ
- 温タオル

3 原則

a）ストーマ位置決めの原則

ストーマ位置決めには，最も広く周知されているものとしてアメリカの「クリーブランドクリニックの原則」がある（表 9-3-4）。この原則は，臨床で活用するために簡便で優れた指標ではあるが，標準体型の患者を対象にしたものである。また，術式の変化などからこの原則に沿わないケースもある。そのため「クリーブランドクリニックの原則」を再評価し，標準体型だけでなく，様々な体型に共通した指標として，大村らが提案した「ストーマサイト マーキングの原則」が近年臨床現場で活用されている（表 9-3-5）。

表 9-3-4 クリーブランドクリニックの原則
①臍より低い位置
②腹部脂肪層の頂点
③腹直筋を貫く位置
④皮膚のくぼみ，皺，瘢痕，上前腸骨棘の近くを避けた位置
⑤本人が見ることができ，セルフケアしやすい位置

表 9-3-5 ストーマサイト マーキングの原則
①腹直筋を貫通させる
②あらゆる体位(仰臥位，座位，立位，前屈位)をとって，皺，瘢痕，骨突起，臍を避ける
③座位で患者自身が見ることができる位置
④ストーマ周囲平面の確保ができる位置

これらの原則は，ストーマ合併症の予防とストーマケアの確立，セルフケア習得のために必要な内容が含まれているため，これに沿って実施する。

b) 手術創のデザイン

近年，待機手術においては腹腔鏡下手技による手術が増加傾向にある。しかし緊急手術など，開腹手術によるストーマ造設もまだまだ数が多い。どのような方法であってもストーマ造設手術はストーマ創近傍に清潔一次縫合創やドレーン創が複数個あるため，それぞれ別個に創傷管理をする必要がある。手術前から執刀医と看護師がよく情報交換を行い，ストーマの位置や大きさ，その他ドレーン挿入部などを検討することが重要である。

c) ストーマサイト マーキングの実施

ストーマサイト マーキングの意義が認められ，2012年「人工肛門・人工膀胱造設術前処置加算」450点が新設された。これは，厚生労働大臣が定める施設基準に適合しているものとして地方厚生局長等に届け出た保険医療機関において，手術の前に療養上の必要性を踏まえ，人工肛門または人工膀胱を設置する位置を決めた場合に算定する。

人工肛門のケアにかかる適切な研修を修了した者が，手術を実施する医師とともに，人工肛門造設後の合併症等の予防のため，術前の画像診断や触診等により，腹直筋の位置を確認した上で，適切な造設部位に術前に印をつけるなどの処置を実施した場合に算定することができる(❶節 表9-1-1)。

4 手順

基本的な手順を以下に示す。
①仰臥位で上下腹部が見える状態で開始する。
　・腹部の区分けについては図 9-3-1 に示す。
②仰臥位で以下の基本線を引く(図 9-3-2)。
③上下腹部に正中線。
④臍にかかる水平線。
⑤肋骨弓下縁，上前腸骨棘。
⑥腹壁を緊張させ，腹直筋外縁を指の腹で確認しながら線を引く。
　・腹直筋の外縁を触知する際，腹直筋の解剖学を理解する必要がある。
　腹直筋は恥骨，恥骨結合から始まり，第5～

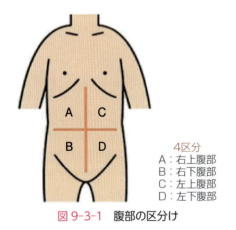

図 9-3-1 腹部の区分け

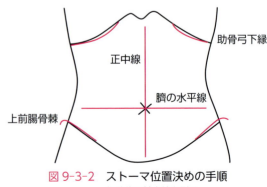

図 9-3-2 ストーマ位置決めの手順
仰臥位で基本線を引く。

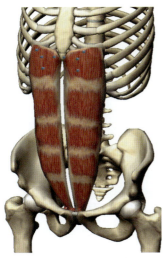

図 9-3-3 腹直筋

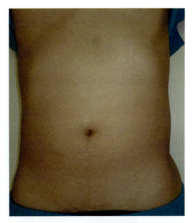

図 9-3-4 仰臥位で始める

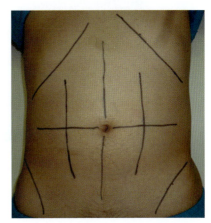

図 9-3-5 仰臥位で基本線を引く

7 肋軟骨に終わり，剣状突起部分で横幅は広く，厚みは薄くなっている（図 9-3-3）。

腹壁を緊張させる具体的な方法として，仰臥位で首を上げて臍を見てもらう，両足を少し上げてもらう，咳込んでもらうなどの方法がある。

患者に無理のない程度で協力してもらい，外縁を触知できるようにする（図 9-3-4，5）。

⑦術式，ストーマ造設位置に合わせた腹部の区域にマーキングディスクを置き，安定する位置にマークする（図 9-3-6）。

⑧座位，立位，前屈位をとり，腹壁の膨隆や皺の発生などの変化を観察し，マーキングディスクが安定する位置にマークをずらし修正する。

・仰臥位では腹部全体を正確に観察することが可能である。しかし生活するなかで仰臥位でいる時間は非常に少なく，座位や立位などでいることが多い。動的に変化する腹壁で安定したストーマケアが行えるよう，様々な体位で腹壁を観察する。

⑨座位で患者が見ることができる位置かを確認する。

⑩患者の生活や服装，仕事や趣味などを可能な範囲で考慮し，患者と位置を相談する。

⑪最終的に決定した位置を油性ペンでマーキングする。

⑫仰臥位で，最終的なマーキングの位置を記録する。

ストーマの位置決めの評価を行うため，マーキング部位の計測を行い記録に残す。計測部位は正中，臍，臍上の水平線，肋骨弓，上前腸骨棘それぞれまでの距離など 3 カ所以上を測定し，位置がわかるようにする。手術後は術前に決定した位置にストーマが造設されているか，造設されなかった場合の理由は何かを情報交換し，今後に活用する。

また，実施したストーマ位置決めが効果的であったか，外来などで再度ストーマ局所状況，ストーマケア，生活などを含めて評価する。

⑬不要な線を消し，腹部を清拭する。

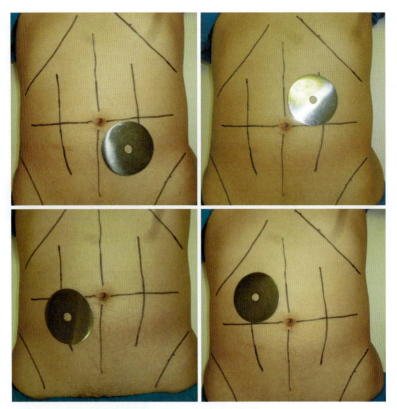

図 9-3-6 安定する位置
術式，ストーマ造設に合わせた腹部の区域で安定する位置をさがす。

a) 結腸ストーマ

ストーマ位置決めの原則に基づき，基本的手順①〜⑬で行う。ストーマ造設では，ストーマに使用する腸管を腹壁を貫いて腹壁外まで挙上し，ある程度の高さが確保できる状態で固定する。そのため挙上するための腸管の可動域と十分な長さが必要である。腸管の可動域があることからS状結腸，横行結腸でストーマ造設されることが多く，下行結腸は可動性が少なく脾結腸間膜の切離を要するため，造設されることは少ない。

i) S状結腸ストーマ (図 9-3-7, 8)

解剖学的な位置から左下腹部 (D 領域) に造設されることが多い。待機手術の場合はエンドストーマのことが多く，ストーマ径が大きくなることは少ない。しかし緊急手術などでループストーマが造設される場合は巨大ストーマになることもある。そのため，近接する正中線や上前腸骨棘の位置に十分注意してマーキングを行う。

肥満体型の場合，座位で自分の下腹部が見えないことや，皮下脂肪により下腹部に深い皺が入り，安定した位置が確保できない場合がある。その場合は執刀医とよく相談のうえ，左上腹部 (C 領域) にマーキングする。

ii) 下行結腸ストーマ

腸管の可動性が少ないため，ストーマが造設されることは少ない。下行結腸でストーマを造設する予定のときは，ストーマ造設やストーマ位置について，執刀医と看護師でよく情報交換をしてから実施する必要がある。一般的には左下腹部 (D 領域) にマーキングすることが多い。

iii) 横行結腸ストーマ (図 9-3-9)

解剖学的な位置から左右上腹部 (A 領域，C 領域) に造設されることが多い。緊急で症状コントロールや救命目的で造設されたり，緩和ストーマとして造設される場合が多い。ストーマ径が大きくなりやすく，上腹部は肋骨弓と近接するため，

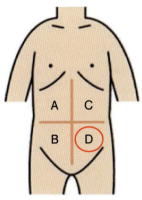

図 9-3-7　S状結腸ストーマ造設位置

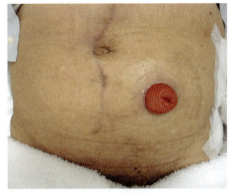

図 9-3-8　S状結腸ストーマ

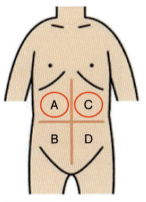

図 9-3-9　横行結腸ストーマ造設位置

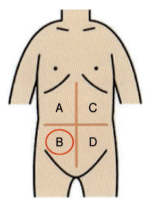

図 9-3-10　回腸ストーマ造設位置

横行結腸の長さなどを確認し，注意してマーキングを行う。

b) 回腸ストーマ（図 9-3-10, 11）

直腸肛門手術の予防的ストーマとして，一時的にストーマ造設されることが多い。一般的に右下腹部（B領域）に造設されることが多いが，可動域が広いため，腹壁の皺やたるみ，変形の状況に応じて理想的な位置に造設できることが多い（図 9-3-12）。

c) 尿路ストーマ

ストーマ位置決めの原則に基づき，基本的手順①〜⑬で行う。尿路ストーマでは，回腸導管，尿管皮膚瘻はそれほど多い件数ではないが，腎瘻，

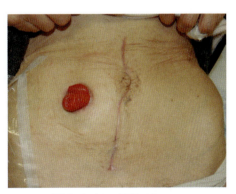

図 9-3-11　回腸ストーマ

膀胱瘻などを含めると多数の患者が存在する。本稿ではストーマの位置決めを行い，ストーマ装具で排泄管理を行う回腸導管，尿管皮膚瘻について

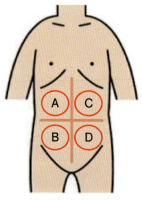

図 9-3-12 回腸ストーマ造設可能位置

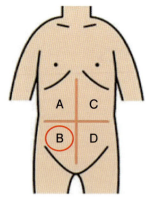

図 9-3-13 回腸導管造設位置

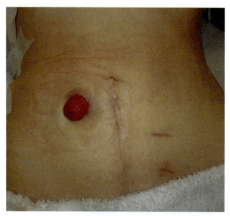

図 9-3-14 右下腹部に造設された回腸導管

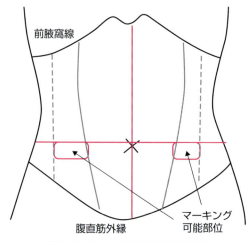

図 9-3-15 尿管皮膚瘻造設位置

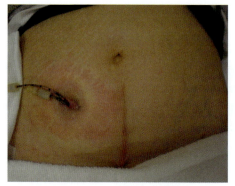

図 9-3-16 尿管皮膚瘻

述べる。これらは永久ストーマであり，排泄物が水様で持続的に流出される特徴があることから，慎重にマーキングを行う。

また尿路ストーマの場合，尿管の長さがストーマ造設に深く関与し，その後の尿排泄にも影響するため，執刀医と看護師でよく情報交換をして実施する。

i) 回腸導管（図 9-3-13，14）

一般的に右下腹部（B 領域）に造設されることが多い。遊離した回腸に左右の尿管を吻合し，その回腸を体外に誘導して腹壁に固定するため，基本的には消化器ストーマと同じ原則で実施する。

ii) 尿管皮膚瘻（図 9-3-15，16）

尿管皮膚瘻は尿管を直接体外に挙上し，腹壁に固定して造設する。左右それぞれの尿管を別個に

引き出す両側尿管皮膚瘻と，左右尿管を合流させて片側に造設する一側尿管皮膚瘻がある．尿管の屈曲や過度な緊張による血流障害は，排尿経路としての機能が維持できず，腎機能にも影響を及ぼす可能性がある．そのため尿管への腫瘍浸潤や使用できる尿管の長さなどの情報に基づき，過度な緊張や屈曲がない位置にマーキングする必要がある．

また尿管狭窄を予防するため，腹直筋内ではなく，腹直筋外で，前腋窩線より内側の位置でマーキングを行う．手術中の所見により使用できる尿管の長さが変化する可能性があるので，複数個マーキングして対応できるようにする．

d) 骨盤内臓全摘術におけるストーマ（図9-3-17）

骨盤内臓全摘術では，結腸ストーマ，尿路ストーマが同時に造設される．一般的に結腸ストーマを左下腹部，尿路ストーマを右腹部に造設するが，腹部全体を見ながらそれぞれのストーマの最良の位置を検討する．しかし2つのストーマが水平に並ぶとストーマ装具が重なる可能性が高く，ストーマベルトなどの着用も難しくなるため，高さをずらし，両ストーマ間に9cm程度距離を確保する．さらに尿路ストーマの方が解剖学的制約を受けるため優先的に位置を選択し，可能な限り結腸ストーマより頭側にマーキングを行う．

e) 緊急手術時の位置決め

緊急手術の場合も可能な方法，手段でストーマの位置を検討してから手術を行う．緊急手術は時間的制約や人的問題などからストーマの位置決めが後回しになったり，患者の身体症状が強い場合やストーマに対する理解が得られない場合，省略してしまったりすることがある．しかし，術前準備が十分でない緊急手術は合併症を発生しやすい．特に汚染手術などで開腹創が離開し，二次縫合創として厳密な創管理が必要になった場合，ストーマの位置が大きく影響する．またストーマの早期合併症も起こりやすく，ストーマ管理が困難になりやすい．緊急手術で突然造設されたストー

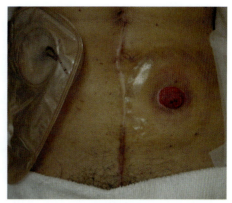

図9-3-17　骨盤内臓全摘術によるダブルストーマ

マが管理困難になった場合，その後のセルフケア習得やストーマの受容を妨げる要因になる可能性がある．そのため短時間で適切なマーキングをすることが求められる．

手術前の身体症状が強い場合は，麻酔導入後に行うことが望ましい．腹膜炎症状などで仰臥位が保持できない場合や疼痛で緊張が解けない場合，腹部を触診することが難しい場合などは麻酔導入後の安定し，緊張が解けた状態で行った方が効果的である．この場合，まずはストーマ位置決めの原則に基づき基本線を引く．その後両下肢を持ち上げ，両側の膝関節を深く屈曲させて腹部に発生する皺の位置を把握する．術式が明確でない場合が多いため，左右上下腹部に，ストーマ造設可能な位置を複数個マーキングする．

通常はマーキング位置をポイントで示すが，緊急時はストーマ造設許容範囲を示すエリアマーキングを行う場合もある．この場合，骨突出部や避けるべき瘢痕，皺から7cm離した部位に行う．

f) 肥満者のストーマ

肥満者は脂肪組織が多く腹壁に厚みがあること，腸管周囲に付着する脂肪も多いことから，ストーマ造設のための腸管を十分に挙上することは容易ではない．そのため理想的なストーマの形状に造設することが難しい場合がある．また，脂肪組織の術後の萎縮や易感染性などからストーマの合併症も起こしやすい．ストーマの形状に関わら

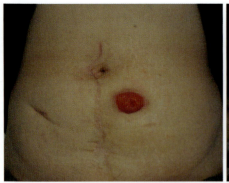
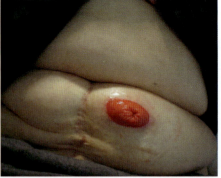

図 9-3-18　肥満者の理想的なストーマ位置
仰臥位でも座位でも平面の確保が可能

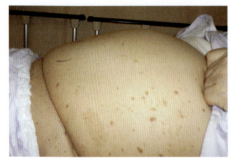

図 9-3-19　肥満者の仰臥位でも残る下腹部の皺

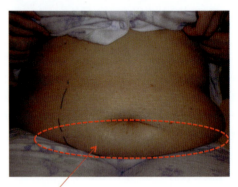

自分で見ることができない部位

図 9-3-20　肥満者の座位

ず安定したストーマケアを行うため，ストーマの位置決めは重要である。

基本的な手順は，ストーマ位置決めの原則に基づき①～⑬で行う。肥満者の場合体位による腹壁の変化が大きく，座位や前屈位で発生する腹部の深い皺にストーマ装具が重なると管理が難しいため，それぞれの体位で腹部を十分に観察する（図9-3-18）。

どんな体型でも共通するが，仰臥位だけでなく様々な体位で安定し，座位で腹部脂肪層のトップに位置することが望ましい。肥満者は座位になると下腹部が突出し，突出した腹部の尾側が見えないことがある。そのため下腹部にマーキングする際は座位で脂肪層のトップにあるか，自分で見える位置であるかを確認する（図9-3-19，20）。

g）寝たきり高齢者のストーマ

寝たきりの高齢者の場合，腹直筋が狭くて薄いことが多く，肋骨弓や上前腸骨棘の骨突出が著明で平面が確保しにくい場合がある。仰臥位で基本線を引き，原則に基づいてストーマの位置決めを行うが，ストーマケアや排泄物の処理を行う介護者とも相談してマーキングを行う。またストーマ袋内に排泄物がたまりやすいよう，ストーマの高さを出すなど，造設時の工夫も必要である。

h）小児ストーマ

小児ストーマの多くは新生児期に緊急で造設される。子どもの出生は幸福な出来事であるが，緊急手術が必要となった場合の両親の動揺は大きく，子どもの病状を理解して状況を受け入れることは容易ではない。ストーマサイトマーキングはストーマケアの第一歩であり，できれば家族の同席のもと医師と一緒に行う。出産直後で母親が同席できない場合は，父親を介して母親への支援

表 9-3-6　新生児・幼児期のストーマサイト マーキングの特徴

クリーブランドクリニックの原則	新生児・幼児期の特殊性
臍より低い位置	下腹部に深い皺があり，脚の動きによってさらに腹部は狭くなるため，臍からあまり低い位置にはならない
腹部脂肪層の頂点	臍周囲となる
腹直筋を貫く位置	腹直筋の幅が狭い
皮膚のくぼみ，皺，瘢痕，上前腸骨棘の近くを避けた位置	新生児は臍帯からの感染の可能性があるため臍も避ける
本人が見ることができセルフケアしやすい位置	永久ストーマの場合，養育者によるケアからセルフケアへ移行する

も必要である。幼児期以降であれば，家族だけでなく本人に対しても，わかりやすい言葉で説明する。

　ストーマサイト マーキングは一時的ストーマ造設が多い小児であっても行い，腹直筋内で皺やくぼみを避けた位置を選択する。新生児や乳児の腹部は小さいだけでなく下腹部に深い皺が入り，体幹が円筒状のため平面が得られにくい。腹部の状態は，下肢を屈曲させたり坐位にして確認する。新生児・乳児期のストーマサイトマーキングの特徴を表に示す (表 9-3-6)。

　小児の消化管ストーマの場合，腸間膜が短く腸管の移動性が乏しいため，ストーマを置く腸管に近い腹壁にマーキングする。ヒルシュスプルング病など術前に病変部位が把握しにくい場合は，いくつかの位置を候補としたマーキングが必要である。また，開腹創やドレーンの挿入位置などを考慮する必要もあるため，医師と相談しながら行う。施設によっては，一時的ストーマを臍の位置に造設することがある。これは，安定した貼付面積が得られやすいこと，ストーマ閉鎖後の創が目立たないなどの利点がある。この場合ストーマサイト マーキングは不要であるが，閉鎖後に臍の形成が必要となることがある。

　尿路ストーマの場合，膀胱瘻は膀胱の可動性がないためストーマサイト マーキングをすることは困難であり，尿管皮膚瘻も尿管の長さに余裕がないと腹壁に固定される位置は限られる。そのため消化管と尿路の双方にストーマが造設される場合は尿路ストーマを優先してマーキングを行う。この際，双方のストーマ間の距離は 6 cm 以上あ

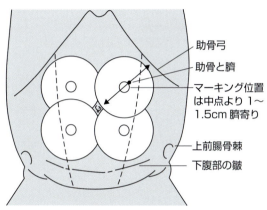

図 9-3-21　マーキング部位

上腹部にディスクを置くとき肋骨弓にあたらないようにし，腹直筋内に中心が位置するようにする。下腹部ではディスクの下縁が下腹部の皺より上で，かつ中心が腹直筋内の位置で様子をみて，坐位または下肢を挙上してディスクの位置を上方に調節する。
〔文献 10) より〕

ると管理しやすくなる。

　マーキングディスクは小児用として直径 6 cm のものが使用されるが，体重 2,000 g 以下の低出生体重児の場合は，直径 5 cm 以下のものを作成して用いているのが現状である (図 9-3-21)。

[1]～[4] a)～g) 江川安紀子，h) 秋山結美子]

■ 参考文献
1) ストーマリハビリテーション講習会実行委員会編：ストーマケア―基礎と実際．金原出版，1989
2) ストーマリハビリテーション講習会実行委員会編：ストーマリハビリテーション―実践と理論．金原出版，2006
3) 日本ストーマ・排泄リハビリテーション学会，日本大腸肛門病学会編：消化管ストーマ造設の手引き．文光

堂，2014
4) 穴澤貞夫，後藤百代，高尾良彦ほか編：排泄リハビリテーション―理論と臨床．中山書店，東京，2009
5) 祖父江正代，松浦信子編：がん終末期患者のストーマケアQ&A．日本看護協会出版会，2012
6) 熊谷英子監修：ストーマケアのコツとワザ201．メディカ出版，2014
7) 日野岡蘭子：消化管ストーマのケア．山崎洋次編，小児のストーマ・排泄管理の実際．へるす出版，35-44頁，2003
8) 徳永恵子，石川眞里子，中條俊夫ほか：ストーマの位置決定．ストーマリハビリテーション講習会実行委員会編，ストーマケア―基礎と実際，改訂第2版，金原出版，171-184頁，1989
9) 石川眞里子ほか：ストーマ造設術前・術後の管理．ストーマリハビリテーション講習会実行委員会編，ストーマリハビリテーション―実践と理論，金原出版，219-221頁，2006
10) 石川眞里子：ストーマ・サイト・マーキングと患児・家族への説明．小児看護，17(13)：1762-1766，1994

第10章

ストーマ造設術の術後管理

第10章　ストーマ造設術の術後管理

1 術後のストーマリハビリテーション ——支援にあたるものの留意点

　手術後の患者は，手術創の痛みという身体的な苦痛だけでなく，手術は成功したのだろうか，術後の経過はうまくいくのだろうか，などの精神的な苦痛を感じている。さらにストーマが造設されておりその不安は計り知れないと思われる。ここでは腹会陰式直腸切断術を例に，術後の支援について述べる。

1 ストーマリハビリテーションに対する支援

　術後は腹部にストーマが造設されるが，患者にとってそれは単に「腸が腹壁に縫い付けられた」という解剖学的な変化だけではない。排泄部位が肛門から腹壁に代わったのである。腹部から排ガスがあり，排便がある，ということは患者に身体的にも精神的にも多大な苦痛である。これが手術後の苦痛，創部痛，去痰，歩行などといった術後の回復期の痛みに付加されるのである（表10-1-1）。

a）ストーマリハビリテーション以外の支援

　手術後はストーマ以外にも多くの苦痛がある。
　第1に創部である。浸出液が多くないか，ドレッシングはうまくいっているか，感染していないか，などを観察する。創部がストーマに近い場合は特に注意が必要である。創部の感染がストーマ周囲に拡がったり，逆にストーマからの排液（腸液）が創部に拡がったりする場合があり，注意を要する。感染すれば早めにドレナージをしなければ拡大していく可能性がある。創部とストーマはできるだけ離れていることが望ましいが，ストーマは腹直筋の中を通っているのであまり離せない場合が多い（図10-1-1）。

表10-1-1　術後のストーマリハビリテーション

1. ストーマに関係のないもの
   - 手術創（会陰創を含む）のケア
   - ドレーンのケア
   - 体位変換に関するケア
   - 歩行支援
   - 排泄支援
   - 食事に関するケア
   - 精神状況（不眠対策などを含む）に関するケア
   - その他
2. ストーマに関係するもの
   - 装具の選択
   - 排便指導
   - ストーマ周囲皮膚ケア
   - ストーマの受容の支援
   - 社会的支援
   - その他

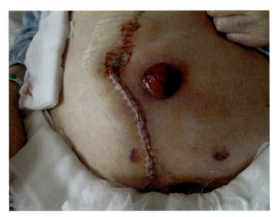

図10-1-1　創部とストーマの位置関係

　第2にドレーンである。多くは閉鎖式のドレーンが腹部または会陰部に留置されている。硬いドレーンは痛みを伴うので目的を達すれば早めに抜去する必要がある。特に会陰部のドレーンは座位などの場合に痛みを伴うので，腹部に留置する施

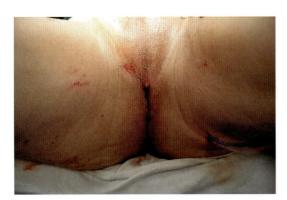

図 10-1-2　会陰創とドレーン

設も多くなった。ドレーンは留置場所と材質に注意する必要がある（図 10-1-2）。

第3には体位変換や歩行支援である。術後はできるだけ早期に離床を促したい。座位→端座位→立位→歩行であるが、痛みを伴うために鎮痛剤を投与しつつ ADL をアップしていく必要がある。術後1週間もすれば痛みは急速に軽快していくのでそれまでは介助者の協力が必要である。

第4に排便・排尿の介助である。排便については新しく腹部にルートが変更になったため介助者の協力が不可欠である。排尿については直腸の手術に伴う合併症としての排尿障害が発生する場合もあるため、膀胱留置カテーテル抜去後は排尿について、量、回数などに注意する。もちろんトイレ歩行も痛みが伴うため介助が必要な場合がある。

第5に食事である。最近は比較的早期に食事が再開される場合が多くなった。手術後は腸の運動が抑制されたり亢進したりなど一定しない。腸管が拡張して嘔気や嘔吐を催したり、腸閉塞を起こす場合もある。また食事をすると腸管の蠕動が起こり腹痛の原因となることもある。このような状況に対処するには少しずつ患者の様子をみながら食事を流動食から常食へと戻すことである。そうすれば異常に対して早期発見ができる。また食事を始めることで胃結腸反射が起こり、ストーマから排ガス・排便が促される場合も多い。

ほかにも、点滴中にトイレに移動しなければいけない時も介助を要する。またさまざまな身体状況の急激な変化、精神状況の変化のために不眠になることも多く、適切な不眠対策も必要である。

b）ストーマリハビリテーションへの支援

患者にとってストーマが造設された、ということは非常に大きな変化である。

身体的には、腹部に腸管の排泄孔が新しくできたのであるから、肛門のように括約筋がないため自分で排便をコントロールできない。患者にはまず、腹部のストーマに排便があり、それを自分で処理する必要があることを教える。ガスが出ても心配がないこと、また便が排出したら周囲に漏れていないか、チェックすることも教える。これらに慣れてくれば、次は装具の交換であるが、その詳細は❸節4を参照。

精神的には、まずストーマの受容である。病気のためにストーマを造らなければならない、というのは頭ではわかっていてもなかなか想像できないので実際のストーマを見るまでは受容の過程が進まないと思われる。まずストーマを見てわかってもらうことから始める必要がある。術前からストーマについて説明していても、実際術後に自分に造設されているものを見ることは、患者にとってショックであろう。加えて、ここからガスが出たり便が出たりすることもショックであろうが、受容してもらえるような支援を心がける。患者によっては、食事をするとストーマから便が出るので食べることを控える人もいるが、受容が進むとこれは解決される。

社会的には、身体障害者手帳の申請を早めに行い、社会的にも支えられていることを知ることが大切である。

そのほか、退院後のストーマ外来での支援状況を示して、退院後もストーマに伴うトラブルに対処してもらえること、ストーマ患者会（全国的なものや地域のもの、病院の患者さんのもの）の紹介などで仲間もたくさんいること、などを知ってもらうことも重要である。

このように、ストーマ造設患者に対しては、ストーマのある生活はもちろん、術後のケアなど、多方面からのサポートが必要である。

［西口幸雄，井上　透，日月亜紀子］

第10章 ストーマ造設術の術後管理

術後短期間のケア

　手術後は創部やストーマをはじめ、痛みのコントロールも行わねばならない。また食事や排泄など日常生活も変化するためケアする点は多岐にわたる。
　ここでは腹会陰式直腸切断術の場合を例にして述べる。

1 一般状態のケア

　手術後帰室すればまず、意識状態、呼吸状態、循環状態が安定しているかをチェックする必要がある。呼びかけに答えられるか、「大きな息をしてください」などの簡単な指示に答えられるか、確認する。
　末梢血の酸素飽和度が十分あるか、胸郭が上がっているかも含めて呼吸状態を確認する。
　循環動態は心電図モニター、血圧を確認する。尿量は術直後は少なめの場合が多いため、輸液付加や利尿剤投与などの指示のチェックも行っておく必要がある。これらのチェック項目は術後1日、2日、3日と経っていくうちに監視間隔が開いていき、モニターが外れ、チューブ類が抜去されていく。
　疼痛管理は非常に重要で、術中に硬膜外チューブが留置されている場合も多い。術後1週間を過ぎると急速に痛みは軽減するが、疼痛管理は何事にも優先されるべきであると考えられる。
　水分開始、食事再開がなされると、点滴量も減っていくが、腸閉塞などの合併症にも留意する必要がある。食事が開始されると当然ストーマから排便が始まるが、漏れはないか、便をきちんと袋から排出できるか、チェックする。また便が腹部のストーマから排出されることが受容できるかも注意深く観察する。
　膀胱留置カテーテルが抜去されると、尿が自分で排出できるか、膀胱障害がないか、チェックする必要がある。できるだけ歩行を促し、ADLを毎日少しずつでも上げるように努力する必要がある。
　身体障害者手帳の申請書類も取り寄せ、医師に記載してもらい、早めに申請しておくのも退院後の生活に向けて適応が進む効果もあるかもしれない。

2 開腹創・ドレーンの管理

　開腹創（❶節図10-1-1参照）は、ほとんどの場合創傷被覆材で保護されているのでドレッシングを介して観察する必要がある。創部から染み出す浸出液が多い場合はストーマ創に潜り込まないように注意する必要がある。創部から膿性の液が排出されれば、創部感染を疑い創部を開放しドレナージする。その際にも膿がストーマ創に潜り込まないような工夫が必要である。腹腔鏡下での直腸切断術（図10-2-2）であれば、創がほとんど気にならないので、管理は容易である。
　ドレーンは骨盤底に留置するが、腹部から挿入する場合も挿入しない場合もある。閉鎖式のドレーンが使用されるが、排液が血性でなく量が少なくなれば早めに抜去すべきである。ドレーン排液が血性で量が多ければ止血のため再手術しなければならない場合もある。
　開腹創や腹部のドレーンはストーマが近くにあるために、注意深く観察する。

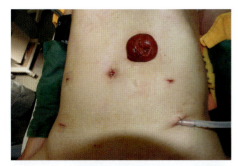

図 10-2-2　腹腔鏡下直腸切断術の手術創とストーマ

3　会陰創の管理

会陰創（前項図 10-1-2 参照）は，多くの場合縫合されている。また臀部から骨盤底にドレーンが留置されている場合も多い。腹腔鏡下で手術を行っても会陰部の創は変わらない。患者は会陰創が目で見えないため，不安と恐怖感のため，痛みを過剰に訴える場合がある。主治医は事細かく状況を言葉で説明する必要がある。

会陰創はしばしば感染するため，毎日の創の観察は感染の早期発見にきわめて重要である。感染すれば創を開放しドレナージする必要があることは言うまでもない。感染が軽快すれば，二次癒合を待ってもいいし，再縫合してもいい。

会陰部は重力の関係でドレナージが良好であるという理由で臀部にドレーンが留置されている場合がある。このドレーンも排液が少なく，感染性の排液でなければ早めの抜去が望ましい。臀部のドレーンは患者にとって痛みのために，座位が取りにくかったりするので早めの抜去を心がけるべきである。

[1～3 西口幸雄，井上　透，日月亜紀子]

4　ストーマケア

手術侵襲を受けた生体は恒常性を維持し，回復のために様々な反応を起こす。造設されたストーマは原疾患によって，ストーマとなる腸管，排泄口の位置，排泄物の性状が異なる。ストーマ造設が必要となった疾患と患者の状態を十分理解してケアを行うことが必要である。

a）術直後のストーマの特徴

術直後のストーマは，程度はさまざまだがほぼ全例に浮腫が観察される（図 10-2-3）。ストーマ浮腫とはストーマの粘膜や粘膜下の毛細血管や細胞間腔，筋肉組織や脂肪組織の領域内に漿液が病的に集まって腫れた状態[1]である。その要因として，手術によって静脈還流の障害が発生し一過性に粘膜が腫脹する，術前の腸粘膜の炎症[2]，ストーマ造設時に腹直筋を貫き小さく高く造設する[3]，手術侵襲による炎症反応，一時的に大気に接触することによって起こる軽度の漿膜炎[6]などが影響するといわれている。

排泄機能は消化管ストーマの場合は，結腸ストーマでは術後 3～5 日目，回腸ストーマは術後 1～2 日目から始まる。病状によっては術直後から排泄することもあり，術前の患者の状況を十分に把握しておくことが必要である。尿路ストーマでは術中から排泄され，吻合部やストーマの狭窄を予防するためにストーマから腎盂までカテーテルが挿入されている。

b）術直後のストーマケアの目標

患者がストーマを受容し，ストーマセルフケアを円滑に進めるためには，術直後の看護師のケアが大きく影響する。術直後とは，おおよそ 7～10 日といわれているが，ストーマ術直後管理とは創治癒までの期間であり，一律に期間を限定するものでない[4]。しかし，在院日数が短くなっている現状では，創傷治癒の完成を待つことなくセルフケアを支援していく。ストーマセルフケアの支援は，看護師による術直後の排泄物の処理とストーマ装具交換時から始まっている[5]。つまり，ストーマケアの良否は，看護師の態度と技術によって決定するといっても過言でなく，短時間で丁寧に確実な技術で行い，造設されたストーマをポジティブなイメージが持てる話しかけをすることを心がける。術直後のストーマケアの目標は，①創の清浄化を図り感染コントロールが行え，肉芽形成を促進させる。②ストーマ粘膜，ストーマ粘膜-

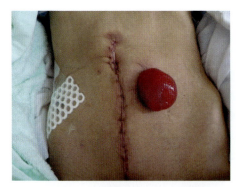

図 10-2-3　術直後のストーマ浮腫

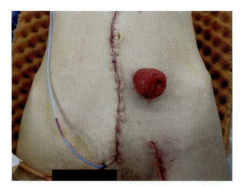

図 10-2-4　ストーマとドレーン位置

皮膚縫合部，ストーマ周囲皮膚の観察を確実に行い，異常の早期発見ができる．③ストーマセルフケアへの動機づけができる，の3つである．

c) 手術室における装具装着

手術室でストーマ装具を貼付するが，腹会陰式直腸切断術の場合では，ストーマ造設直後はまだストーマ浮腫は観察されないため，今後，ストーマに浮腫が出現することを想定して面板を貼付する．カラヤガムのもつ静菌作用，pH緩衝作用は，皮膚炎発生や感染の予防に有効であるため，KG系皮膚保護剤の面板を通常は選択することが多い．カラヤガムの特性である皮膚に粘着しながら高い吸水性を有する機能，膨潤して隙間を埋める機能もあるため，面板のストーマ孔はストーマ基部より3～5 mm程度大きくカットする．大きくカットすると，ストーマ粘膜皮膚接合部とストーマ装具面板ストーマ孔に隙間を生じるため粉状皮膚保護剤を散布する．粉状皮膚保護剤は，ストーマ粘膜からの粘液でゲル化しこの隙間を充填できる．しかし，腸管の穿孔，壊死などの手術において，術直後から水様性で多量の排泄物が排出されることが予測される場合ではKG系皮膚保護剤では耐久性が乏しいため，CPB系皮膚保護剤を選択することが多い．術直後はストーマ粘膜の色を観察することが大切であるためストーマ袋は透明なものを選択する．尿路ストーマでは尿管ステントが留置されていることが多い．合併症の早期発見，尿管ステントの管理のしやすさから，窓付きの術後排液ドレナージ用品を第一選択とすることが多い．しかし，逆流防止弁が付いていないため，二品系浮動型の面板を選択し，逆流防止弁付きのストーマ袋を装着することもあり，術者と相談して決定する．

d) ストーマおよびストーマ周囲皮膚の観察

ストーマやストーマ周囲皮膚の観察は，術後合併症の早期発見へと繋がるため，術後のストーマの特徴を理解し，患者の全身状態を考慮して観察していく．

i) 腹部全体とストーマの位置

造設されたストーマと手術創の位置関係を確認する．造設されたストーマは，術前にマーキングした位置より開腹創に近くなる．準清潔創である開腹創と不潔創であるストーマ創を独立して管理するためには，最低でも3 cm程度の距離が必要である[8]．また，ドレーンは排液によって面板の溶解を早める可能性があるため，開腹創を中心にしてストーマと反対側に挿入することが原則であるが，ストーマ側に挿入が必要な場合は，ストーマから3 cm以上離す．開腹創やドレーンにストーマが近い場合は，浸出液によって面板の溶解が早まることを想定して装具交換の時期を設定する（図10-2-4）．

ii) ストーマとストーマ粘膜皮膚接合部，ストーマ周囲皮膚の観察（表10-2-1）

ストーマは腸管を用いて造設されたのもであり，ストーマ粘膜の色は腸管の血行状態を反映し，血行状態が良好であればストーマ粘膜は赤みを帯びている．術直後のストーマは浮腫状を呈し

表 10-2-1　ストーマとストーマ粘膜皮膚接合部・周囲皮膚の観察

		観　察　項　目
ストーマ		ストーマ基部の縦×横，ストーマ径の縦×横，排泄口の位置と高さ，粘膜の色，浮腫の有無と程度，潰瘍の有無，出血の有無
ストーマ粘膜皮膚接合部		縫合の状態，離開，出血，紅斑，硬結の有無
ストーマ周囲皮膚	ストーマ近接部	紅斑，糜爛，表皮剝離，疼痛，瘙痒感，浮腫の有無，皮膚保護剤の付着の有無と部位
	面板貼付部	紅斑，糜爛，表皮剝離，疼痛，瘙痒感，浮腫の有無
	面板外縁部	紅斑，瘙痒感，浮腫の有無

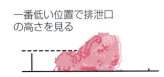

図 10-2-5　ストーマの計測
（ブーケ《若い女性オストメイトの会》HP 内　ストーマの基礎知識（術後ケア）http://www.bouquet-v.com/stoma05.html より引用）

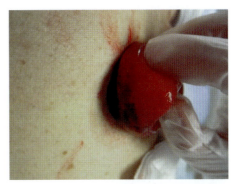

図 10-2-6　ストーマ粘膜皮膚接合部の観察

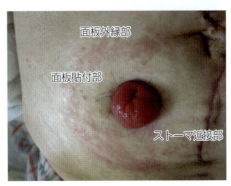

図 10-2-7　ストーマ周囲皮膚の観察

ていることが多く，ストーマ基部径よりもストーマ径が大きいため，2つの部位を計測する（図 10-2-5）。ストーマの高さはストーマ口の位置で計測する。

　ストーマ早期合併症はストーマ粘膜皮膚接合部に多く，注意深い観察が必要である（図 10-2-6）。変化があれば排泄物の影響か，感染徴候なのかを評価する。

　ストーマ周囲皮膚の観察でストーマ近接部は，ストーマ粘膜皮膚接合部からおよそ 1 cm までの範囲である[9]。この部位はストーマからの排泄物や溶解した皮膚保護剤の影響を受けやすいため，排泄物の付着によるものか，ストーマ粘膜皮膚接合部の影響であるのかを評価する。面板貼付部では，皮膚保護剤か，排泄物の影響なのかを評価する。術後に発汗が多い場合は，皮膚保護剤が溶解，膨潤しやすいことも考慮する。面板外縁は，皮膚保護剤のアレルギーや，ストーマ袋の接触などの影響を受けることもあるため観察していく（図 10-2-7）。

e）術直後のスキンケア

　ストーマ創のケアの基本は，ストーマ周囲皮膚や近傍の清潔創を排泄物の汚染から守ることを目的としたパウチングによる管理である。ストーマ粘膜皮膚接合部の観察，ストーマ近接部，面板貼付部の観察はスキンケアを実施しながら行っていく。

i）必要物品の準備

　あらかじめ必要物品をリストアップしておくと

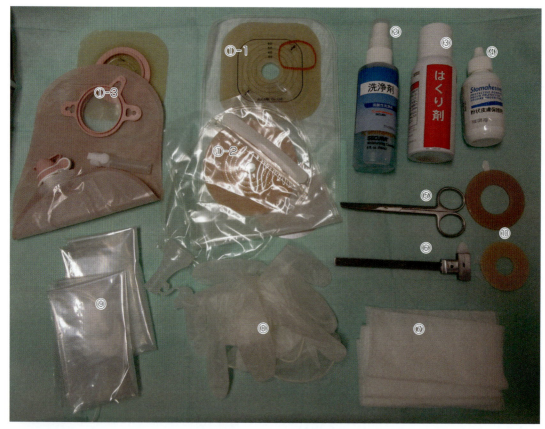

図 10-2-8　必要物品
①交換の装具 (①-1 コロストミー，①-2 イレオストミー，ウロストミー，①-3 ウロストミー)，②洗浄剤，③剥離剤，④粉状皮膚保護剤，⑤ストーマ用ハサミ，⑥ノギス，⑦拭き取りガーゼ，⑧手袋，⑨ごみ袋，⑩用手成形皮膚保護剤 (必要時)

よい (図 10-2-8)。

ii) 剥離

粘膜皮膚接合部の癒合には4週間を要することから，接合部に伸展，緊張を与えないように装具を剥離する前に非アルコール性剥離剤を使用することが推奨されている[10]。面板が手術創に掛かっている場合は，手術創に張力をかけて創部痛を増強させないように注意し，面板と皮膚の間に剥離剤を使用して愛護的に剥がす (図 10-2-9)。すでに排泄を認める場合は，排泄物で正中創が汚染されないように正中創を保護しながら剥離する。剥離した面板の接皮面の皮膚保護剤の溶解や膨潤の程度とその部位を確認する。ストーマ周囲皮膚を観察し，面板の状況との関係を評価する (図 10-2-10)。ストーマ袋内の排泄物の性状や量を観察する。

術直後の尿路ストーマでは，尿管カテーテルが挿入されていることが多く，剥離時に尿管カテーテルを抜去しないようにケアを実施しなければならない。面板を1/2程度剥離したら，ストーマ孔近傍の尿管カテーテルを鑷子で把持して残りの面板を剥離する (図 10-2-11)。

iii) ストーマ周囲皮膚の洗浄

付着した排泄物，溶解した皮膚保護剤を濡らしたガーゼなどで拭き取る。粘着剤が残っている場合は，皮膚を擦らず剥離剤で浮かせて拭き取る。弱酸性の洗浄剤を使用し，ストーマ周囲皮膚を愛護的に洗い，微温湯で洗い流すか，濡らしたガーゼなどで拭き取る。粘着剤の残りがないか確認する。残っていれば，洗浄を繰り返す。ストーマ粘膜皮膚接合部は一次縫合創であり，早期合併症が一番発生しやすい部位のため[11]，注意深いケアが

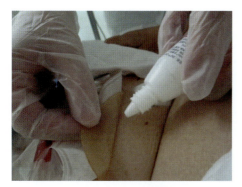

図10-2-9　剥離

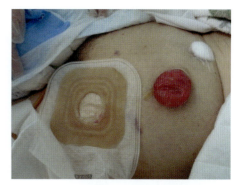

図10-2-10　剥離した面板の接皮面の皮膚保護剤とストーマ周囲皮膚の観察

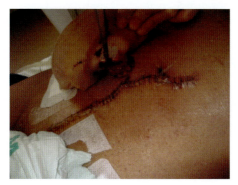

図10-2-11　カテーテルが抜去しないように鑷子で把持

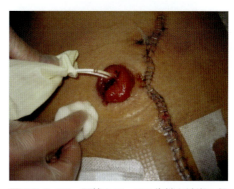

図10-2-12　尿管カテーテル先端を清潔に保ちながらの周囲のスキンケア

必要である。皮膚洗浄剤は皮膚の洗浄用に開発された製品で粘膜への使用を禁止している。ストーマ粘膜に洗浄剤が付着しないように注意し，付着した場合はきれいに拭き取る。ストーマ周囲皮膚の乾燥を確認する。

回腸導管では，腸管からの粘液などが排泄し，ストーマ周囲に付着していることが多い。消化管ストーマと同様に濡らしたガーゼで拭き取る。術直後の尿路ストーマでは尿管カテーテルを抜去しないように，尿管カテーテルの清潔が保てるケアを実施しなければならない。さらに術直後は補液が施行されている影響で，常時排尿している。これらの条件下でのケアとなり，熟達したケアが必要になる。尿管カテーテルを清潔ガーゼでくるみ，鑷子で把持する，滅菌手袋に尿管カテーテルを入れて持つ方法などが工夫されているが，尿管カテーテル先端の位置に注意して清潔を保つ（図10-2-12）。

iv）装具の装着

一定の手順で装具を装着するのが望ましい（図10-2-13）。

ストーマ基部とストーマ径に差がある場合は，装着に工夫が必要である（図10-2-14）。

f）術直後に用いる装具の選択条件

術直後のストーマ粘膜皮膚接合部は一次縫合創であり，その近傍に手術創がある。そのため縫合創の治癒を促進，手術創の汚染防止，ストーマ周囲皮膚の保護の条件を満たすことが必要である。術直後に使用する装具の選択条件として，①ストーマや排泄物が観察できる透明なもの，②皮膚保護性のあるもの，③ストーマを傷つけないもの，④清潔創から離れた場所で排泄物の処理が行えるもの（袋が長くなっている，排液バッグに接

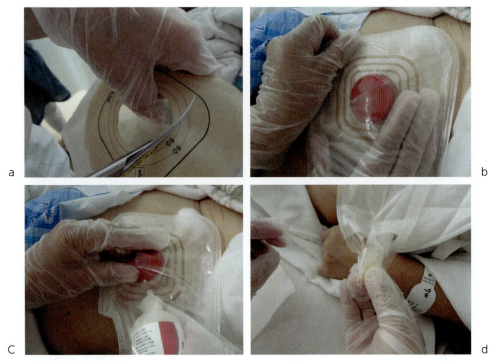

図 10-2-13　装具の装着
a：ストーマ基部の形状に合わせてストーマ孔をカットする。KG系皮膚保護剤はストーマより3〜5 mm，KG系以外の皮膚保護剤は2〜3 mm大きくカットする。
b：装着する。
c：ストーマと面板の隙間に粉状皮膚保護剤を散布する。
d：排出口を扇子折りにして止める。

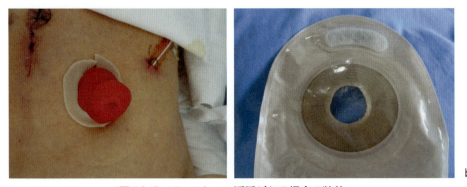

図 10-2-14　ストーマ浮腫がある場合の装着
a：ストーマ基部とストーマ径の差がある場合の装着。面板のストーマ孔のカットを大きめに行いストーマ近傍に用手成形皮膚保護剤を貼付する。
b：面板のストーマ孔に放射線状に切り込み5〜10 mm程度入れる。

続が可能なもの），⑤ストーマ，ストーマ周囲皮膚の状況，および腹壁に適応しているもの（排泄物が絶対漏れない）[7]とされている。

i）コロストミー

ストーマ粘膜皮膚接合部やストーマ近接部皮膚が毎日観察でき，低粘着性で皮膚に負担がかからない，静菌作用のあるKG系皮膚保護剤を選択する。術直後は排泄物が出ない時間もあり，排泄したとしても量が少ないため耐久性が低くても管理しやすい。しかし，緊急手術で早い段階で便の排

泄があると予測される場合では，耐久性のあるCPB系，CPBH系の皮膚保護剤を選択して排泄物が漏れのないようにする．術後の排ガスの確認をする1つの手段として，ガスによるストーマ袋の膨らみを確認するため，ストーマ袋にガス抜きの機能がある装具ではその部位をテープなどで止めておく．

　ⅱ）イレオストミー

　術直後の排泄物は水様性であり量が多く，消化液が多く含まれているためある程度耐久性のあるCPB系，CPBH系の皮膚保護剤を選択する．ストーマに浮腫があるため，ストーマ基部に合わせた面板のストーマ孔が小さく装着が難しい，面板のストーマ孔周囲の溶解が速い場合は，ストーマ近接部の皮膚を保護する目的で用手成形皮膚保護剤を組み合わせることで皮膚保護剤に厚みが増し溶解を遅らせることができ皮膚障害を予防できる．排泄量が多いため，排出口がキャップ式であると排泄物の管理がしやすい．

　ⅲ）ウロストミー

　排泄物は水様性であるためある程度耐久性のあるCPB系，CPBH系の皮膚保護剤を選択する．尿管カテーテル管理を確実に行えるために，窓付きの術後排液ドレナージ袋か，腹部を圧迫せず創部痛を増強することのない浮動型フランジ構造の二品系装具を選択する．尿管カテーテル先端に尿が付着しない逆流防止弁つきのストーマ袋を選択するが，窓付きの術後排液ドレナージ袋には，逆流防止弁はないため，尿管カテーテルの先端が尿に付着しないよう注意する（図10-2-15）．

[4] a)〜f) 柴﨑真澄

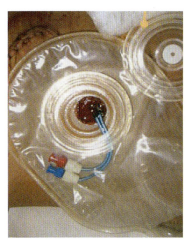

図10-2-15　窓付きの術後排液ドレナージ袋

文献

1) 日本ストーマ・排泄リハビリテーション学会編：ストーマ・排泄リハビリテーション学用語集　第3版，金原出版，33頁，2015
2) 今村直美：ストーマの粘膜に関連する合併症．消化器外科ナーシング17(2)：164-170，2012
3) 澤口裕二：ストーマケアの道は一日にしてならずぢゃ！　21頁（非売品）
4) 梶原睦子：創傷治癒古機転と創傷管理からみた周手術期ストーマケア．臨床看護37(3)：279-280，2011
5) 日本ストーマ・排泄リハビリテーション学会，日本大腸肛門病学会編：消化器ストーマ造設の手引き．光文堂，170頁，2014
6) 山田陽子：周手術期ケア．ストーマリハビリテーション―実践と理論，金原出版，166-172頁，2006
7) 山田陽子：術直後の装具交換．カラー写真で見てわかるストーマケア　基本技術・装具選択・合併症ケアをマスター，メディカ出版，14-17頁，2007
8) 日本ストーマ・排泄リハビリテーション学会，日本大腸肛門病学会編：術後のストーマケア．消化管ストーマ造設の手引き，光文堂，162-176頁，2014
9) 大村裕子：皮膚保護剤の粘着力が皮膚に与える影響．皮膚保護剤粘着力測定法の開発および皮膚保護剤の粘着力が皮膚に与える影響に関する考察．東京オストミーセンター，33-45頁，2003
10) 山邉素子ほか：粘膜と皮膚という異なった上皮の癒合．組織学的からみたストーマケアのポイント．臨床看護37(3)：292-301，2011
11) 穴澤貞夫：ストーマとは何か；ストーマは異なった組織の複合構造体．臨床看護37(3)：281-291，2011
12) 山田陽子：周術期ケア．ストーマリハビリテーション講習会実行委員会編，ストーマリハビリテーション―実践と理論，金原出版，166-172頁，2006

g) ストーマケアの場での標準予防策と感染経路別予防策

　濃厚接触するストーマケアの場では，ケアをする医療者が患者から病原体をもらい感染しないこと，医療者が媒介となって周囲へ病原体を伝播しないことが大切である．感染症状を発症している患者だけでなく，発症していなくても保菌している患者に遭遇する可能性があり，患者すべてに対

表 10-2-2　感染経路別予防策

感染経路	医療者の予防策	主な疾患・病原体
接触感染： 直接接触（患者の皮膚に触れる）や，間接接触（汚染された物に触れる）により感染。	・石鹸と流水による手洗い ・擦り込み式手指消毒剤 ・エプロン，手袋の着用	多剤耐性菌（MRSAなど） 腸管感染症（ノロウイルスなど） 膿瘍，帯状疱疹，疥癬
飛沫感染： くしゃみ，会話，排泄物飛散などで，飛沫が結膜や鼻粘膜，口腔粘膜に付着して感染。 拡散範囲は 1～2 m 以内。	・サージカルマスクの着用 ・ゴーグルの着用（飛散時） ・エプロン，手袋の着用	インフルエンザ 風疹 細菌性肺炎
空気感染： 飛沫の水分が蒸発して飛沫核となり，空気の流れにそって拡散したものを吸入して感染。	・サージカルマスクの着用 ・N95 マスクの着用	肺結核 麻疹，水痘 帯状疱疹

して標準予防策（スタンダードプリコーション）が必要となる。標準予防策では患者の湿性生体物質（血液・体液・排泄物・粘膜など）をすべて感染の対象物と見なし，ストーマケア前後の手指衛生と，実施中のエプロン（ガウン），マスク，手袋の着用，尿路ストーマや排泄物が飛散するケアを行う場合のゴーグル着用を実施する。装具交換時は，処置台に防水シートを敷いて周囲環境が汚染されない配慮や，ストーマ周囲皮膚洗浄後に汚染した手袋を新しい手袋に交換したり，ストーマ計測時に腸粘膜を直接素手で触れないなどの注意が必要である。両手が排泄物に接触する方法でスキンケアを行うと，使用物品に排泄物が付着して交差感染の機会となる。利き手で物品を触り，もう一方の手でストーマ周囲皮膚を触るなど，完全な区別は難しいが心がけることが大切である。また，使用済みの装具やケアでの廃棄物は，速やかにビニール袋に入れ，排泄物中の細菌やウイルスの周囲拡散を防ぎ，紙オムツと同様の方法に準拠して廃棄する。抗癌剤治療中の患者の排泄物に関しては，薬剤の二次的希釈物とみなして曝露による医療者への健康被害が発生しないよう，ビニール袋を二重にして密閉するなどの注意も必要である。さらに，使用するハサミやゲージ，ノギスなどの器具は患者専用とし，個人使用が望ましいが，共有する場合は一患者使用毎に機械洗浄（ウォッシャーディスインフェクタ，または便器洗浄機）による熱水消毒洗浄が安全，確実である。

感染経路別予防策は標準予防策に加えて行う予防対策であり，感染が判明している場合や，疑う感染がある場合に，その病原体の感染経路を把握して，その経路を遮断することを目的としている（表 10-2-2）。

［斎藤容子］

■ 参考文献

1) 大曲貴夫，操　華子編：感染管理・感染症看護テキスト，照林社，278-297 頁，2015
2) 洪　愛子編：インフェクションコントロール感染対策の必須テクニック117，メディカ出版，2010
3) 尾家重治編：病棟で使える消毒・滅菌ブック，照林社，2014

第10章 ストーマ造設術の術後管理

社会復帰へ向けてのケア

1 術後退院までのケアの目標

術後ケアの目標は，退院までにストーマ造設によって生じるさまざまな障害を克服し，患者が円滑に社会復帰することである。ストーマ造設に伴う障害は，排泄障害，ボディイメージの変容のほか，術式によっては排尿障害や性機能障害などがあるが，まずは術後必ず生じる排泄障害の克服を目標にケアを開始する[1]。

a) 自然排便・排尿法の習得

ストーマ造設によって生じる排泄障害の対処方法としては，ストーマ装具（以後装具とする）を用いて排泄物を管理する自然排便・排尿法が主流である。よってストーマ保有者が，排泄障害を乗り越えて社会復帰するためには，まず自然排便・排尿法の習得が必要である。自然排便・排尿法は，灌注排便法とは異なり，年齢，病状，体調，ストーマの種類などの条件を問わずに用いることのできるストーマの管理方法である。ストーマケアの領域におけるセルフケアは，主に自然排便・排尿法の習得，あるいは灌注排便法の習得を指す。

2 ケア方法の確立

自然排便・排尿法は，「装具を貼ってストーマからの排泄物を受け止める」という単純なシステムであるが，周知のようにすべてのストーマ保有者が最初からこの方法で良好に管理できるわけではない。装具を用いてストーマの管理を良好に行うには，①患者に合った装具の使用，②適切な方法での装具装着，③適切なタイミングと方法での排泄物処理，という3つの条件を整えることが必要不可欠である[2]。どれか一つでも欠けると，排泄物の漏れを生じるため，術後ケアでは，この3つの条件を満たして患者が円滑に排泄管理を行えるように支援していく必要がある。そのために最初に医療者がすべきことは，患者がセルフケア訓練を開始する前までに，患者個々のストーマ状況に適した装具を選択し，それをどのような方法で用いるか，ケア方法を決めることである。術後早期に装具を決定しケア方法を確立することは，患者は同じ装具で繰り返し装着方法や排泄処理方法を訓練することができるため，セルフケア確立を促進する手段となる。セルフケアが困難な場合でも，ケア方法の確立により，家族や連携先に向けた管理方法のパンフレット作成や，訪問看護の退院前訪問時のケア見学など，早期から地域連携に向けた準備に着手することができる。

3 社会復帰用装具の選択

社会復帰用装具の選択には，個人の使いやすさ，安全性，QOL，社会性，経済性などの観点から様々な条件が求められるが，中でも①密着性（排泄物が漏れない），②皮膚保護性（皮膚障害を起こさない），③密閉性（臭いが漏れない），はストーマ装具として絶対に欠かせない条件である。まずはこの3つを条件に装具を選択をするが，条件を満たすためには装具にどのような機能を求めるかを明らかにすることが重要である。

a) 装具選択に必要なストーマ局所状況のアセスメント

多くのストーマは，体位によってその形やサイズ，周囲皮膚などの局所状況が変化する。装具選

表 10-3-1　フィジカルアセスメントツール (SPA)

評価段階	アセスメント項目	方法
Step 1 仰臥位 （下肢伸展させる）	ストーマの形状	ストーマを正円か非正円に分類する
	ストーマのサイズ　縦径	縦径を mm 単位で計測する
	ストーマの高さ	皮膚から排泄口までの高さを mm 単位で計測する
	ストーマ周囲皮膚 4 cm 以内の手術創，瘢痕，骨突出，局所的膨隆	観察
Step 2 座位 （足掌を床につける）	ストーマ周囲 4 cm 以内の腹壁の硬度	検者の 2 本の指でストーマ周囲腹部を押し，指の沈む程度で硬・中等・軟の 3 段階に分類する
Step 3 前屈位 （背筋の緊張を解き 30°以上前傾し，なおかつ被験者が日常生活でよくとる体位）	ストーマサイズ　横径	横径を mm 単位で計測する
	ストーマ外周 4 cm 以内の皮膚平坦度	ストーマ周囲の陥凹，平坦型，山型に分類する
	ストーマ外周 4 cm 以内連結しない皺	ストーマに連結しない皺，または皮膚の陥凹が最も深くなる部分を計測する
	ストーマ外周 4 cm 以内連結する皺	ストーマに連結する皺，または皮膚の陥凹が最も深くなる部分を計測し，無・浅・深に分類する
Step 4	ストーマの種類	病歴で確認
	ストーマの排泄物の性状	観察して記録する

表 10-3-2　記録用紙

		記録			判定方法
ストーマの種類		消化器系 {C：コロストミー，I：イレオストミー} / {E：単孔式，L または DB：双孔式} / 泌尿器系			
排泄物の性状		有形泥状	水様	尿	
ストーマ所見	ストーマの形状	正円 突出	非正円 非突出		ストーマの高さが 10 mm 以上を突出，9 mm 以下を非突出
	ストーマのサイズ	縦　mm	横　mm	高さ　mm	
ストーマ周囲の腹壁	ストーマ周囲 4 cm 以内の手術創，瘢痕，骨突出，局所的膨隆	無	有		
	硬度	硬い	普通	柔らかい	硬い：1 縦指以下の沈み 普通：1 縦指以上の沈み 柔らかい：2 縦指以上の沈み
ストーマ外周 4 cm 以内の皮膚の状況	皮膚平坦度	山型	平坦型	陥凹型	
	連結しない皺	無	有		無：0～4 mm まで 有：5 mm 以上
	連結する皺	無	浅	深	無：0～2 mm まで 浅：3～6 mm まで 深：7 mm 以上

択では，体位を変えてストーマがどのように変化しても装具の密着性を維持できるように，ストーマ局所状態からみた装具装着に必要な条件を把握することが重要である。

ストーマ局所状態のアセスメントツールとして，ストーマ・フィジカルアセスメントツール（以後 SPA ツール）（表 10-3-1）と記録判定用紙（表 10-3-2）がある[3]。SPA ツールの特徴は，体位の

変化によって生じやすいストーマの変化を効率よくかつ確実にとらえるために，アセスメント体位と体位別に観察する項目を記している．装具選択のアセスメントで最小限必要な体位は，仰臥位，座位，前屈位の3つである．アセスメントの範囲は面板を貼付する範囲で，ストーマを含めた約10cmとなるストーマ周囲皮膚4cm以内である．

①Step 1　仰臥位のアセスメント＜下肢を伸展させる＞
・ストーマの形状（正円か非正円かに分類する）
・ストーマサイズ　縦径
・ストーマサイズ　高さ（皮膚から排泄口まで）
・ストーマ周囲皮膚4cm以内の手術創，瘢痕，骨突出，局所的膨隆の有無

②Step 2　座位でのアセスメント＜足底を床につける＞

・ストーマ4cm以内の腹壁の硬度（検者の2本の指でストーマ周囲皮膚を押し，指の沈む程度で，硬い・普通・柔らかいの3段階に分類する）（図10-3-1）

③Step 3　前屈位でのアセスメント＜背筋の緊張を解き30度以上前傾する＞
・ストーマサイズ　横径
・ストーマ外周4cm以内（主にストーマ近接部）の皮膚の平坦度
・ストーマ外周4cm以内に連結しない皺
・ストーマ外周4cm以内に連結する皺
※皺は深さを計測する．複数ある場合は一番深い皺のみを計測する．（図10-3-2）

b）装具選択に必要な装具の構造と機能分類

　現在市場で販売されている数千種類に及ぶ装具の中から適切な装具を選ぶには，装具の特徴および構造を機能別にとらえて分類しておく必要がある．例えば検討している装具の面板は，柔らかいものか硬いものか？，皮膚保護剤の耐久性は短いのか長いのか？など，その装具の特徴を機能として把握していると装具選択が容易になり，応用もできるようになる．医療者が，使いこなすことのできる装具の種類を知識としてどのくらい把握できるかによって，装具選択の幅は大きく変わる．熊谷らは，装具選択に必要な分類として粘着性ストーマ装具を，表10-3-3のように分類している[4]．

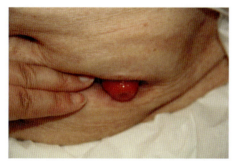

図10-3-1　腹壁の硬度の判定方法
2本の指を垂直にストーマ周囲皮膚にあてて，指の沈み具合で判定

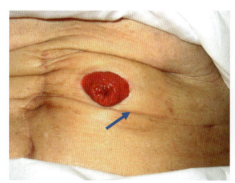

ストーマ外周4cm以内のストーマに連結しない皺

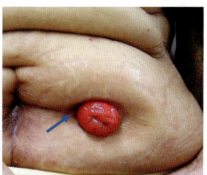

ストーマ外周4cm以内のストーマに連結する皺

図10-3-2　ストーマ周囲の皺の分類

表 10-3-3 粘着性ストーマ装具の分類

構造分析	亜分類	仕様
1．システム	1）消化管用　尿路用	
	2）単品系　二品系	
2．面板	1）面板の形状	平面型　凸面型（浅い　中間　深い）
	2）面板の構造	全面皮膚保護剤　外周テープ付
		テーパーエッジ
	3）面板の柔軟性	柔らかい　硬い
	4）皮膚保護剤耐久性	短期用　中期用　長期用
	5）ストーマ孔	既成孔　自由開孔　自在孔
3．面板機能補助具	1）補助具	
	2）ベルト連結部	ベルト使用あり　なし
4．二品系接合部	1）フランジの構造	固定型　浮動型
	2）接合方式	嵌め込み式　ロック式　粘着
5．ストーマ袋	1）ストーマ袋の構造	消化管用閉鎖型　消化管開放型　尿路用
	2）ストーマ袋の色	透明　半透明　肌色　白色
	3）排出口	閉鎖具一体型　閉鎖具分離型　その他

〔文献1）から引用一部改変〕

c）装具の決定

　ストーマ局所状況のアセスメント結果から，面板の開口は何mmにするか，単品系か二品系か，平面か凸面かなど，装具に求める機能を一つずつ検討して決めていくとよい。装具選択のガイドとして，SPAツールのアセスメント結果から装具選択や装着方法（アクセサリーやベルトの使用）を導く，「ストーマ装具選択基準」(表 10-3-4)がある[5]。基準は，A1選択する，A2選択することを推奨する，B選択することを考慮する，C基準とはならない，の4段階になっており，A1～Bの間の該当するものの中から，必要な装具の構造や機能を選択していく。豊富な皮膚保護剤の種類で選択に迷う場合は，適切な装具の機能を選択できていれば，ある程度の密着性と耐久性は得られるため，まずは必要とする装具の機能を把握し，その機能をもつ形状の面板で粘着性の低いものから選ぶとよい。装具を決定する時期（術後1週間以内）は最もストーマサイズが変動する時期であるため，面板の開口は調整ができるように自由開孔もしくは自在孔の選択を推奨する。ストーマサイズの変動は縦径，横径だけでなくストーマの高さも変動するため，ストーマ浮腫により高さが10mm程度になっている場合は，浮腫がとれると高さの低いストーマとなる。あらかじめ，面板の裏に板状皮膚保護剤や用手成形皮膚保護剤などを追加するか，浅い凸面型装具を選択するなど予測される変化を考慮して装具を検討することも重要である。

4　セルフケア訓練

a）セルフケア訓練開始時期

　基本は準清潔創が治癒し，創傷管理が不要になってから開始する。しかし，近年腹腔鏡下で行う手術やストーマ創のみでストーマを造設する手術など，低侵襲を目的とした手術方法をとることが増えてきている。このような術式は，術後の回復が早く，入院期間もより短くなることが多いため，セルフケア訓練開始時期は創の治癒を待たずに早くなる傾向にある[1]。つまり，創感染や離開などの開腹創の大きなトラブルがないという前提で，創傷管理を必要とする術後7日以内から開始することが多い。以上から表 10-3-5に示すような点に留意してケアにあたる必要がある。セルフケア開始の条件は，身体的には①創痛コントロールが良好である，②トイレまでの歩行がスムーズに行える，③30分程度の座位を保持できるよう

表 10-3-4　ストーマ装具選択基準

A1　選択する：9項目
結腸ストーマと回腸ストーマには消化管ストーマ装具を選択する
尿路ストーマには尿路ストーマ装具を選択する
回腸ストーマと尿路ストーマには耐久性が中期用から長期用の皮膚保護剤を選択する
消化管ストーマには開放型ストーマ袋を選択する
尿路ストーマには尿路用ストーマ袋を選択する
水様便と尿には耐久性が中期用または長期用の皮膚保護剤を選択する
有形便には耐久性が短期用または中期用の皮膚保護剤を選択する
尿には尿路用ストーマ袋を選択する。水様便と有形便には開放型ストーマ袋を選択する
ストーマ周囲皮膚が陥凹していれば凸面型装具を選択する
ストーマ周囲皮膚が山型あるいは平坦であれば平面型装具を選択する
ストーマ周囲皮膚が陥凹していれば硬い面板を選択する。山型であれば柔らかい面板を選択する
ストーマに連結する皺がある場合には凸面型装具を選択する
ストーマに連結する皺がある場合には硬い面板を選択する
A2　選択することを推奨する：17項目
結腸ストーマと尿路ストーマには平板装具を選択することを推奨する。回腸ストーマでは凸面型装具を選択することを推奨する
回腸ストーマと尿路ストーマには硬い面板を選択することを推奨する。結腸ストーマには柔らかい面板を選択することを推奨する
回腸ストーマにはアクセサリーを使用することを推奨する
有形便，水様便には消化管用ストーマ装具を選択することを推奨する。尿には尿路用ストーマ装具を選択することを推奨する
尿と有形便には平板装具を選択することを推奨する。水様便には凸面型装具の面板を選択することを推奨する
水様便には硬い面板を選択することを推奨する。有形便には柔らかい面板を選択することを推奨する
水様便にはアクセサリーを使用することを推奨する
正円のストーマには既成孔を選択することを推奨する。非正円のストーマには自由開孔を選択することを推奨する
非正円のストーマにはアクセサリーを使用することを推奨する
突出ストーマには平板装具を選択することを推奨する。非突出ストーマには凸面型装具を選択することを推奨する
ストーマから4cm以内に瘢痕等がある場合アクセサリーを使用することを推奨する
軟らかい腹壁には硬い面板を選択することを推奨する
大きいストーマサイズ（35mm以上）には柔らかい装具を選択することを推奨する
大きいストーマサイズ（35mm以上）には耐久性が短期用の皮膚保護剤を選択することを推奨する
ストーマ周囲が陥凹しているストーマにはベルトを使用することを推奨する
ストーマ外周4cm以内の連結しない皺がある場合にはアクセサリーを使用することを推奨する
ストーマに連結する深い皺がある場合にはベルトを使用することを推奨する
B　選択することを考慮する：10項目
回腸ストーマと尿路ストーマにはベルトを使用することを考慮する
双孔式ストーマには自由開孔を選択することを考慮する
水様便には自由開孔を選択することを考慮する。尿には既成孔を選択することを考慮する
尿，水様便にはベルトを使用することを考慮する
硬い腹壁に平面型装具を使用することを考慮する。軟らかい腹壁には凸面型装具を選択することを考慮する
大きいストーマサイズ（35mm以上）には単品系を選択することを考慮する
大きいストーマサイズ（35mm以上）には自由開孔を選択することを考慮する
ストーマ周囲が陥凹しているストーマには耐久性が中期用の皮膚保護剤を使用することを考慮する
ストーマ周囲が陥凹している，あるいは山型のストーマにはアクセサリーを選択することを考慮する
ストーマに連結する皺がある場合にはアクセサリーを選択することを考慮する
C　基準とはならない

表10-3-5　術後7日以内の創傷管理とセルフケア指導における留意点

①準清潔創（開腹創，ドレーン創）をストーマの排泄物による汚染や物理的刺激を与えないように，創傷被覆材で密閉する
②準清潔創（開腹創）が面板貼付部に含まれる場合は，創が治癒するまでこの部の面板を剝がす操作やスキンケアは医療者が行う
③創痛コントロールを図ってからセルフケア訓練を開始する
④会陰創のある術式（マイルズ術，骨盤内臓全摘出術）では，物理的刺激による会陰創の創痛と創の損傷を予防する目的で体圧分散寝具を活用する

になる，などの状態で，精神的には④ストーマケアに関心を示す態度や発言などを確認できたら，セルフケア訓練は開始できる。セルフケア訓練に最も影響するストーマの受容は，術後の短期間でできるものではない。そのような中で円滑にケアを進めるためには，術前のストーマ適応に向けた精神的サポートが重要である。

b）セルフケア訓練計画

開始可能と判断したら，退院に向けてストーマのセルフケア訓練計画を立てる。個々の手術までの背景にもよるが，術前のADLが自立し，待機手術でストーマ造設となるケースでは，適切な術前教育を受けて学習のレディネスが整っていれば，3〜6回の訓練で装具交換方法を習得できる[6]。ストーマのセルフケア計画は，主治医や患者と相談しながら2日毎などの短期交換で訓練日を設定し，退院までに最低3，4回以上は訓練できるように計画する。可能であれば，より退院後のストーマ管理をイメージできるように，室内練習を数回したのち，最終的には風呂場でシャワーを利用した装具交換訓練や浴槽に浸かる経験ができるとよい。ストーマ袋から排泄物を除去することは，社会復帰用装具に変更した日から毎日数回は実施可能なため，装具交換よりも早く習得できる。この時期のストーマ管理の良し悪しは，ストーマへの適応性に影響するため，失敗のないように支援する必要がある。

c）セルフケアと家族指導

セルフケア訓練は，術前のADLが自立し，精神的・身体的・社会的にセルフケア能力があると判断できる場合は，患者中心に指導するが，さまざまな問題がある場合は（手術侵襲による身体的回復の遷延，記憶力の低下から習得に時間がかかる，ストーマ受容が困難など），セルフケア訓練開始時から家族も加えて指導する。高齢者など習得に時間を要すると予測される場合は，あらかじめ公的支援（訪問看護）の検討も必要である。公的支援は，装具交換などの定期的に曜日を決めて行える支援は可能であるが，時期が定まらない排泄物処理支援は訪問回数の制限や，訪問するタイミングなどにより困難であることが多い。よって入院中にセルフケア習得が困難な場合は，最低排泄物処理が自立できるように目標を縮小して計画を立てることもある。この他，ストーマに対する恐怖心が強い場合は，装具を剝がす前の準備（面板のカットや，ストーマ袋の開閉など）から練習を始めるとよい。

セルフケア指導は，次に示すように段階的に進める[7]。

ステップ1：看護師によるデモンストレーション
ステップ2：看護師が説明しながら，患者ができることを行う
ステップ3：患者が準備から後片付けまでを行う。看護師は見守り中心

5　術後のスキンケア

術後のスキンケア[7]は，創傷管理が必要な時期は医療者が主体となって行い，患者はストーマのセルフケア訓練と同時に開始する。周手術期は，皮膚のコンディションが低下する因子が重複する時期であるため，様々な皮膚トラブルを生じやすいと認識し，皮膚の清潔を保持することはもちろんのこと，愛護的にケアする必要がある。

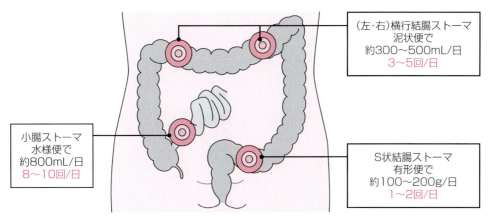

図 10-3-3　腸管の部位よって異なる便の性状と排泄量
排泄処理はおよそ100gごとで，これをもとに排泄処理回数を勘案する．赤字は排泄処理の回数
〔文献2）より引用〕

i) 皮膚の清潔を保つ

洗浄剤を用いてのストーマ周囲皮膚の洗浄は，社会復帰用装具に変更後のセルフケア訓練を開始する時期から始める．シャワー浴ができない間は，洗い流し不要の拭き取りタイプの洗浄剤を使用するか，洗浄剤使用後，微温湯に湿らせたガーゼで洗浄剤を流すように清拭する．シャワー浴が許可されてからは，シャワーで汚れや洗浄剤をしっかり落として皮膚を清潔にする．

ストーマ周囲皮膚に付着する主な汚れは，排泄物，皮膚保護剤やテープの糊残りなどである．装具を剥した後，すぐに洗い流さずに一度乾いたティッシュやガーゼなどでこれらを摘み取るように取り除く．皮膚保護剤の糊残りは，糊残り部に水分がつくと粘着剤が皮膚に固着することがあり，これを無理に取ろうとすると，皮膚を損傷することがある．糊残りをみとめた場合は，洗浄前に剥離剤を使用して取り除くと良い．

ii) 排泄物の付着を予防する

排泄物の付着によって生じるスキントラブルを予防するためには，ストーマにしっかりと密着するストーマ状況に適した装具を適切に装着し，タイムリーに排泄処理を行うことである．

iii) 物理的刺激を最小限にする

セルフケア訓練を行っている間は，短期間に習得できるように2日毎に装具交換を行う場合が多い．しかし，この交換周期では，皮膚保護剤の粘着力が高く，皮膚保護剤の剥離により皮膚は損傷しやすい．よって，剥離剤を使用して愛護的に装具をゆっくり剥がし，物理的刺激をできるだけ抑えるようにする．

6　消化管ストーマケアの特徴

消化管ストーマは，造設される腸管の部位によって排泄物の性状や量が異なる（図10-3-3）．良好なストーマ管理を維持するためには，排泄物の性状を考慮して皮膚保護剤や面板の種類を選ぶことに加えて，不定期にストーマ袋内に排泄される便やガスをタイムリーに処理することが重要である．特に高齢のストーマ保有者は，イレオストミーなど排泄物が多いストーマでは，排泄物処理不足によるトラブルを生じやすい．退院までに，排泄物処理方法のみならず処理のタイミングを習得することが大切である．

肛門を残す術式（ハルトマン，超低位前方切除術・一時的ストーマ造設術）などでは，時々便意をもよおしたり，粘液状の排泄物があることも説明し，正常な現象であることを指導しておく．

7　尿路ストーマケアの特徴

尿路ストーマの種類は複数あるが，ここではストーマ装具を装着して管理する尿路ストーマにつ

いて述べる。

尿路ストーマは，次のような特徴をもつため以下の点に留意してストーマケアを行う必要がある。

　i) 24時間持続的に尿の排泄がある

ストーマ袋内には随時尿がたまるため，尿のためすぎによる排泄物の漏れを予防する必要がある。尿路ストーマからの尿の排泄は，消化管ストーマとは異なりガスで袋が膨らんだり音がしないため，袋の充満に気が付かないことが多い。まずは，自主的に2〜3時間毎に排泄物処理ができるように指導するほか，夜間は排泄物処理で睡眠を妨げないようにするために蓄尿袋に接続してストーマ袋に貯まった尿をドレナージする方法と，蓄尿袋からの処理方法を指導する。ストーマ袋の排出口は各メーカー異なるため，排出口と蓄尿袋を接続するためには接続管が必要であり，接続管の使用方法を指導すべきである。

　ii) 回腸導管では，時々尿に混ざって粘液が排泄される

導管になっている回腸から黄白色の粘液が排泄されるため，ストーマ袋にたまった尿は混濁することがある。粘液も随時排泄されているが，朝方など水分をとっていない時間帯に認められることが多い。尿混濁を異常と判断しないように，説明しておく。

　iii) 尿管皮膚瘻は高さのないストーマになる

尿管皮膚瘻は，ストーマの高さがスキンレベルになるため，装具選択の際は最初から高さのないストーマとして選択に配慮する必要がある。

　iv) 尿管皮膚瘻では，カテーテルを留置したまま退院することがある

カテーテルを留置したまま退院する場合は，カテーテルトラブルの種類や対応方法を具体的に指導しておく必要がある。患者が行うカテーテル操作には，入院中のように厳密な清潔操作は不要であるが，カテーテルを通じて尿が腎盂に逆流しないように，カテーテルの先端の位置，尿量の減少や発熱，腰の疼痛の有無などに注意するように指導する。このほか，装具交換時にカテーテルが極端にストーマから飛び出たり腹腔内側に引き込んだりしていないかの観察指導も重要である。このようなカテーテルトラブルを生じた場合は，すぐに病院を受診するなどの対応策も明確にしておく必要がある。

[1〜7 山田陽子]

8　小児のストーマ造設術後管理の特徴

小児であってもストーマ造設術後の管理には，装具を使用することが基本である。ケアの基本は成人と変わりないが，小児の特徴を理解して行う必要がある。

a) 新生児期・乳児期，幼児期，学童期の特徴

　i) 新生児期・乳児期の特殊性

新生児の表皮は胎生8カ月以降に4層から5層となるが，真皮の結合組織が弱く隙間が多いために機械的刺激に対して脆弱であり，スキントラブルを生じやすい。また，成熟児の腹部であっても面板が肋骨弓や鼠径部にかかりやすく，ストーマ装具を安定して貼付できる面積は限られている。ストーマは一時的に双孔式で楕円に造設されることが多く，そのうえ，啼泣による腹腔内圧の上昇によりストーマ脱出を生じやすいなどの特徴がある。乳児の特殊性とケア上の問題点を表10-3-6に示す。

乳児期は反射的な身体の動きが多くケアに協力してもらえないため，装具交換は2人で行うか，タオルを使用するなどして下肢の動きを抑制するなどの工夫が必要となる。また，自らの状況や異常を知らせることができないため，ストーマやストーマ周囲皮膚の観察を適宜行う必要がある。便は水分が多く皮膚保護剤が溶解しやすいことや，皮膚の保清の観点からも，装具交換の間隔は2〜4日ごとに，面板の溶けが5〜7mm程度の貼付期間で行うのがよいと考える。

乳児は生後約3カ月で体重が2倍，1年で3倍，身長は1年で1.5倍となるように身体的発育が著しく，運動機能の発達も1年で歩行可能となるほど著しい。それに伴い，ストーマやその周囲の腹壁の状況が変化するため，変化に合わせた装具の

表10-3-6 乳児期のストーマの特殊性とケア上の問題点

	小児ストーマの特殊性	問題点
皮膚	生理的に脆弱 （新生児の皮膚はpH6.3〜6.5） （角質層が薄い）	・刺激や感染に対する防衛力が弱い ・牽引力に弱く，上皮が欠損しやすい
	皮膚温が高い （体温が37.0℃以上） （1歳では59.9 cal/m^2/h）	・皮膚保護剤が溶解しやすい
	発汗量が多い （汗量31.0〜425.9 mg/日）	・皮膚保護剤の粘着面に影響を及ぼす ・皮膚炎を発生しやすい
排便状況	排便回数が頻回	・袋から排出する回数が多い
	軟便で便性が変化しやすい	・軟便により皮膚保護剤が溶解しやすい
	排ガスの量が多い	・粘着面に影響を及ぼす
体格・体幹	体幹が丸太状，腹満の場合も多い	・粘着面に影響を及ぼす
運動発達	下肢の運動が盛ん	・鼠径部の皮膚の移動性が大きい
	月齢に応じて体位が変化する （臥位，うつぶせ，坐位，立位）	・腹部面積が狭いため，体位により下腹部の安定した面板貼付範囲が狭くなる
	月齢に応じて体動が活発になる （寝返り，ハイハイ，歩行）	・活発な体動により粘着が弱くなる
精神発達	ストーマの認識がない （袋を引っ張る，掻きむしる）	・皮膚炎を悪化させる可能性がある
	異常を的確に表現できない	・異常の発見が遅れる可能性がある
	自己管理できない	・すべてのケアは他者に委ねられる

〔文献8）より引用改変〕

変更や工夫が必要となる。

日常生活では，ストーマ袋をひっぱるなどの無意識な動作からストーマを保護するため，カバーオールやオーバーオールタイプの衣服や腹帯を使用するとよい。また，乳児は脱水になりやすいため，便性や尿の性状と量を観察することや，水分摂取の工夫についての十分な指導が必要である。

乳児期にはストーマが管理困難となる要素が多いが，小児用装具の種類は少ない。また，一時的ストーマの多くは，装具代が自己負担となる。両親の収入によっては経済的負担が大きいことがあるため，装具は小児用にこだわらず，またランニングコストを考慮した装具の選択や使用方法を検討しなければならない。

ii) 幼児期の特殊性

幼児期になっても真皮の構造は未完成であり，機械的外力に対する抵抗力は成人の半分である。一般に幼児期の皮膚は乾燥傾向だが，活動量が増えるため発汗の機会が多い。5歳になると出生時身長は2倍，体重は5倍になるなど，身体の成長は急速であるため，引き続きストーマや腹壁の変化に応じて装具の変更を行う。また，通常トイレットトレーニングをはじめる2歳ころから，幼稚園などの集団生活に向けて，ストーマセルフケアへの移行を徐々に進める。セルフケアは，興味を持ったことから本人にケアを少しずつ移行し，上手にできたことをほめながら無理せず進めていく。ストーマ袋からの排泄物の排出ができるようになっても，遊びに夢中になるとタイミングを忘れることもあるため，周囲の大人のサポートは常に必要である。集団生活の中で他児との排泄経路の違いを自覚する時期でもあるため，疾患や身体の状態について本人に説明し，理解できるようにしていく必要がある。この際のかかわりについては母親の不安も大きいため，家族への支援も重要である。

iii) 学童期の特殊性

学童期になると皮膚の構造は成人並みになる。

情緒は複雑に発達するため、理解ある態度で接することが大切である。学校生活では、いじめなどの問題や、修学旅行などへの参加などについて、担任教員や養護教諭と協力しながらの支援が必要である。必要に応じて本人への患者会の紹介も行う。

b) ストーマ閉鎖後のケア

小児の消化管ストーマの多くは一時的で、そのほとんどは幼児期までに閉鎖する。ストーマ閉鎖後は、肛門括約筋の機能が不十分な場合や、腸管が短くなった場合は便性の悪化などにより、便失禁が生じることも多い。便失禁そのものや、臭い、さらに皮膚障害が問題となることがある。

i) 便失禁を軽減させるケア

便失禁を改善させるためには、便失禁の状況を把握して対応することが重要である。便は内服薬などで便を出しやすい硬さに調整し、浣腸や洗腸を併用していきんで排泄し、腸管を空虚にすることが大切である。

ii) 皮膚障害に対するケア

排泄物が皮膚に触れないようにすることは重要であるが、頻回な洗浄は、皮脂の過剰な除去にもつながり、皮膚のバリア機能を破たんさせる。石けんによる洗浄は1日1回までとし、物理的な刺激を最小限にとどめるため、おしり拭きの使用を控える。また、軟膏などを塗布し、直接排泄物が皮膚に付着することを予防する必要がある。

小児は急速に成長発達していくため、必要に応じたケアが行われるよう、計画的で継続的な支援が必要である。また、小児のストーマケアは家族、とくに母親を中心として行われることが多いが、母親の負担が大きくなりすぎないよう、父親や祖父母などへの指導も必要である。

[秋山結美子]

■ 文献

1) 新田弘美：消化器ストーマの社会復帰ケアはいつはじめたらよいか．臨床看護26(11)：1639-1647，2000
2) 山田陽子：第5章　ストーマのセルフケア能力の評価．消化器外科NURSING 19(秋季増刊)：80-82頁，2014年，メディカ出版
3) 山田陽子ほか：適正なストーマ装具選択のためのストーマ・フィジカルアセスメントツール作成の試み．日本ストーマ・排泄会誌25(3)：113-123，2009
4) 熊谷英子ほか：ストーマ装具選択に必要な装具分類．日本ストーマ・排泄会誌25(3)：103-112，2009
5) 大村裕子ほか：社会復帰ケアにおけるストーマ装具選択基準の一提案．日本ストーマ・排泄会誌25(3)：133-146，2009
6) 松原康美ほか：チーム医療による外来でのストーマ造設術前教育の導入前後の比較検討．日本ストーマ・排泄会誌29(2)：14-23，2013
7) 角川佳子：11-3 社会復帰に向けたケア．ストーマリハビリテーション講習会実行委員会編，ストーマリハビリテーション―実践と理論．金原出版，173-176頁，2006
8) 石川眞里子：小児のストーマケア．ストーマリハビリテーション講習会実行委員会編，ストーマリハビリテーション―実践と理論．金原出版，224-234頁，2006

第10章 ストーマ造設術の術後管理

4 化学療法中のケア

1 化学療法の目的

化学療法には、①がんを完全に治すことを目指す根治的化学療法、②再発や転移を防ぐ目的に加えて、がんを縮小させ手術が困難な進行がんを手術可能にする術前化学療法、③放射線などの局所治療と併用し治療効果を向上させることを目的とした放射線併用化学療法、④進行がんの再発転移予防を目的とした術後の補助化学療法、⑤がんの進行を遅らせ生存期間を延長させる延命のためや、がんにより起こる苦痛症状を緩和し QOL の維持や向上を目的とした症状緩和などがある。

わが国では、2000年代から大腸癌に対する抗がん剤が目覚ましく進歩しており、ストーマ造設が必要な大腸癌の治療は大きく変化してきている。

2 治療と副作用対策

化学療法治療とは、抗がん剤を用いてがんを治療することである。抗がん剤治療には、殺細胞性抗がん剤、分子標的薬、ホルモン剤などが用いられる。

殺細胞性抗がん剤の主な副作用には、口腔粘膜炎（口内炎）、悪心・嘔吐、下痢・便秘、全身倦怠感、骨髄抑制、色素沈着、爪の変化、皮膚障害などがある。殺細胞性抗がん剤は、がん細胞の DNA 合成を抑制し腫瘍の縮小効果を期待する。癌細胞だけでなくすべての細胞が影響を受け、とくに細胞分裂が活発な表皮細胞は影響を受けやすい。バリア機能低下、ドライスキン、皮脂膜や角質層の菲薄化などを生じる。

分子標的薬の主な副作用には、末梢神経障害、手足症候群、皮膚障害（皮膚乾燥・痤瘡様皮疹）、間質性肺炎、消化管穿孔、インフュージョンリアクションなどの特有な症状がある。特に、ストーマ管理に影響を及ぼす副作用は、末梢神経障害、消化管穿孔、皮膚障害（皮膚乾燥・痤瘡様皮疹）、手足症候群である。分子標的薬はがん細胞の増殖や転移に関係する分子を標的にする薬剤で、他の正常細胞への影響は少ない。しかし、薬剤の中には皮膚障害を生じる場合も認められる。原因は、主に表皮基底細胞の分裂が抑制されると、主にエクリン汗腺からの薬剤分泌とされ、手指・手掌・足底部の皮膚に生ずる紅斑、皮膚の亀裂、水疱、びらんなどを生じる（手足症候群と呼ばれる）。この分子標的薬による皮膚障害が強く現れたほうが抗腫瘍効果が高いといわれている[1]。

大腸癌、膀胱癌の化学療法の種類について表10-4-1，2，3で示す。

3 ストーマ保有者における化学療法中のケア

ストーマ保有者における化学療法中の看護ケアの目的は、ストーマに関連した管理の不安や問題が発生することなく、安全・確実・安楽に安心して主体的に治療に参加でき、完遂できるように支援することである。ストーマ保有者が化学療法を受ける時期は、一般的に術後の補助化学療法であれば治療効果が期待される術後2カ月以内、緩和目的でストーマ造設をした場合は術後セルフケア確立後の術後数週間後の間もない時期から開始することが多い。在院日数が短縮化され、患者は短期間でストーマケアを習得しなければならず、かつ退院後は初めてのストーマ生活に不安を抱き十分な日常生活の成功体験ができないまま、次の化

表 10-4-1 大腸癌の代表的なレジメンに特徴的な主な副作用

レジメン名	薬品名	過敏症・インフュージョンリアクション	白血球・好中球減少	ヘモグロビン減少	血小板減少	悪心・嘔吐	食欲不振	便秘	下痢	口腔粘膜炎	味覚障害
5-FU+l-LV	5-FU ホリナートカルシウム (LV)		○	○	○	○			○	○	○
UFT+l-LV	UFT LV		○	○	○	○			○	○	○
Cape	カペシタビン		○	○	○	○			○	○	○
FOLFOX	ロイコボリン (LV) オキサリプラチン，5-FU	○	○	○	○	○			○	○	○
FOLFOX+BV	ロイコボリン (LV) オキサリプラチン　+ベバシズマブ 5-FU	○	○	○	○	○	○	○	○	○	○
FOLFOX+Cetu	ロイコボリン (LV) オキサリプラチン　+セツキシマブ 5-FU	○	○	○	○	○	○	○	○	○	○
FOLFOX+P-mab	ロイコボリン (LV) オキサリプラチン　+パニツムマブ 5-FU	○	○	○	○	○	○	○	○	○	○
XELOX (CapeOX)	オキサリプラチン カペシタビン	○	○	○	○	○			○	○	○
XELOX (CapeOX)+BV	オキサリプラチン カペシタビン　+ベバシズマブ	○	○	○	○	○	○	○	○	○	○
FOLFIRI	ロイコボリン イリノテカン 5-FU		○	○	○	○	○	○	○	○	○
FOLFIRI+BV	ロイコボリン イリノテカン　+ベバシズマブ 5-FU	○	○	○	○	○	○	○	○	○	○
FOLFOXIRI	ロイコボリン (LV) オキサリプラチン 5-FU イリノテカン (CPT11)	○	○	○	○	○	○	○	○	○	○
S-1	S-1		○	○	○	○			○	○	○
IRIS (CPT-11+S-1)	イリノテカン S-1		○	○	○	○	○	○	○	○	○
P-mab	パニツムマブ	○									
レゴラフェニブ	レゴラフェニブ (スチバーガ®)						○		○	○	○
FTD+TPI ロンサーフ	トリフルリジン・チピラシル (ロンサーフ®)		○	○	○	○	○				
2wCetu+CPT-11	セツキシマブ イリノテカン	○	○	○	○	○	○	○	○	○	○

表 10-4-2 分子標的薬の副作用

分子標的薬	副作用
ベバシズマブ	・高血圧 ・**粘膜からの出血** ・タンパク尿 ・骨髄抑制 ・**消化管穿孔** ・創傷治癒遅延 ・血栓・塞栓症
セツキシマブ	・**皮膚症状（痤瘡様皮疹・乾皮症・皮膚亀裂・爪囲炎）** ・アレルギー反応 ・間質性肺疾患 ・低マグネシウム血症などの電解質異常
パニツムマブ	・**皮膚症状（痤瘡様皮疹・乾皮症・皮膚亀裂・爪囲炎）** ・間質性肺疾患 ・低マグネシウム血症などの電解質異常
レゴラフィニブ水和物	・**手足症候群** ・高血圧 ・肝機能障害 ・血小板減少 ・消化管穿孔 ・間質性肺疾患 ・発声障害（声がかれる）

注）太字は特にストーマケアに関連する副作用

学療法治療を開始することになる。化学療法開始後は，排泄リズムや性状の変化（下痢・便秘），悪心・嘔吐・倦怠感などの全身状態の変化，手足症候群，末梢神経障害，皮膚障害によりストーマケアの負担が増し，セルフケアが困難になる。そのため，身体的状態，精神的状態，社会的状態，セルフケア能力，患者の周囲の状況などを理解し，排泄物の漏れやストーマ合併症を起こさないようにケアをする。また，精神的にがん治療に集中して治療が維持できるように，余計なストレスを与えず，ストーマ管理が困難にならないよう支援することが大切である。

化学療法の副作用の出現の頻度と程度は治療計画（レジメン），投与量，投与スケジュール，併用薬剤により異なるので，特徴的な副作用を理解して継続的な副作用マネジメントとセルフケア支援をする。

ストーマ管理に関連した主な副作用とその対策については表 10-4-4 に示す。

表 10-4-3 膀胱がんの代表的なレジメンに特徴的な主な副作用

レジメン名	薬品名	過敏症・インフュージョンリアクション	白血球・好中球減少	ヘモグロビン減少	血小板減少	悪心・嘔吐	食欲不振	便秘	下痢	口腔粘膜炎	味覚障害	末梢神経障害	皮膚障害(爪甲障害)	倦怠感	脱毛	性機能障害	心障害	腎障害	肺障害	肝障害	その他 血管痛
MVAC	メトトレキサート ビンブラスチン アドリアマイシン シスプラチン	○	○	○	○	○	○	○	○	○	○	○	○	○	○	○		○	○	○	
GC	ゲムシタビン シスプラチン		○	○	○	○	○	○	○	○	○	○	○	○	○	○		○	○	○	
GEP	ゲムシタビン シスプラチン エトポシド		○	○	○	○	○	○	○	○	○	○	○	○	○						
GJ	ゲムシタビン カルボプラチン	○	○	○	○	○	○	○	○	○	○	○	○	○	○			○	○	○	

4 曝露対策

抗がん剤は細胞毒性があり，医療者や家族などの日々の健康に影響を及ぼす可能性のある危険な薬剤である．抗がん剤の曝露の機会は，調剤・与薬準備，運搬・保管，与薬（点滴・注射），こぼれた薬剤の処理，患者の体液や排泄物の取り扱い，リネン類の取り扱い[2)3)4)]などがある．主な抗がん剤は，48時間以内に尿中に排泄されるため，排泄物の取り扱いは抗がん剤終了後48時間まで曝露防止対策を実行[2)3)4)]する．ここではストーマ管理に関連した排泄物の取り扱いについて述べる．

a) ストーマ装具を交換する場合

・医療者用の個人防護具は，ディスポーザブルエプロン，マスク，ニトリル性手袋，保護メガネ，ヘアキャップなどを装着する（図10-4-1）．
家族が家で交換する場合は，マスクとプラスチック手袋を着用する．
・ストーマ装具（消化管用・尿路用ストーマ袋）は使い捨てとする．
・廃棄物は二重にビニール袋に入れ内容物が漏れ

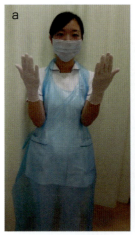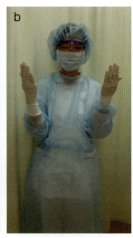

図10-4-1 排泄物取り扱い時の医療者用の個人防護具
a：通常のストーマケア・排泄物取り扱い時の防護具．ディスポーザブルエプロン，マスク，手袋の着用．
b：投与後48時間以内の防護具．ディスポーザブルエプロン，マスク，ニトリル性手袋，保護メガネ，フェイスシールド，ヘアキャップの装着．

出ないように厳重に縛り，蓋付きのバイオハザードボックスに廃棄する．自宅では，ビニール袋を二重にして厳重に縛り一般ごみで処理する．

表 10-4-4　ストーマ管理に関連した主な副作用とその対策

副作用	ストーマケアのポイント	特に注意が必要な抗がん剤
排泄状況の変化　下痢	・下痢便によりストーマ近接部の皮膚障害が発生しやすいため，非アルコール含有練状皮膚保護剤でストーマ近接部を充填し保護する。	・5FU・カペシタビン・イリノテカン
便秘	・ストーマ部（腹直筋部）に便が詰まる場合は，ストーマから摘便をする。	・オキサルプラチン 制吐剤（5HT$_3$受容体拮抗剤）
末梢神経障害 （指先，足先の感覚障害） 手足症候群 （しびれ・痛み・ひりひり・ちくちくなどの感覚異常，潰瘍・びらん，つめの変化）	・装具や排泄口の取り扱いが簡単にできるもの（手先の力がなくても容易にマジックテープが止められるもの）を使用する。 ・適切に排泄物の処置ができるか，はさみが使用できるか，手先の障害の程度でケアの工夫をする。 ・面板開孔は，可能であれば自由開孔より既成孔を使用する。	・5FU・カペシタビン（手足症候群） ・FOLFOX（末梢神経障害） ・レゴラフェニブ（手足症候群）
皮膚障害 （皮膚乾燥・色素沈着・痤瘡様皮疹）	・装具を剥がす時は，剥離刺激を軽減するため，非アルコール含有剥離剤を多めに使用する。 ・皮膚は愛護的に低刺激・弱酸性の洗浄剤を用いて泡洗浄し，擦らない。 ・長期装着用の強粘着性皮膚保護剤や短期装着用の装具を避けて，中期装着用を選択する。	・セツキシマブ ・パニツムマブ
ストーマ出血	・ストーマ粘膜全体に粉状皮膚保護剤を1日1回散布する。	ベバシズマブ（粘膜からの出血）
嘔気・嘔吐	・排泄物の処理や交換時の排便の臭いで嘔気・嘔吐が誘発される場合 ・ストーマ袋に専用の消臭剤を入れる。 ・排便処理前は，マスクを着用しトイレ内に分解型の無臭消臭剤を散布してから排泄処置をする。	
倦怠感	・装具交換は，抗がん剤投与の前日または当日に交換する。 ・頻回に交換する短期装着用の装具は避けて，3日から4日間で交換できる中期装着用の装具を選択する。	

・尿路ストーマの夜間用蓄尿袋は，抗がん剤投与後48時間以降に廃棄する。
・すべての交換が終了した後は，石けんと流水で必ず手洗いをする。

b) 患者がトイレで排泄や排泄処理をする場合

・洋式便器で排泄をする場合は，立位ではなく座位で静かに排泄する。
・洋式便器に排泄物を廃棄する場合は，排泄物が飛び跳ねないように排泄する。
・トイレ内で排泄物が飛び散ったり，こぼれた場合は，トイレットペーパーで拭き取る。大量の場合は，医療従事者がスピルキットで処理するので，速やかに知らせてもらう。

・トイレ使用後は必ず手洗いをする。

c) 装具交換の時期

・装具交換は治療開始の前日もしくは当日抗がん剤の投与前に行う。排泄物の漏れなどのトラブルがない限り治療開始から48時間以内の装具交換はしない。交換は3日から4日目に設定する。

d) 排泄物がリネンを汚染した場合

・医療施設では，汚染したリネンをビニール袋に入れ（抗がん剤による汚染が分かるように明記），密封し，次亜塩素酸ナトリウムで処理する。

・自宅では，次亜塩素酸（ハイターなど）につけてから，他の物と分けて洗濯する。

[松浦信子，うち2のみ三浦英一朗と共著]

■ 文献／参考文献

1) Wacker B et al：Clin Cancer Res 13(13)：3913-3921, 2007
2) 榮木実枝監修，濱口恵子・花出正美編：がん看護ビジュアルナーシング．学研，メディカル秀栄潤社，2015
3) 日本看護学会・日本臨床腫瘍学会・日本臨床腫瘍薬学会 編：がん薬物療法における曝露対策合同ガイドライン．金原出版，2015
4) 石井範子 編著：看護師のための抗癌剤取り扱いマニュアル．ゆう書房，2007

● 祖父江正代，松浦信子：がん終末期患者のストーマケアQ＆A．日本看護協会，79-122頁．2012
● 久保田哲郎・大村健二 編：消化器癌化学療法 改正2版．南山堂，317-337頁，2010
● 佐藤艶子 監訳：がん化学療法バイオセラピー看護実践ガイドライン．医学書院，2009
● 小松浩子，畠清彦 編：がん化学療法看護テキストブック．真興交易 医書出版部，2010
● 濱口恵子，本山清美 編集：がん化学療法ケアガイド 治療開始前からはじめるアセスメントとセルフケア支援．中山書店，2005

第10章 ストーマ造設術の術後管理

5 ストーマリハビリテーションにおける多職種連携

1 医療を取り巻く環境の変化

国家財政の再建策としての医療費削減には，医療の合理化，在院日数の短縮，院内外とのチーム医療の変革が求められる。一方，医療の進歩と超高齢化現象は，ストーマ保有者の高齢化とストーマを造設する後期高齢者の増加をもたらし，高齢独居，老々介護などのケースが増えているので，在宅支援と，医療連携は欠かせない。

2 ストーマケアにおける医療連携

継続看護とは「その人にとって最も適切な時期に，最も適切な人によってケアされるシステム（1929年カナダモントリオールICN大会）と定義されている。各段階における各種専門職の関わりを図10-5-1に示す。

ストーマリハビリテーションはチーム医療であり，継続医療の充実と充足のために職域を越えてコラボレーションしていくことが必要になる。

継続医療における看護には①入院から在宅医療への諸条件の調整，②在宅医療継続の適切な指導，③患者・家族指導，④関係職種との連携（医師・ケースワーカー），⑤他病棟，他施設との連携（情報共有）がある。生活を分断しない医療の提供には継続的に支援している多職種の情報が大事で情報はフィードバック機構の充実により，地域に密着した医療体系の確立になる。図10-5-2は医療連携の流れである。

3 チーム医療の本質

チームを構築するベースは，①個人としての成

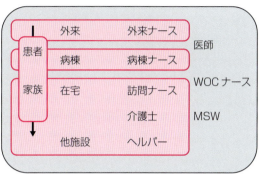

図10-5-1 ストーマケア各段階における各種専門職の関わり

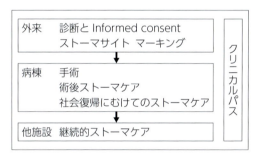

図10-5-2 ストーマケアにおける医療連携の流れ

熟性，②プロ意識，③実践能力，④バイタリティーである。したがって，チーム医療に求められる看護の意識改革はパートナーとしての水平な関係であるために，自己を良く知り，他者承認，そしてアサーティブネスであることである。チーム医療の本質は，①チームの構築は合意と共有，②多職種間の調整は水平な関係，③意思決定のプロセスはチーム一員としての自覚と責任，④協働と実践の中で独立と相互依存姿勢が重要と考える。

[梶西ミチコ]

第11章

灌注排便法

第11章　灌注排便法

1　灌注排便法とは

1　ストーマリハビリテーションにおける意義

「ストーマ・排泄リハビリテーション学用語集」第3版には「微温湯を結腸に注入して排便させること」を灌注排便法としている。実際的には左側結腸ストーマから微温湯を注入して排便を促し，次の排便までの時間を自然排便の時より長くする，といった意味で使われている。

　この強制排便法は1927年にイギリスのLockhart-Mummeryが初めて紹介[1]している。当時のストーマ装具の貧弱さとトイレ環境の悪さがこの方法を生み出したと言われている。わが国には鈴木義雄が1969年に紹介し[2]，次第に普及していった。実際の方法は後で詳述されるが，ここではストーマリハビリテーションの観点から灌注排便法の意義を考えてみたい。適応を選んで上手に実行すれば排便の間隔を1〜2日間にすることができ，この間不随意の排便を心配しなくてよい。これによってストーマ保有者の活動性があがることが期待される。また，原理的にはストーマ装具の装着ははほとんど不要であるので装具に伴ういろいろな問題（皮膚障害，経費，入手保管など）を回避することが期待される。また，自然排便法では管理困難な問題を抱えたストーマからの排泄にも対応できる場合がある[3]。現在では入院期間の短縮や，ストーマ用品の発達により灌注排便法を取り入れる機会は以前より減っているが，上記の点から，灌注排便法はいまだにストーマリハビリテーションにおいては大切な位置を占めており，ケアにあたるものにとっては必須の知識と言えよう。

2　灌注排便法の利点と欠点[4][5]

a）上手に実施できた場合の利点

①24時間ないし48時間程度はストーマからの便の排出はないので，不意の大量の排便，排ガスという心配から解放される。その結果，活動範囲が広がることも期待される。

②原理的にはストーマ装具が不要であるので，経済的には安価に過ごせ，装具の使用に伴う皮膚障害の可能性がなくなる。

b）欠点

①自然排便法に比較して手技の習得に時間がかかる。

②専用の器具と清潔な水を必要とする。

③1回の実施時間が1時間程度は必要である。

④その間，個室（トイレや浴室でもよい）を占有する必要がある。

⑤施行中に臭いが発生する可能性がある。

c）利点と欠点に関して

　灌注排便法は身に着けて上手に実施すればストーマ保有者にとって恩恵は大きいが，実施しなくても大きな不自由はない。しかし灌注排便法を継続できなくなったときや体調によって実施できないときは自然排便法をしなければならない。まずは自然排便法での管理を確実に身に着けてもらうようにストーマ保有者を支援すべきである。

　灌注排便法は自転車に乗ることに，自然排便法は歩くことに例えることができる。歩けなければ生活を営むのは極めて困難であるから，歩けることが第一である。さらに，自転車に乗れれば便利であるので，乗れるのに越したことはない。普段

は歩いて行き，急ぐときには自転車で行く。それと同様に，普段は自然排便法で過ごし，必要な際には灌注排便法が実施できるのが望ましい。このように両者の使い分けができたらよいと思われる。

3 灌注排便法の適応と不適応[4)5)]

a) 適応

①ストーマ保有者にとっての利点と欠点を吟味したうえで，利点が欠点を上回る場合が一般的な適応となる。
②下行結腸，S状結腸ストーマより口側の大腸が回盲弁を含めて残っていること。横行結腸より近位の結腸ストーマでも灌注排便法は実施可能であるが，次回の排便までの時間をあまり延ばすことができないので，有益とは言えない。
③約1時間程度の座位が可能であること。仰臥位でも実施できないことはないが，通常は座位で行うのでこの程度の時間，座位をとれないと実施は困難である。
④傍ストーマヘルニアやストーマの脱出がないこと。これらのストーマ合併症があると，実施が困難であるばかりでなく，灌注排便法に伴う合併症が起こりやすい。また，期待されるほどの灌注排便法の効果が得られないこともある。
⑤灌注排便法の手技を身につけられる程度の理解力と，視力，手指の巧緻性があること。
⑥灌注排便法を身に着けるまでのトレーニング期間に時間が確保できること。退院後であれば修得するには，1回2時間程度で3，4回の通院が必要である。
⑦自宅で約1時間程度，個室（トイレ，浴室などでもよい）が使用できること。灌注排便法を行っている間はその空間と時間を占有する必要がある。
⑧ストーマ保有者が実施したいと考えていること。

b) 不適応

上記はいわば灌注排便法を開始する，指導を始めるときの適応でありこの適応条件が満たされなければ不適応となる。実際に灌注排便法を実施中でも，中止すべき「不適応」もある。

①原因はともかく下痢状態の場合には控えるべきである。
②分子標的薬を含む抗がん剤を用いてから少なくとも48時間程度は，便にも薬剤が残留している可能性がある。便を含めた排液がこぼれたり，周囲に飛び散るような可能性があれば，控えるべきである。
③放射線療法で腸管が放射線を浴びる可能性がある時も控えた方がよい。
④清潔な水が入手できない際も控えるべきである。

［渡邊　成］

■ 文献

1) Lockhart-Mummery : Discussion on colostomy. Proceedings of the Royal Society of Medicine 20 : 1451-1464, 1927
2) 鈴木義雄，五戸達雄，菊池一陽：人工肛門のリハビリテーションについて．日本大腸肛門病会誌 22：30-31，1969
3) Goode PS : Colosotmy irrigation, Principles of Ostomy Care. CV Mosvy, pp369-380, 1982
4) 進藤勝久：ストーマリハビリテーション学．永井書店，163-164頁，2007
5) 日本大腸肛門病学会，日本ストーマ・排泄リハビリテーション学会編，ストーマケアの実際．消化管ストーマ造設の手引き，文光堂，175頁，2014

第11章 灌注排便法

2 灌注排便法の実際

1 指導の開始時期

灌注排便法の指導は，心身の状況が落ち着き，自然排便法を習得し，ストーマとともに春夏秋冬を経験した後に開始するのがよい[1]といわれている。具体的には以下の点を考慮する。

灌注排便法を実施するにあたり患者の全身状態や残存腸管に問題がないか医師に確認しその許可のもと実施する。また，体調不良時や外泊先では灌注排便法が実施できない場合もあるため，ストーマ保有者にとって基本的な排泄管理である自然排便法を習得していることが指導開始の条件[2]といえる。そして，灌注排便法にかかる時間は約1時間であり，この間トイレに座って強制的に排便をするため体力，気力が回復[3]しており，長時間の座位姿勢をとっても会陰創など創部に痛みを感じなくなった時期[4]を選ぶことも大切である。灌注排便法の実施においてはトイレを長時間使用することにもなるため同居家族の協力状況等についてもストーマ保有者と話し合っておくことも必要である。

2 灌注排便法の実施

a) いつ行うか

食直後，胃内に食物があると悪心・嘔吐など気分不快の原因となるため，食前あるいは食後3〜4時間[1,5,6]程度は経過してから実施する。また，排便のリズムが整うよう同じ時間に実施することが望ましい。実施時間については，ストーマ保有者の仕事の都合など生活状況に合わせ実施可能な時間帯（例えば，出勤前の早朝がよいか，帰宅後がよいかなど）についてストーマ保有者と話し合うとよい。

b) どこで行うか

実施場所はトイレが望ましい。洋式便器に腰掛けて行うか，便器の前に椅子を置きそこに座って実施する。また，必要物品の設置（洗腸液袋をぶら下げるフック，必要物品を並べておける棚など）や冬場は暖房器具がおけるなど，ある程度のスペースが必要である。

他にトイレの利用者がおりトイレでの実施が難しい場合には，消臭や換気に配慮し専用の排泄物を入れる容器を工夫（例えば，蓋つきポリバケツにビニール袋をかぶせて使用[7]，ポータブルトイレの利用[8]など）して，プライバシーが確保できる場所での実施を考慮するなど，どこで行うのが良いかストーマ保有者と話し合っておく必要がある。

c) 必要物品と準備

各メーカーで洗腸用具のセット（図11-2-1）が販売されており，セット内容や名称は多少異なる。主な違いとしては，使用中の二品系装具の面板に洗腸液排出スリーブ（図11-2-2）を取り付けて行えるものと，単品系装具使用の場合は，単品系装具をはがして，洗腸液排出スリーブを洗腸用面板（図11-2-2）に，はめ込んで使用するものとがある。

一般的な洗腸セットには，①洗腸液袋，②洗腸液注入アダプター（インサーターコーン[9]ともいう，以下コーンと記す），③洗腸液排出スリーブ（以下スリーブと記す），④洗腸用面板とベルト（二品系装具の面板にスリーブをはめられる場合には不要）が入っている。コーンはメーカーによって先端の太さ（細めのものや太めのもの）や形

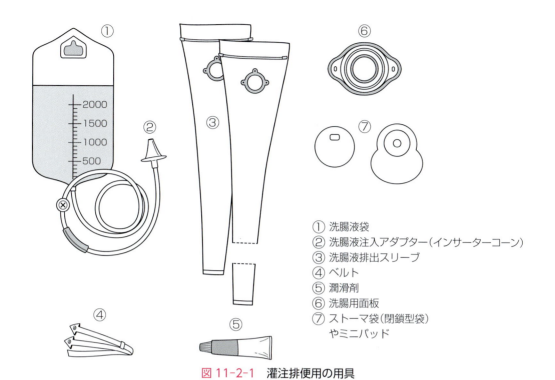

図 11-2-1　灌注排便用の用具

① 洗腸液袋
② 洗腸液注入アダプター(インサーターコーン)
③ 洗腸液排出スリーブ
④ ベルト
⑤ 潤滑剤
⑥ 洗腸用面板
⑦ ストーマ袋(閉鎖型袋)やミニパッド

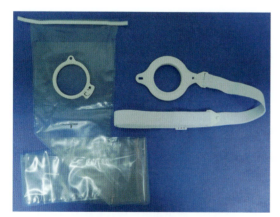

図 11-2-2　洗腸用面板と洗腸液排出スリーブ

状,材質が微妙に異なるので腹壁ストーマ孔のサイズや形状にフィットするものを選択する。

その他の必要物品としては以下のものを準備する。①洗腸液袋をつり下げるフック(自宅ではS字フックなどで工夫する。病院では点滴スタンドなど),②潤滑剤(オリーブオイルなどでもよい),③ディスポーザブルグローブ(スーパーなどで介護用品として販売されている。食品用ラップフィルムを指に巻いて代用してもよい),④スリーブの上部を閉じるためのクリップ,⑤スキンケア物品と閉鎖型袋など(単品系装具使用の場合,実施後にストーマ周囲の皮膚を清拭して小型のガス抜きフィルター付き閉鎖型袋などを貼付する),⑥ゴミ袋,⑦時計,⑧その他;ティッシュペーパーや膝掛け用バスタオルなど。

※洗腸液(微温湯)について:海外で実施する場合は水道水が飲用に適さないこともある。その場合は飲用できるミネラルウォーターを使用する。

d) 手順と経過,注意点

i) 洗腸液袋に微温湯を入れる

人肌よりもやや温かめ(37〜40℃)の飲用可能な微温湯を,医師から指示された注入量より300〜500 mLほど多めに洗腸液袋に入れる。これは,最後にスリーブやストーマを洗う際に使用する分である。微温湯を誤って多く注入することのないよう,洗腸液袋に注入する量の目盛り位置に油性ペンで印をつけておくと安全である。

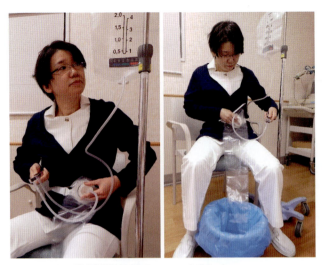

図 11-2-3　洗腸液注入時のコーンの使い方
利き手で流量を調節しながら，反対の手でコーンをストーマにしっかり押しつけ固定し続ける。

ⅱ）洗腸液袋を吊す

洗腸液袋を便座などに座った時の目の高さ程度（液面をストーマの高さより上 60〜80 cm ほど）にして吊し，洗腸液を流してチューブ内に満たしチューブ内の空気を抜いておく。

ⅲ）スリーブを装着する

洗腸用面板（または二品系装具の面板）にスリーブを取り付けベルトで腹部に固定する。スリーブは，便器まで届く長さにカットするか，裾を外側に折り返すなどして長さを調節し，便器内に入れる。

ⅳ）腸の走行を確認する

洗腸液を注入する方向を確認する目的で，利き手の細い指に潤滑剤をつけてストーマ口に挿入し腸の走行を確認する。実施前に必ず行う。

ⅴ）コーンを挿入し，洗腸液を注入する（図 11-2-3）

潤滑剤を塗布したコーンを挿入し，1 分間に 100 mL 程度の速さで医師の指示量の洗腸液（微温湯）を注入する（500 mL 注入なら 5 分程で入るペース）。この時，コーンをストーマにしっかり押しつけ固定し続ける。洗腸液が入らない時にはコーンの向きを変えたり，深呼吸をするなどしてリラックスする。

※注入量について：初回は 500 mL 程度から開始し，安全性の観点から 1 回注入量は最大 1,000 mL を超えないようにする[10]。

ⅵ）排泄する

洗腸液の注入終了後，コーンをそのままストーマに固定して 5 分程待つ。その後，コーンをストーマから外して便を排泄する。洗腸液に混じって便が勢いよく出てくるので，すぐにスリーブの上部をクリップなどで閉鎖する。

20〜30 分ほどで便が排出される。その間，大腸の走行に沿って腹部をマッサージすると洗腸液と混ざり便の排出が良い。排便の最後のサインとして透明に近い黄色い粘液（後便）が出たら終了とする。最後に，洗腸液袋に残った微温湯でストーマやスリーブの中を洗ってスリーブを外す。ストーマ周囲の皮膚を自然排便法の装具交換に準じてスキンケアし，専用のミニ袋やパッドをつける。

e）後片付け

使用した洗腸セットは水洗いし，陰干しにして乾燥させる。

3 実施中の主なトラブルと予防法・対処法

a) 腹痛

洗腸液注入に伴う蠕動亢進により一時的に腹痛が起きることがある。いったん注入を止めて休憩し，腹痛が治まるようなら再開可能である。洗腸液が冷たい，注入速度が速い場合に起こりやすいため，温度や注入速度は手順通りに行うよう指導する。

b) 洗腸液が入らない

原因としては，コーンの先が腸壁にあたっている状態，硬便がストーマ口に詰まって摘便が必要な状態などが考えられる。コーンの向きを変えたり，少し抜くなどしながら注入してみるとよい。また，身体を曲げ伸ばしして，腹部の緊張を取るのもよい。

c) 悪心・嘔吐

注入量が多すぎて小腸まで入ってしまった場合や食事摂取直後に実施した場合に起きやすい。注入量は医師の指示を守り，自己判断で量を多くすることのないよう指導する。

実施は食前か，食後3〜4時間程度はあけてから実施する。また過度の緊張は気分不快につながるので，リラックスするよう環境を整える。

d) コーンをはずしても便が出てこない

注入したはずの洗腸液が実際はストーマの脇から漏れ出て腸管に入っていなかった場合や脱水などが原因として考えられる。腹痛等の症状がなければ，ようすを観察とする。しかし，確実に注入されていて排便がなく，腹痛，悪心，嘔吐などの症状がある場合は医師の診察を受けるように指導する。

4 灌注排便法を中止すべき状況

下痢や体調がすぐれない時は中止し自然排便法にする。また，高血圧や心臓病など強制排便が全身状態に影響するような疾患を発症した場合，ストーマ合併症（ストーマ狭窄，傍ストーマヘルニア，ストーマ静脈瘤など）を発症した場合は中止する。

加齢などのために，自分で灌注排便法を安全に実施できない場合は自然排便法による管理に切り替えなければならない場合もある。

灌注排便法を中止した場合に便秘になることがある。その場合は下剤服用などについて医師に相談するよう指導する。

[3 4 佐藤理子]

■ 文献

1) 尾崎晴美：灌注排便の実際．ストーマリハビリテーション講習会実行委員会編，ストーマリハビリテーション—実践と理論，金原出版，116頁，2006
2) 船橋公彦：灌注排便法の位置づけ．臨床看護26(11)：1664，2000
3) 保刈伸代：灌注排便法の指導．消化器外科 NURSING 14(2)：62，2009
4) 船橋公彦：灌注排便法の位置づけ．臨床看護26(11)：1664-1665，2000
5) 南 由起子：排便ケアの方法，ストーマ保有者の洗腸法．穴澤貞夫，後藤百万，高尾良彦ほか編，排泄リハビリテーション—理論と臨床，中山書店，343頁，2009
6) 松浦信子，山田陽子：快適！ストーマ生活—日常のお手入れから旅行まで．医学書院，57頁，2012
7) 前川厚子：ストーマケアの実際．中里博昭，田村泰三，野原清水，前川厚子編，ストーマとともに—人工肛門・人工膀胱をもつ人へ，金原出版，94頁，1989
8) 西出 薫：ストーマの管理．穴澤貞夫編，実践ストーマケア，へるす出版，42頁，2000
9) 日本ストーマ・排泄リハビリテーション学会編，ストーマ・排泄リハビリテーション学用語集 第3版．金原出版，4頁，2015
10) 西出 薫：ストーマの管理．穴澤貞夫，実践ストーマケア，へるす出版，45頁，2000

第12章

瘻孔管理

第12章 瘻孔管理

1 瘻孔の基本

1 瘻孔とは

瘻孔とは，ある方向への長さまたは深さを持っている組織の管状の欠損である[1]。次項の原因により2つの臓器の粘膜表面や粘膜表面と皮膚表面との間が交通する導管を形成すると，この通路を瘻fistulaと呼ぶ。皮膚に開口し管状になると瘻（孔）fistulaになる。日本消化器内視鏡学会の用語集では，壁の異常開口として紹介されており[2]，消化管の壁に何らかの異常が起きて穴が開いた状態として分類され，各論としては胃の項で，胃空腸瘻(gastrojejunal fistula)，胃結腸瘻(gastrocolic fistula)などの内瘻が例として紹介されている。管状のものを瘻孔と呼ぶが，体表面までの管状の導管をあえて瘻管とも呼ぶこともある。

2 瘻孔の原因

a) 先天性

臓器の発生過程で異常があり，正常な発育では隔絶されていくべき2つの臓器が管状構造物で交通することがある。内腔があれば瘻孔となり，頸瘻，食道気管瘻などとして臓器間や臓器と皮膚をつないでいるが，これが原因で肺炎などの疾患に発展することもある。

b) 炎症

粘膜や皮膚に感染症の病巣があり，これが大きくなり他臓器粘膜などの上皮や皮膚に開口する[3)4)]。PEG (percutaneou endoscopic gastrostomy)・在宅医療研究会(HEQ)のPEG用語解説では，先天的なもの以外の多くは炎症性であるとしており[1]，消化器疾患としては胆嚢炎が原因の胆嚢十二指腸瘻，クローン病などで小腸と別の小腸の間に瘻ができる小腸瘻が紹介されている。閉鎖病巣の時は全身に影響する強い炎症状態を呈することが多いが，開口すると全身的な炎症は軽減する。特に交通する2カ所に開口した場合は急性炎症が治まり，活動性の低い慢性炎症の状態へ移行する。

c) 腫瘍

腫瘍が大きくなり隣接臓器の粘膜や皮膚に開口した場合にも，一部炎症を伴って瘻孔を作るが，悪性腫瘍が浸潤した場合は管状の瘻孔になることは少ない。

d) 手術による人工瘻

医療行為として，治療的目的で手術操作を加え，造設する瘻孔で，気管皮膚瘻（気管切開），胃瘻などがある。胆管閉塞に対し，胆管切除再吻合ではなく，穿刺法などを用いて胆管瘻を作ることもある。

3 瘻孔の種類

a) 外瘻と内瘻

i) 外瘻 (external fistula)

体表面と交通している状態で，皮膚側の出口を狭義の瘻孔 (stoma) と呼ぶ[5]。

ii) 内瘻 (internal fistula)

体内で2つの臓器間が相互に交通しており，皮膚とは交通していないもの。体表面に近い管腔臓器の開口部近くで体外から見ることができても，瘻孔開口部が管腔臓器側であれば内瘻である。

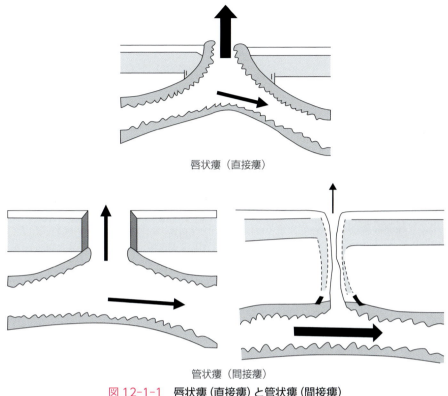

図 12-1-1　唇状瘻（直接瘻）と管状瘻（間接瘻）

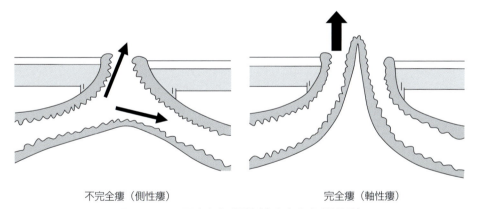

図 12-1-2　不完全瘻（側性瘻）と完全瘻（軸性瘻）
それぞれ瘻孔からの排液に差がある。

b）唇状瘻と管状瘻（図 12-1-1）

　唇状瘻（直接瘻）とは消化管などの粘膜が直接皮膚に開口しているものを指し，開口している皮膚に縫合癒合させる手術を行う。PEGや小腸瘻はカテーテルを留置した状態で使用する管状瘻（間接瘻）である。唇状瘻には腸管壁の一側だけが開口している不完全瘻（側性瘻）と全周が離断されて体外に出ている完全瘻（軸性瘻）がある（図12-1-2）。これらは，排出する液体の組成や量が異なり，治療方針も異なってくるので，把握しておく必要がある。

c）名称

　外瘻は胃瘻（胃皮膚瘻と同義），気管瘻（気管皮

膚瘻と同義)のように単一の臓器名を呼称とすることが多いが，尿管皮膚瘻のように両者を入れて呼称とすることもある。

4 瘻孔の診断と評価

外瘻の場合は排液の肉眼像と成分から，生理的状況との共通点で，排液の源がどこであるかを推察できる。これと併せて瘻孔に造影剤を注入してX線透視を行い，造影剤が流入する臓器を観察して診断する。この応用として，CTを用いた造影検査を行えばより確実な臓器の診断ができる。このとき，選択する造影剤は瘻孔を形成する可能性のある臓器を考慮したものでなければならない。例えば，食道側の瘻孔から注入したガストログラフィンが気管に入ると極めて危険であるため，これを選択してはならない。関連臓器と位置以外には瘻孔関連部位における炎症の程度や感染症・腫瘍・異物の有無が全身状態や予後推定のために必要な情報となるため，超音波断層診断など非侵襲的な検査は繰り返し行って状況の把握に努める。

[鷲澤尚宏]

■ 文献

1) PEG・在宅医療研究会(HEQ)編：PEG用語解説．有限会社フジメディカル出版，2頁，2013
2) 日本消化器内視鏡学会用語委員会編：消化器内視鏡用語集．44頁，医学書院，2011
3) 北側昌伸，仁木利郎編：標準病理学 第5版．医学書院，63頁，2015
4) 南山堂医学大事典 第20版．南山堂，2067頁，2015
5) Donald's illustrated medical dictionary 32 edition：p.1175, Elsevier Saunders, 2012

第12章 瘻孔管理

2 瘻孔の全身管理

　消化管瘻や胆汁瘻，膵瘻は全身への影響や局所での病状が気管瘻や尿瘻と異なるため，本項では分けて扱う。消化管瘻の治療には全身療法と局所療法がある。局所療法として保存的に治癒を目指す場合や瘻孔を排除せず，瘻孔と共に生活していくことを選択する場合は全身管理が大切である。また，局所療法として切除など手術的療法を選択する場合も創傷治癒を理想的に進めるため，全身管理は大切である。以下に病態生理と治療方法を述べる。

1 消化液の生理

　成人の消化液分泌量は数リットルに及ぶが（表12-2-1）[1]，生理的には小腸と大腸で再吸収されることで恒常性を保っている。消化管瘻，胆汁瘻，膵瘻（膵液瘻）からは消化液が体外に排出されるために水・電解質が喪失し，体液異常が起きる。したがって，口腔，胃，十二指腸・空腸・回腸，大腸のそれぞれの部位によって喪失する内容が異なることを理解しておく必要がある（表12-2-1）[2〜4]。また，消化管瘻の管理中は摂食制限を行うことが多いので，これに伴う栄養障害が問題となるが，これだけでなく，経口摂取や経管栄養を行っていても消化吸収障害によって栄養障害に陥ることがあるため，注意が必要である。このモニタリングには体重測定や血液検査を定期的に行い，推移を観察する。さらに，体力を消耗する大きな原因として感染症があり，局所の炎症のみならず，肺炎や尿路感染などの炎症が全身状態に大きく影響するため，体温測定，バイタルサインのチェック，末梢血白血球数やCRPの経時的な測定を行う。

2 抗生物質治療

　瘻孔局所の感染症としては，皮下脂肪織炎や筋膜下膿瘍などが存在することが多い。さらに消化管瘻においてはいろいろな程度の腹膜炎を併発することが多いため，局所治療と並んで全身治療としての抗生剤治療が必要となる。エンドトキシンショックなどのような重篤な合併症を発症しないように早期から抗生剤を投与する必要があるが，目的菌種が不明の場合は広域スペクトラムの薬剤を選択する。しかし，排液の細菌培養を繰り返し行い，菌交代現象に注意しながら，多剤耐性菌が出現しないように薬剤の種類を選択する。そして，局所，全身の病状を繰り返し評価し，必要性がなくなったときにはすみやかに投与を中止する。

3 水・電解質の補給

　消化管瘻の排液から喪失する水分や電解質を経口摂取で補うのは困難であり，静脈ルートを使用して補充する。本来は使用できる腸管を使って経管栄養を行うのが生理的であるので，上部消化管の瘻孔であれば先端を肛門側に留置したカテーテルから水・電解質を補充すべきである。しかし，実際には短期間であれば静脈ルートが使われるケースが多く，中長期にわたる場合でもこのまま完全静脈ルートから投与しているケースが多い。このとき，健常状態での維持量に補充量を加えて投与する必要があるので，必ず計画立案に先だって栄養管理に関する評価を行わなければならない。ルートの選択はできる限り経腸ルートを模索し，中長期の栄養管理が予測される場合で，経口栄養，経管栄養が不可能な場合には，必ず，完全

表12-2-1 消化管液の電解質組成

部位			電解質濃度 (mEq/L)											1日量 (mL)
			Na+			K+			Cl-			HCO3-		
	唾液			9			25.8			10			12～18		
	胃		65	60	50	10	10	10	100	85	150	―	0～15	―	2,500
	胆汁		150	148	140	4	5	5	100	101	100	35	40	30	500
	膵液		150	141	140	7	4.6	5	80	76	70	75	121	70	700
	十二指腸		90			15			90			15			
	小腸中間部	腸液	140	111	140	6	4.6	10	100	104	100	20	31	25	3,000
	回腸末端部	回腸	40	117		8	5		60	105		70			
	大腸	盲腸	80	79		20	21		45	48		22			
	血漿			140			5			103			25		
文献			A	B	C	A	B	C	A	B	C	A	B	C	C

消化管の各部位から排出される消化液の組成
A：中山裕史：日本腎臓学会誌 50 (2)：100-109, 2008
B：Bland JH：Philadelphia and London, W. B. Saunders, 1963
C：Wilkinson AW：Edinburgh and London, E. & S. Livingstone, 1955

静脈栄養を選択する。

4 栄養管理

瘻孔の部位によって，栄養投与ルートの選択が異なる。いずれの場合も排液から組成を推測し，補充する電解質量を算出，維持栄養に加えて投与する。一般的には，性別，年齢，身長，体重からHarris-Benedictの式を用いて基礎エネルギー消費量を算出し，仮のストレス係数をかけて全体の投与熱量を算出し，さらに蛋白必要量を算出して，熱量のうちどれくらいを脂質で投与できるか，炭水化物はどれくらい投与できるかについて耐糖能などを考慮して計算する。栄養状態の評価が困難な症例でも，治療過程で栄養状態を維持できそうなのか，栄養障害に陥るリスクが高いのかは判断できる。基本的な投与栄養素をどこから投与するかを検討し（図12-2-1），これに加えて瘻孔からの排液量についてタイミングを逃すことなく補充できる方法を検討する。

a) 咽頭瘻

頸瘻などの場合は，飲み込みを注意深くすれば経口摂取可能であるから経管栄養や静脈栄養は不要であるが，周辺臓器との関係を評価し，必要であれば経管栄養の可能性を模索する。経鼻胃管による経管栄養が第1候補であるが，長期にわたる場合は上部消化管内視鏡検査が可能であれば，経皮内視鏡的胃瘻造設術（PEG）を考慮する。

b) 頸部食道

食道亜全摘術後の頸部食道胃管吻合の縫合不全などで頸部食道に瘻孔があるときには，代用食道としての胃管か十二指腸から小腸に経管栄養ルートを作成し，経管栄養を行う。術後に新たなルートを作成するのは困難な場合があるので，手術時に経腸栄養ルートを造設しておく方がよい。十二指腸から肛門側に問題がない場合は半消化態栄養剤や濃厚流動食を維持量投与し，瘻孔からの排液をほぼ唾液と同等の排出と判断して，80～100％量を経管で補充する。

c) 胸部食道

食道憩室症や外傷・食道内異物などが原因で縦隔炎を発症した場合は瘻孔に至る前に全身状態が悪くなる危険性があるので，開胸手術を考慮する。食道手術後再建で胸腔内吻合を行った場合の縫合不全もドレナージの状況を的確に評価し手術

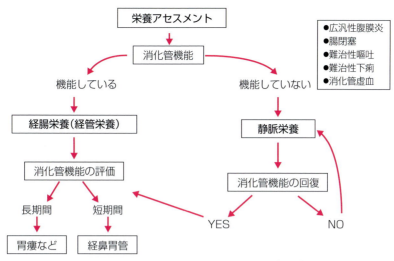

図 12-2-1　栄養療法と投与経路のアルゴリズム
腸管が使用可能な場合にはできるだけ消化管を使った栄養ルートを使用する。

を検討する。手術後の栄養管理は空腸瘻による経管栄養を基本とするが，ルート確保が困難な場合は完全静脈栄養を選択する。

d) 胃

　胃切除術後以外で瘻孔が胃に存在することは極めてまれであるから，局所のドレナージが腹腔内ドレーンや経鼻胃管で十分効いていなければ，開腹手術で直接原因を調査し，切除など原因を除去できる治療も含めて方針を検討する。

　胃切除後の縫合不全は腹腔と胃内の減圧が十分であれば空腸瘻（術後に再挿入した経鼻小腸カテーテルや術中に留置した経皮空腸カテーテル）を使った経管栄養を行うが，瘻孔排液量が多いときは，補充ルートとして中心静脈カテーテル留置を計画する。

e) 食道空腸吻合部の縫合不全

　胃全摘術後の再建として Roux-en-Y 再建や空腸間置を行った後，食道空腸吻合の部位が縫合不全を起こした場合には，経口摂取を止め，再開腹術の必要性を検討する。腹腔と空腸内の減圧が十分であれば空腸瘻（術後に再挿入した経鼻空腸カテーテルや術中に留置した経皮空腸カテーテル）を使った経管栄養を行うが，瘻孔排液量が多いときは，補充ルートとして中心静脈カテーテル留置を計画する。

f) 十二指腸瘻

　胃切除術後 Billroth II 法再建や胃全摘術後の再建として Roux-en-Y 再建での十二指腸盲端部の縫合不全が原因で腹壁との間に瘻孔がある場合は前項の d），e）に準じて経管栄養を行うが，小腸内逆流を起こして全身状態が悪化することのないよう投与速度は経腸栄養専用ポンプを使って低速度から開始する。十二指腸からの排液は量が多く，電解質異常もきたしやすいことに加え，低速度経腸投与が原因で栄養の投与量の不足が予想される場合は，迷うことなく中心静脈カテーテルを用いた静脈栄養を併用する。

g) 胆汁瘻

　胆嚢や胆管からの胆汁の漏出は大量にならなければ全身状態への大きな影響はない。しかし，原因によっては長期間閉鎖することがなく，胆汁の腸肝循環が行われないため，脂肪吸収障害や脂溶性ビタミン不足，ビタミン B_{12} の不足などが起きやすくなるため，定期的なモニタリングと静脈経腸ルートを駆使した補充療法が必要である。

h) 膵液瘻

　膵嚢胞や急性膵炎，上部消化管手術後の合併症

としての膵液瘻は急性期を脱しても難治性に陥ることが多く，患者の生活に大きな影響を与える。一貫して静脈ルートを使った管理が必要となるケースが多いうえに，経口摂取や空腸を使った経管栄養が膵外分泌を刺激し，瘻孔が塞がらないという状況も懸念されるので，廃液量を抑えるために酢酸オクトレオチドを使用しながらの完全静脈栄養を考慮する必要がある。

i）空腸瘻

クローン病などの炎症性腸疾患や外傷，術後縫合不全などで発症する。瘻孔からの排液量が落ち着かない場合はh）に準じて治療を計画する。水・電解質バランスが崩れる可能性が高いので，血液生化学データのモニタリングの頻度を多くする。

j）結腸瘻

大腸の瘻孔を管理する場合に，排液量が多いときは口側の結腸ストーマか回腸ストーマを造設し，瘻孔部の安静を確保した方がよい症例が多いので，手術の要否と可否が重要である。ストーマの有無によって，経口摂取中心の比較的計画しやすい栄養管理になるか，一方，投与するべき熱量，蛋白質，脂質，ビタミン，微量元素を細かく計算しなければならない完全静脈栄養を行うかに分かれる。

k）気管瘻

経口摂取に際して誤嚥の危険性がなければ，経口摂取を基本として栄養管理を行う。危険性があれば経鼻胃管や胃瘻を用いた経管栄養を行う。

l）尿瘻（尿管皮膚瘻）

単独の瘻孔であれば，基本的な栄養管理は経口で行い，水・電解質異常が疑わしい場合でも，できるだけ経口的に補充する。

5　精神・社会のケア

瘻孔を持つ患者の全身管理に関する精神的ケアは技術的な知識が必要で，医療機関を含めた地域医療での受け入れ体制の構築も必要となる。局所治療と平行して，全身管理には瘻孔の部位によって，体液管理と栄養管理が不可欠となり，補充量が多い場合は入院で複数の投与ルートを管理することが多い。したがって，患者は投与ルートの数によるストレスにさらされていることになるため，できるだけ数を減らす努力をしなければならない。また，病状の安定化に伴って間欠投与の可能性を模索し，たとえ完全静脈栄養であっても1日に12時間投与などの間欠的輸液法（Cyclic TPN）へ移行する努力をしなければならない。一方，投与量が多めであっても排液量が安定していて，投与量に関する毎日の増減が小さいのであれば，栄養計画を立てた上で在宅経腸栄養（home enteral nutrition：HEN）や在宅静脈栄養（home parenteral nutrition：HPN）への移行を考慮し，患者の精神的苦痛を減らさなければならない[5]。後者においては，自宅での療養を支える医師，さらに在宅医療クリニック，調剤薬局，訪問看護ステーションなどとシームレスに連携を図り，在宅療養にかかる経済的負担を配慮した援助を行うことで患者の精神的ストレスを減らすことができるようになる。

［鷲澤尚宏］

■ 文献

1) Gamble JL：Chemical anatomy, physiology and pathology of extracellular fluid. Cambridge, Harvard University Press, 1974
2) 中山裕史，冨田公夫：【水電解質と輸液】輸液　病態別メニューの考え方．日本腎臓学会誌 50（2）：100-109頁, 2008
3) Bland JH：Clinical metabolism of body water and electrolyte. Philadelphia and London, W. B. Saunders, 1963
4) Wilkinson AW：Body fluid in surgery. Edinburgh and London, E. & S. Livingstone, 1955
5) 鷲澤尚宏：在宅経管栄養法・在宅静脈栄養法の進め方と管理の実際．Medical Practice, 30（臨増）：114-125頁, 2013

第12章 瘻孔管理

3 瘻孔の局所ケア

臓器・器官と皮膚が交通する外瘻は瘻孔の代表であり，臨床では外瘻を瘻孔と呼ぶことが多い。そこでここでは，外瘻を瘻孔として説明する。

1 瘻孔の局所ケアの原則

臓器・器官と皮膚が交通する瘻孔は非生理的に皮膚に開口する孔であり，また創傷の一種でもある。瘻孔の局所ケアの目的は，瘻孔の良好な維持，あるいは治癒つまり閉鎖で，この目的を達するには皮膚など瘻孔を取りまく周囲組織を健常に保つことと，瘻孔を創傷治癒機転が働く状態にすることが必要である。瘻孔ケアではこの2つを目標として，瘻孔排液を周囲皮膚に接触させないように体外に誘導する「排液誘導」，排液と誘導によって起こる刺激から周囲皮膚を保護する「スキンケア」，瘻孔周囲に起こったびらんや潰瘍など皮膚障害や創傷の治癒を進める「創傷ケア」の3つを行う。ただし一つの瘻孔は以下に述べる複数の特徴を複合して有している。これら複合する特徴と3つの方法とをアセスメントしてケアを行うところに，瘻孔ケアの難しさと専門性の醍醐味がある。

a) 瘻孔の種類と特徴

i) 組織形態別種類[1]と特徴

形態別では皮膚開口部である瘻口の組織によって唇状瘻と管状瘻に分かれる。唇状瘻は瘻口部が完全に上皮化され創傷治癒が完了した状態で，自然に閉鎖することはない。管状瘻は瘻口部が完全に上皮化していない創傷治癒過程にあり，閉鎖の可能性がある。開口していることが必要な場合には，長短のチューブを留置し創傷治癒機転の働かない状態にして閉鎖を防ぐ。

ii) 発生原因別種類[2]と特徴

原因別では病的瘻孔と目的的瘻孔の2つがある。

病的瘻孔は病態によって自然発生する瘻孔で位置，形，排液の状況がさまざまである。消化管閉塞によって生じる小腸瘻や胆汁瘻，クローン病の直腸瘻，術後縫合不全による瘻孔などがこれである。

目的的瘻孔は各種栄養瘻，永久気管瘻，PTCD，術後ドレーンなどで生涯にわたるなど長期的に必要になる場合には唇状瘻としてケアを見込んだ位置や形に造設する。一時的に必要な場合には管状瘻として造設してチューブの留置などで閉鎖を防ぎ，必要がなくなればチューブを取り除いて治癒機転が働く状態にする。

iii) 臓器，排液別種類と特徴

皮膚と交通する臓器によって，食道瘻，胃瘻，胆管瘻，膵管瘻，小腸瘻，結腸瘻，腎瘻，膀胱瘻，肺瘻，気管瘻などがある。排液の種類によって膵液瘻，腸液瘻，尿瘻などとも言う。臓器や排液の種類によって，上部消化管瘻では排液の皮膚障害性が高い，尿瘻では排液量が多い，気管瘻では呼吸路として吸呼気が交通するなど個々に相違する特徴がある。

b) 瘻孔ケアの方法

排液誘導とスキン・創傷ケアは表裏一体の関係にあり，これらを同時に満たすための方法として以下の方法がある。場合によってはこれらを組み合わせて行うこともある。

i) ドレッシング法

瘻口部にガーゼやパッドなどドレッシング材をあてて医療用テープで固定し，排液をこれらに吸収し，適宜交換する方法である。瘻孔や排液を観察しやすい，ドレッシング交換が簡単である，瘻

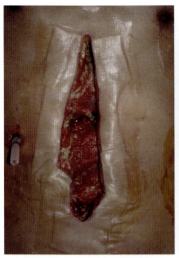
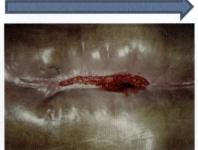
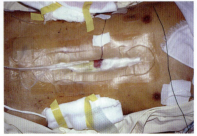

縦25cm横5cm深さ3cmの開放創に現れた十二指腸瘻（創中央）。1日1L前後の排液がある。

開放創の治癒が進み十二指腸瘻が表出してきた。

治癒した開放創と、ピンホール様となった十二指腸瘻。

Closed suction wound drainage法

図 12-3-1　Closed suction wound drainage 法

口部への排液の逆流がないことで安全で基本的な方法である。しかし排液が多い場合には，吸収したドレッシング材や吸収しきれなかった排液が周囲組織に接触して瘻孔周囲に皮膚障害や創傷が起こる。そこで排液量がドレッシング材の吸収力を上回る，すでにびらんや潰瘍が生じているなどの場合には，皮膚保護剤で周囲皮膚を被覆したうえにドレッシング材をあてる。皮膚保護剤は排液と周囲皮膚との接触を遮断し，びらんや潰瘍などに対する創傷治癒環境を造る。臭気を防ぐことができない，ドレッシング交換のため患者と医療者の負担が大きい，患者の動作を制限するなどはQOLの観点からみたドレッシング法の弱点である。

ⅱ）パウチング法[3]

瘻口部にストーマ装具や瘻孔専用装具を取り付けて（パウチング）これに排液を収集し，ある程度ためてから排出する方法で，ストーマケアを応用したものである。排液がストーマ袋内に密閉されるので排液に接触する皮膚の面積は極めて小さい。またストーマ装具面板部分の皮膚保護剤が皮膚を健常に保ち創傷治癒環境を造る。臭いが漏れない，患者の動作を制限しない，装具交換間隔が日単位で患者と医療者に負担をかけない，排液の量と性状を正確に観察できる，などでQOLの観点からも優れた方法である。ただし適切な適応判断が重要で，収集した排液が瘻口部に逆流するという最大の弱点によって，感染の問題のある瘻孔，排液の逆流を禁忌とする瘻孔には適応にならない。管状瘻では逆流で瘻孔の閉鎖が遅れる場合もある。技術面からも，位置や形がパウチングに適さない病的瘻孔に対しても確実なパウチングを可能とする技術が必要となる（次項図12-3-2〜4参照）。

ⅲ）Closed suction wound drainage 法[4]
　　（図 12-3-1）

体積のある創の創底に起こった排液の多い瘻孔に実施する。瘻孔排液は創傷治癒の阻害因子でありこれが創腔に貯留していると創傷治癒は遅延し，創傷治癒が進まない限り瘻孔の治癒あるいは良好な維持はないという関係から，まず創傷を治癒させるために行う方法で，創傷管理法の一つで

もあり，極めて専門性が高い方法である。創底の瘻口近くに持続吸引機に繋いだチューブを留置して固定し，フィルムドレッシング材でチューブごと創を覆い密閉して排液をチューブで持続的に吸引し体外に誘導する。排液を密閉するという点ではパウチング法と同様であるが，パウチング法では排液が創腔への逆流するのに対し，この方法では排液が常時取り除かれているので創傷治癒が進みやすい。密閉を確実にするために創の辺縁に皮膚保護剤を貼布し，その上からフィルムドレッシング材を創にかぶせるように貼っていくが，皮膚保護剤を創縁を覆うように貼ることによって上皮化を起こりやすくし，フィルムドレッシング材の貼布刺激，創腔から漏れてくる排液の刺激からも保護する。創傷の密閉，チューブの固定や留置，持続吸引機の使用などによって，患者の体動や動作に制限や負担がかかることが欠点である。排液が多くても創腔のない瘻孔には適応にならない。

2 局所管理の実際

a) 食道瘻[5] (図12-3-2)

食道がん術後食道再建のための胃管あるいは腸管と頸部食道との縫合不全などによる病的瘻孔が多い。頸部，鎖骨部，前胸部などに起こり，排液は唾液など口腔内分泌液が主体で唾液瘻と呼ぶ場合もある。

唾液のpHは6.8前後で皮膚障害性はさほど高くはないが，粘稠で1日量が1〜1.2Lと多いので瘻孔周囲皮膚に浸軟が起こりやすく，唾液をガーゼやティッシュでぬぐい取ろうとする機械的刺激も受けやすい。これらの状況から起こる皮膚障害に対応するためにも，またQOLの観点からもパウチング法が適している。しかし頸部の動きや形状，鎖骨や肋骨による凹凸などによってパウチング法が困難なことも多く，ガーゼなどによるドレッシング法を選択することもある。唾液はガーゼやパッドなどに吸収されにくく，また瘻孔部位の形状によってガーゼの固定もしにくく浮きやすいので，ドレッシング法を行う場合には皮膚保護剤による周囲皮膚の保護が必須である。

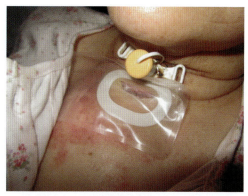

図12-3-2　食道瘻に実施したパウチング
食道再建術後の縫合不全による食道瘻。排出される唾液で周囲の皮膚に発赤が起こったためパウチングを実施。瘻孔周囲の条件より小児用採尿パウチと皮膚保護剤を組み合わせてパウチングを行った。

b) 胃瘻

高齢者やがん患者の栄養瘻，がん進行による小腸狭窄の減圧瘻など目的的瘻孔として造設されるものがほとんどである。消化管閉塞による病的瘻孔として現れる場合もある。

胃液のpHは1〜3.5と強酸性で1日量も2〜3Lと多い。また胃瘻からの排液は膵液や胆汁を含むこともあり，瘻孔周囲皮膚障害は必発である。したがって目的的瘻孔の場合にはあらかじめ長短いずれかのチューブを留置して排液を誘導する。しかしこの場合でもチューブの挿入部から漏れてくる排液によって起こる瘻孔周囲皮膚障害がしばしば問題となる。栄養瘻の場合には使用時以外は胃液が排液されないようにチューブを閉鎖しておく。閉鎖中に瘻孔周囲に胃液の漏れがある場合には，油性軟膏の塗布，あるいは皮膚保護剤の貼付で皮膚への接触を軽減する。長いチューブが留置され体外に誘導されている場合には，屈曲などでチューブが閉塞されないように固定する。短いチューブが留置されている場合，また病的瘻孔の場合にはパウチング法の実施が必須である。

c) 胆汁瘻 (図12-3-3)

進行がんなどによる胆道閉塞や術後合併症の縫合不全などによる病的瘻孔と，術後合併症対策として目的的に造られるTチューブ，PTBD (per-

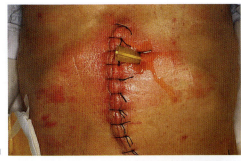
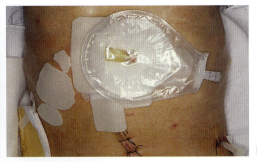

図 12-3-3　胆汁瘻周囲皮膚障害とパウチング
a：術後合併症に対応するための胆汁瘻によって正中創を含む周囲皮膚に起こったびらん。
b：皮膚保護剤で創傷治癒環境を造りながら，胆汁瘻にパウチングを実施して排液を誘導。

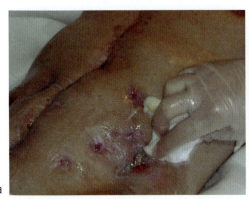
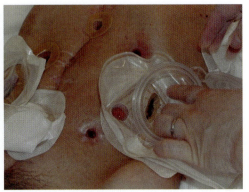

図 12-3-4　多発性複合膵液瘻の洗浄とパウチング
胃がん終末期患者の多発性複合膵液瘻。各瘻孔より膵液，胆汁，腸液などが複合して排出される。瘻孔周囲の石鹸洗浄を行い(a)，同種の瘻孔を複数一緒にしてパウチングを行う(b)。パウチングできない瘻孔にはガーゼドレッシング法を行う。

cutaneous transhepatic biliary drainage：経皮経肝胆道ドレナージ）などがある。目的的瘻孔の場合にはチューブが留置されることが多く，これらを抜去したあとに肉芽形成が起こらず胆汁瘻となる場合がある。胆汁自体は消化酵素を含まないが胆汁酸やリン脂質によって皮膚への刺激性が強い。

　病的瘻孔やチューブ抜去後の瘻孔の場合にはパウチング法が有効である。ただし縫合不全や抜去後によるもので閉鎖の可能性がある胆汁瘻については，排液の逆流によって開口部に排液が接触し肉芽形成や上皮化を妨げる場合がある。このような場合には排液量が減少してきた段階で，逆流接触の少ないガーゼなどによるドレッシング法の適応を検討する。短いチューブが留置されている場合にはチューブを含めたパウチング法を行う。長いチューブでそのまま排液が蓄尿袋などに誘導される場合には，周囲皮膚への接触がないのでスキンケアは必要ないが，チューブ挿入部から排液が漏れ出すような場合には，まず屈曲などが起きないチューブ固定を行い，チューブ挿入部にY字などの切り込みを入れたガーゼを挟み込み，その上からガーゼでドレッシングを行うことなどが必要となる。

d）膵液瘻（図 12-3-4）

　目的的な膵液瘻は膵液のみが排出される純膵液瘻で，細いチューブで排液誘導される。例えばがん治療のための膵頭十二指腸切除術後の合併症予防のために造られるものなどである。膵液は蛋白

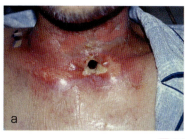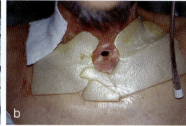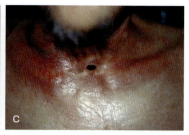

図12-3-5　一時的気管瘻周囲の皮膚障害のケア

a：頸部への放射線治療中の患者に起きた気管瘻周囲の皮膚障害。気管瘻開口部には気管カニューレ固定の圧迫と摩擦による潰瘍，周囲皮膚には気道内分泌物と唾液の接触によるびらんと潰瘍がある。b：皮膚保護剤での被覆，軟膏塗布，洗浄などのケアを実施。c：皮膚障害が改善した瘻孔周囲。

分解酵素を含み皮膚障害性が強いが，合併症予防を目的とする純膵液瘻ではチューブで体外に誘導されるので皮膚障害は起こらない。チューブが細いので抜けないように確実に固定するように注意が必要である。病的膵液瘻は胆汁や腸液が混じる複合膵液瘻が多く[6]，進行がんの消化管閉塞，膵がん術後の縫合不全，外傷，急性膵炎によるものなどがある。病的膵液瘻は活性化膵液瘻とも呼ばれ膵液の他に胆汁，腸液なども含んで皮膚障害性が強く，周囲皮膚にはびらんや潰瘍などの創傷が起こりやすい。したがって瘻孔が起こった直後から，排液が少量であっても皮膚保護剤を用いたドレッシング法を行い，排液が多量であれば迷わずパウチング法を行う。

e) 尿瘻

病的，目的的なさまざまな原因で発生する。病的な尿瘻には，子宮がんや直腸がんなどの手術で下部尿路と手術創が交通したもの，進行膀胱がんで下腹部の皮膚と膀胱が交通したものなどがある。目的的な尿瘻の最も代表的なものは，尿路の閉塞に対応する腎瘻，膀胱瘻などである。尿路感染の防止と腎機能を保護するために，尿がスムーズに排出されることが必要であり，また排出された尿の逆流と尿流出路閉塞を回避すべく，排液誘導には長短のチューブが留置されることが多い。目的的の場合には膀胱瘻，腎瘻，尿管瘻など交通する臓器の名前で呼ばれることが多い。

尿自体の皮膚刺激性は強くないが，尿量は1日約1.5L，点滴注射などを行っている場合には3L前後と多く，この量が持続的に排出されるので尿瘻周囲皮膚は常に浸軟し真菌感染などの皮膚障害が起こりやすい状況になっている。したがって留置チューブのない場合と短いチューブが挿入されている場合にはパウチング法が必須である。ストーマ袋には逆流防止機能のある尿路専用の装具を選択し，チューブの先がストーマ袋の逆流防止弁の手前に位置するように置く。長いチューブが留置され尿が蓄尿袋に誘導されているものについては，尿がチューブ内を逆流しないように，常に蓄尿袋が瘻孔臓器の高さより低く位置されるように置く。

f) 気管瘻（図12-3-5）[7]

呼吸器や咽喉頭の疾患によって生じた気道閉塞や呼吸機能不全などで，新たな気道として甲状軟骨下の両鎖骨にはさまれた部位に造設される目的的瘻孔である。最大の特徴は生命を維持する呼吸を担っていることで，吸呼気の他に気道内分泌物（喀痰）が排出される。永久気管瘻は唇状瘻として造設され，一時的気管瘻は管状瘻で気管カニューレなどの専用チューブが挿入されている。

最も大切なことは気道である瘻孔を確保することである。唇状瘻である永久気管瘻は閉鎖することはないが，一時的気管瘻は管状瘻でチューブが抜けると閉鎖に向けて創傷治癒機転が働くので，チューブについているカフや紐で確実に固定する。気道内分泌物については自力排出あるいは吸引が行われる。一時的気管瘻では気道内分泌物の他に唾液が排出されることが多い。これらが

チューブの挿入部から漏れて周囲皮膚が浸軟しているところにチューブ固定の物理的刺激などが加わり皮膚障害を起こす場合がある。そこでチューブと周囲皮膚の間にガーゼなどを挟むように置いて排液を吸収させ適宜交換する。放射線治療などによって気管瘻周囲の皮膚障害が重症化し，皮膚保護剤や軟膏などを用いて改善を図る場合があるが，溶解した皮膚保護剤や軟膏が瘻孔に流れ込まないように細心の注意を払うことが必要である。当然であるがパウチングは禁忌である。

［青木和惠］

■ 文 献

1) 穴澤貞夫：ストーマ創，瘻孔のドレッシング．穴澤貞夫監修，改定ドレッシング 新しい創傷管理，へるす出版，223-224頁，2005
2) 塚田邦夫：瘻孔の原因．日本看護協会認定看護師制度委員会創傷ケア基準検討委員会編，瘻孔・ドレーンのケアガイダンス，日本看護協会出版社，52頁，2002
3) 末永きよみ：瘻孔の局所管理．ストーマリハビリテーション講習会実行委員会編，ストーマリハビリテーション―実践と理論，金原出版，240-241頁，2006
4) 青木和惠：創傷治癒への看護的アプローチ．田澤賢次編集，創傷管理と治癒システム，金原出版，163-170頁，1998
5) 末永きよみ：瘻孔の局所管理．ストーマリハビリテーション講習会実行委員会編，ストーマリハビリテーション―実践と理論，金原出版，241頁，2006
6) 末永きよみ：瘻孔の局所管理．ストーマリハビリテーション講習会実行委員会編，ストーマリハビリテーション―実践と理論，金原出版，242頁，2006
7) 柿坂明俊，石澤美保子：気管切開創のドレッシング．穴澤貞夫監修，改定ドレッシング 新しい創傷管理，へるす出版，260-261頁，2005

第12章 瘻孔管理

 栄養瘻

1 経皮内視鏡的胃瘻造設術（percutaneous endoscopic gastrostomy：PEG）

a）PEGの適応

適応の第1は，経口で十分な栄養摂取ができないときの栄養投与ルートであり，これを消化管栄養瘻と呼ぶ。具体的には，脳梗塞や脳出血などの脳卒中，パーキンソン病や筋萎縮性側索硬化症など神経疾患の咀嚼嚥下機能障害で，治療・療養を継続するための栄養補給に加え，内服薬の投与や経口摂取では足りない分を補充するために併せて使用する。頭頸部癌などの口腔咽頭疾患，食道癌や炎症性疾患による上部消化管狭窄，高齢者の廃用性障害も適応となる。適応の第2は，長期にわたる腸内容のドレナージである。第3は，胃内手術や経胃ルートで食道や十二指腸の手術，特に消化管ステント留置を行うアクセスルートとして使用する場合や，経皮経肝胆道ドレナージで体外へ誘導した胆汁を腸管内へ戻すルートとして使用することもある。

胃瘻は開腹手術や腹腔鏡手術による方法，X線透視下，またはX線CTスキャンによって穿刺手技で造設する方法があるが，わが国では内視鏡を用いて造設するPEGが普及している。これは，内科系医師と外科系医師が協力して造設する体制を持っていることや，他の国と異なり，外科医が内視鏡検査・処置を行うのが一般的であることも影響している。

b）造設方法

腹腔内癒着が強い症例や胃の位置が腹壁から遠く誤穿刺の危険がある症例では，開腹による胃瘻造設や経皮経頸部食道胃管挿入術（percutaneous transesophageal gastrotubing：PTEG）を行う。PEGは，1970年代からPull法が一般的であったが，introducer法の原法と変法は，瘻孔感染や頭頸部癌の腹壁転移の防止を目的として普及している。また，経鼻内視鏡を使用できるために開口障害の症例でも行えることと，食道狭窄があっても細径内視鏡を使用できることが普及の理由である。開腹術で造設される回腸や結腸の唇状瘻（直接瘻）とは異なり，PEGによる胃瘻はカテーテルを留置した状態で使用する管状瘻（間接瘻）である。

i）Pull法，Push法

Pull法，Push法は，カテーテルが口から入り，胃の粘膜側から留置され口腔，食道を通ってきた胃内ストッパーが粘膜面で止まることでカテーテルが固定される方法である。内視鏡で観察しながら腹壁から穿刺した針を通してガイドワイヤーを挿入しポリープ切除用スネアでこれを把持して内視鏡とともに抜去，口からガイドワイヤーを引き出したあとにカテーテル先端と結びつけるのがPull法，ガイドワイヤーを通して口の中へカテーテルを押し込んでいくのがPush法である。両者とも留置されるカテーテルはバンパー・チューブ型である。

ii）Introducer法（原法，変法）

Introducer法は，内視鏡で粘膜面を観察しながらカテーテルを腹壁から留置する方法である。2重針を穿刺し，外筒を残して内側の針を抜去，外筒の中にバルーンカテーテルを通して胃内で膨らませ，胃内ストッパーとするのが原法，エラスター針を穿刺して内側の針を抜去したあと外筒にガイドワイヤーを通して，セルジンガー法のように穿刺孔を拡張したあとに先端のストッパーを尖

らせてカテーテルを押し込むのが変法である。カテーテルは腹壁側から入るので，口腔内の菌が腹壁に感染するリスクは少ないといわれている。原法は比較的細いバルーンカテーテルが留置されるので数週間後に太いカテーテルに交換しなければならないが，変法で留置されるカテーテルはバンパー・ボタン型であり 24 Fr と比較的太い。

c) PEG の実際

造設の当日は食止めとし，静脈ルートを確保した状態で内視鏡室に入る。局所麻酔を基本とするが，必要であれば Midazolam などの鎮静剤を使用する。経口，または経鼻内視鏡で十二指腸まで観察し，その後に胃内にエアーを充満させる。腹壁を術者が指で押し，この指の圧迫が明瞭に内視鏡で確認できることを確認する（指押し法）。また，内視鏡室を暗くして，胃内の内視鏡照明が皮膚を通して明らかに見えることも確認できれば（透光法），腹壁と胃の間に介在する臓器（結腸など）がないことがわかる。腹壁の皮膚に局所浸潤麻酔を行い，指押し法で確認した位置に針を進め吸引しながら胃に先端を進めると，内視鏡画像で針端が確認できるまではシリンジ内にエアーは吸引されない。つまり結腸のガスが見られないことを含め，3つの確認方法で誤穿刺を防止する。その後，前述の方法でカテーテルを留置することとなるが，留置後は念のため皮膚側のストッパーと皮膚の間に厚めのガーゼを挟み，圧迫止血とする。胃内に留置されたカテーテルはクレンメを開放し，身体より下に下げることで術後第 1 病日までの胃内出血などモニターができる。鎮痛剤はNSAID を使用し，異常な発熱がないかどうかも観察事項とする。第 1 病日には圧迫ガーゼを除去し，皮膚側の出血を確認，カテーテルの回転と内外への動きに制限がないことを確認して，胃内バンパーが粘膜内に埋没していないことを確認する。カテーテルチップのシリンジを用いて胃内のガスを吸引した後，白湯を 20〜30 mL 注入して抵抗がないことを確認し，少量の白湯など経管栄養を開始する。術後 3 日目になれば十分な量が投与できるようになる。基本的に創部の消毒は不要で，シャワーや入浴も可能である。

d) PEG の合併症，原因と対策

早期の合併症としては，胃内出血と腹壁や他臓器からの腹腔内出血があるが，ほとんどは，皮膚側と胃内のストッパーで圧迫すれば止血できる。止血困難な場合，胃内は内視鏡的止血術，皮膚側は縫合止血術を行う。肝臓や結腸に細い注射針が刺さっても問題ないうえに，カテーテルが胃の外側（腹腔）へ留置されてしまった場合は内視鏡で見えないことになるので，誤穿刺・誤留置は確認の手順を踏めば起こらないことになる。術後早期の自己抜去（事故抜去，自然抜去）は腹膜炎の原因になる可能性があるが，胃壁腹壁固定をしている場合は問題になることはなく，新しいカテーテルを留置すれば問題ない。気腹は時々見られるが，内視鏡で胃内にエアーを多く入れた場合に胃瘻カテーテル留置時に腹腔内に漏れたもので，多くの場合，合併症には至らず，汎発性腹膜炎も起こさない。

晩期の合併症としては，発赤やびらんなどのスキントラブルがあるが，その多くが血流障害と関連しており，造設時の胃壁腹壁固定が強すぎたり，ボタン型カテーテルのシャフトサイズが小さすぎるために胃壁腹壁を強く挟んでいたりして発症する場合もある。カテーテル周囲からの胃液や栄養剤の漏れやカテーテル内・食道への逆流は胃の排出障害が原因として考えられる。坐位など体位を工夫し Mosapride などの薬剤を使って消化管蠕動を調節することで改善する場合が多い。痙攣性疾患の患者には腹腔内圧が上がらないように鎮静剤を投与する方法もある。それでも改善しない場合には栄養剤を半固形化することで改善したという報告がある。わが国で販売されているカテーテルはシリコンゴムが多いため汚染や閉塞，劣化が顕著で，栄養剤の蛋白質が固型化して閉塞してしまうこともあるため，毎日の白湯による洗浄が重要である。必要があれば専用ブラシで内腔を洗浄するのも有効である。10 倍に薄めた食用酢を充填するのはチューブの汚染の遅延に有効であるが，栄養剤と酢が接触すると固型化の元にな

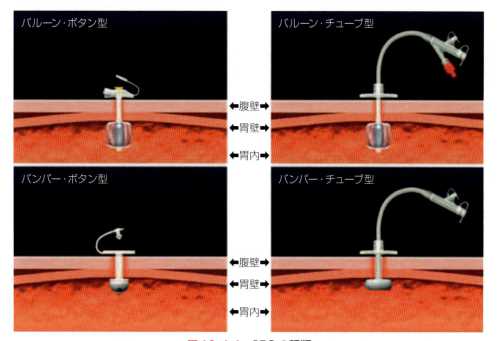

図 12-4-1　PEG の種類
内部ストッパーの形状とカテーテルの長さにより大きく 4 種類に分けられる。
(PDN　NPO 法人 PEG ドクターズネットワーク http://www.peg.or.jp/index.html)

るので，白湯でのフラッシュが大切な予防となる。
　経管栄養によって太って腹壁が厚くなると，ボタン型カテーテルのストッパーが皮膚を圧迫して発赤・疼痛が現れることがあるが，胃内ではバンパー型ストッパーが粘膜内に埋没している可能性があるので (buried bumper syndrome)，その場合はカテーテルを交換すべきである。バルーン・チューブ型カテーテルではバルーンが幽門を越えて十二指腸に運搬されてしまう ball valve syndrome が起こりうるので，その場合はバンパー型に交換すると防止できる。このバルーンは比較的容易に萎むことがわかっているので，連日のように拡張状態を確認しておくのが自然抜去の防止となる。そのほか，カテーテルに関連した胃潰瘍の発症なども報告されているので，留置されているカテーテルの種類が，バンパー・ボタン型，バンパー・チューブ型，バルーン・ボタン型，バルーン・チューブ型のうちのどのタイプであるかを認識している必要がある。

e) PEG に用いるカテーテルの交換の実際

i) カテーテルの種類による交換時期

　カテーテルは内部ストッパーの形状とカテーテルの長さにより大きく 4 種類に分けられる (図 12-4-1)。交換時期はカテーテルの長さに関係なく，内部ストッパーがバンパー型かバルーン型かによって交換時期は異なる。

ⓐバンパー型

　バンパー型は 4 カ月が過ぎると交換に対して保険請求ができる。しかし耐久性が良いものが多く上手に使用している場合は，6 カ月ごとに交換している施設も多い。

ⓑバルーン型

　バルーン型は 24 時間を経過すると交換に対して保険請求ができる。バルーンの耐久性が良くなったため，多くの施設では 1〜2 カ月ごとにカテーテル交換が行われている。

ii) カテーテルの種類による交換方法

　カテーテルの種類によりカテーテル非切断法と切断法の 2 つに分類される。

ⓐカテーテル非切断法

　内部ストッパーがバルーン型でもバンパー型でも施行される。バルーン型はバルーンを空虚にし、バンパー型は内部ストッパーを直線化し、ガイドワイヤーやオブチュレーターを用いて用手的に古いカテーテルを抜去する。その瘻孔に用手的にバルーンあるいはバンパー型のカテーテルを挿入する。この際、瘻孔破損はカテーテル抜去時も挿入時も起こる可能性があり、特にバンパー型のカテーテルは注意が必要である。

　ⓑカテーテル切断法

　バンパー型のカテーテル交換に際して本法を行う場合がある。交換前にあらかじめ内視鏡を胃内に挿入しておき、体外でカテーテルを切断し新しいカテーテルが胃内に挿入されたことを確認した後に、内部ストッパーをスネアーで把持し内視鏡ごと切断された内部ストッパーを体外に取り出す。利点は確実に胃内に留置されたことを確認でき、瘻孔破損の可能性がカテーテル挿入時の一度のみである。欠点は内視鏡の挿入が必要であることや内部ストッパーを取り出す際、胃、食道を損傷する可能性があることである。

　iii) 胃内留置確認法

　胃内留置の確認には、内視鏡、透視、胃内容物の確認などがあり患者の状況に応じ種々の方法で行われている。内視鏡や透視を使う確認法は確実であるが患者自身が来院する必要があり患者や家族の負担が大きい。胃内容物の確認や注入液の回収法による確認は簡便であるが100%確実とは言えない。またカテーテルからの送気音を確認する方法は、腹腔内にカテーテルが誤挿入された場合でも送気音が聞こえるため推奨されない。

f) カテーテルの交換に伴う合併症

　腹腔内誤挿入を除くカテーテル交換時の合併症を原因別に表12-4-1に分類した。

　i) カテーテルやオブチュレーター、ガイドワイヤーに起因するもの

　　ⓐ出血

　合併症の範疇に入れるべき出血は輸血あるいは何らかの止血処置を必要とする症例である。緊急

表12-4-1　カテーテル交換に関連した合併症

カテーテルやオブチュレーター、ガイドワイヤーに起因
・出血
・気腹
・胃壁穿孔・穿通、胃粘膜損傷
・カテーテル破損
・カテーテル抜去困難
内部バンパーの回収に起因
・食道損傷・穿孔
・消化管閉塞・穿孔
・肺炎
造設時の合併症に起因
・結腸誤挿入
・空気塞栓症

内視鏡でカテーテルを経皮的に動かしバンパー下の粘膜面に出血点が認められた場合は通常の内視鏡的止血処置を行う。しかし瘻孔から出血して出血点がわかりにくい場合は、内部バンパーと外部ストッパーで瘻孔を圧迫止血する。

　近年、様々な理由で抗血小板薬または抗凝固薬を投与中の患者が多い。そのような症例は可能であれば薬剤を中断するとともに、経皮的な交換ではなく内視鏡的な交換や、バンパー型ではなくバルーン型のカテーテルを用いたりするなどの配慮も必要である[1]。

　ⓑ気腹

　内視鏡を用いた交換時に瘻孔が損傷すると気腹をきたすことがある。胃液や栄養剤が腹腔内に漏れない限り重篤化することはないが、気腹量が多く腹部膨満感が強い場合は経皮的に脱気する必要がある。

　ⓒ胃壁穿孔・穿通、胃粘膜損傷

　再挿入したカテーテルで胃壁の損傷や穿孔をきたしたり、挿入したガイドワイヤーで胃の粘膜を損傷したりすることがある。交換の際は瘻孔部のみならず胃壁にも起こりうるためカテーテルやガイドワイヤーの挿入には愛護的な操作が必要である。

　ⓓカテーテル破損

　オブチュレーターを用いてバンパーを伸展する際バンパーが破損することがある。長期間(1年以上)交換していないカテーテルはバンパーの進展

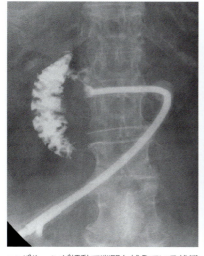
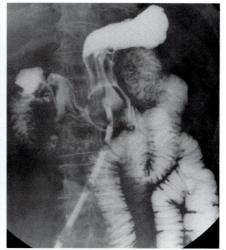

a：バルーンが蠕動で幽門を越えている状態　　b：元に戻した状態

図 12-4-2　ボールバルブ症候群

性が低下し破損することがある。長期間留置されたカテーテルを抜去する際，抵抗が強い場合はカテーテルを切断し切断されたバンパーを内視鏡で回収する方法に変更する。

　ii）内部バンパーの回収に関連する合併症

　内視鏡的に回収する際，食道損傷や穿孔をきたすことがあり異物回収と同様の配慮が必要である。また回収するための内視鏡検査に伴って肺炎を発症することもある。

　iii）造設時の合併症に伴うもの

　結腸誤挿入の多くは，PEG造設時にカテーテルが結腸を穿通していることが多い。交換時に結腸内にカテーテルが再留置され，造影検査や下痢などの症状で判明することが多い。多くはカテーテルを抜去すると結腸皮膚瘻は自然閉鎖することが多いが，まれに瘻孔が閉鎖せず内視鏡や外科的な瘻孔閉鎖を要することがある。

g）PEGを持つ患者のフォローアップ

　i）日常の観察するポイント

　ⓐカテーテルの外部ストッパーはきつくないか？

　チューブ型の場合，外部ストッパーを締め付けすぎないよう1～2 cmのあそびを持たせる必要がある。ボタン型の場合も同様に長さに余裕がなくてはならない。徐々に太ってきつくなることもあるので上下に動かし，適度に余裕があることを確認する。

　ⓑカテーテルはよく回転するか？

　1日1回以上はカテーテルを軽く胃内に押し込んで360°以上回転することを確認する。チューブ型でもボタン型でも長さにあそびがあり，抵抗なく回転することが大事である。抵抗が強ければ内部ストッパーが胃粘膜に埋もれてしまっている可能性があり（バンパー埋没症候群）早めに内視鏡で確認する必要がある。

　ⓒ腹壁から外のチューブが短くなっていないか？

　腹壁から出ているチューブが普段より短くなっていて引いても抵抗が強く，元の長さに戻らなければ内部ストッパー（特にバルーン型）が蠕動で幽門を越えてしまうボールバルブ症候群になっている可能性がある（図12-4-2）。内視鏡か透視で確認する必要がある。日頃ストッパーがチューブのどこに位置していたか印をつけておくことも有用である。

　ⓓバルーンの水の交換時期は？

　バルーン内の水は自然に減少し事故抜去の原因になるため1～2週間に1回は水の量を確認し交換することが必要である。バルーン水には生理食

塩水や水道水は抜けなくなることがあるため蒸留水を使用する。

ii) 栄養剤投与後の処置

チューブは使用後，できる限りきれいにし清潔に使うことを心がける。ボタン型であれば栄養剤投与終了後接続チューブを外して十分に洗浄することが可能である。水洗い後，0.01％の次亜塩素酸ナトリウム（ミルトン®）に1時間以上浸漬し乾燥させる。取り外しができないチューブ型の場合，十分な微温湯でフラッシュをした後，チューブ内を10倍希釈した酢酸水で満たしておく。

h) PEGの創管理

i) 日常のスキンケア

スキンケアの具体的な方法としては，ぬるま湯で湿らせた不織布ガーゼや薄めの布を指に巻き毎日汚れを取り除く。瘻孔辺縁部は市販の綿棒を水で湿らせて使用してもよい。皮膚には元来常在菌が存在しており無菌ではないため洗浄後に消毒をする必要はなく，また胃瘻周囲に滅菌ガーゼを使用する必要もない。

ii) シャワーと入浴

通常，局所と全身状態に問題がなければシャワーは術後1週間，入浴は術後2週間くらいから可能である。カテーテルが露出した状態で浴槽につかってもお湯が胃内に入ることはないのでビニールなどで覆う必要はない。

iii) 観察

カテーテルが抵抗なく回転できること，ストッパーと皮膚の間隔が1～2 cmあることを確認しながら瘻孔辺縁部と皮膚の状態を毎日観察する。何らかのスキントラブルが認められた場合は，原因を検討し早めに対策を講じる必要がある。

[1 a)～d) 鷲澤尚宏，e)～h) 廣澤知一郎]

2 胃瘻（開腹による），PEGとの違い

内視鏡困難症例，咽頭，食道狭窄症例に対し開腹胃瘻が適応とされるが，全身麻酔を必要とするためリスクの高い症例では術後肺炎，抜管困難となる可能性があり，その適応は慎重に判断する必

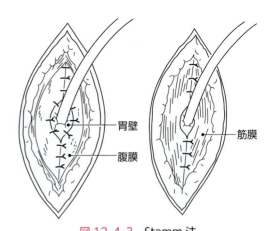

図 12-4-3　Stamm法
Stamm法の特徴は胃壁と腹壁を縫合するため汎発性腹膜炎を起こしにくい。

要がある。PEGとの違いは，造設直後胃壁，腹壁に固定されておりカテーテルは回転しない。瘻孔が完成すればチューブの入れ替えが可能になり，PEG同様の管理となる。今日最もよく用いられている開腹胃瘻の造設法にStamm法がある。Stamm法の特徴は胃壁と腹壁を縫合するため汎発性腹膜炎を起こしにくいことである（図12-4-3）。

3 腸瘻

a) 腸瘻の適応

食道癌術後で胃を胃瘻として使用できない症例や胃瘻造設適応患者で胃瘻が造設できない症例などが適応になる。腸瘻も瘻孔形成後，カテーテルの交換が必要となるが，胃瘻と違い透視下に行う必要がある。使用するカテーテルは細く，注入する栄養剤や粉砕した薬などが詰まることがある。またカテーテルが屈曲した状態で固定されると注入に支障をきたすため注意を要する。

b) 造設方法

腸瘻造設法にはいくつかあるが，筆者らはWitzel法（図12-4-4）を施行している。腸管膜対側にタバコ嚢縫合を行って，その中心に小孔を開け，カテーテルを6～8 cm肛門側に向けて挿入して固定する。次にLembert縫合にてタバコ嚢縫合

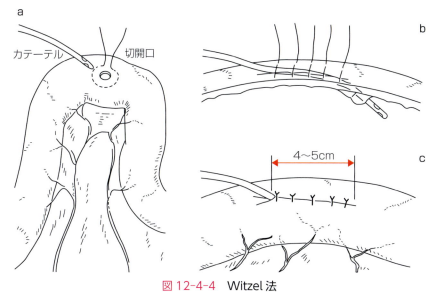

図 12-4-4　Witzel 法
Witzel 法はカテーテル挿入部から 4〜5 cm Lembert 縫合を行い瘻孔を作成する。

部とカテーテル露出部を 4〜5 cm 覆い埋没縫合する。腸管と腹壁を癒着させるためカテーテル挿入部と腹膜を 4 針全周性に縫合する。

[2 3 廣澤知一郎]

■ 文献

1) Nishiwaki S, Araki H, Takada J, et al：Clinical investigation of upper gastrointestinal hemorrhage after percutaneous endoscopic gastrostomy. Dig Endosc 22：180-185, 2010

第13章

ストーマの合併症とその管理

第13章 ストーマの合併症とその管理

1 ストーマ合併症の総論・各論

1 総論：合併症が起こると何が問題なのか

合併症は，「ストーマリハビリテーション学用語集」第2版では，「ある疾患の経過中に引き続いて起こった他の疾病や病態」[1]と定義されている。同用語集では，ストーマ合併症の定義は示されていないが，一般的には，ストーマ保有者が排泄とストーマ管理を行うことが困難であり，日常生活に障害をきたしている状態[2]を指し，発生時期，重症度などで分類される。

患者にとってストーマ造設は，排泄経路の変更による衝撃を受けるだけではなく，身体面，心理面，社会面に大きな影響を与える。ストーマ保有者がそれらの困難を乗り越えていく過程にストーマ合併症が発生するとさらなる精神的ダメージを受けることになる。また，合併症の発生により，身体的苦痛はもちろん，装具選択，セルフケア，入院期間，経済的負担など，さまざまな問題を引き起こし，患者のQOLを著しく阻害することになる。

ストーマ合併症の原因の多くは，外科的手技によるものとストーマ管理によるものに大別される。外科的手技では，原疾患の進行状況，疾患の特性，腹腔内の状況，糖尿病などの併存疾患，患者の体型などにより回避できない状況はあるにせよ，合併症の原因を予測し，熟練した技術でストーマ造設に臨むことで合併症を予防できる場合もある。また，ストーマ管理においても，ストーマ装具選択，セルフケア指導を含む患者教育，ストーマ外来などの支援体制の整備により，合併症の予防・早期対応が可能となる場合が多い。

ストーマリハビリテーションに関わる医療者は，ストーマ合併症とそれらが患者に及ぼす影響を十分理解し，"ストーマ"に臨む必要がある。

本稿では，ストーマ合併症の分類，各々の原因，予防，対策，ストーマケアについて解説する。

2 各論：合併症の発生時期による分類

a) 早期合併症

術後早期の合併症は一般に"手術の侵襲から完全に復帰しないうちに起こる合併症"，言い換えれば，おおむね入院中の合併症とされており，多くは手術手技に問題がある場合や，患者側の問題や，術後早期の血栓症や血管病変による循環障害が考えられる。ストーマ壊死，ストーマ陥没，ストーマ周囲膿瘍，ストーマ周囲蜂巣炎，ストーマ瘻孔，ストーマ閉塞，ストーマ粘膜皮膚離開などが早期合併症に含まれる。

b) 晩期合併症

晩期合併症は"手術後30日を超えて（または社会復帰後に）出現した合併症"とされ，一般に退院後に生じた合併症と解釈されるが，手術手技以外の血管病変，腫瘍性病変，炎症性病変により発生するものが含まれる。ストーマ壊死，ストーマ陥没，ストーマ周囲膿瘍，ストーマ周囲蜂巣炎，粘膜移植，ストーマ瘻孔，ストーマ脱出，ストーマ出血，ストーマ閉塞などが晩期合併症に含まれる。

[熊谷英子]

■ 文献／参考文献
1) 日本ストーマ・排泄リハビリテーション学会編：ストーマ・排泄リハビリテーション学用語集　第2版．金原出版，2003
2) 日本ストーマ・排泄リハビリテーション学会　日本大腸肛門病学会編：消化管ストーマ造設の手引き．文光堂，178-182頁，2014
3) 伊藤美智子編：Nursing Mook15 ストーマケア．学習研究社，167-168頁，2003

第13章 ストーマの合併症とその管理

2 ストーマ合併症

1 ストーマ壊死（図 13-2-1）

何らかの血流障害によりストーマの壊死を引き起こす状態をいう。軽度あるいは一時的な血流障害であれば，一時的に蒼白，暗赤色になるが，その後，循環障害（不全）の回復によって壊死が避けられる場合もある。

結腸ストーマでは，血管が細くまた拍動が目視にて確認できないことがあるため，手術後になってはじめて血流障害が明らかになることもあり，注意が必要である。一方，回腸ストーマは，腸間膜を透見し血管を確認しながら造設することにより，ほぼ確実に血流を確保することができる。

i）原因

まず，早期のストーマ壊死の原因としては，ストーマ造設の技術的問題がある。ストーマを腹壁上に挙上するために腸間膜血管を過度に結紮，処理して血流が損なわれる場合や，挙上する際の腸管の過伸展，緊張，ストーマ孔が狭い（特に筋膜レベル）ことなどが挙げられる。また，緊急手術例では，全身状態が不良な場合の全身的な循環不全によりストーマへの血流が障害されることもある。晩期合併症としてのストーマ壊死はまれではあるが，門脈血栓や上腸間膜動脈あるいは下腸間膜動脈血栓などによって，ストーマ壊死が引き起こされることもある。また，腹腔内の癌などの腫瘍性病変によりストーマまたは血管が圧迫，浸潤を受けた場合，また，癒着による絞扼性イレウスの際に起こる血流障害でストーマ壊死を招来する場合，ストーマ脱出の際に，脱出したストーマの先端が血流障害で壊死を引き起こす場合（図13-2-10）などがある。

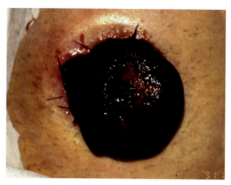

図 13-2-1　ストーマ壊死
広範囲に及ぶ壊死。ストーマは脱落し，最終的には再造設を行った。

ii）予防

ストーマ造設時における注意点は，ストーマにいたる血流の保持である。そのために，ストーマにいたる腸間膜血管はできるだけ温存し，かつ，緊張のない余裕を持たせた状態で腹壁上にストーマ予定部の腸管を挙上しなくてはならない。ストーマ近傍では最低限辺縁動静脈は温存するようにする。ストーマ孔は十分な余裕をもった大きさとし，目安として，二横指が楽にとおる程度の筋膜切開を行う。しかし，過度の切開は術後の傍ストーマヘルニアの原因となるので注意が必要である。

iii）ストーマケア

ストーマ壊死を認めた場合は，ストーマ粘膜の壊死の状態の観察が重要となる。ストーマ装具は，観察が容易な単品系窓付き装具または二品系装具を選択し，ストーマ粘膜の色調の変化，弾力性，粘液による湿潤状態，光沢の消失の有無，ストーマ粘膜皮膚接合部の状態などを継時的に観察する。異常があればただちに担当医に報告する。

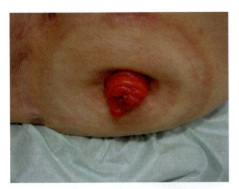
図 13-2-2　ストーマ陥没
ストーマ周囲陥凹。平面型面板から凸面型面板に変更後，ストーマ装具からの便の漏れは消失した。

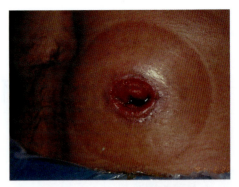
図 13-2-3　ストーマ中隔陥没
ループ式回腸ストーマの中隔が陥没し，ストーマの高さが保てなくなった。

粘膜の深層部の血流を確認する方法にストーマ粘膜に注射針を刺し，出血の有無から血流を判断するプリックテストがある[1]。壊死が粘膜に限局し，腸管の漿膜筋層部と腹壁の癒合が保たれていれば保存的治療で対応する。

iv) 再手術の適応

ストーマ壊死が高度で放置しておくと脱落のおそれがある場合，あるいはすでに腹腔内膿瘍，腹膜炎が生じているような場合には，再手術が必要である。ストーマ壊死が生じた場合は，ストーマ内腔をよく観察して筋膜レベルでの粘膜にviabilityが確認されれば，緊急手術をさけることは可能である。ただし，後日，ストーマ陥没，狭窄をきたし，ストーマケアが困難になることは覚悟せねばならない。

2　ストーマ陥没（図 13-2-2）

ストーマ陥没は，ストーマが周囲皮膚レベルよりも相対的に低いまたは没した状態の総称であり，陥没の形態により，ストーマ陥凹，ストーマ周囲陥凹，ストーマ中隔陥没（図 13-2-3），没ストーマに分類され，ストーマケアが困難となる大きな要素となる。

i) 原因

ストーマを腹壁上に造設する際に，腸管に余裕がなく落ち込んでしまう場合，ストーマ作成の際に翻転する長さが不足した場合，肥満で腹壁が厚い場合や肥満者で下腹部にストーマ造設した場合などではストーマ陥没を生ずる。晩期合併症としては，ストーマ壊死のあとで次第に高さが減じて陥没する場合や，ループストーマの中隔が陥没する場合などが相当する。術後の体重増加により腹壁の脂肪層が厚くなり相対的にストーマが陥没することもある。クローン病ではストーマに生じた病変により徐々にストーマが陥没することがある。

ii) 予防

ストーマ造設の際には，確実に漿膜筋層縫合で翻転させて必要なストーマ高（コロストミーでは1～2 cm，イレオストミーでは2～3 cm）を確保する。また，ストーマに用いる部分の腸間膜を血流を損なうことなく処理して，緊張なく余裕を持って腹壁上に腸管を挙上できるようにすることも重要である。また，余裕を持ってストーマを挙上できるような腸管を選択することや，それに応じたストーマサイト マーキングが必要である。特に肥満者では陥没をさけ，かつ，患者自身がケアしやすいように臍部よりも頭側にマーキングする工夫も必要である。

iii) ストーマケア

陥没の状態や腹壁の堅さ，弾力性に合わせた装具選択が重要となる。ストーマ装具は，陥没の状態に適した凸面型面板や硬い面板を選択するが，腹壁の状況によっては，柔らかい単品系装具が陥凹部に追従する場合もある。座位，半座位，仰臥位などでの腹壁の変化とストーマの状態を確認し

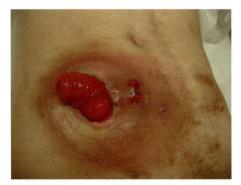

図 13-2-4　ストーマ周囲膿瘍・蜂巣炎
クローン病症例。ストーマ周囲膿瘍を形成，蜂巣炎を生じている。

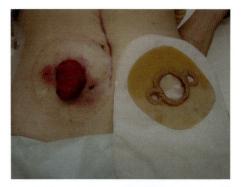

図 13-2-5　ストーマ周囲膿瘍（ドレナージ後）
ドレナージが保たれるよう面板に切開部用の小孔をあけて貼付する。

て装具を選択する。板状皮膚保護剤，練状皮膚保護剤を併用し，密着性を高める。また，ストーマベルトや伸縮チューブを併用するとさらに密着性が高まる。

iv) 再手術

凸面型面板あるいは凸型はめ込み具を用いることにより，陥没ストーマでもある程度は対応可能であるが，ケアに難渋する場合や，狭窄を伴っているものには再手術が必要である。再手術は，ストーマ部をくり抜くように切開しストーマ脚を剥離，挙上し，再度翻転し高さのあるストーマを造設する。それでも十分な高さが得られない場合には改めて適切な場所にマーキングし他の腸管を用いて，再造設する。

3　ストーマ周囲膿瘍，ストーマ周囲蜂巣炎（図 13-2-4）

ストーマ周囲膿瘍，蜂巣炎は，何らかの原因により，ストーマ周囲の皮下組織に感染が引き起こされた状態である。

i) 原因

ストーマ周囲膿瘍は，造設時に汚染された皮下組織が感染し膿瘍を形成する場合と，ストーマ壊死によって周囲皮下に感染が波及する場合，ストーマ部の瘻孔により感染を起こす場合などがある。膿瘍形成にいたらず蜂巣炎となることもある。

ii) 予防・対策

ストーマ造設の際に腸管内容物が創部を汚染することのないように，前処置を適切に行うこと，また，手術時に腸管内容を十分に吸引し術野の汚染を避けるなどの対処が必要である。ストーマ壊死，瘻孔については別項に譲る。膿瘍が発生した場合の対応としては，膿瘍腔の切開開放，ドレナージが基本である。装具交換のたびに膿瘍腔の洗浄を行うなどきめ細やかなケアを要する。また，感受性のある抗菌薬を使用することも必要である。

iii) ストーマケア

切開部の位置・状態にあわせて，ストーマ装具を選択し，貼付方法を工夫する。ストーマ近接部に膿瘍および切開部がある場合は，膿瘍および切開部に合わせて面板を大きめにカットし，確実にドレナージできるよう貼付する。また，練状皮膚保護剤を併用し，面板の下に滲出液が潜り込まないように工夫する。切開した場所が，皮膚保護剤貼付部の場合は，面板に切開部用の孔を開けてドレナージができるよう工夫する（図 13-2-5）。皮膚保護剤辺縁部や外周部に切開部がある場合は，滲出液の量でガーゼ管理またはパウチングを選択する。ストーマ装具は，単品系装具による短期交換とするが，単品系窓付き装具や二品系装具を選択すると洗浄や創の処置が容易となる。貼付場所や経済面も考慮して選択する。

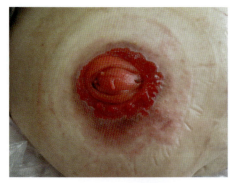

図 13-2-6　粘膜移植
粘膜移植・びらんの増大に合わせて面板ストーマ孔をカットしていたために生じたと考えられたもの。フェノールによる焼灼を繰り返し治癒した。

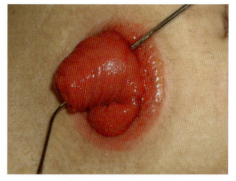

図 13-2-7　ストーマ瘻孔
ストーマ造設時の不適切な運針により生じたと考えられる症例。

4　粘膜移植（図 13-2-6）

　ストーマの粘膜移植は，ストーマ周囲皮膚に腸管の粘膜が接合部より連続性にあるいは島状に播種した状態で，ストーマ装具の長期装用を困難にし，あるいは出血するなどしてストーマケアの妨げとなるが，単なる縫合部の肉芽であることもあり，区別して論ずる必要がある。

i）原因

　ストーマ造設時の運針により表皮に虚血性変化をおこし潰瘍化した部分に再生性の変化として腸上皮が伸展生着するという説，腸上皮を貫通させた縫合針，糸が皮膚を再び貫通することにより腸上皮が移植されるという説などがある。また，不適切なストーマケアによりストーマ周囲皮膚に潰瘍が繰り返し形成され，潰瘍部に粘膜移植が生ずる可能性もある。

ii）予防

　ストーマ造設時に注意すべきこととして，運針の手順は最後に粘膜面を貫通するよう行う，撚り糸ではなくモノフィラメント糸を用いる，断機針でなく糸付き針を用いる，運針の際には表皮ではなく真皮にかけるなどの工夫が行われている。ストーマケアでは面板のストーマ孔が過大とならないよう，また，ストーマ周囲皮膚にびらん，皮膚潰瘍が起こらぬよう注意する。

iii）ストーマケア

　粘膜移植が生じると粘膜面より粘液が分泌されるため，面板の粘着が不良となる。そのため，面板の下に便が潜り込み，ストーマ装具からの便漏れやそれに伴う皮膚障害を併発することが多い。また，移植された粘膜の大きさに面板ストーマ孔をカットすると粘膜移植や皮膚障害が拡大し，ケアに難渋する場合が多い。硝酸銀やフェノールでの焼灼，液体窒素での凍結療法を実施し，実施後は，粘液や滲出液を吸収する粉状皮膚保護剤を散布し，ハイドロコロイドドレッシング剤を併用することで，ストーマ近接部の粘着力が高まる。その結果，皮膚障害の早期改善にもつながる。高さのないイレオストミーの場合は，凸面型面板を選択し，ストーマ近接部の固定力・密着力を高める。焼灼・凍結療法は粘膜が完全に上皮化するまで繰り返し実施する。

5　ストーマ瘻孔（図 13-2-7）

　ストーマ瘻孔は，腹壁を貫通している腸管部分から発してストーマ周囲皮膚に瘻孔が開口するもので，瘻孔からの浸出液または便汁によりストーマケアを困難にする。

i）原因

　コロストミーよりもイレオストミーで圧倒的に高頻度に発生し，とくに，クローン病の病変がストーマ部に生じ瘻孔を形成する場合が最も多い。また，ストーマを翻転する際の漿膜筋層の運針で誤って全層性に運針すると術後早期に瘻孔が形成

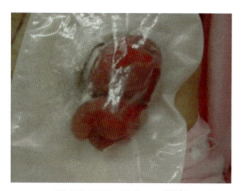

図 13-2-8　ストーマ脱出
腹圧の上昇に伴い，ストーマが脱出する。脱出時の大きさにあわせて面板ストーマ孔をカットした。

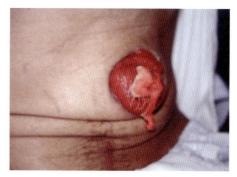

図 13-2-9　ストーマ脱出
ガーゼを挿入しつつ還納した状態

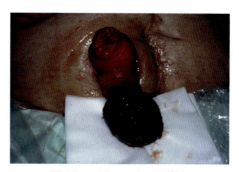

図 13-2-10　ストーマ脱出
ループ式ストーマが全体に脱出しており，先端部に血流障害がみられる。

されるので注意が必要である。非吸収性糸を用いた際に生じた縫合糸膿瘍から瘻孔が生じることもあり，ストーマ造設術では吸収糸を用いるのが基本とされる。

　ii）予防・対策

　ストーマ造設術に際しては，吸収糸を用いること，正確な運針を心がけることが必要である。瘻孔を形成した場合は，ドレナージ不良とならないように面板貼付を工夫するなどのストーマケアを行う。永久ストーマの場合では，ストーマ再造設が必要となる。一時的ストーマでは，ストーマ閉鎖術までの間，ストーマケアを工夫しながら保存的に対処する。また，クローン病ではストーマ近傍腸管に病変が発生し瘻孔を形成する例が多く，術後は適切な寛解維持療法を継続する必要がある。

　iii）ストーマケア

　ストーマ近接部に出現した瘻孔で，瘻孔部から出てくる内容物が便の場合は，1枚のストーマ装具で瘻孔部を管理すると患者への負担が少ない。練状皮膚保護剤を利用し，瘻孔からの排液がストーマ袋内にうまくドレナージできるよう工夫する。また，瘻孔が皮膚保護剤貼付部より離れている場合は，面板に（複数）孔をあけて貼付する場合もある（図13-2-5）。ストーマと瘻孔が離れている場合は，ストーマと瘻孔にそれぞれストーマ装具を貼付することになるが，ドレナージ袋や面板の貼付面積の小さい面板を選択するなど，ストーマ装具と瘻孔用の装具が重ならないように工夫して貼付する。

6　ストーマ脱出（図13-2-8～10）

　通常の状態よりも，ストーマがあきらかに異常に突出した状態をいう。通常は脱出しなくとも腹圧をかけた状態でのみ脱出する場合もあり，診察時には脱出を再現できるようにして確認する。

　i）原因

　ストーマ脚の固定が弱い場合や筋膜との固定が緩くなった場合などが考えられる。ループ式ストーマではストーマ中隔が固定されていないため，腹圧を直接に受けて全体に脱出することがある。

　ii）対策

　脱出した腸管の浮腫が高度な場合は，血流障害をさけるため早期に還納を試みる。腹圧を減ずる

ために，還納は仰臥位で行う．用手的に圧迫しても還納できない場合は，脱出したストーマ口にガーゼを徐々に用指的あるいは鑷子で押し込むように挿入すると摩擦力で還納しやすい．還納したらガーゼはそのままに留置しておき，後日静かに除去する（図13-2-9）．脱出部分が壊死に陥った場合（図13-2-10），脱出を繰り返しケアに難渋する場合，脱出部分の損傷により出血を繰り返す場合などでは，再造設を考慮する．再造設では，漿膜筋層縫合を再度行い，さらに筋膜固定を付加することが多いが，再発することが多い．脱出腸管を切除し再造設するのが確実といえる．

iii）ストーマケア

ストーマ装具は，面板ストーマ孔やフランジでの腸管の損傷を防ぐために，柔らかい面板の単品系装具を選択する．また，脱出時と還納時のストーマサイズの変化を考慮し，脱出時にあわせて面板ストーマ孔をあける．面板ストーマ孔とストーマの隙間は練状皮膚保護剤，粉状皮膚保護剤でカバーし，便の付着による皮膚障害を予防する．脱出した腸管が長い場合は，容量の大きなストーマ袋を選択し，ストーマ袋とストーマ粘膜の摩擦によるストーマ粘膜の損傷を予防する．また，潤滑剤をストーマ袋内に入れると摩擦を予防できる．さらに，重いものを持つなど，過度に腹圧がかかる動作を避けるように指導し，脱出の進行を予防する．

7 ストーマ出血（図13-2-11）

i）原因

ストーマおよびストーマ周囲皮膚からの出血には種々の病態が考えられる．ストーマに腫瘍が発生した場合，虚血性腸炎，クローン病・ベーチェット病などの潰瘍性病変，ストーマ装具による損傷による出血が考えられる．一方，ストーマ周囲皮膚からの出血では，ストーマ静脈瘤や装具による皮膚潰瘍，壊疽性膿皮症，皮膚粘膜移行部に生じた肉芽組織からの出血，粘膜移植からの出血などが考えられる．

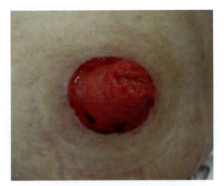

図 13-2-11　ストーマ出血
面板ストーマ孔の機械的刺激で粘膜皮膚接合部より出血がある．

ii）対策

それぞれの病態に応じた対応が求められ，一様ではないが，一般的には出血の原因を検索し，原疾患に対する治療を優先しつつ出血に対応する．血液凝固障害がなければ，圧迫止血，結紮，装具変更などの対応を行う．

iii）ストーマケア

少量の出血であれば，粉状皮膚保護剤を散布する．粘膜面に粉状皮膚保護剤が付着し，創面を保護する．粘膜皮膚縫合部などの皮膚の損傷による出血の場合は，止血効果のあるアルギネート材を併用する．また，実際のストーマサイズより面板ストーマ孔が小さい場合やストーマに浮腫がある場合は，粘膜の損傷を生じやすいため，面板ストーマ孔を大きくカットし，練状皮膚保護剤や粉状皮膚保護剤を併用する．また，用手成形タイプの面板を選択する．ストーマ静脈瘤13章❷節[14]，粘膜移植13章❷節[4]，壊疽性膿皮症14章❷節[2]は，各項を参照されたい．

8 ストーマ閉塞

ストーマ部の通過障害によって腸閉塞をきたすことがある．術後早期のものは手術手技によることが多く，晩期合併症としては種々の原因が考えられる．

i）原因

手術手技上の問題として，腹壁ストーマ孔が小

さすぎて狭窄部を形成し通過障害となるが，術後早期は腸管の浮腫もあり通過障害をきたしやすい。また，腸管の蠕動運動が微弱なケースでは軽度の狭窄でも閉塞をきたしやすい。腹壁直下でストーマ脚が屈曲している場合も通過障害を起こしやすく，ストーマ造設時には注意を要する。晩期合併症としては，クローン病の病変による狭窄，異時性重複がんによる腸閉塞，癒着性腸閉塞，絞扼性腸閉塞なども原因となる。

ii) 予防・対策

一般に，ストーマ孔は術者の指で二横指が楽に通過する程度の切開を行うこととされており，多くの場合，これを遵守することで予防可能である。術後早期の腸管浮腫によるストーマ閉塞は，時間経過により狭窄が改善していくので食事開始を遅らせることで改善する。それでも改善せずストーマ孔が明らかに狭い場合は，再手術で筋膜切開を行うと通過障害は改善する。

iii) ストーマケア

腹痛，嘔気，嘔吐，排便・排ガスの消失，腹部膨満感の有無について観察し，症状がある場合は，早急に医師の診察を受けるよう指導する。晩期における閉塞では，食物が原因となる場合がある。消化管内で消化物が固形化して引き起こされる閉塞症状であるフードブロッケージを予防するために，キノコやトウモロコシ，柑橘類，ナッツ類，山菜，海藻などの食物摂取に注意するなどの食事指導が重要となる。

9 ストーマ粘膜皮膚離開（図 13-2-12）

ストーマ造設において縫合した腸管断端と皮膚縁とが癒合せずに，離開する現象であり，感染，ストーマの変形の原因となる。

i) 原因

ストーマ粘膜皮膚離開の原因には，ストーマ部粘膜血流障害，皮膚に開けたストーマ孔が過大で生ずる縫合部への力学的緊張，著しい低栄養，糖尿病などによる創傷治癒の障害が挙げられる。いったん離開すると離開部に便汁による感染が引き起こされ，膿瘍を形成し，長期的にはストーマ

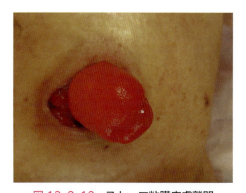

図 13-2-12　ストーマ粘膜皮膚離開
術後，ストーマ部粘膜血流障害のためにストーマ粘膜皮膚離開を生じた。創傷被覆材（アルギネート材）を使用し，肉芽形成を促進する。

の狭窄，変形を生ずる。

ii) 予防

術前から栄養管理，糖尿病などの適切な管理を行い，ストーマ造設時には，感染予防，腸管血流の保持，適切なストーマ孔の切開に注意する。

iii) ストーマケア

離開部に壊死組織が残存している場合は，壊死組織の除去と感染のコントロールが重要となる。またストーマ壊死の場合で，壊死組織のために深達度が判断できない場合は，ストーマの脱落を念頭においた観察を行う。離開部は，暖めた生理食塩水で十分洗浄し，離開部の大きさ，壊死組織の量に合わせて粉状皮膚保護剤または抗菌作用のある創傷被覆材を充填する。面板ストーマ孔は大きめにカットし，滲出液がドレナージできるようにする。また，面板ストーマ孔には，練状皮膚保護剤を貼付し，滲出液の潜り込みを防ぐ。ストーマ装具は，毎日～隔日交換とし創の清浄化を図る。壊死組織消失後は，粉状皮膚保護剤または創傷被覆材（アルギネート材）を充填し，交換間隔を延長する。

［1～9　舟山裕士，熊谷英子］

10 ストーマ狭窄

i) 原因

ストーマ狭窄には，二次開口法，ストーマ壊死や粘膜皮膚離開などのストーマ周囲の早期合併症

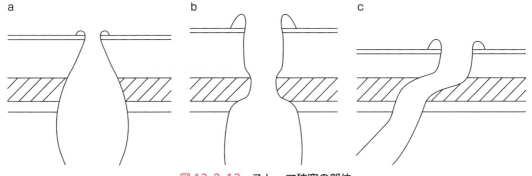

図 13-2-13　ストーマ狭窄の部位
a：皮膚表面に近い部位での狭窄
b：筋膜レベルでの狭窄
c：皮膚と筋膜切開のずれによる相対的狭窄（器質的な狭窄はない）

が原因となり，創傷治癒遅延の結果として晩期に生じるものと，ストーマ造設直後から発生する造設手技に起因するものがある（図 13-2-13）。前者の狭窄部位は多くが皮膚表面に近い部位である。後者の原因としては，二次開口法，腹直筋筋膜の切開が過小，ストーマ皮膚切開と筋膜切開のずれによるストーマ部腸管の屈曲などがある。

ii）予防

創傷治癒遅延となるような早期合併症を起こさない努力が必要である。また，二次開口法は特殊な場合を除き行うべきではない。ストーマ造設手技では，筋膜切開が必要十分であること（2 横指），また，ストーマ部皮膚切開と筋膜切開のずれがないように注意する。

iii）対策

早期合併症が出現してストーマ周囲の創傷治癒遅延が生じた場合には，その経過を観察して必要により狭窄が強度にならないうちにフィンガーブジーを行うこともある。腹腔鏡手術では，多くの手技が斜位で行われる。特に肥満例では斜位により皮膚切開と筋膜切開のずれが生じやすく，一時的に仰臥位に戻して位置を確認するなどの注意が必要である。狭窄が著明な場合には手術が必要である。狭窄の部位に対応した原因の除去を行う。

11　傍ストーマヘルニア

i）原因

傍ストーマヘルニアは，ストーマの造設法と患者因子の双方が原因となり生じる。一時的ストーマでは，腹膜内経路での造設を余儀なくされることが多く，閉鎖時のことを考慮してストーマ腸管の筋膜への縫合を行わない場合が多いことなどが傍ストーマヘルニアの発生に関与している。永久的ストーマであっても腹膜内経路である場合，大きすぎる筋膜切開，経腹直筋経路でない場合など手技的要因が関連する。一方で，腹壁の脆弱性や腹圧を上昇させる肥満，腹水貯留などの患者因子も原因としては大きい。最近では，傍ストーマヘルニアの発生に Bevacizmab などの新規抗がん剤を含む大腸癌化学療法による創傷治癒遅延の関与が疑われる症例も散見される。傍ストーマヘルニアにはストーマ部腸管以外の腸管がヘルニア内に入る場合と，ストーマ部腸管が屈曲して入り込む場合がある（図 13-2-14）。

ii）予防

従来，傍ストーマヘルニアの予防策として，経腹直筋経路，腹膜外経路での造設が行われてきた。近年，腹腔鏡手術の導入によって腹会陰式直腸切断術であっても腹腔鏡下で行われるようになりつつある。その際，技術的に容易な腹腔内経路が安易に選択されることがある。本来体壁の構造破壊の少ない腹腔鏡手術の利点を生かし，腹腔鏡

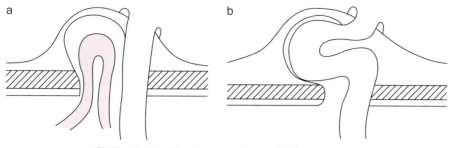

図 13-2-14　傍ストーマヘルニアの腸管の入り込み
a：ストーマ部腸管以外の腸管などが入りこむ場合
b：ストーマ部腸管が屈曲して入り込む場合

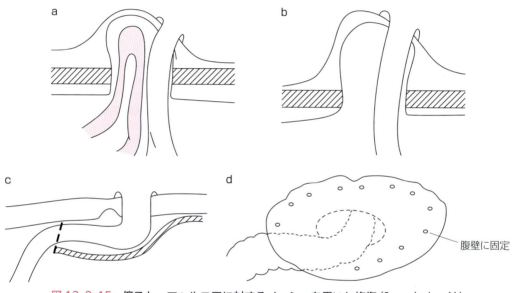

図 13-2-15　傍ストーマヘルニアに対するメッシュを用いた修復（Sugarbaker 法）
a：ヘルニア断面　b：ヘルニア内の腸管を腹腔内へ．
c：腹腔内からメッシュを用いてヘルニア門を被覆
d：腹腔内からメッシュをみた状態．ストーマ部腸管はメッシュにより後腹膜化されたのと同様の状態になっている．

手術であっても腹膜外経路からのストーマ造設を行うべきである[1]．

iii）対策

傍ストーマヘルニアの保存的な治療としては，ヘルニアベルトが発売されている．本症がストーマケアに支障をきたす場合には手術の適応となる．しかしながら，これまでヘルニア門の単純縫縮手術による再発率は高率であることから積極的な手術治療は行われてこなかった．近年では，メッシュを用いた腹腔内からの修復術（Sugarbaker 法）の良好な成績が報告され，わが国でも腹腔鏡下手術で施行されるようになりつつある[2)3)]（図 13-2-15）．

12 ストーマの穿孔

i）原因

大腸憩室やクローン病などストーマ部腸管そのものに原因がある場合と灌注排便法や大腸内視鏡検査などの処置に伴うものがある（図 13-2-16）．穿孔の部位（皮下，腹壁，腹腔内）により膿瘍を形成する場合や腹膜炎を惹起する場合がある．

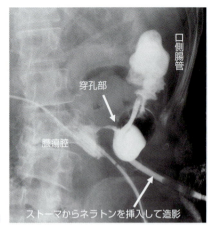
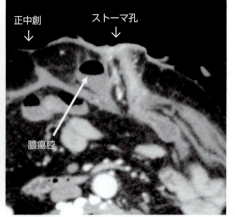

図 13-2-16　造影検査
a：ストーマからの注腸造影　b：造影CT
S状結腸単孔式ストーマ部腸管に存在した憩室からの穿孔症例。
穿孔部から皮下に便が漏出して膿瘍を形成している。

ii）予防

腸管そのものに原因がある場合には，疾患のコントロールが可能であれば，それが予防となる。また，あらかじめ大腸憩室症などの腸管病変が存在する腸管を避けてストーマを造設することが望まれるが，避けることが困難な場合もある。灌注排便法や大腸内視鏡検査の場合には，ストーマ直下で腸管が屈曲している場合があり，抵抗を感じた場合には無理をしないことが大切である。また，あらかじめ口側のストーマ部腸管の方向を確認するように努めるべきである。

iii）対策

穿孔部が限局していて，禁食として抗生物質治療が可能であれば保存的治療が第一選択である。ドレナージでコントロール可能な場合には面板貼付部より外側からのドレナージを行う。しかしながら，穿孔部位や大きさ，穿孔原因によっては保存療法の効果が期待できない場合も多く，手術を行いストーマ再造設が必要となることがある。

13　ストーマ腫瘍

i）原因

ストーマに発生する癌は，糞便の接触による慢性の刺激，異時性の多発大腸癌，腹膜播種による

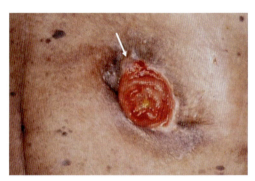

図 13-2-17　腹会陰式直腸切断術 20 年後にストーマに癌が出現した症例
矢印の部に腫瘤が出現し，切除したところ腺癌が発見された。長期にわたる糞便の慢性的な刺激が原因と考えられた。

癌のストーマ浸潤，初回術中操作による implantation，ストーマ周囲組織および皮膚への転移などが考えられる（図 13-2-17）。

ii）予防

術後の経過の中では，ストーマ周囲に炎症性の肉芽腫が出現することが経験される。継時的な観察で増大傾向がある腫瘤，表面の性状が不整である場合には積極的に病理検査を実施して悪性病変の混在がないことを確認しておく必要がある。

iii）対策

術後長期間経過した症例においてもストーマに癌が発生する可能性があることを念頭に置き，患者

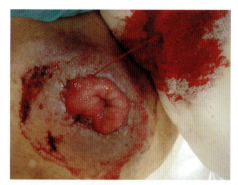

図 13-2-18　非アルコール性肝硬変患者に発生したストーマ静脈瘤

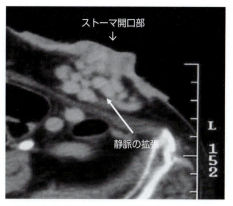

図 13-2-19　ストーマ静脈瘤の CT 画像
静脈瘤患者のストーマ部皮下の静脈は著明な拡張を呈している。

への情報伝達とストーマ外来を含めた医療機関での長期的な経過観察が必要である。

14　ストーマ静脈瘤

i) 原因

慢性肝機能障害などのために門脈圧が亢進した状態の患者にストーマ造設を行った場合や，ストーマ造設患者が二次的に肝転移などのために肝機能障害を合併した状態で発生する。背景に門脈圧亢進症があるため，食道静脈瘤や著明な皮下静脈拡張などの所見が併存する。ストーマ静脈瘤はストーマ周囲皮膚，粘膜皮膚接合部，ストーマ粘膜に発生して時に大出血を呈する（図 13-2-18）。

ii) 予防

出血の予防には，早期の静脈瘤の存在診断が大切である。静脈瘤の特徴として，①ストーマ周囲皮膚に放射状の静脈怒張，②指圧による怒張血管の消失，③粘膜面の静脈怒張および蛇行（数珠状，結節状），④易出血性，⑤ストーマ周囲皮膚の環状色素沈着（初期は発赤，症状の進行により暗赤色を呈する）などの所見がある。超音波検査や造影 CT 検査でストーマ下部の血管の状況を確認することも有用である（図 13-2-19）。

iii) 対策

ストーマ静脈瘤と診断がついた場合には，出血の予防策として，粘着力が弱めの皮膚保護剤が面板に使用されているストーマ装具を選択し，装具交換時には粘着剥離剤を使用して剥離時に加わる刺激を最小限にする。また，出血が起こりやすい場合は面板ストーマ孔を大きめに開け，面板からの物理的刺激を減らす工夫も必要である。出血が起きた場合には，早急に受診するように患者教育を行う。止血法としては，一時的には圧迫止血が有効であるが，止血のためには出血点の確認と同部位の縫合止血，あるいは硬化療法などが必要である。しかしながら，その効果は一時的であることが多く，繰り返す処置が必要である。活動性の出血がある場合には，出血点の確認は容易であるが，来院時にはすでに止血している場合も多く確認が困難な場合がある。その場合には，ストーマ粘膜にプレパラートを載せ圧迫すると点状に赤い出血点が確認できる（図 13-2-20）。

15　ストーマの位置不良

i) 原因

位置不良にはストーマの解剖学的な位置不良である場合と，ストーマが造設された後の体型の変化により位置が不良となってしまった場合がある。解剖学的な位置不良の多くは，ストーマが経腹直筋的に造設されなかったり（図 13-2-21a），骨の近くに造設されたものである。また，ストーマ造設後の体型の変化（痩せ，肥満，腹水貯留など）により位置不良となってしまう場合がある。

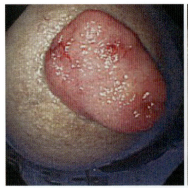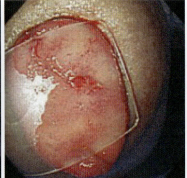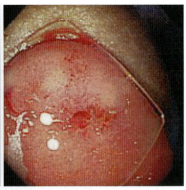

図 13-2-20　ストーマ静脈瘤の出血点の確認方法
ストーマ粘膜にプレパラートを載せ圧迫すると点状に赤い出血点が確認できる。

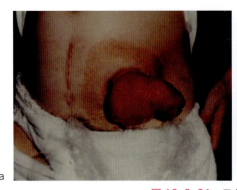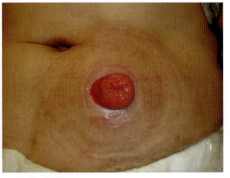

a　　　　　　　　　　　　　　　　　　　　　　　　　　b

図 13-2-21　ストーマ位置不良例
a：腹直筋外に作成され，上前腸骨棘に近接している。
b：経腹直筋経路に変更，面板貼付面を確保した。

ii）予防

術前のストーマサイト マーキングを患者，医師，看護師が共同して行うことが最も重要である。最近では，腹腔鏡下手術の普及により正中創がない手術でのストーマ造設が行われる場合がある。ストーマサイト マーキングだけではなく腹腔鏡トロッカーとの位置関係を見直すことも必要である。

iii）対策

位置不良であってもケア方法の工夫で QOL が改善できるのであればケア方法の変更が優先される。位置不良の原因が腹壁の皺などの問題であるならば面板の工夫やストーマベルトの併用などで対処する。対処不可能であればストーマの再造設を考慮する（図 13-2-21b）。

[10〜15　板橋道朗，末永きよみ]

■ 文献

1) Wang FB, Pu YW, Zhong FY et al：Laparoscopic permanent sigmoid stoma creation through the extraperitoneal route versus transperitoneal route. A meta-analysis of stoma-related complications. Saudi Med J 36(2)：159-163, 2015
2) Hansson BM, Slater NJ, van der Velden AS et al：Surgical techniques for parastomal hernia repair：a systematic review of the literature. Ann Surg 255(4)：685-695, 2012
3) DeAsis FJ, Lapin B, Gitelis ME et al：Current state of laparoscopic parastomal hernia repair：A meta-analysis. World J Gastroenterol 21：8670-8677, 2015

第13章 ストーマの合併症とその管理

尿路ストーマの特徴的な合併症

　尿路ストーマ管理の第一の目標は，腎機能を低下させないことである。合併症は，1つの原因をもとにして増加していくこともあれば，多くの原因が相互に作用して悪化していくこともある。観察された症状から，その要因をアセスメントして介入していく（図 13-3-1）。

1 ストーマの狭窄・閉塞による尿流出障害

i) 原因

　狭窄の発生には様々な因子が関与している。回腸導管では回腸粘膜から分泌されるアルカリ性粘液が尿をアルカリ化するのに加え，細菌感染もアルカリ化に寄与する[1]。これらアルカリ化尿がストーマ近傍皮膚に付着することで皮膚障害が起こる。皮膚障害の反復はストーマ周囲皮膚の瘢痕収縮，肥厚およびストーマ狭窄を生じる。まれに導管中間部が狭窄をきたすことがあり，筆者の経験した例では基礎疾患に膠原病があった。

　尿管皮膚瘻では，尿管末端部の血行不良，皮膚切開口の過小，尿管の過緊張，尿管皮膚瘻吻合手技などが原因となる[2]。さらに，尿管カテーテルを留置している場合は，慢性的に逆流性感染があり，尿はアルカリ化している。回腸導管と同様にアルカリ化尿がストーマ周囲に付着し皮膚障害が発生する。

ii) 予防

　ストーマ周囲に尿が停滞する要因として，面板のストーマ孔のカットが大きいことが挙げられる。退院指導でストーマ形状に合わせて作成した型紙を継続して使用し，ストーマの形状より大きくなってしまうことのないように説明が必要である。また，ストーマに高さがないと，排泄物がストーマ周囲に停滞し皮膚保護剤の溶解を早め，ストーマ周囲皮膚に尿が付着する面積が増加する。以上から面板ストーマ孔の溶解・膨潤が 10 mm 以上にならないように装具の交換間隔を設定する[2]。面板の皮膚保護剤の溶解・膨潤が 10 mm 以上になると尿付着が増加し接触性皮膚障害の原因となるため，面板の交換は皮膚保護剤の溶解・膨潤を確認して決める[2]。膨潤，溶解は選択した皮膚保護剤の耐久性により異なるが，耐久性の強い SIS 系皮膚保護剤は，耐水性は高いが粘着力が強くなるので皮膚に機械的刺激を与え，皮膚障害発生の原因になる。装具交換の間隔は，使用する面板の皮膚保護剤の耐水性と粘着力に合わせて設定する必要がある。また，長期使用のできる膨潤するタイプの皮膚保護剤を選択しても，設定期間より早く膨潤してしまう場合は，尿が潜り込むことが要因として考えられるため凸面型面板の選択をしていく。尿管皮膚瘻でカテーテル挿入の時には，カテーテルの先端は装具の逆流防止弁より上側に置き，尿に接触しないように注意する。

iii) 対策

　尿管皮膚瘻では，尿管カテーテルが挿入されている場合が多く，管理支援が必要となる。カテーテル挿入によってストーマ周囲皮膚に尿が付着することはある程度予防されるが，尿管カテーテルは定期的な交換が必要となる。交換頻度は尿中析出物のカテーテル内腔への沈着程度によるが，おおむね月一回が多い。

　高さのないストーマでは，凸面型面板を選択しストーマ周囲に尿がもぐり込まない工夫が必要である。

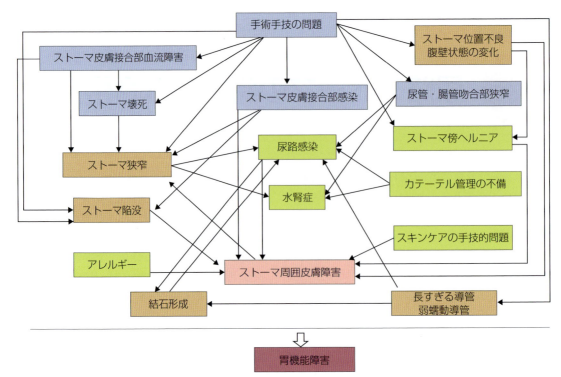

図 13-3-1　尿路ストーマ合併症のアセスメント

2　回腸導管過長

i) 原因

導管に使用する回腸は約 20 cm 程度の長さで切離されるが、この導管の長さが適切でない時に発生する[3]。回腸導管が長すぎると異常屈曲が発生し、尿停滞(残尿)、導管拡張、尿管逆流によって腎盂腎炎、結石形成を生じやすい。

ii) 予防

手術時に実際に使用する導管を仙骨岬角より腹壁まで置き、実際の長さを確認して最終決定する[3]。

iii) 対策

前述の合併症がなければ処置は行われない。結石に対しては原疾患(多くは膀胱癌)の術後定期検査の CT 等で監視を行う[2]。

3　偽上皮腫性肥厚 (pseudoepitheliomatous hyperplasia：PEH)

ストーマ周囲に疣状、乳頭状に表皮肥厚を生じるものをいう(図 13-3-2)。尿付着による慢性的な皮膚刺激から、反応性角質増生、表皮肥厚をきたし、結果として凹凸不整の乳頭腫様の皮疹が多発集簇する[4]。

i) 原因

ストーマ狭窄と同様に、ストーマ周囲皮膚の尿接触面積の増大が原因である。まず面板のストーマ孔が大きすぎることが考えられる。次いでストーマの高さがない場合とストーマ近接部に発生する皺は、尿停滞の原因となり皮膚保護剤の溶解を早め尿接触面積が増大する。アルカリ尿も皮膚保護剤の溶解を早める。

ii) 予防

これもストーマ狭窄と同様に、ストーマ周囲皮膚への尿付着をできるだけ少なくすることが必要である。面板のストーマ孔の大きさを確認、ストーマ高が低い場合とストーマ周囲の皺は凸面型面板を考慮、さらにアルカリ尿では後述のクランベリージュースや薬物による尿の pH 酸性化を考慮する[5]。

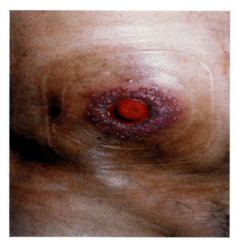

図13-3-2　偽上皮腫性肥厚

iii) 対策

ストーマ周囲に尿が付着するとストーマ周囲の皮膚は浸軟する。浸軟した皮膚では皮膚保護剤の粘着力が低下する。その結果さらに尿が皮膚保護剤の下に潜り込み，尿が皮膚に付着する面積が増える。このような悪循環が繰り返されるので，ストーマ孔をストーマのサイズに合わせてカットすることや凸面型面板の選択を再指導する。短期交換可能な皮膚保護剤を選択し，長期連用を避けて尿がストーマ周囲皮膚へ付着する期間を短くすることも一考である。

4　尿路感染

尿路は元来無菌であり，尿流で細菌侵入が防御されているが，種々の理由によって破綻すると尿路の感染が生じる。

i) 原因

腸管を利用した尿路変向では，腸管上皮に細菌が付着していることが多く，術直後の腎盂腎炎の原因となる。利用する腸管によって検出される細菌に相違あるが，腸管の常在菌である *E. coli*, *Klebsiella pneumonia*, *Proteus* spp. などである。慢性期では腸管上皮の細菌に対する防御機構によって感染症状が見られることは少ない。

尿管腸管吻合部狭窄による水腎症は腎盂腎炎の要因となる。前述の回腸導管過長では，導管内尿停滞や逆流も腎盂腎炎の要因となる[6]。

尿管皮膚瘻では，狭窄により水腎症を生じることで腎盂腎炎となりうる[7]。またカテーテル留置で管理する場合は，カテーテルに付着した細菌がバイオフィルムを形成し，慢性感染症の原因となる。尿路感染症を原因とする結石が形成されこれがさらに感染の基礎疾患となる[7]。

尿路閉塞による水腎症に感染を伴い白血球成分の貯留をきたした状況を膿腎症という。早急な治療が必要で腎機能障害や腎不全に繋がる。また，腎盂内圧の上昇を伴うので，菌血症・敗血症への移行が起こりやすく，感染の全身への拡大を招きかねない。吻合部の狭窄などから水腎症となると容易に膿腎症を発症しやすいので注意が必要である[7]。

ii) 予防

予防的抗菌薬の投与は，細菌の耐性化に関連するので一般的には薦められていない。

腸管利用の尿路変更では，導管長が適切であることが必要である。尿管皮膚瘻では，狭窄を予防するためにストーマ周囲皮膚障害を発生させないケアを行う。

尿路感染の多くは上行性の単純感染であり，水分摂取を促す。尿量を増量することで尿中の成分が希釈される。目安として1日1,500 mL程度の尿量を確保する飲水指導を行う。尿路感染を予防するために尿の酸性化が有効であり，クランベリージュースを飲用することで尿は酸性化する。これは，クランベリーに含まれているキナ酸が馬尿酸となり緩衝力により尿pHを酸性化させるという機序による。また含有しているポリフェノールが感染菌の尿管上皮付着を防止するといわれている[5]（図13-3-3）。クランベリーの濃度が50%以上で予防的効果を示すといわれているため表示されているクランベリーの濃度に注意する。

iii) 対策

もし腎盂腎炎を発症してしまった場合，ストーマ周囲には無症候性の細菌含め多くの細菌が分離されてくるため起炎菌を見出すのが困難である。そのため尿培養と血液培養を同時に提出し，起炎菌に抗菌力を有する薬剤の投与を行う[7]。尿管皮膚瘻の非カテーテル留置では，狭窄が生じて水腎

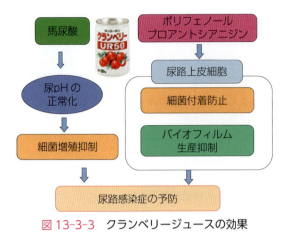

図 13-3-3　クランベリージュースの効果

症を呈していれば尿管カテーテルを留置する。

5　尿路結石

尿路変向後は上部尿路での結石形成のリスクが高い。結石成分はリン酸マグネシウムアンモニウムなどで，感染性結石が主たるものである。

i) 原因

腸管を用いた尿路変向術では代謝性アシドーシスによる尿中結石関連物質が増加する。吻合部狭窄などの尿路閉塞による尿流停滞や易感染性も結石形成の原因となる。尿管カテーテル留置の尿管皮膚瘻では感染は必発である。したがって感染を契機とした腎結石の頻度が高い。カテーテル非留置例では尿管狭窄により尿流停滞が生じ，水腎水尿管から結石形成が起こりうる。回腸導管では，高クロール血症性アシドーシス，導管尿管逆流による腎盂腎炎，尿素分解細菌による尿路感染症，尿管導管吻合部狭窄による尿停滞が要因となる。回腸導管内結石は稀ではあるが，ストーマ狭窄により導管内で尿流停滞が起こると，脱落腸上皮や粘液が結石の核となることがある[8]。

ii) 予防

尿管腸吻合部狭窄をきたさないように手術操作に注意する。ストーマ狭窄をきたすことがないように手術時の血流に注意する。また，ストーマ孔が狭窄しないようにストーマ周囲皮膚障害を発生させないケアを行う。感染予防のために十分な飲水をして1日尿量が1,500 mL 以上となるように説明する。

iii) 対策

上部尿路結石では，低侵襲性と簡便性から体外衝撃波砕石術(extracorporeal shock wave lithotripsy：ESWL)が第一選択となる。腸管を利用した尿路変向術では，経導管的なアプローチは困難なことが多く経皮的腎砕石術(percutaneous nephrolithotripsy：PNL)が選択される。また，無機能腎に生じた腎結石で感染のコントロールがつかない場合は腎摘除術も考慮する[8]。

6　腹腔内尿瘻

腸管利用尿路変向術では，尿管腸管吻合部や導管端の吻合不全や穿孔によって尿が腹腔内に漏出することがある[2]。予防として，尿管ステントを挿入し，吻合完成まで接合維持と尿流確保を行う。吻合部の縫合不全は，結果として狭窄の原因になり術後の管理を困難にさせてしまう。いったん生じた場合は外科的修復が優先となる。

［山口健哉，柴﨑真澄］

■ 文献

1) 田中達朗，鈴木孝治：【イラストレイテッド　膀胱全摘除術と尿路変向術】　術前・術中・術後の管理とその対策　術後晩期合併症とその対策　ストーマ合併症．臨床泌尿器科 63：245-248，2009
2) ストーマリハビリテーション講習会実行委員会編：ストーマケア—基礎と実際．金原出版，1988
3) 住吉義光：【イラストレイテッド　膀胱全摘除術と尿路変向術】　手術手技　尿路変向術　尿失禁型　回腸導管造設術．臨床泌尿器科 63：167-172，2009
4) 上出良一：【ストーマリハビリテーション　最近の動向と新たな知見】　ストーマリハビリテーションの課題　皮膚科医からみたストーマスキンケアの課題．臨床看護 30：165-171，2004
5) 鈴木謙一，金藤博行，折笠精一ほか：70%クランベリージュースによる尿酸性化能および尿中馬尿酸増加に関する検討．泌尿器外科 5：1019-1022，1992
6) 松本哲朗：【尿路再建術を検証する】尿路として利用された腸上皮の感染防御．Urology View 5：20-23，2007
7) 松本哲朗：【イラストレイテッド　膀胱全摘除術と尿路変向術】　術前・術中・術後の管理とその対策　術後晩期合併症とその対策　腎盂腎炎．臨床泌尿器科 63：241-244，2009
8) 戸澤啓一，安井精周，伊藤恭典ほか：【尿路再建術を検証する】　尿路変向術後の結石形成機序とその予防．Urology View 5：69-72，2007

第13章 ストーマの合併症とその管理

小児ストーマの特徴的な合併症

1 ストーマ自体の合併症

小児のストーマ合併症も，基本的には成人と同じで，成人で見られるものは小児でも見られるが，小児，特に新生児，幼若乳児に特徴的なものがある。

中でも，低出生体重児/早産児では，ストーマ造設対象疾患が未熟性に起因し，呼吸循環不全，敗血症など，全身状態が不良であり，ストーマ壊死などの術後早期合併症が起きるリスクが高い。ストーマは開腹創と異なる部位を選択するのが原則である。しかしながら腹部面積が狭いためもあって，手術所見によっては創部にストーマを造設せざるを得ないこともある。また全身状態の悪化，腹腔内の炎症による腹部創の離開が誘因になりストーマ脱落の可能性もある。腸管壁は極めて脆弱なため，腹壁と腸管の漿膜筋層との縫合が難しく，腸管全層を貫くことがあり，ストーマ瘻孔を生じ，ストーマ孔が数個生ずることもある。いずれも早期の再手術などは不可能なことが多く，全身状態が改善するまでは保存的に対処せざるを得ない。状態が改善すると，創の治癒傾向が著しく，かつ高位の口側に用いたストーマは，水様便のため，ストーマ狭窄・陥没をきたしやすく，時にはピンホール程度に狭くなることもある。

乳幼児のストーマは一時的なストーマが多く，合併症が起きた場合，とりあえずケアの工夫で対処するが，できればストーマ閉鎖（根治術）を早めたほうがよい。全身状態，合併奇形などで，閉鎖するまでに時間がかかりそうなら，ストーマ再造設を考慮する。

小児での特徴的な合併症を挙げる。

a) ストーマ脱出

乳児ではよくみられる。単孔式ストーマでは腸重積状に，ループストーマでは遠位側にも近位側にも脱出すると羊の角状と形容される。ストーマを腹直筋内に作成していない場合，腹壁筋膜切開創が腸管径に対して大きい場合，腸管の筋膜への固定が不十分な場合に起きる。しかし，造設時に腹直筋内に狭く造設しても，啼泣という極めて強い腹圧負荷がかかることで，脆弱な乳児の腹直筋は裂けることがあり，術後しばらくしてから脱出することも多い。同様にして，傍ストーマヘルニアも起きることがある。

i) 対策

ストーマが脱出した場合は，できるだけ早めに，ゼリーを用いて用手的に還納する。長く脱出すると還納しにくく，循環障害を起こし浮腫となり，さらに還納困難となる。進行し，絞扼が強くなると壊死に陥り，緊急再手術，腸管切除に至る。長く脱出してしまい，啼泣で還納できないときは，鎮静ないし全身麻酔下で還納する。

いったん脱出すると反復し，対処に手間がかかる。頻回の脱出でQOLが下がるようなら，ストーマ閉鎖を予定より早める。ストーマ閉鎖まで時間がかかるならストーマ再造設の手術を考える。その際は，ストーマ近傍腸管の漿膜筋層を，腹腔内で数針，前腹壁の腹膜筋層に縫着固定し，脱出を防止する試みもあるが，有効性は明らかではない。

手術が選択できずに，頻回の脱出がある場合は，脱出予防のため装具を工夫することがある。ストーマ装具のフランジにメッシュ状，格子状のものを縫い付けたり，中央の穴を大きくした哺乳瓶用の乳首をあてるといった，手作りのものの発表もあるが，一例報告程度で評価は難しい。

b）ストーマ位置不良

手術所見の結果，マーキング位置にストーマを造設できなかった場合，特に腹直筋からはずれて造設されたストーマではケアが困難となる。小児の場合，造設後の数年は適切な位置であったが，成長とともに体形が変化し，位置が相対的に移動して不適切になることがある。自分でストーマケアをするようになったときのやりやすさも重要である。衣服との関係もあるし，社会生活の活動状況によって，その個人にとっての適切な位置が変わってくる。ストーマ保有者自身と話し合って，適切な位置に再造設することを考慮する。

2 ストーマによる代謝上の合併症

結腸ストーマであれば，通常は特に問題はない。しかし，小児では小腸に造設されることが少なくない。高位の小腸ストーマになった場合は，回盲弁を欠いた短小腸症候群となり，低栄養とともに，さまざまな代謝上の合併症が起きる。小腸ストーマとなる場合の原病は，広範囲腸管無神経節症，ヒルシュスプルング病類縁疾患，壊死性腸炎などの未熟性に基づく疾患群，胎便性腹膜炎などの難治性腹膜炎であり，いずれも，腸管の炎症が基本にあることが多い。ストーマの位置が高位であればあるほど，合併症の管理は困難となる。

また，ストーマ自体の合併症で経腸栄養を止めると，代謝上の合併症を起こすリスクが高まる。代謝上の合併症の発生は創傷治癒を悪化させ，ストーマからの便汁排泄量の増加などにより，ストーマケアが困難となる。

以下，主なものを，乳児を中心に解説する。

a）脱水・電解質異常と低栄養

腸管では消化液の分泌と，水分の吸収が行われている。消化液は唾液，胃液，胆汁，膵液，腸液で，主に十二指腸までは分泌が優位で，空腸・回腸では吸収が優位である。小腸ストーマの場合，位置が高位であればあるほど小腸での水分吸収ができなくなり，さらに大腸は使えないため，術後早期より水様便がみられる。哺乳，経腸栄養を開始すると，消化液の分泌が増加し，腸管の吸収面積・吸収機能よりも過剰な栄養投与となるため，高浸透圧性下痢が起きる。

高位の空腸ストーマでは，上部空腸から分泌される消化管ホルモンが減少するため，胃酸分泌抑制機能が低下し，胃酸分泌が過剰になるといわれ，胃液の増加が時には長期に続く。また，胃酸分泌亢進は，十二指腸内容のpH低下を招き，それが膵酵素の不活化を起こして消化能力を低下させるため，不消化物による高浸透圧下痢の一因となる。

また，小腸ストーマでは，回盲部を便が通らないため，吸収されなかった脂肪などの栄養素を感知すると，胃からの液体排泄を抑制し，十二指腸から高位空腸にかけての通過を遅延される ileal brake 機構が使われなくなり，消化吸収機能がさらに低下し，消化管通過時間の短縮をきたす。

水様性下痢では，水分喪失による脱水を起こし，Na，重炭酸塩が失われる。慢性的な喪失では，元気がないといった非特異的な症状のため，注意を要する。長期的には成長障害をきたす。

小腸の栄養吸収面積の減少と，小腸通過時間の短縮のために，水分吸収障害とともに栄養吸収障害が起きる。経腸栄養を開始すると水様性下痢の悪化，炎症の再燃が起きやすく，経腸栄養を進めることが困難になる。

i）対策

小腸ストーマを造設した場合は，必ず中心静脈カテーテルを留置して水分栄養管理を行う。経鼻胃管，ドレーンからの排出液などの喪失水分は，必ず全量補正を8時間ごとに，多量ならより頻繁に行う。ストーマからの腸液排泄分量，尿量を測定し，水分バランスを保つように，必要に応じて腸液量補正も行う。また，定期的に血清電解質，尿中電解質をチェックする。血清電解質の低下よりも，尿中電解質の低下がより鋭敏である。

全身状態が安定傾向となれば静脈栄養を開始し，胃管の抜去，ドレーン抜去が可能となるが，腸液量は引き続き測定し，排泄量が多すぎれば補正を続ける。

腸管粘膜の萎縮防止，腸管細菌叢の保全，肝障

害の防止のために，たとえ少量でも早期に経腸栄養を開始することが勧められている．術直後の麻痺性腸閉塞が改善したら，ストーマからの水様便量が多い場合でも，すぐに経腸投与を開始するが，経腸栄養自体が原因で起きた壊死性腸炎などの場合にはすぐには開始できない．投与する栄養剤の第1選択は母乳が主流である．投与を開始すると便量が急増するため，少量をゆっくりした速度で持続投与し，漸増する．それでも腸液が増えすぎると，あるいは腸管の炎症が再燃すると，経腸栄養を中止せざるを得ない．母乳が使えない場合は，成分が吸収されやすく分解された成分栄養剤，消化態栄養剤などから選択するが，これらは普通の使用基準では高浸透圧になるため，希釈し少量から開始する．

b) ビタミンB_{12}欠乏症

遠位回腸はビタミンB_{12}の特定な吸収部位であり，より近位の小腸では完全に代償することはできない．このため，小腸ストーマでは，ビタミンB_{12}欠乏症を呈する可能性がある．ビタミンB_{12}は肝臓に大量に蓄えられ，腸肝循環で再吸収されるため，すぐには欠乏には至らない．しかし，早産児のため肝臓での貯蔵が不十分で，腸肝循環も低下し，経腸栄養不能ないし吸収不全のある状態では，3〜4カ月の単位で，あるいはより早期に欠乏をきたす可能性がある．特に，全身状態が改善し体重が増加すると，体内での需要が増加するので欠乏症に至りやすい．

症状は，貧血と神経症状で，血漿ビタミンB_{12}の測定により診断できる．貧血は巨赤芽球性貧血で，末梢血検査で疑われる．神経症状は，脳，脊髄白質の脱髄，軸索性の末梢神経障害によるものである．

i) 治療

ビタミンB_{12}を投与する．静脈栄養時は，総合ビタミン剤を必ず添加するため，欠乏症が起きることはない．年長児でそれまでに低栄養，腸管の炎症が持続していた状態でストーマを造設し，術後に静脈栄養を開始して急激に栄養の回復が得られたなど，肝での備蓄と需要供給のバランスが崩れた場合に，欠乏症が起きることがありうる．投与法は，静脈栄養の場合は栄養輸液内に添加する．輸液が中止された後は経口投与するが，食品からの摂取では不足する可能性が高いため，薬剤で投与する．時には大量投与が必要なことがある．欠乏の可能性を常に考え，血液検査で定期的に評価し，投与量を調節する．

c) 血中胆汁酸低下，腸肝循環の障害，脂肪消化吸収障害

遠位回腸は胆汁酸の特定な吸収部位で，回腸より高位のストーマでは，この部位を使わないので欠乏をきたす．より近位の小腸では完全に代償することはできない．胆汁酸は腸液（便汁）内に多量に排泄され再吸収が阻害されるため，肝での胆汁酸産生が減り，それにより十二指腸，高位空腸での脂肪のミセル化が障害され，脂肪性下痢，脂肪吸収不全，低コレステロール血症をきたす．脂肪吸収不全があれば，脂溶性ビタミン類（ビタミンA，D，E）も吸収不全となり，欠乏症の可能性がある．

i) 対策

胆汁酸製剤の投与を行う．また，脂肪吸収不全が高度であれば，小腸からの吸収が容易でそのまま門脈系に輸送されて肝で代謝される中鎖脂肪酸を経腸的に投与することがある．静脈栄養を行っている時は，栄養投与の一環として，また必須脂肪酸欠乏症の予防のために脂肪乳剤を投与する．できれば，血中脂肪酸分画を測定し，必須脂肪酸を定期評価することが望ましい．

d) 胆石症，肝障害

高位ストーマでは，長期に静脈栄養を要し，それだけでも肝障害をきたしやすい．このような静脈栄養に伴う肝障害は，成人では脂肪肝を呈するが，新生児・乳児では胆汁うっ滞が主病変で，うっ滞により胆石も生じやすい．短腸症候群では，さらに肝障害をきたしやすく，腸管不全合併肝障害（intestinal failure-associated liver disease：IFALD）と呼ばれている．肝障害は，臓器の未熟性，感染，腸管内容のうっ滞，静脈栄養自

体など，複合的な要因で起きる。

i) 対策

全身状態の管理とともに，適切で慎重な栄養管理が基本である。早期からの経腸栄養が勧められる。栄養吸収は期待できなくても，腸管を使用することにより，腸管粘膜の萎縮を防止し，bacterial translocation の予防につながる可能性がある。経腸栄養投与方法は持続投与や，高位ストーマの場合には遠位小腸へのストーマからの腸液再注入などが試みられている。

実際には，早期に経腸栄養を開始したいが，経腸栄養を進めようとすると腸管の炎症が悪化し敗血症をきたし，静脈栄養を行うと肝障害が悪化し，肝障害のために静脈栄養の投与量を減らすと低栄養，免疫能悪化という悪循環に陥りやすい。

投薬として，ウルソデオキシコール酸 (UDCA)，コレシストキニン (CCK) 投与は，胆汁うっ滞，胆石溶解効果ないし予防が期待できる。ω-3系脂肪酸の投与は直接に胆汁流出促進効果があるとされ，現在 RCT が進行中である[1)2)]。内服の場合はエパデール (適応外投与)，静注の場合は Omegaven (国内では非認可，未発売) が，重症例に用いられている。

Probiotics と prebiotics を併用する synbiotics 療法による腸管細菌叢の調整，免疫促進栄養成分を含んだ栄養剤投与，漢方薬などでの腸管粘膜保護，感染コントロールが，ひいては胆汁うっ滞の改善につながる可能性がある。

e) 尿路結石

脂肪吸収不全が強い場合，シュウ酸塩腎結石が生じる。尿路結石の多くがシュウ酸塩カルシウム結石であるが，食物中のシュウ酸はふつうカルシウムと結合し，不溶性となり便に排泄される。腸管内のカルシウムが少ないと腸管からのシュウ酸吸収が増加し，シュウ酸腎結石が生ずる可能性が出てくる。脂肪はシュウ酸よりもカルシウムと親和性が高いため，便中に脂肪が多いと，そのぶんシュウ酸と結合するカルシウムが減少し，遊離型シュウ酸の吸収が増加し，シュウ酸塩腎結石が生じやすくなる。また，ストーマからの便汁量が多く，脱水に傾きやすいことも，結石産生を助長する因子となる。

i) 対策

尿中シュウ酸量を測定し，1日のシュウ酸排泄が多いなら，低シュウ酸食を指導する。シュウ酸は多くの食物に含まれているが，特にホウレン草などの緑色野菜に多い。これらは，茹でることでシュウ酸が溶け出すので，摂取量を減らすことができる。水分投与は十分に行い，食事中の脂肪の制限，乳酸カルシウムなどの形でのカルシウム剤の内服も，腎結石のリスクを下げる。腎結石の診断自体は，定期的な超音波検査で行い，早期発見するように努める。

［中野美和子］

■ 文献

1) 天江新太郎：短腸症候群とω3系脂肪乳剤．外科と代謝・栄養 49：5-15, 2015
2) Lauriti G, Zanti A, Aufieri R et al：Incidence, prevention, and treatment of parenteral nutrition-associated cholestasis and intestinal failure-associated liver disease in infant and children：A systematic review. JPEN J Parenter Enteral Nutr 38：70-85, 2014

第14章

ストーマ保有者の皮膚障害

第14章 ストーマ保有者の皮膚障害

皮膚障害の基礎

1 疾患準備状態と素因

　ストーマ保有者が皮膚障害を発症することを理解するためには，各種疾患などによる皮膚障害発症を促す体内的素因について知る必要がある。この体内的素因を有する患者がストーマ造設手術，いろいろな薬剤の投与，各種のストレスといった体外的素因を受けて皮膚障害を発症させることとなる。皮膚疾患の既往歴やその他の疾患の既往歴を聴取することは体内的素因の調査に不可欠である。アレルギー疾患，免疫疾患，遺伝的傾向の強い疾患などの患者は，皮膚障害を生じる準備状態にあるといえる。大腸ポリポーシスには，皮膚疾患を合併する遺伝性疾患が多く癌化することが知られている。家族性大腸ポリポーシス，クロンカイト・カナダ症候群，ポイツ・イェガース症候群などがこれに属する。
　ストレスに対する対応が困難な患者も皮膚障害を生じる体内的素因を有しているといえる。患者はストーマ造設までには，様々なストレスを受ける。病名と術式の告知，急で短期間の入院，会社や家族に対する社会的不安，退院後の精神的・肉体的不安などである。痛みや興奮，覚醒など手術前後に起こる様々な刺激は視床下部からアドレナリンを分泌する。アドレナリンには皮膚の表皮細胞，毛根細胞の細胞分裂を抑制する作用がある。皮膚の細胞分裂が抑制されると，皮膚の持つバリア機能や酸・アルカリに対する緩衝作用の減弱，細菌に対する皮脂膜の脆弱化などにより皮膚障害を起こしやすくなる。アドレナリンの分泌を抑制するために，手術時の麻酔に硬膜外麻酔を併用することが勧められる。また，アドレナリンの感受性を低下させるための術前の適度な運動も奨励される。
　強いストレスが持続すると身体は交感神経優位となり，活動時の日中と同様にエネルギーの消費が行われ，表皮細胞の分裂や修復は行われない。一方ストレスが弱い場合は副交感神経優位となり，夜間の睡眠時と同様にエネルギーの蓄積が行われ表皮細胞の分裂と修復が行われる。このように夜間に睡眠を十分とることは皮膚障害を抑制するために必要である。
　薬剤に対する感受性も体内的素因と考えられる。一般的投与量でも十分な効果が得られる場合は薬剤の効果に対する感受性が高いといえる。同様に薬剤の副作用にも感受性は影響する。ストーマ造設手術前後には様々な薬剤が使用され，皮膚障害を誘発する薬剤も多い。投与される薬剤は体外的因子であり，薬剤に対する感受性は体内的素因といえる。

2 皮膚障害と環境変化

　皮膚は体表を覆う多層構造の器官であり，体外の環境の変化に常にさらされている。皮膚は環境の変化に対し柔軟に適応し，皮膚障害の発生を抑制する器官であるが，その機能には日内変動や季節的な変動，年齢による変化なども影響する。
　機械的刺激に対しては，多層構造での緊張と弾力性で防御している。皮膚内の水分量，皮脂膜による皮膚の潤いも防御に役立つ。
　乾燥・湿潤に対しては，皮膚表面の角質層を覆っている皮脂膜が，乾燥や短時間の水分の浸漬に対応しているが，長時間の浸漬では皮膚のバリア機能が崩壊し，皮膚障害を引き起こすことがある。

細菌や微生物に対しては，皮膚表面の皮脂膜のpHが4〜6に保たれており酸外套といわれる弱酸性の膜（酸外套）に覆われることで，細菌や微生物の増殖が抑制される。

皮膚には，体温を調節する機能もある。体温が上昇すると，皮膚内の毛細血管が拡張し，さらに発汗するなどの対応で体温を下降させる。体温が下降すると，皮膚の毛細血管は収縮し，熱の放出を抑制し体温を上昇させる[1]。

3 デルマドローム

皮膚障害のなかには，他の疾患に併発する皮膚障害が認められる。いろいろな疾患が知られており，体内的因子によって発症する皮膚障害を，デルマドローム（dermadrome）と呼ぶ。これらがストーマ周囲皮膚に生じることはまれであるが，重要である。

a）糖尿病

糖尿病による皮膚障害は多く，糖尿病患者の約30％に認められる。指趾に見られる糖尿病壊疽や糖尿病性黄色腫，糖尿病性水疱などが挙げられるほか，易感染性も皮膚障害を併発する。

b）肝疾患

肝疾患による皮膚障害では，肝硬変の進行により全身皮膚の黄疸やクモ状血管腫や手掌紅斑を生じる。ストーマ周囲に生じるストーマ静脈瘤も，肝硬変に伴う門脈圧亢進症による腹壁静脈怒張によるものである。

c）腎疾患と皮膚障害

色素沈着，透析患者の乾燥性皮膚，口内炎などを生じる。

d）クローン病（Crohn病）

類上皮性細胞肉芽腫は消化管内だけでなく皮膚にも出現する。結節性紅斑や壊疽性膿皮症が出現することもある[2]。

e）消化管ポリポーシス

消化管ポリポーシスは皮膚障害を伴うものが多く，常染色体優性遺伝である家族性大腸ポリポーシスでは結腸・直腸の癌化する無数のポリープのほかに顔面や頭部の表皮嚢腫や軟部腫瘍を伴うことが多い。ポイツ・イェガース症候群では食道を除く消化管のポリポーシスに口唇・口腔粘膜・四肢末端部に黒色の色素沈着（雀卵斑様色素斑）がみられる。クロンカイト・カナダ症候群（Cronkhite-Canada症候群）では胃・結腸に非腫瘍性のポリープを発生するが，皮膚のびまん性色素沈着（淡褐色）・脱毛・爪甲の萎縮・変形などを伴う。

4 皮膚pHと緩衝作用・中和能

皮膚表面の生理的pHは4〜6の弱酸性に保たれている。しかし，皮膚表面は乾燥状態にあるとpH値は測定できない。皮膚表面を液状媒液で覆い，その中に溶解してくる水素イオン濃度を測定することで皮膚表面のpH値とする。皮膚表面は酸外套（acid mantle）に覆われており，この膜は化学的・物理的刺激から皮膚を保護している。強酸性の刺激物に対しては，生理的弱酸性に調整する緩衝作用を有し，アルカリ性の刺激物に対しても同様に，生理的弱酸性の表皮に戻す緩衝作用を有する[3]。いずれも，一時的には刺激物のpH値に傾くが，やがて皮膚表面の酸外套と同じpH 5.0に近づく。酸外套には皮脂腺由来の中性脂肪，コレステリン，角質細胞蛋白由来のアミノ酸群が含まれており，皮脂膜の存在が酸・アルカリ溶液の皮膚への浸透を抑制している。さらに酸外套は，外界からの刺激，特に乾燥・湿潤・温度変化にも対応している[4]。

また，弱酸性のpHは，細菌や微生物の増殖を抑制する効果も持っている。このため細菌の皮膚への侵入や感染を予防しているが，皮膚に炎症や湿疹，膿痂疹などの感染性皮膚疾患を発症すると，皮膚はアルカリ性に傾き緩衝作用の低下により皮膚のバリア機能が衰え，細菌や微生物の増殖が盛んになる。

皮膚の持つ緩衝作用は，皮膚表面の洗浄により可溶性物質を除去すると，著しく低下する。特にアルカリ性に傾いた皮膚炎部分を石鹸で洗浄すると，その部分の皮膚pHは，異常な高値を示し緩衝能力を失っていることがわかる。

皮膚のバリア機能である保湿作用や水分喪失防止機能が機能しない状態になると，皮膚の持つ緩衝作用は低下する。強度なドライスキンで角質層の脱落を生じる場合，おむつや失禁による長時間の浸漬で酸外套が脆弱化する場合がこれに該当する。特に，尿は尿路感染によりアルカリ化しやすく，皮膚は影響を受ける。アルカリ尿は皮膚に感染や炎症を生じ，いわゆるおむつかぶれを起こす。尿路ストーマでも同様に，アルカリ尿によるストーマ周囲皮膚炎を生じる。

便のpHは造設されるストーマの部位によって大きく異なる。注意しなくてはならないのが，イレオストミー保有者である。膵液の影響で便のpHは7.8～8.2と高く，しかも水様便であるために，ストーマ周囲皮膚への影響は大きい。

5 皮膚障害と食事

栄養の不足を生じると皮膚障害を起こすことは，よく知られている。皮膚を形成する基底細胞から角質層へと進む過程が障害されると，酸外套や角質間のセラミドが十分な機能を発揮できずに保湿や細菌に対するバリア機能が低下する。このように皮膚の形成と正常な機能の維持のためには各種の栄養成分が不可欠となる。

炭水化物は，すべての細胞にエネルギーを与える重要な働きをする栄養素である。必須アミノ酸を含む蛋白質は，皮膚細胞の形成と機能の維持には必要である。皮膚に網目状に張り巡らされているコラーゲンの原料もアミノ酸である。コラーゲンの合成には蛋白質のほかにビタミンCとコンドロイチン硫酸，亜鉛も必要となる。その他の皮膚形成に必要なビタミン類には，皮膚や粘膜の湿潤性を保つ働きがあるビタミンAがあり，不足すると表皮の角質層が厚くなりドライスキンになりやすい。ビタミンB群は，B_1，B_2，B_6，B_{12}，ナイアシン，葉酸，ビオチン，パントテン酸の8種類があり，特に皮膚の細胞分裂や新陳代謝に欠かせないのはビタミンB_2である。ビタミンEは皮膚の血流を改善し，活性酸素の働きを抑制する。皮膚の基底細胞の細胞分裂や機能の維持にはミネラル類も必要である。コラーゲンの合成には亜鉛が必要と前述したが，亜鉛と同様に銅も必要なミネラルで，どちらも創傷治癒にも不可欠であり，不足すると治癒が遅れる。マグネシウムやセレンは皮膚細胞の代謝にかかわり，古い細胞の分解と新しい蛋白質の合成にかかわる。鉄は赤血球に含まれ，酸素の運搬を行い皮膚の形成に不可欠である[5][6]。

6 皮膚障害と糞便・尿

ヒトは食事を摂取すると，消化し栄養と水分を吸収し，糞便として排泄する。排便には個人差があり，食生活（食事の内容や量，回数など）だけでなく生活習慣や環境の変化などの影響を受ける。一般的には，成人の排便の回数は1日3回から3日に1回とされ，排泄される糞便の量は，1日100～250g程度である。糞便の硬さは個人差があり，タイプ1の硬くコロコロした兎糞状のものから，タイプ7のまったくの水様便までに分類したブリストルスケールがよく知られている[7]。タイプ4の表面がなめらかで軟らかいソーセージ状の糞便では，含まれる水分量は70～80％といわれ固形成分は20～30％である。固形成分の60％が食物の残渣であり，残りの40％は消化管壁から脱落した上皮や細菌の死骸といわれ，成人は食事をまったくしない場合でも1日約20g程度の便を生成する[4]。

ストーマを造設された患者では，ストーマの造設された部位により排泄される糞便の硬さや量，そして糞便のpHが大きく異なる。イレオストミーの場合は，膵液や胆汁の影響でpH7.5～8.5のアルカリ性の水様便が1日800～1,000mLと多量に排泄される。この水様便のなかには消化酵素が含まれ，水様便であるため活性が高く皮膚刺激性が強い。結腸の肛門側に近いS状結腸ストー

マからは pH5.5〜8.0 の有形便がほぼ一般のヒトと同じ 100〜250 g 排泄される。この pH は，腸内細菌によって異なる。ビフィズス菌をはじめとする乳酸菌は消化物の糖質から，乳酸や酢酸を生成し糞便は酸性に傾く。ストーマ周囲皮膚に糞便が付着すると，酸またはアルカリの刺激を受けるだけでなく，消化酵素による化学的刺激も受ける。水様便では皮膚組織の浸軟を生じ，バリア機能の脆弱化を生じる危険性がある。ストーマ周囲からの糞便の除去と洗浄，皮膚を清潔に保つこと，皮膚保護剤の活用と便秘や下痢の調整が，ストーマ周囲皮膚障害の対策となる。

　成人の尿は，生体の水分・電解質の調整，酸・塩基平衡の調整，そして代謝産物の排泄の結果，1 日約 1,200〜1,500 mL 程度が排泄されている。水分摂取量や体調によって尿量は増減する。一般成人は，膀胱最大容量が 300〜500 mL で，1 回に 300〜500 mL の排尿を行う[8]。尿路ストーマ造設患者の多くは，排尿は自然流出で行われている。尿の色は淡黄色透明とされるが，尿中に含まれるウロビリノーゲンやウロクロームの影響を受ける。

　尿の pH は 5.0〜8.0 とされ，pH 4.5 以下を酸性尿，pH 8.5 以上をアルカリ尿という。尿の pH は食事の影響を受け変化する。肉・魚・卵などの高蛋白の食事では酸性に，野菜・果物・海藻などの食事でアルカリに傾く。尿は感染や長時間の経過で，尿中の尿素が分解されアンモニアが生成されアルカリ化する。アルカリ化した尿が皮膚に付着，浸軟することが，尿による皮膚障害の主たる原因である[9]。皮膚角化層はアルカリ尿に接触すると，はじめは浸軟するがやがて角化層の肥厚を生じる。尿路ストーマ周囲皮膚も硬くなり，尿管皮膚瘻では排泄孔の狭窄を生じることもある。対策は，アルカリ化した尿の付着を防止することと，皮膚保護剤の活用，尿を酸性にする食事，尿路感染の予防と早期の治療が主体となる。

［三浦英一朗］

■ 文 献

1) 田澤賢次：皮膚の解剖生理．ストーマリハビリテーション講習会編，ストーマケア―基礎と実際，金原出版，11-15 頁，1989
2) 瀧川雅浩：全身性疾患と皮膚病変．皮膚科；海馬書房，355-360 頁，2010
3) 清野美砂：スキンケアを実践するうえで必要な皮膚の構造と役割．渡邊　成編，基礎からわかるスキンケア・ストーマケア・創傷ケア・栄養支援・排泄ケア．臨床看護（臨増）39(4)：388-390，2013
4) 田澤賢次：皮膚障害．ストーマケア―基礎と実際，ストーマリハビリテーション講習会編，金原出版，243-260 頁，1989
5) 幣憲一郎：皮膚と栄養．スキンケア最前線，宮地良樹編，メディカルレビュー社，62-65 頁，2008
6) 上原眞理子：栄養状態が創傷治癒過程に及ぼす影響．渡邊　成編，基礎からわかるスキンケア・ストーマケア・創傷ケア・栄養支援・排泄ケア，臨床看護（臨増）39(4)：582-583，2013
7) 髙木良重，豊原敏光：成人の正常な排便とは．渡邊　成編，基礎からわかるスキンケア・ストーマケア・創傷ケア・栄養支援・排泄ケア，臨床看護（臨増）39(4)：591-593，2013
8) 石井賢俊，西村かおる：らくらく排尿ケア―自立を促す排泄用具選びのヒント．メディカ出版，6-9 頁，2000
9) 黒田豊子，三好邦和：成人の正常な排尿とは．渡邊　成編，基礎からわかるスキンケア・ストーマケア・創傷ケア・栄養支援・排泄ケア，臨床看護（臨増）39(4)：598-599，2013

第14章 ストーマ保有者の皮膚障害

2 ストーマ周囲皮膚障害

1 ストーマ周囲皮膚炎

a) ストーマ周囲皮膚炎とは

一般的には「かぶれ」や「ただれ」と表現されるストーマ周囲皮膚に生じた炎症である。

主に表在性の炎症を特徴とする接触皮膚炎で、一次性接触皮膚炎であり、多くは接触する原因物質が除去されると改善する[1]。

b) ストーマ周囲皮膚炎の分類

ストーマ周囲皮膚炎をアセスメントする際、その皮膚変化を活動性(急性)と非活動性(慢性)に分類すると理解しやすい[2](表14-2-1)。活動性は何らかの処置を必要とする急性症状であり、非活動性は慢性症状と捉え処置を要さない場合が多い。

c) ストーマ周囲皮膚炎が発生する可能性のある位置

ストーマ周囲皮膚炎が発生する可能性のある位置として、ストーマ近接部、面板貼付部、面板外縁部、面板外周部、その他の部位がある(図14-2-1、図14-2-2)。

①ストーマ近接部:排泄物を原因とした皮膚炎を起こしやすい部位。凸面型面板やアルコール含有の皮膚保護剤による影響も受けやすい。
②面板貼付部:皮膚保護剤の成分や貼付による閉塞性環境、交換時の剥離刺激と洗浄時の物理的刺激を受けやすい。
③面板外縁部:面板の外縁部による物理的刺激による影響を受けやすい。
④面板外周部:面板周囲に医療用粘着剤を貼る場合は粘着剤による刺激影響を受けやすい。
⑤その他の部位:ストーマ袋の接触、ストーマベルトやレッグバッグなどのアクセサリー使用による影響を受けやすい。排泄物による広範囲の汚染が原因のこともある。

表14-2-1 ストーマ周囲皮膚炎

活動性皮膚炎 (急性皮膚炎)	紅斑	真皮の血管の拡張、平坦で限局性
	丘疹	限局性隆起性皮膚病変
	水疱(膿疱)	浸出液(膿)を内容に持つ発疹
	びらん	表皮基底層までの皮膚損傷
	潰瘍	真皮から皮下組織に至る皮膚損傷
	膿瘍	化膿性炎症が組織内に限局し、膿を満たした空洞を形成した状態
非活動性皮膚炎 (慢性皮膚炎)	色素沈着	メラニン色素が増大し、褐色や黒褐色を呈する状態
	色素脱出	メラニン色素が減少し、白色を呈する状態
	紫斑	血管外へ赤血球が漏出し、紫色を呈する状態
	瘢痕	肉芽組織が時とともに強固な結合組織となったもの(真皮または皮下組織に達する組織欠損後)

〔文献3)をもとに文献2)に説明を追加作成〕

d) ストーマ周囲皮膚炎の症状

ストーマ周囲皮膚炎の症状には，色調変化のみで自覚症状のない状態から，浸出液，痒み，疼痛や灼熱感などの苦痛を伴う状態もある。

e) ストーマ周囲皮膚炎の問題

ストーマ周囲皮膚炎の問題として，局所ケア方法の複雑化や，浸出液のため装具が密着しない場合には日常生活が制限されるなど精神的負担が多きい。また装具の頻回な交換などは経済的負担ともなる。

f) ストーマ周囲皮膚炎の原因

ストーマ周囲皮膚炎の原因は，複数が関連していることも多いが，外的要因と内的要因に大別され，さらに化学的原因，物理的原因，生理的原因，医学的原因に分類される[4]（表14-2-2）。

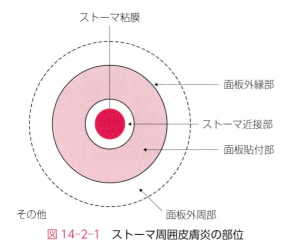

図14-2-1 ストーマ周囲皮膚炎の部位

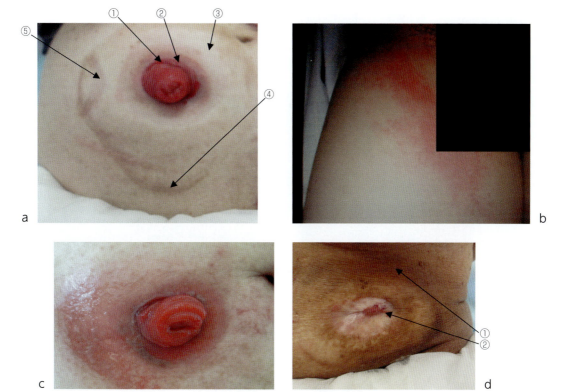

図14-2-2 ストーマ周囲皮膚炎

a：ストーマ近接部（①びらん，②圧迫痕），③面板貼付部，④面板外縁物理的刺激，⑤ストーマベルト跡
b：その他。排泄物の漏れによる大腿部の皮膚炎
c：活動性皮膚炎（イレオストミー：びらん）
d：非活動性皮膚炎（尿管皮膚瘻，30年アクリル系粘着式装具を貼付。①色素沈着と②色素脱出）

表14-2-2 ストーマ周囲皮膚炎の原因

外的要因	化学的原因	排泄物に含まれる消化酵素，アルカリ尿成分，粘着剤の成分など
	物理的原因	剥離刺激，不適切なスキンケア，面板や袋による損傷，固定具や凸面型面板などによる過度の圧迫など
	生理的原因	発汗阻害，細菌の繁殖，皮膚温の上昇など
内的要因	医学的原因	アレルギー体質，デルマドローム，自己免疫疾患，治療に伴うもの（放射線療法，化学療法，免疫力低下）など

〔文献4）を参考に作成〕

表14-2-3 ストーマ周囲皮膚炎の観察点

ストーマ	粘膜	色調，出血・浮腫の有無
	サイズ	縦径，横径，基部と最大径，高さ，排泄口の位置と向き
	皮膚接合部	離開，肉芽，糸，などの有無，出血，浸出液の有無
周囲皮膚	皮膚	変化のある部位，範囲，浸出液・出血の有無など
	腹壁の状況	臍や骨突出との距離，皺やくぼみ，合併症の有無など
その他	排泄物	性状，量
	付属物	ロッド，ネラトンなど
装具	面板貼付状況	よれ，めくれ，皺，溶け，浮き，剥がしやすさなど
	面板裏側	排泄物の潜り込みの有無と範囲，吸水している部位と範囲
	交換間隔	平常時と現在

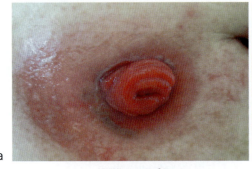
a：排泄物によるびらん

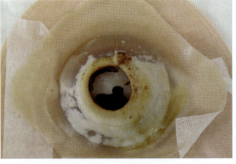
b：剥がした面板の裏面

図14-2-3 ストーマ周囲皮膚炎の観察

g）ストーマ周囲皮膚炎の観察ポイント

ストーマ周囲皮膚炎には，原因に基づいた対策をとるために，十分な観察が必要である。同時にケア方法，発生時期，改善（悪化）傾向か，装具の名称と交換間隔についての情報収集を行う（表14-2-3，図14-2-3）。

2 皮膚障害と皮膚保護剤

a）ストーマ周囲皮膚障害の対策

排泄物が皮膚に触れないように皮膚保護剤を貼付し治癒を図る。患者の自己判断で，皮膚炎の範囲を避けた面板開孔，装具を貼らない方法の選択，消毒や軟膏を使用すると悪化することが多いため予防教育が必要である。

b) ストーマ周囲皮膚障害に対する皮膚保護剤の有効性

皮膚保護剤を貼付して治癒させるという基本的考え方は，その原因物質である排泄物や不適合な保護剤成分との接触を防ぐということに加えて，皮膚保護剤そのものが皮膚障害を治癒させる効果を有するからである。

粘着剤を長期間貼付していると，皮膚の肌理（キメ）が失われ，扁平化することが知られている。観察上では皮膚に光沢が出て「てかてかとした」印象となる。皮膚障害のある表皮も同じように肌理（キメ）が喪失しているが，皮膚保護剤を貼付することで表皮再構築が期待できる[5]。

以上の理由より排泄物との接触と保護剤成分が原因の場合には，適切な装具（皮膚保護剤）の選択，面板の開孔と交換間隔を設定しストーマを管理することで，皮膚障害の治癒が期待できる。

c) ストーマ周囲の状況に応じた皮膚保護剤の使用法（図14-2-4）

i) びらん，潰瘍

浸出液が少量の場合には，浸出液を吸収させる目的で粉状皮膚保護剤を散布した後，余分な粉を払い面板の密着を妨げないように面板を貼付する。

浸出液が多い場合には，粉状皮膚保護剤を散布した後に，びらん，潰瘍部位よりもやや広範囲に，用手成形皮膚保護剤や板状皮膚保護剤を貼付し，その上に面板を貼付する。浸出液の状態に応じた装具交換間隔を設定し，治癒状況に従い交換間隔をもとに戻していく。

ii) 陥没，くぼみ

ストーマ周囲の狭い範囲の陥没やくぼみであれば，用手成形皮膚保護剤をストーマ周囲が平坦になるように適切な大きさにして埋める。ストーマ近接部で広範囲の場合にはリング状の皮膚保護剤や，凸面型面板を選択することもある。

iii) 皺

皺は発生する位置と，軽い力で伸展が可能か否かによって，皮膚保護剤による補正方法と装具選択を行う。

①軽く伸展可能：皮膚保護剤で皺を補正したりフランジ構造が固定型の二品系装具で伸展させる。
②伸展に力が必要：凸面型面板を用いて皺を伸展させる。
③伸展しない皺：凸面型面板が反発するような場合には，柔らかい単品系装具を選択し，皺に追従させることもある。

d) 皮膚保護剤では治癒しない皮膚障害（皮膚保護剤で管理しないほうがよい皮膚障害）

真菌感染，皮下膿瘍，壊疽性膿皮症などは皮膚保護剤では治癒しないばかりか状況を悪化させてしまうことがあるので判別が重要である[5]。

医師の診断が必要と判断した場合には，受診し適切な治療を開始する。特に最近では化学療法の有害事象である皮膚障害や創傷治癒遅延，潰瘍形成の存在に注意が必要である。

3 皮膚障害の要因からみた技術対応

a) 放射線照射部位の皮膚障害（図14-2-6）

i) 放射線照射が皮膚に及ぼす影響

放射線照射は，DNAを含む細胞の構成要素を障害し，特に皮膚の表皮基底細胞を破壊する。また，血管透過性が亢進し，毛細血管の拡張がみられ，炎症性細胞が活性化する。そのため皮膚の保護能力と細胞再生能力の低下が起こり，照射部位に摩擦が加わると，皮膚障害のリスクはより高くなる。

放射線照射による急性皮膚症状には，浮腫，紅斑，乾性落屑，水疱，びらん，潰瘍などがある。観察の指標には，有害事象共通用語規準を用いると共通理解が得やすい（表14-2-4）。

ストーマ周囲が照射野である場合には，装具の剝離や清拭による物理的刺激が負荷されやすいため，注意が必要である。

ii) 放射線照射患者のストーマスキンケア

放射線治療開始前に，ストーマ周囲皮膚を愛護的に扱う基本的スキンケアを習得し，漏れや剝がれのない適切な装具が選択がされ，セルフケア（状況により介護者も含む）ができるようになっていることが求められる。排泄物による皮膚障害の

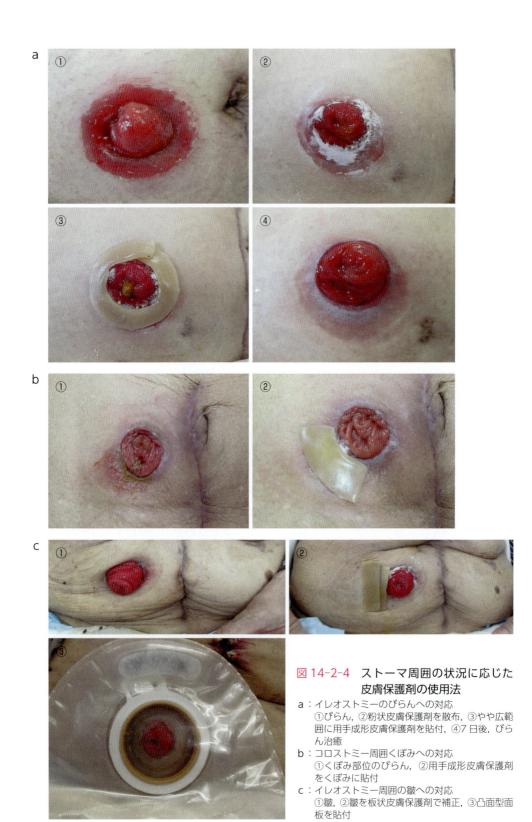

図14-2-4 ストーマ周囲の状況に応じた皮膚保護剤の使用法

a：イレオストミーのびらんへの対応
　①びらん，②粉状皮膚保護剤を散布，③やや広範囲に用手成形皮膚保護剤を貼付，④7日後，びらん治癒
b：コロストミー周囲くぼみへの対応
　①くぼみ部位のびらん，②用手成形皮膚保護剤をくぼみに貼付
c：イレオストミー周囲の皺への対応
　①皺，②皺を板状皮膚保護剤で補正，③凸面型面板を貼付

表 14-2-4　放射線照射による有害事象

放射線照射リコール反応（皮膚科的）	傷害，中毒および処置合併症				
	グレード				
	1	2	3	4	5
	わずかな紅斑や乾性落屑	中等度から高度の紅斑：まだらな湿性落屑，ただしほとんどが皺や襞に限局している。中等度の浮腫	皺や襞以外の部位の湿性落屑：軽度の外傷や擦過により出血する	生命を脅かす：皮膚全層の壊死や潰瘍；病変部より自然に出血する：皮膚移植を要する	死亡

(CTCAEv4.0-JCOG)[6]

存在は，放射線皮膚障害をより起こしやすくする。

治療部位の皮膚の損傷を防ぐために，装具を剥がす際には剥離刺激をできるだけ避け，粘着成分を除去する際や皮膚洗浄時に，摩擦をしないように注意する。

スキンケア用品を積極的に取り入れ，装具を優しく剥がす剥離剤，低刺激性の弱酸性皮膚清拭剤，剥離刺激の緩和を目的とした皮膚被膜剤の利用が勧められる。さらに皮膚の乾燥を予防するために保湿ローションを使う場合もあるが，装具の粘着力を下げないために，薄く塗ってから，浸透するまで少し時間をおいて装具を貼る。

ストーマ装具は，安定した定期交換が得られているならば，治療開始を理由に装具を変更する必要はない。しかし，同じ期間安定が得られるならば，より薄い面板を選択し，ストーマ近接部に皮膚保護剤を組み合わせ，交換間隔を延長させる。また，治療前には排泄物を処理し，ストーマ袋を空にしてコンパクトに折り畳むことで，皮膚への影響を軽減させる（図 14-2-5）。

iii) 皮膚障害が発生した場合のケア方法

皮膚障害の症状から原因をアセスメントし，その解決策を選択する。排泄物の漏れが原因であれば，装具や交換間隔などの適正を判断する。放射線治療による症状であれば，指示に基づいて可能なら外用薬を用いて治癒を図る。薬剤が付着した状態での照射の可否は必ず医師への確認が必要である。

iv) 皮膚障害のための他職種連携

皮膚障害が発生した場合には，放射線科医師へ報告し今後の治療への影響評価や薬剤使用の可否を検討してもらう。必要に応じて皮膚科受診を調整し，そのうえで具体的なケア方法を決める必要がある。放射線照射前に塗布した軟膏のふき取りや装具の調整が必要な場合には，放射線治療部の看護師などに選択したケア方法を伝達し，介入が必要な項目やケアのための部屋の調整などの協力を求める。

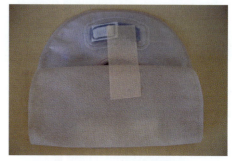

図 14-2-5　治療時の取扱い
放射線治療時にストーマ装具をコンパクトにする。

b) がん化学療法による皮膚障害（図 14-2-7）

がん化学療法を行うことで，ストーマ周囲皮膚障害が頻発するわけでない。また身体の他の部位に皮膚障害が起きていても，面板貼付範囲には発生しないことさえある。しかし起こりうる可能性を認識し，その皮膚障害が抗がん剤の副作用なのか否かを判別してケア方法を選択してくことが大切である[8]。

i) 皮膚障害の原因

ⓐ有害事象による二次的なもの

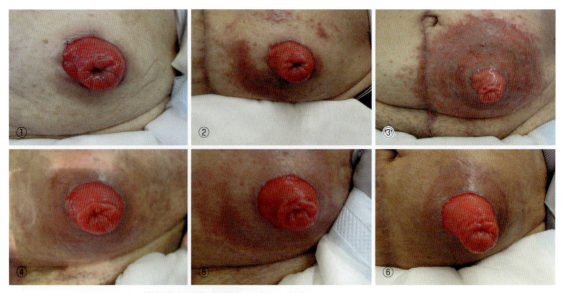

図 14-2-6　術後放射線化学療法を受けた患者 (ストーマは放射線皮膚照射範囲ではない)
放射線：59.4 G　化学療法：カペシタビン (ゼローダ) 825 mg/m² 51 日間スケジュール
①治療前，②治療開始後 14 日紅斑，丘疹ステロイド外用開始，③開始後 38 日広範囲紅斑，びらん，膿疱，④治療開始後 49 日，⑤治療終了後 9 日 (外用終了)，⑥治療終了後 3 カ月

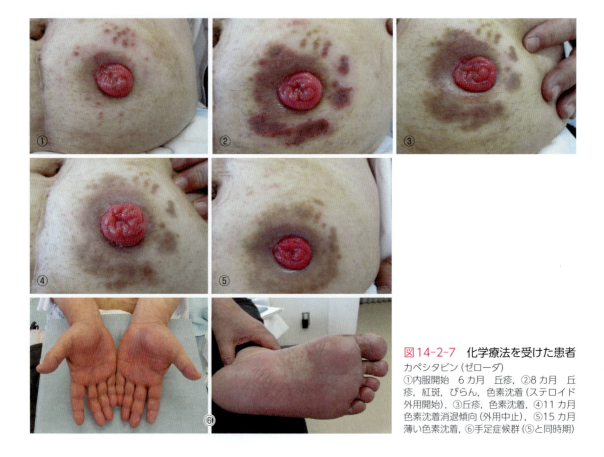

図 14-2-7　化学療法を受けた患者
カペシタビン (ゼローダ)
①内服開始 6 カ月 丘疹，②8 カ月 丘疹，紅斑，びらん，色素沈着 (ステロイド外用開始)，③丘疹，色素沈着，④11 カ月 色素沈着消退傾向 (外用中止)，⑤15 カ月 薄い色素沈着，⑥手足症候群 (⑤と同時期)

- 悪心・嘔吐，倦怠感，末梢神経障害などによるケアを行ううえでの技術的な弊害
- 下痢による消化酵素の高い化学的刺激の皮膚への付着
- 骨髄抑制による易感染状態によって些細な原因で炎症を起こしやすく悪化しやすい。

ⓑ他の治療との関連（放射線療法やステロイド長期投与など）
- 放射線療法との併用は，単独治療に比べてより多くの有害事象が起こりうる
- 放射線照射部位に当たる場合には皮膚反応が強くでやすい
- 放射線リコール（照射想起反応）
- 支持療法としてのステロイド使用

ⓒ抗がん剤自体の副作用として皮膚症状を伴う

ii）皮膚症状を伴う主な抗がん剤（ストーマ周囲限定ではない）

ⓐ手足症候群
　フッ化ピリミジン系，カピシタビン，ドセタキセル，分子標的薬。

ⓑ痤瘡様皮疹・皮膚乾燥・（爪囲炎）
　分子標的薬，抗EGFR抗体。これらを含む，大腸がん術後補助化学療法，切除不能進行がんに対する一次治療，二次治療などのメニューへの知識も必要である。

iii）がん化学療法によって出現することのあるストーマ周囲皮膚障害の主な症状と原因

①主な症状：紅斑，丘疹，膿疱，水疱，痤瘡様皮疹，びらん，潰瘍，瘙痒感，色素沈着
②共通症状の原因：皮膚基底細胞の増殖能の阻害，汗腺，皮脂腺の分泌抑制による保湿・バリア機能の低下，上皮細胞や角質層が薄くなるための，正常な表皮のターンオーバーへの影響
③色素沈着の原因：化学療法によって生産の亢進したメラニン色素が皮膚，粘膜，爪などに沈着する[7) 9)]

iv）アセスメント項目（一般的アセスメントに追加するもの）
- 抗がん剤の種類（メニュー）
- 抗がん剤投与開始時期や間隔
- 身体他の部位の皮膚障害の有無
- 実施しているスキンケア方法
- 抗がん剤以外の治療内容

v）がん化学療法による皮膚障害時の基本的スキンケア

化学療法導入前に，ストーマ周囲皮膚を愛護的に扱う基本的スキンケアを習得し，漏れや剝がれのない適切な装具選択と交換間隔が設定され，セルフケアができるようになっているようにする。

①清潔：皮膚に付着した排泄物や浸出液などを除去するため，弱酸性の皮膚清拭剤（あるいは石鹸）と微温湯で洗浄する。
②保護：面板を剝がす際に剝離剤を用いて剝離刺激を軽減させ，洗浄時や拭き取り時に擦らない，掻かないようにする。剝離刺激回避のため皮膚被膜剤を用いることもある。
③保湿：面板貼付部位は閉塞性環境であるため，通常であれば保湿されやすい。しかし乾燥傾向の強い場合には，粘着力に影響の少ない保湿ローションを使用する。

vi）がん化学療法による皮膚障害時の治療的スキンケア

①色素沈着：それ自体は問題にならないが薬剤投与終了後も継続しやすい。色素沈着が見られても通常のケアで構わないが，強い刺激には弱いため愛護的ケアをより丁寧に実施する指導を行う。汚れと間違えて擦ることのないように説明する。
②紅斑，丘疹，膿疱，水疱：原因が特定されたら悪化させない，遅延させないため医師の診断のもとステロイド外用剤を使い，早期に治すように努める。感染を併発し潰瘍化，膿瘍化させないようにする（薬剤使用方法は❸スキンケア－❸参照）。
③痤瘡様皮疹：ステロイド外用剤に加えて，抗生剤が処方されることもある。
④瘙痒感：掻くことで表皮のバリア機能が低下し，状況が悪化することを教育し保湿を行うが，症状の強い場合には外用薬や抗ヒスタミン剤の内服を行うこともある。
⑤乾燥：基本的スキンケアの見直しと保湿剤の使用
⑥びらん，潰瘍：程度の軽い場合には粉状皮膚保

護剤の散布，浸出液を伴う場合には用手成形成皮膚保護剤や板状皮膚剤を用いて治癒を図る．

vii) 皮膚障害のための他職種連携

有害事象のコントロールが治療の継続に直接結びつくため，早期対応が大切であることを患者に教育し，適時症状の申告ができるように医療チーム全体の連携と信頼関係の構築が求められる．ストーマ周囲皮膚の観察は，装具を剝がさないとできないため主治医との連絡体制を整備しておく．また状況により皮膚科受診への調整を行う．良好なセルフケアを継続させ，異常の早期発見のため各担当領域（診療科，化学療法室，ストーマ外来など）看護師間，薬剤師との連携を図る．また状況により心理を扱う分野や医療ソーシャルワーカーの介入も調整する．

[工藤礼子]

■ 文 献／参考文献

1) 田澤賢次：ストーマ周囲皮膚障害の臨床．ストーマリハビリテーション講習会実行委員会編，ストーマケア―基礎と実際，金原出版，248-260頁，1985
2) 大村裕子：皮膚保護剤粘着力測定法の開発および皮膚保護剤の粘着力が皮膚に与える影響に関する考察．東京オストミーセンター，2007
3) 澤村大輔：皮膚発疹学．やさしい皮膚科学，診断と治療社，9-13頁，2007
4) 作間久美：皮膚障害をもつストーマの取り扱い．田澤賢次監修，皮膚保護剤とストーマスキンケア，金原出版，122-127頁，1998
5) 田澤賢次，山本克弥：スキンケアからみた皮膚保護剤．田澤賢次監修，皮膚保護剤とストーマスキンケア，金原出版，7-15頁，1998
6) 有害事象共通用語規準 v4.0 日本語訳JCOG版（CTCAE v4.0-JCOG）
JCOG（日本臨床腫瘍研究グループ）公式ウェブサイト（http://www.jcog.jp/jp）
7) 松原康美：がん化学療法中のスキントラブルとケア．松原康美編，スキントラブルの予防とケア，（ナーシング・プロフェッション・シリーズ），医歯薬出版，101-113頁，2008
8) 武井尚子：化学療法を受けている患者のストーマケア．松原康美編，ストーマケア実践ガイド，学研，170-177頁，2013
9) 古澤恭子：抗がん剤治療を受ける患者のストーマケア．ALmedia 18(1)：9-13，2014
● 田澤賢次，安田智美，梶原睦子：スキンケアの理論的背景．穴澤貞夫編，実践ストーマ・ケア，へるす出版，59-75頁，2000
● 田村泰三：ストーマの合併症とその対策．ストーマリハビリテーション講習会実行委員会編，ストーマケア基―礎と実際，金原出版，243-260頁，1989
● 大村裕子：ストーマ周囲スキンケア．ストーマリハビリテーション講習会実行委員会編，ストーマリハビリテーション―実践と理論，金原出版，263-268頁，2006
● 工藤礼子：放射線治療を受けている患者のストーマケア．松原康美編，ストーマケア実践ガイド，学研，164-169頁，2013

第14章 ストーマ保有者の皮膚障害

3 スキンケア

1 スキンケアが困難な場合

a) スキンケアが困難な場合とはどのような状況か

スキンケアとは「ストーマリハビリテーション学用語集」第3版では「皮膚障害を予防したり，皮膚障害を健康な状態に維持する局所管理」と定義されている。そこでここでは，皮膚保護剤を用いた予防的ストーマスキンケアを行っても皮膚障害を避けがたい状況をスキンケアが困難な場合と表現する。

b) スキンケアが困難な状況を起こしやすい全身的要因

デルマドローム（皮膚病変を伴う内臓疾患），全身性皮膚疾患，炎症性腸疾患や原病変の悪化や再燃に伴う諸症状，体型変化や加齢に伴うもの，さらには化学療法や放射線療法などの治療によってもスキンケアが困難な状況が起こることがある[1)2)]。

c) スキンケアが困難な状況を起こす局所的要因

ストーマの高さ，周囲皮膚状況，ストーマ位置不良やストーマ早期合併症，晩期合併症，ストーマ周囲へのがん再発が局所的要因となる（表14-3-1）。

術前のストーマサイトマーキングは標準的に実施されるようになり不良な位置に造設されることは減っている。しかし救命優先での緊急造設や予想できない状況下での術式変更の場合には位置不良となってしまうことがある。

表14-3-1　ストーマスキンケア困難の要因

全身/局所	要因	主な疾患や状況
全身的要因	デルマドローム	糖尿病，肝機能障害，腎機能障害など
	デルマドローム炎症性腸疾患	瘻孔，壊疽性膿皮症
	全身性皮膚疾患	尋常性乾癬，結節性紅斑，天疱瘡，表皮水疱症 アトピー性皮膚炎
	原疾患の再発・再燃	体力低下，腹水，浮腫，悪液質など
	便の性状変化	下痢（消化酵素の高い排便），便秘
	体型変化	肥満，痩せ
	加齢	視力・記銘力・手指巧緻性低下
	治療に伴う諸症状	化学療法，放射線療法など
局所的要因	早期合併症	粘膜皮膚離開，創部感染，ドレーン位置など
	晩期合併症	傍ストーマヘルニア，脱出，静脈瘤など
	位置不良	骨突出，心窩部，瘢痕・皺などとの近接
	ストーマ粘膜	高さ，形状
	周囲皮膚	陥凹，皺，くぼみ
	がん局所再発	凹凸，浸出液，出血

表 14-3-2　ストーマスキンケア困難時の局所アセスメント

部位	項目	アセスメント
ストーマ	位置	腹部のどの位置か（正面・側面から）
	サイズ	縦径，横径，基部，最大径
	形状	円形，楕円径，不整形
	高さ	排泄口（双孔式では両方）（仰臥位，座位で）
	粘膜皮膚接合部	平坦，不整，糸など
周囲皮膚	ストーマ近接部	周囲の陥凹，皺，くぼみの位置と程度
	面板貼付部	皺，くぼみ，瘢痕など
腹壁の状態		硬い，柔らかい，膨らみと位置
排泄物	性状	便：挙上腸管による違い，病状などによる違い
		尿：色調，濃さ，浮遊物
	量	回数または量，正常・異常

d）スキンケアが困難な場合の局所的アセスメント

スキンケアが困難な状況を起こす要因のある場合，事前に予測してケアに当たることが求められる。その際にストーマとその周囲皮膚を中心とした局所アセスメントを行うことが必要である（表14-3-2）。

e）スキンケアが困難な場合の主なケア方法

このようなスキンケアが困難な場合には，皮膚障害を起こさないための予防的スキンケアを日常的に行うことが重要である。特にストーマ近接部への排泄物の付着を防ぐような，シーリング（＝装具を皮膚に隙間なく密着させること）と平面の確保が得られるような方法を選択する[3]。まずストーマとその周囲皮膚と腹壁のアセスメントを行い，適切な装具選択とケア方法を決定する。そのためには皮膚保護剤とストーマ装具の種類と特徴を知っておく必要がある。

さらに装具の安定性を高めるために，ストーマベルトや腹帯などのアクセサリー類を用いることもある。下行結腸ストーマやS状結腸ストーマでは，身体的条件，個別的な背景が適応であれば，灌注排便法を選択することもある。強制的な排便により，不随意で不定期な排便がなくなり，皮膚に便が付着することなく皮膚には良好な状況がもたらされる。位置不良，傍ストーマヘルニア，腸脱出では適応を十分に検討したうえで，再造設することも考慮する。

2　高度の皮膚障害に対するスキンケア

a）高度の皮膚障害とはどのような状況か

高度の皮膚障害とは，概念的な表現であるため，ここでは皮膚障害が難治化あるいは慢性化し，基本的な方法では管理できないような状況とする。最も多い原因は排泄物の繰り返される接触による化学的刺激である。さらに剥離刺激や搔破などの物理的刺激が加わるなどして難治化している場合も多い。

b）高度の皮膚障害が起こす問題

高度の皮膚障害の問題は，装具の装着期間の短期化と不安定性のために，活動性が低下することや精神的負担，経済的負担である。排泄物の漏れは自尊心の低下や手術を受けたことへの後悔，家族など周囲の人々への負担に結びつくこともある。高度な皮膚障害がある場合には，その治癒を図る対策のため，手技が複雑化しやすく頻繁な交換および，装具とアクセサリー類の使用によりいっそう負担が重くなる。治癒に伴い簡素化できることを十分に説明し，精神的負担の軽減を図ることも忘れないようにする。

c) 高度の皮膚障害に対するスキンケア方法（治療的スキンケア）

高度な皮膚障害に対しては，その状態のアセスメントを正しく行い，皮膚保護剤の剤型と装具の使用方法の工夫と交換間隔の調整のみで対応可能か，薬剤が必要か，あるいは外科的な処置が必要かを判断する必要がある[4]。皮膚炎を起さないために行う予防的スキンケアに対して，治療的スキンケアと呼ぶ。

ここでは，皮膚保護剤を用いて治癒を図る治療的スキンケア方法を述べる。

i) 洗浄方法

治療的スキンケアの中でも皮膚の洗浄は大切な行為である。高度な皮膚障害が起きている場合には，微温湯と弱酸性の皮膚清拭剤を用いて洗浄する。弱酸性を選択する理由は皮膚のpHに近いため皮膚刺激性が弱く，過度な脱脂を防ぎ，すすぎやすいためである。弱酸性の皮膚清拭剤は，泡状のものまたは泡立てて使用する。泡状にすることで汚れを包みこむ分子構造（ミセル）になり，擦らずに汚れを落とすことができる[5]。また，スプレー式で洗い流し不要のものもある。微温湯で痛む（しみる）場合には，温めた生理的食塩水を用いることもある。

ii) 皮膚保護剤を用いて治癒させるスキンケア方法

浸出液を粉状・板状などの剤型の皮膚保護剤で吸収させながら，皮膚保護剤特有の作用と合わせて治癒を図り，正常な皮膚に戻していく（図14-3-1）。浸出液の吸収による皮膚保護剤と面板の溶解のため，装具の耐久性が低下する。そのためはじめは交換間隔を短期間に設定し，排泄物の潜り込みによる皮膚障害を悪化させないようにする必要がある[6]。ストーマベルトが着用可能ならば，用いたほうが装具の密着性を高め装着の安定を図ることができる。

浸出液の量が減少してきたら，徐々に交換間隔を延長していき，皮膚保護剤の使用範囲を減らして治癒を図る。短期交換を設定する場合，使用していた装具が疎水性の高い中長期型であれば，一時的に短期交換型に変更することもある。最終的にはもとの装具と交換間隔に戻していくが，排泄物の潜りこみを原因とした高度の皮膚障害であった場合には，ストーマの条件に合うように，装具の再選択を行う必要がある。

浸出液が多い状況下では，患者に装具は長期間の貼付はできず交換間隔は不安定であることを十分に教育し，短期交換の必要性を説明するとともに，排泄物の漏れによる周囲への汚染に留意し，手技や，今後への不安などの精神的負担にも配慮する。

3 薬剤（外用薬）の使用

a) 薬剤使用が必要とされるのはどのような状況か

薬剤が必要とされる状況とは，真菌症，難治性の接触皮膚炎，強い搔痒感，化学療法の副作用症状などである。粘膜皮膚接合部の難治性の過剰肉芽に使用することもある。ストーマの周囲に安易に薬剤を用いると，皮膚保護剤の粘着性を低下させ状況をより悪化させることが多いため，患者教育が必要である。

b) 薬剤の剤型種類

外用薬には，軟膏，ローション，ゲル，テープ，スプレーなどの種類があり，さらに軟膏には，基材による分類がある（表14-3-3）[7]。

c) ストーマ周囲に薬剤を使用する方法

一般的には，面板の粘着力を低下させないローションタイプの選択が推奨されている[8,9]。しかし，溶媒にアルコールを使用しているため，皮膚刺激性があるので注意する[7]。

軟膏やクリームを使用する場合には，適量を塗布し10〜20分自然乾燥させる。その後，乾いた不織布，湯で湿らせた不織布，乾いた不織布の順で擦らないように押さえ拭きをし，最後に油分が残っていないかを確認し面板を貼る。

d) 薬剤を使用する場合のストーマ装具の用い方

面板で被覆されるストーマ周囲では，薬剤を使

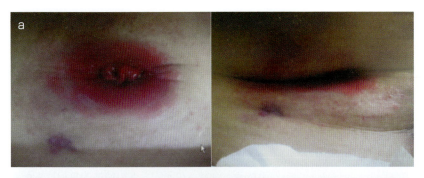
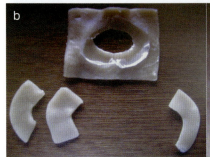
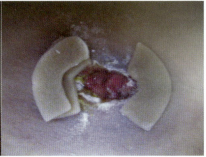
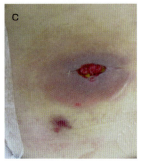

図14-3-1　高度な皮膚障害
空腸ストーマ（トライツ靱帯から約1mの造設，消化酵素の強い水様便によるびらん）
a：高度びらん　仰臥位　座位
b：粉状皮膚保護剤散布，用手成形皮膚保護剤，板状皮膚保護剤を組み合わせて対応
c：びらん治癒

表14-3-3　軟膏の種類とその特徴

	分類	基剤成分	浸透性	長所	短所
疎水性	油脂性基材	ワセリン，パラフィン，プラスチベース	非浸透性	・皮膚保護作用，柔軟作用，痂皮軟化脱落作用などに優れる ・皮膚刺激性が低い	・主剤の経皮吸収性は劣る ・べとつく
	乳剤性基材	水中油型基剤（O/W）親水軟膏 油中水型基剤（W/O）吸水軟膏	浸透性	・主剤配合性がよく，経皮吸収性に優れる ・べとつかない ・水で洗い流せる	・浸出液を患部に再吸収させる ・皮膚刺激性
親水性	水溶性基材	マクロゴールなど	非透過性	・水で洗い流せる ・主剤の溶解性や混合性に優れる ・浸出液を吸着する	・主剤の経皮吸収性は低い

〔文献7）より引用〕

用できるのは装具交換時のみである。このため患部を被覆しないで管理できる方法の有無を検討する。面板の外縁部や一部分であれば，排泄物が漏れない程度に面板をカットし貼付する。または，連日交換が可能な剥離刺激の少ない装具や皮膚接触面が少ない装具へ変更し，頻繁に薬剤を使用することもある（図14-3-2）。

装具の安定性に対して，患者が不安になりやすいため，ストーマベルトや腹帯などの使用を検討する。

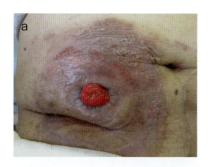
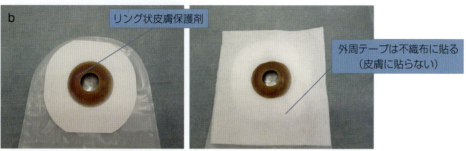
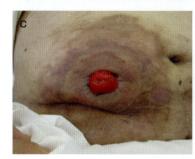
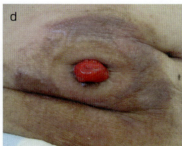
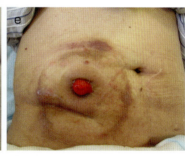

図 14-3-2　位置不良のウロストミーの皮膚障害
接皮面積を少なくして軟膏処置を行い管理した例
　a：初診時（他施設造設）：広範囲の紅斑，びらん，皮膚乾燥，落屑，色素沈着，PEH
　b：装具再選択とステロイド外用剤開始，スキンケア指導
　c：2週間後：治癒傾向　　d：5カ月後　　e：約1年後

e）薬剤（抗真菌剤，ステロイド軟膏）の中止

真菌は発赤や痒みなどの症状が消失しても菌が残存していることが多いため，医師の指示のもとで中止する。

ステロイド外用剤は長期間の使用により皮膚の萎縮，菲薄化，毛細血管拡張などの局所の副作用が生じるため，漫然と使用せず中止の時期を決め必要なときだけ使うようにする。

4　管理時期からみたスキンケア

a）ストーマスキンケアにおける管理時期の分類とそれを知る必要性

ストーマが造設された場合，保有期間は一時的造設を除き生涯である。一時的ストーマには下部直腸癌に対するイレオストミー，緩和的ストーマ造設後に化学療法などが奏効した場合の閉鎖などもある。本項では術直後，社会復帰導入時期，退院後早期，退院後安定期，超長期の時期に分類することとする。これらの管理時期によって，ケア目的，皮膚の状況に違いがあるためにその違いを

表 14-3-4 管理時期からみたスキンケア

時期	ケア主体者	主なケアの目的	主な皮膚の特徴
術直後	医療従事者（看護師）	創傷治癒環境を整え，ストーマの成熟を促進	術後体温の上昇，発汗，創との関連
社会復帰導入	看護師から本人へ	基本的ストーマスキンケアの習得	排泄物との接触機会 閉塞性環境，皮膚保護剤による影響
退院後早期	本人	習得したセルフケアが自宅で継続できる	室温の温度変化を受ける
退院後安定期	本人	日常生活の範囲を拡大させ，術前の生活に戻る。	季節による変化，汗をかく機会の増加 スキンケア手技による影響を受ける
超長期	本人（＋介護者）	セルフケアの維持継続，介護者への移行	長期閉塞性環境，物理的刺激の影響 高齢による皮膚脆弱

知る必要がある。

b）それぞれの時期のケアの目的と皮膚などの特徴 (表 14-3-4)

術直後には，創傷治癒環境を整え，ストーマの成熟を促進する術後管理として医療従事者によるスムーズなセルフケアへの導入準備が行われる。

社会復帰導入時期は基本的ストーマスキンケアの習得時期であり，個々のストーマ条件，患者のセルフケア能力に合う実施可能な方法を選択し指導する。

退院後早期には，習得したセルフケアが自宅で継続できることが目的となる。

退院後安定期は，個人差はあるが日常生活を拡大させ，術前の生活に戻る時期であり，比較的長期間であることが多い。状況によっては皮膚保護剤成分からの影響，アレルギー反応の発生，術後補助療法（化学療法，放射線療法）などによる皮膚への影響を受ける。

超長期には，皮膚脆弱性を意識し好ましいスキンケアを継続し，皮膚の正常機能をできるだけ保持することが望まれる。

c）それぞれの時期のスキンケアの注意点

i）術直後

清潔を主とした洗浄を確実に，疼痛のないように行う。短期交換可能な装具を選択し，観察が容易にできるようにする。ストーマ浮腫によるサイズ変化によって，粘膜を損傷させない。

ii）社会復帰導入時期

剥離刺激を与えない剥離方法，摩擦・物理的刺激を与えない，愛護的かつ確実な汚れの除去と洗浄方法を習得する。適切な装具交換間隔の設定や排泄物による皮膚炎への簡単な対処方法を習得する。

iii）退院後早期

自宅環境で入院中に習得したスキンケアを継続させる。所要時間は短くなったとしても動作の省略はせず，特に剥離は丁寧に行う。

iv）退院後安定期

季節変化，生活変化に応じたスキンケアを行う。自身で皮膚の観察を行い，異常時には原因の検索，簡単な対処を行う。補助療法によって起こりうる，皮膚変化への教育とセルフケア習得が必要なこともある。

v）超長期

高齢と長年の装具装着に伴う皮膚の脆弱性を理解し，スキンケア，皮膚の観察を継続させる。周囲の人が声かけや確認を行う。

5 局所管理の因子を考慮したスキンケア

スキンケアとは「皮膚障害を予防したり，皮膚障害を健康な状態に維持する局所管理」であり，ストーマケアにおいては適切な装具選択を行い，

表 14-3-5　ストーマ局所管理に影響を及ぼす因子

ストーマ局所/全身的	影響する因子	アセスメント項目
ストーマ局所条件	ストーマ粘膜	大きさ，高さ，排泄口の位置と向き，形状，位置
	周囲皮膚の条件	皺やくぼみ，瘢痕，骨突出の有無
	腹壁の形状	硬さ，皮下脂肪の状況
	合併症の有無	傍ストーマヘルニア，腸脱出，皮膚炎など
	排泄物	量や性状
全身的条件（セルフケア能力）	身体的条件	手指巧緻性，視力，補助治療の種類と時期，病状，他疾患との関連
	皮膚の特性	ドライスキン，浮腫，黄疸など
	精神的条件	意欲，根気，気持ち，治療
	援助者の有無	家族，部分的介助，専門家介入（ヘルパー，訪問看護師）

皮膚障害を起さないケアである。そのためにストーマ局所管理に影響を及ぼす因子を考慮する必要がある。

a) ストーマ局所管理に影響を及ぼす因子（表14-3-5）

i) ストーマ局所に関連した条件

ストーマ粘膜と周囲皮膚の条件，腹壁の形状や硬さや皮下脂肪の状況，合併症の有無や排泄物の量や性状が影響する。

ii) 全身的条件（セルフケア能力）

身体的条件，個々の皮膚の特性，ストーマケアに対する精神的条件と援助者の有無も影響する。

b) ストーマ局所管理に影響を及ぼす因子を考慮したスキンケア方法

i) ストーマ局所に関連した条件

ストーマケアにおいては，数多くある装具の種類と特徴への理解が求められる。

①ストーマサイズと形状：最大有効径内でカット可能な装具を選択する。正円形であれば既製孔の装具が使用可能であるが，メーカー・装具によってサイズ展開が異なることにも留意する。多少の縦横比の相違であれば，周囲に用手成形皮膚保護剤を用いて皮膚の露出を避けて，既製孔の装具も使用可能である。

②高さ：皮膚と同じ高さ，皮膚よりも排泄口が低い場合が問題になりやすく，その場合には凸面型面板を選択することが多い。凸の高さ，形状，硬さなど種類が豊富なので，それぞれ合った面板を選択する。また，硬い腹壁の場合に硬い凸面型面板は反発することがあるので，腹部に当ててみるなどして適正を判断する。

板状皮膚保護剤，用手成形皮膚保護剤などを工夫して使用する場合もあるが，その際には毎回同じ条件でできるような方法をとる。

③周囲皮膚の条件：部分的な皺やくぼみには，板状皮膚保護剤や用手成形皮膚保護剤を使用し，平面となるようにする。骨突出が近い場合には，面板の周りをカットする，あるいは辺縁がテープ式の装具や，柔らかい素材の面板を選択する。

腹壁の形状や硬さ，皮下脂肪の状況：硬い腹壁の場合には柔らかい装具，柔らかい腹壁には硬い装具といわれることが多い。しかしこの基準は主観的なものであり，判断は困難である。最近では，腹部に対して手の平を下に向けて，縦に指をおいて縦指でその深さを図る方法が述べられている[10]。深い皺の間にストーマ粘膜が隠れるような場合には，柔らかい面板を追従させるが，排泄物が潜り込みやすいので，開口を大きめにし，短期間での交換を要することが多い。合併症の有無：合併症が有ると面板の貼付可能時間は短くなりやすい（詳細は13章-❷参照）。

④傍ストーマヘルニア：周囲の皮膚が膨らみ，体位によって変化をするため，柔らかい面板を選択し，形状の違いに追従させることが多い。面

板の開口は大きいときに合わせて行い，近接部には用手成形皮膚保護剤を使用し皮膚の露出を避ける。

⑤ストーマ脱出：二品系装具の接合部がはめ込み式，ロック式の場合，脱出した腸管を損傷する可能性がある。そのため，単品系装具を選択することが多いが，貼付することが困難な場合には，二品系装具を選択することもある。脱出の有無により，基部のサイズが変化するため，面板ストーマ孔は脱出している際のサイズで大きめに開口し，近接部には用手成形皮膚保護剤を使用し皮膚の露出を避ける。また，腸脱出部位への粘液が多く皮膚保護剤が溶解しやすいため注意する。粉状皮膚保護剤の散布も損傷予防となる。

ii) 全身的条件（セルフケア能力）

この場合のスキンケアは，継続的に実施可能な方法の選択と介助者の有無と，ない場合の介護体制の整備が必要である。ここでも装具への知識は必須であり，装具選択においては実際の操作性を確認する。

[工藤礼子]

■ 文 献

1) 佐内結美子：ストーマ周囲皮膚障害とその対策．ストーマリハビリテーション講習会実行委員会編，ストーマリハビリテーション―実践と理論，金原出版，258-261頁，2006
2) 渡辺 成：ストーマ管理困難の概念．ストーマリハビリテーション講習会実行委員会編，ストーマリハビリテーション―実践と理論，金原出版，279頁，2006
3) 末永きよみ：局所的ストーマ管理困難の予防と対策概念．ストーマリハビリテーション講習会実行委員会編，ストーマリハビリテーション―実践と理論，金原出版，282-286頁，2006
4) 田澤賢次，山本克弥：スキンケアからみた皮膚保護剤．田澤賢次監修，皮膚保護剤とストーマスキンケア，金原出版，7-15頁，1998
5) 小柳礼恵：皮膚・排泄ケア認定看護師が教えるスキンケア用品の使い方．スキンケアのワザを極める！ ナース専科34(1)：38-41，2014
6) 田村泰三：スキンケア．ストーマリハビリテーション講習会実行委員会編，ストーマケア基礎と実際，金原出版，193-194頁，1989
7) 五十嵐敦之：軟膏・スキンケア用品の使い方．スキンケアのワザを極める！ ナース専科34(1)：32-37，2014
8) 宮本乃ぞみ，江藤隆史：剤型選びの工夫とコツ ストーマ周囲（軟膏VSローション）．ステロイド外用の光と影．Visual Dermatology 8(3)：260-262，2009
9) ストーマ周囲の皮膚保護と清潔の技術．日本ET/WOC協会編，ストーマケアエキスパートの実践と技術，照林社，5-13頁，2007
10) 山田陽子：ストーマ管理条件のアセスメントツール．穴澤貞夫，大村裕子編著，ストーマ装具選択ガイドブック 適切な装具の使い方，金原出版，39-44頁，2012

第15章

骨盤内手術に伴う下部尿路機能障害

第15章 骨盤内手術に伴う下部尿路機能障害

正常の排尿様式と尿路の神経支配

　正常な排尿状態とは，いったん尿を膀胱にためて（蓄尿），貯まった尿を排出（狭義の「排尿」）できる状態である．蓄尿期には，膀胱に尿が貯まっていくと膀胱が弛緩し，同時に尿道括約筋が収縮することによって，尿を漏らさずに一定量（通常300〜500 mL）まで貯留できる．その後，排尿期には，膀胱の収縮と尿道括約筋の弛緩が同時に起こり，膀胱内の尿を残さず排出することができる．このように，正常な排尿には膀胱と尿道括約筋の協調が必要である．

　これらの排尿（蓄尿と排尿）は，神経の働きによって制御されている．主に排尿に関与するのは，自律神経の骨盤神経（副交感神経）と下腹神経（交感神経），体性神経の陰部神経である．それぞれの中枢は，骨盤神経が仙髄（S_2-S_4）の中間外側角（仙髄副交感神経中枢），下腹神経が胸腰髄（Th_{11}-L_2）の中間外側角（胸腰髄交感神経中枢），陰部神経が仙髄（S_2-S_4）のオヌフ核にある[1]（図15-1-1）．

　蓄尿と排尿のしくみ（図15-1-2，15-1-3）を以下に述べる．蓄尿に伴い膀胱壁が徐々に伸展すると，膀胱壁の伸展受容器からの刺激（活動電位）が骨盤神経を経由して伝わり，胸腰髄交感神経中枢および仙髄オヌフ核を興奮させる．胸腰髄交感神経中枢の興奮は，下腹神経を介して膀胱を弛緩させるとともに，内尿道括約筋を収縮させる．また，仙髄オヌフ核の興奮は，陰部神経を介して外尿道括約筋を収縮させる．一方，伸展受容体の信号は脊髄をさらに上行し，橋排尿中枢および大脳皮質に伝わる．大脳は尿意を感じるが，排尿反射が起こらないように橋排尿中枢を意識的に抑制する．このまま，膀胱が最大容量に近づいても大脳は橋排尿中枢を抑制しているが，排尿の準備が整い排尿を始めようとすると，その抑制を解除す

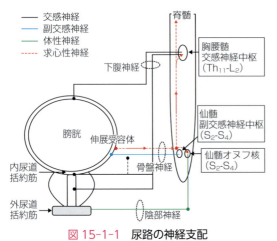

図15-1-1　尿路の神経支配

尿が貯まり始めると，膀胱の伸展受容体から刺激が伝わり，自律神経の骨盤神経（副交感神経）と下腹神経（交感神経），体性神経の陰部神経を介して蓄尿と排尿を制御する．

（文献1より改変）

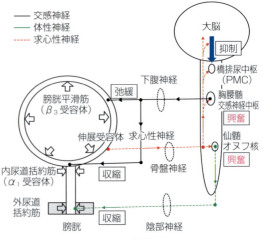

図15-1-2　蓄尿のしくみ

伸展受容体からの刺激（活動電位）は求心性神経を介して脳脊髄の中枢へ伝達され，膀胱の弛緩と括約筋の収縮を起こす．

（文献2より改変）

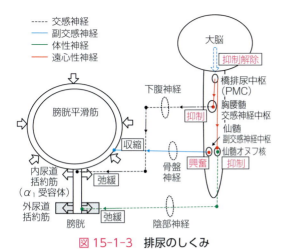

図 15-1-3 排尿のしくみ
大脳からの抑制が解除されると橋排尿中枢から遠心性の刺激が伝わり、膀胱の収縮と括約筋の弛緩が起こり排尿を開始する。
（文献2より改変）

る。すなわち、橋排尿中枢からの刺激が仙髄副交感神経中枢を興奮させると同時に、胸腰髄交感神経中枢と仙髄オヌフ核を抑制する。この結果、膀胱の収縮と内尿道括約筋、外尿道括約筋の弛緩が起こり、排尿が行われる[2)3)]。

第15章　骨盤内手術に伴う下部尿路機能障害

2 術後下部尿路機能障害の原因

　排尿障害という用語は，尿排出障害と蓄尿障害の両方を指す用語として使用されることがあるが，本来，排尿障害は尿排出障害を意味する[4]）。以下，本書では尿排出障害を排尿障害とし，排尿障害と蓄尿障害をあわせて下部尿路機能障害と記載する。

　骨盤内には，下部尿路機能に関係する自律神経が複雑に走行している（図15-2-1）。このため，骨盤内手術では手術部位により，様々な下部尿路機能障害が起こりうる（図15-2-2）。

　子宮癌に対する広汎子宮全摘術においては，基靱帯と仙骨子宮靱帯の子宮頸部付着部付近の骨盤神経叢やその膀胱枝を切断することが多く，術後の放射線治療でさらに増悪する。直腸癌根治術においては，骨盤神経，骨盤神経叢やその膀胱枝が損傷されることが多い。これらの神経の損傷により，多くの症例で排尿時における膀胱の収縮力の低下，多量の残尿がみられる。求心性神経も障害されるため，尿意の低下・消失も伴う。このほか，子宮や直腸摘除後の死腔への膀胱の落ち込みによる膀胱の変位・運動制限，骨盤内の炎症，疼痛なども排尿障害に関与する。

　逆に，直腸癌根治術において広汎な骨盤内リンパ節郭清を施行し，上下腹神経叢，下腹神経，腰内臓神経まで損傷を受けた場合や，放射線治療などにより膀胱平滑筋が線維化し膀胱コンプライアンスが低下した場合には，蓄尿障害を生じることもある。

　泌尿器科手術では，前立腺癌に対する前立腺全摘除術後に，尿道括約筋の損傷，膀胱尿道角の変化，神経血管側の切断，膀胱壁の線維化のため，尿道括約筋収縮不全，膀胱の排尿筋過活動，膀胱コンプライアンスの低下などが起こり，蓄尿障害（尿失禁）を生じやすい。膀胱癌に対する膀胱全摘

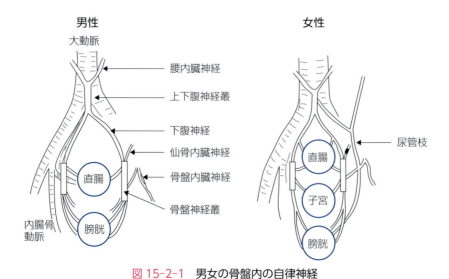

図15-2-1　男女の骨盤内の自律神経
男性では，上下腹神経叢および下腹神経が発達しているが，女性では尿管に絡みつき膀胱に達する枝が発達している。
（文献4より改変）

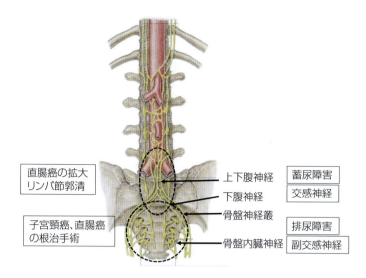

図 15-2-2　骨盤内手術による下部尿路機能障害

除術後に造設された代用膀胱（ネオブラダー）では，膀胱知覚がないため尿意を感じず，排尿も腹圧排尿となる。手術直後には膀胱容量が少なく尿失禁となることが多いが，次第に膀胱容量は増加し，排尿困難・尿閉となる場合もある。

このほか，子宮摘除術後の骨盤臓器脱は膀胱瘤の原因となり，その程度（ステージ）により腹圧性尿失禁あるいは排尿困難，尿閉をきたす。一方，手術時の尿道カテーテル留置による急性前立腺炎の合併や，尿道損傷による尿道狭窄なども術後排尿障害の原因となりうるので，神経障害による排尿障害との鑑別を要する。

第15章 骨盤内手術に伴う下部尿路機能障害

③ 排尿状態の変化（尿流動態検査）

1 主な尿流動態検査と下部尿路機能障害

　下部尿路機能障害の評価・診断方法は，（QOL質問票や排尿日誌を含む）問診，身体所見，尿所見，残尿測定などが基本となる。しかし，これらの検査で評価・診断が困難な場合には，専門医による尿流動態検査あるいはレントゲン検査が勧められる。特に，尿流動態検査は，詳細な下部尿路機能の評価には必須の検査である。主な尿流動態検査と下部尿路機能障害での所見を示す。

a）尿流測定（ウロフロメトリー）

　尿流測定は，専用の測定用便器に通常の排尿姿勢で排尿してもらい，尿流量を経時的に記録する検査である。骨盤内手術後の排尿筋低活動の患者では，尿の出始めに時間がかかり，排尿時間も延長する。最大尿流率と平均尿流率ともに低下する。排尿圧が弱く，腹圧をかけ，いきみ排尿するため，尿線は途絶する（図15-3-1）。

b）膀胱内圧測定（シストメトリー）

　膀胱内に生理食塩水をゆっくりと注入してい

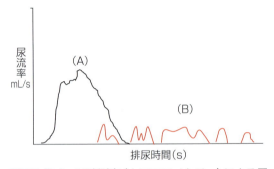

図 15-3-1 尿流測定（ウロフロメトリー）による尿流曲線
横軸に排尿時間，縦軸に尿流率が示されている。
(A) 正常な排尿曲線　(B) 骨盤内術後排尿筋低活動の尿流曲線

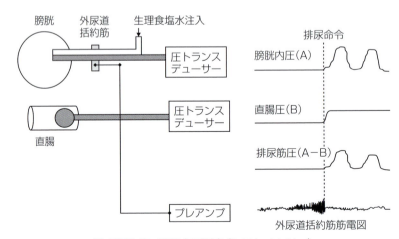

図 15-3-2 膀胱内圧測定（シストメトリー）
膀胱内圧（A），直腸圧（B）を測定し，排尿筋圧（A－B）を求める。同時に外尿道括約筋の筋電図を測定すれば，排尿筋と尿道括約筋の強調不全をみることもできる。

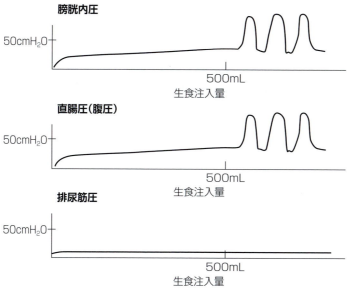

図 15-3-3　骨盤内手術後，排尿障害患者の膀胱内圧測定
尿意の消失により膀胱容量が増大し，500 mL以上の注入でも尿意を感じない。いきみによる腹圧排尿のため，膀胱内圧と直腸圧が一緒に上昇し，排尿筋圧は低値のままである。

き，最大尿意になったところで命令とともに排尿してもらう。この際，膀胱内圧，直腸圧（腹圧），肛門括約筋（外尿道括約筋）の筋電図を同時に測定し，排尿機能を検査する。膀胱内圧は腹圧で上昇するため，膀胱内圧から直腸圧（腹圧）を減じて正味の膀胱内圧（排尿筋圧）を測定する（図15-3-2）。

骨盤内手術後の排尿筋低活動患者では，伸展受容器からの求心性神経が障害されるため，500 mL以上の膀胱注入でも尿意を感じず排尿反射も起こらない。排尿命令を出しても，強い腹圧をかけて「いきみ排尿」するため，直腸圧と膀胱内圧が同時に上昇し，排尿筋圧は上昇しない（図15-3-3）。通常，排尿時に外尿道括約筋は弛緩するが，括約筋が弛緩しない場合もある。逆に蓄尿障害では，膀胱容量の減少，排尿命令前の排尿反射などがみられる。

c）残尿測定

導尿による測定が正確であるが，侵襲のない超音波検査による測定が主流となっている（詳細は，15章⑥参照）。排尿筋低活動では，多量の残尿がみられる。

第 15 章 骨盤内手術に伴う下部尿路機能障害

下部尿路機能障害による全身・上部尿路への影響

　骨盤内手術に伴う下部尿路機能障害では，多量の残尿により膀胱の過伸展，膀胱内圧の持続的上昇を引き起こす。これらの病態が続けば，排尿筋収縮の回復の遅れや膀胱血流の減少から排尿筋の障害を引き起こし，さらに残尿の増大，慢性尿閉を悪化させる。一方，膀胱血流の減少は膀胱の細菌抵抗性を弱め，尿路感染（膀胱炎，腎盂腎炎）の原因となる。また，残尿や尿路感染の持続は，尿路結石の原因にもなる。

　尿管は膀胱壁を貫く部位で膀胱平滑筋に囲まれており，排尿の際に膀胱内圧が上昇しても，正常の状態では膀胱平滑筋が収縮して尿管口が閉じることにより膀胱内の尿は尿管に逆流しない。しかし，多量の残尿による膀胱内圧の持続的上昇は，尿の逆流防止機構の破綻をきたし，尿の逆流による上部尿路の拡張，すなわち水腎症・水尿管症を引き起こす。水腎症の状態が長期間続けば，腎機能は低下し，やがて腎不全に陥る。このように下部尿路機能障害は下部尿路だけではなく，全身・上部尿路へも影響を及ぼす。

第 15 章　骨盤内手術に伴う下部尿路機能障害

5　術後下部尿路機能障害の治療方針

　術後下部尿路機能障害のおもな治療目的は，①腎機能・膀胱機能の維持，②尿路感染・尿路結石などの合併症の予防，③QOL の改善，などである。排尿障害と蓄尿障害に対する治療方針を以下に示す。

1　排尿障害に対する治療

　排尿障害が長期間持続すれば，不可逆的な腎機能障害を引き起こす可能性がある（15 章❹参照）。したがって，術後の排尿障害に対しては，速やかな対応が必要である。実際には，手術後，排尿の姿勢をとれる状態になれば尿道カテーテルを抜去する。カテーテル抜去後にある程度の自排尿があっても，多量の残尿がある場合には，腹圧排尿などの自排尿に固執しすぎず，早期に薬物療法と清潔間欠自己導尿（clean intermittent self-catheterization：CIC）を開始する。長期のカテーテル留置は尿路感染や尿路結石の原因となるとともに QOL の低下にもつながるので，可能であれば，できるだけ早期に CIC に移行することが重要である。また，手術時のカテーテル操作に伴い前立腺炎や尿道損傷を合併している場合，あるいは術後の骨盤内疼痛が排尿障害の原因となっている場合には，これら合併症の治療を並行して行う。前立腺肥大症などの閉塞性疾患が排尿障害に影響して

❶仰向けに寝た姿勢

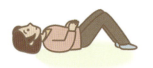

❷四つんばいの姿勢

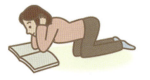

❸机を支えにした姿勢

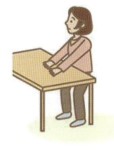

❹椅子に座った姿勢

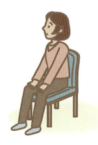

図 15-5-1　骨盤底筋訓練
様々な姿勢で，膣や肛門の筋肉を上に引き上げるような感覚で，1 回 10 セット，1 日 5〜10 セットを毎日継続

いれば，経尿道的前立腺切除術などの手術も考慮する。

2 尿失禁に対する治療

尿失禁をはじめとする蓄尿障害は，排尿障害に比べ全身状態に影響を及ぼすことは少ないが，活動範囲の制限などQOLの低下につながるため，症状の程度により適切な治療が必要である。尿失禁の治療には，行動療法，薬物療法，手術療法などがあり，行動療法には生活指導，理学療法（骨盤底筋訓練，バイオフィードバック訓練など），膀胱訓練，電気・磁気刺激療法などが含まれる。これらの治療法は，尿失禁のタイプにより効果が異なるため，まずは，尿失禁のタイプを診断することが重要である[5]。

腹圧性尿失禁は，前立腺全摘除術後や子宮摘除術後の骨盤内臓器脱の際に多くみられるが，行動療法（特に骨盤底筋訓練）（図 15-5-1）が第一選択となる。薬物療法の効果は限られており，これらの効果が不十分な場合には，手術療法を考慮する。

切迫性尿失禁は，骨盤内手術後あるいは放射線治療後の過活動膀胱の合併時に起こるが，行動療法と薬物療法が中心となる。行動療法としては，膀胱訓練，骨盤底筋訓練，バイオフィードバック訓練，電気刺激や磁気刺激などの神経変調療法（neuromodulation）などが行われる。

溢流性尿失禁は排尿障害が原因であり，排尿障害に対する治療に準じて薬物療法あるいはCICを行う。

第15章 骨盤内手術に伴う下部尿路機能障害

清潔間欠自己導尿法（CIC）

清潔間欠自己導尿（clean intermittent self-catheterization：CIC）は，尿閉あるいは多量の残尿がある場合に，一定時間ごとに膀胱内にカテーテルを挿入し，尿を排出する方法である。CICは，残尿を減らし膀胱の過伸展を取り除くことにより，膀胱・腎機能の改善・維持，尿路感染や尿路結石の予防，QOLの向上，を目的として行われる[6]。

1 残尿の定義と測定法

残尿とは，排尿直後に膀胱内に尿が残存すること，あるいはその残存する尿のことであり，正常な排尿では残尿はほぼ0 mLである。通常，排尿した直後に測定するが，おむつ排尿をしているなどで排尿直後かどうかわからないときは，何回か時間をおいて残尿を測定し，最も少ない測定値を「残尿」と考えてよい。

残尿の測定方法には，導尿による方法と，超音波による方法（図15-6-1）があるが，通常は侵襲のない超音波による方法が勧められる。最近は，専用の残尿測定用超音波装置や尿量測定装置（図15-6-2）も普及してきており，簡便性と携帯性から術後のベッドサイドや訪問看護の現場で利用されている。

2 自己導尿の適応

CICの適応については，「自排尿では尿排出が

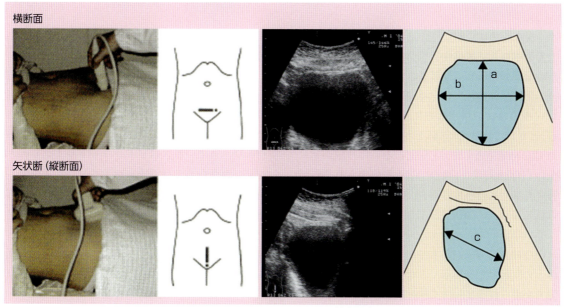

図15-6-1 超音波検査による残尿測定
経腹的に横断面と矢状断（縦断面）を観察すれば，残尿量が計測できる。残尿量(mL)≒(a×b×c)/2

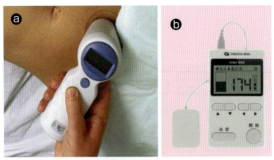

図15-6-2 排尿状態評価のための簡便な装置
ベッドサイドや訪問看護の現場で，メディカルスタッフが簡単に測定できる。
a：膀胱用超音波画像診断装置（ブラッダースキャン®）
b：尿量モニター（ゆりりん®）

表15-6-1 自己導尿用カテーテルの種類

カテーテルの種類	再利用型	使い捨て型	親水コーティング付き使い捨て型
利点	低コスト	洗浄・消毒が不要	潤滑性に優れ，潤滑剤を必要としない
欠点	使用後，毎回洗浄し，保存液への保管が必要	潤滑剤が必要ゴミの量が多い	高コスト

不十分なために，膀胱壁の過伸展や，膀胱内圧の上昇をきたし，尿路性器感染症，膀胱尿管逆流または上部尿路障害の進展をきたすリスクのある場合，下部尿路症状や自律神経過緊張反射をコントロールできない場合などに第一選択の適応となる」とされている[7]。これをもとに，骨盤内手術後のCICの適応として，①尿閉あるいは残尿が常に多い（100 mL以上）場合，②水腎症があり，腎盂腎炎を頻回に合併する場合，③腎機能の低下がみられる場合，④溢流性尿失禁のためQOLが著しく悪い場合，などが考えられる。

CICは自己導尿が基本であるが，患者本人が身体上の問題などで導尿できない場合，家族などの協力が得られるなら間欠導尿を行うことができる。

3 自己導尿の実際

CICの準備物品としては，消毒液，潤滑剤，清浄綿，カテーテルなどが挙げられる。保存用消毒液には，潤滑剤としてグリセリンを含有した消毒液（塩化ベンゼトニウムや塩化ベンザルコニウム）が推奨されている。ポビドンヨードやクロルヘキシジンを含む溶液はカテーテルチップを損傷する可能性があるのでメーカーは推奨していない。導尿前の外尿道口周囲の消毒液については，塩化ベンザルコニウムなどを含んだ清浄綿がよく使用されている[7]。自己導尿用カテーテルは，様々な種類のカテーテルが市販されており，用途や性別に応じて適したものを選択する（表15-6-1）。

表15-6-2に標準的な自己導尿の手順を示す。コツは，①男性の場合，尿道の走行をよく理解し，

表 15-6-2　自己導尿の手順

1. 手洗い：石鹸などで手を洗う
2. 導尿のしやすい姿勢をとる
3. 陰部を清浄綿などで拭く
4. カテーテルを取り出し，必要な場合は潤滑剤を塗る

男性

5. 利き手でカテーテルを持ち，反対の手でペニスを持つ
6. ペニスをまっすぐ上に引っ張り，尿道口にカテーテルをゆっくり挿入していく。カテーテル先端がつき当たったらペニスをやや前方に倒し，抵抗が少なくなったところでカテーテルを進める

女性

5. 利き手でカテーテルを持ち，反対の手で陰唇を広げる
6. 尿道口にカテーテルを挿入する。尿道口が確認しにくければ，鏡を用いたり，膣に中指を入れておき，指に沿ってカテーテルを誘導する
7. 尿が出始めても，さらに数cmカテーテルを進め，尿を排出する
8. 尿が出なくなったら，カテーテルを前後に動かし，完全に尿を排出した後，カテーテルを抜去する

尿道ができるだけまっすぐになる角度で導尿すること，②女性の場合，外尿道口の場所を探すのに必ずしも鏡を使用する必要はなく，指による誘導など，自分が導尿しやすい方法をみつけること，③カテーテル先端が膀胱内に到達し尿が出始めても，さらに数cmカテーテルを進めておき，導尿途中でカテーテルが抜けないようにすること，④尿の排出が止まった後も，カテーテルを前後に少し動かすことにより，尿を最後まで完全に排出すること，などである。

注意すべきは，CICで求められているのは可能な限りの"清潔"操作であり，"無菌"操作でないという点である。CICの提唱者であるLapidesらは，残尿が多く，膀胱内圧が高く膀胱が過伸展した状態が続くと，膀胱壁に虚血が生じ抵抗力が低下し，結果として尿路感染を引き起こすと推論した。つまり，定時的に導尿し膀胱内を低圧に保つことが重要であり，無菌的な導尿は必ずしも必要でないことを証明している。実際，CICの指導の際，清潔操作にこだわりすぎると，患者さんがCICを難しく感じてうまくいかないケースを見かける。あまり形式にとらわれず，できる範囲の清潔操作を指導すれば十分である。

4　自己導尿の回数決定

自己導尿の最大の目的は，膀胱の過伸展を防ぐことである。このため，1回導尿で300mL以下を目標に導尿回数を設定する。例えば1日尿量が1,500mLであれば，1日5回程度の導尿となる。当初1日4～5回程度の導尿回数で開始し，1回の導尿量が毎回300mLを超えるようであれば導尿回数を増やす。ただし，むやみに導尿回数を増やしすぎると，日常生活に支障をきたしたり，尿道の炎症を起こし導尿が苦痛になることもあるので，飲水指導を含めた尿量の調節も必要である。逆に1回尿量が毎回200mL以下になれば，導尿回数を徐々に減らしていけばよい。

5　自己導尿を中止してよい条件

一般的に直腸癌や子宮癌術後の排尿障害は3～6ヵ月で軽快することが多い。術後，徐々に自排尿が増加してくれば，自己導尿の中止を考慮する。目安としては，排尿直後の残尿が100mL以下，すなわち排尿直後の導尿で排出する尿量が毎回100mL以下になるようなら自己導尿を中止してよい。ただし，術後，しばらくしてから排尿困難が出現することもあるので，自己導尿を中止しても，適宜，排尿状態には注意する。特に，導尿中止後に腎機能の悪化や反復性の尿路感染がみられる場合には，残尿のチェックを含めた排尿状態の再評価が必要である。

第 15 章　骨盤内手術に伴う下部尿路機能障害

7 薬物療法

1 排尿障害

　骨盤内手術に伴う排尿障害は，副交感神経である骨盤神経の障害が主原因である．副交感神経の神経伝達物質はアセチルコリンであり，アセチルコリンが膀胱のムスカリン受容体を刺激して膀胱を収縮させる．このため，骨盤手術に伴う排尿障害では，副交感神経の働きを強めるコリン作動薬が有効なことが多い．なお，コリン作動薬は尿道抵抗を増加させる働きもあるため，逆に排尿障害を悪化させることがあるので，単独で使用するのではなく，内尿道括約筋の弛緩作用をもつα遮断薬との併用が勧められる（図 15-7-1）．

　代表的なコリン作動薬としては，塩化ベタネコール（ベサコリン®）と，臭化ジスチグミン（ウブレチド®）がある．塩化ベタネコールはアセチルコリン類似物質で，副交感神経のムスカリン受容体を直接刺激する．一方，臭化ジスチグミンはコリンエステラーゼ阻害作用があり，アセチルコリンの分解を防ぎ，間接的に副交感神経を刺激する．ただし，下痢・発汗などの副作用が出やすく，効きすぎると「コリン作動性クリーゼ」と呼ばれる中毒症状を引き起こすので，特に高齢者では用量の注意が必要である．

　α遮断薬は，男性の場合，前立腺肥大症に伴う排尿改善に用いられ，多くの種類の薬が使えるが，女性の排尿障害に保険適応があるα遮断薬はウラピジル（エブランチル®）のみである．

2 尿失禁

　骨盤内手術後の尿失禁は，尿道括約筋の収縮不全，膀胱の不随意収縮，膀胱のコンプライアンス（拡張）低下など様々な原因によって引き起こさ

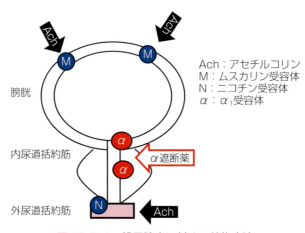

図 15-7-1　排尿障害に対する薬物療法
アセチルコリンは，膀胱排尿筋のムスカリン受容体を刺激し，膀胱を収縮させる．しかし，外尿道括約筋のニコチン受容体を刺激して尿道抵抗も増加させるので，内尿道括約筋弛緩させるα遮断薬の併用が勧められる．

れ，出現する尿失禁のタイプも異なる。このため，それぞれの尿失禁のタイプに応じた治療薬が必要である。

a) 腹圧性尿失禁

理学的療法や手術療法が中心となり，薬物療法の役割は少ないが，β_2アドレナリン受容体作動薬クレンブテロール（スピロペント®）は，外尿道括約筋の収縮を増強させる作用があり，腹圧性尿失禁の治療に用いられる。この他，推奨グレードは低いが，漢方薬（補中益気湯，植物抽出物），三環系抗うつ剤（イミプラミン），エストロゲンなどが使用される。

b) 切迫性尿失禁

主に過活動膀胱に対して多くの薬剤が開発されており，頻尿，切迫性尿失禁に対して有効であるが，尿失禁の適応がとれている薬剤は少なく使用に注意を要する。

i) 抗コリン薬

膀胱に存在するムスカリン受容体（副交感神経）を抑制し，膀胱の収縮を抑制する。口渇，便秘などの副作用があるが，最近は膀胱への選択性が高く副作用の少ない薬剤も多く出ている。

オキシブチニン（ポラキス®），プロピベリン（バップフォー®），トルテロジン（デトルシトール®），ソリフェナシン（ベシケア®），イミダフェナシン（ウリトス®，ステーブラ®），フェソテロジン（トビエース®），プロパンテリン（プロバンサイン®）

ii) β_3アドレナリン受容体作動薬

膀胱平滑筋に存在するβ_3アドレナリン受容体（交感神経）を刺激し，膀胱を弛緩することにより膀胱の蓄尿機能を高める。抗コリン剤にみられるような口渇，便秘などの副作用がほとんどない。

ミラベグロン（ベタニス®）

その他，平滑筋直接弛緩薬，三環系抗うつ剤，漢方薬，エストロゲンなどが使用されるが，エビデンスは少ない。

第15章 骨盤内手術に伴う下部尿路機能障害

外科的治療

1 排尿障害

骨盤内手術後の排尿障害に対する手術療法は，通常，清潔間欠自己導尿法（clean intermittent self-catheterization：CIC）と薬物治療の補助的役割になる。男性で前立腺肥大症などの下部尿路通過障害を合併している場合，電気メスやレーザーを用いた経尿道的前立腺手術や，尿道ステント留置術により排尿時の抵抗を減らす。外尿道括約筋切開術は，排尿筋・括約筋協調不全（detrusor sphincter dyssynergia：DSD）の際に施行されるが，尿失禁をきたすため適応は限られる。

2 尿失禁

尿失禁に対しても，行動療法（排尿リハビリテーション）や薬物療法が第一選択となるが，これらの治療が不十分な症例，特に外尿道括約筋を含む骨盤底の脆弱化が原因である腹圧性尿失禁症例は，手術療法の対象となる。

女性の腹圧性尿失禁には，膀胱頸部つり上げ術（MMK法，Burch法，Stamey法），中部尿道スリング手術（図15-8-1）などがある。中部尿道スリング手術は，テープを中部尿道後面にtension-freeに留置する。腹圧負荷時に膀胱尿道が後下方に移動するとテープ部分が尿道を圧迫することにより尿失禁を防ぐ。テープを挿入する場所の違いでTVT（tension-free vaginal tape）手術，TOT

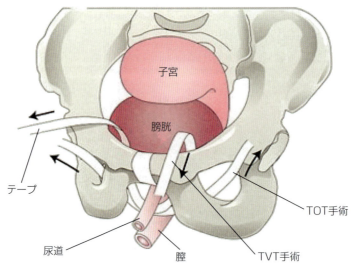

図15-8-1 腹圧性尿失禁に対する中部尿道スリング手術（TVT手術，TOT手術）
TVT手術は恥骨後面から，TOT手術は閉鎖孔から，それぞれテープを中部尿道後面に通し留置する。
（文献8より）

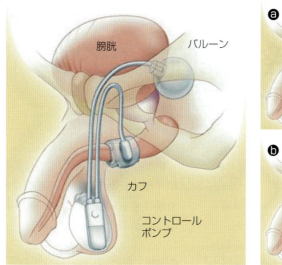
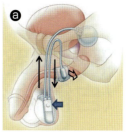
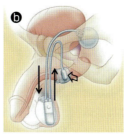

図15-8-2　人工尿道括約筋
通常，尿道を取り巻くカフに水が満たされ，尿道を締め失禁を防ぐ。
a：陰嚢内に埋め込まれたコントロールポンプを指で押すとカフ内の水がバルーンに移動し，尿道が開き排尿できる。b：数分でバルーンの水は再びカフに戻り尿道を締める。

(transobturator tape) 手術と呼ばれ，成績の良さと安全面から最近の腹圧性尿失禁手術の主流となっている。

　男性の前立腺全摘除術後の重度の尿失禁に対しては，人工尿道括約筋埋め込み術（図15-8-2）が行われる。これは尿道に巻きつけたカフ内の生理食塩水を移動させ，尿道の開閉を行い，尿の排出，禁制をコントロールするものである。陰嚢内に留置したコントロールポンプのボタンを押すと，カフ内の生理食塩水が膀胱側腔に挿入されたバルーンに移動し，尿道が緩んで排尿できる。バルーン内の生理食塩水は数分で徐々に尿道周囲のカフに戻ってきて，再び尿道を締め，禁制を保つしくみになっている。

　この他，低コンプライアンス膀胱に対しては膀胱拡大術や尿路変向術が行われることもある。

9 下部尿路機能障害の予防（自律神経温存法）

1 原理

直腸癌の手術において，広汎なリンパ節郭清を伴う拡大根治術により治療成績は向上したが，それに伴い下部尿路機能障害，性機能障害も高頻度に発生した。そこで，排尿・性機能を温存する自律神経温存法が考案され，標準術式となってきた。直腸癌の拡大手術で損傷の可能性のある神経は，腰内臓神経，上下腹神経叢，下腹神経，骨盤内臓神経，骨盤神経叢などである。自律神経温存法は，これらの自律神経のすべてを温存する自律神経全温存手術と，骨盤内臓神経と骨盤神経叢のすべてあるいは一部のみを温存する自律神経部分温存手術に分類される（図15-9-1）。多くの神経が温存されれば，術後の下部尿路機能障害は予防できるが，根治性を低下させないことも重要である。そのため，自律神経温存法の適応は，腫瘍部位と深達度，リンパ節転移の状況によって慎重に決定される[9]。

広汎子宮全摘術においても術後排尿障害が高率に発症するため，骨盤神経や骨盤神経叢の膀胱枝を温存する神経温存広汎子宮全摘術が行われ一定の成績が認められている[10]。

2 実際

自律神経温存法は施設により多少の相違はあるが，以下に池らの直腸癌根治術における手術法[9]を紹介する。

a) 自律神経全温存手術

まず，下腸間膜動脈（inferior mesenteric artery：IMA）根部の左右の大動脈前面を走る腰部交感神経を温存する。このため，左尿管を把持後，S状結腸とS状結腸間膜を切離する。腰部交感神経は大動脈分岐部で最も確認しやすいのでS状結腸間膜起始部の腹膜を切開し，この部で腰部交感神経をテーピングする。ここから頭側に向かって

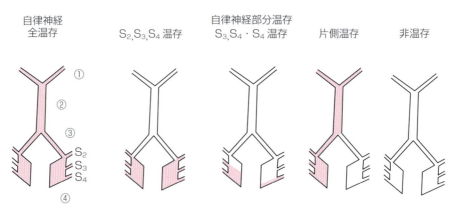

図15-9-1　自律神経温存手術の分類
①腰内臓神経，②上下腹神経叢，③下腹神経，④骨盤神経叢
S_2, S_3, S_4：骨盤内臓神経（文献9より改変）

神経を温存しながらIMA近傍に至る。大動脈前面でIMAの拍動を触知しながら神経とIMAを分け，その後IMAを根部で結紮して下腸間膜根リンパ節を郭清する。続いて，大動脈前面で神経を温存しながらS状結腸間膜を切離していく。次に下腹神経が骨盤神経叢に合流する部分の剝離に進む。下腹神経は仙骨前面から直腸壁に密着しているので，直腸と下腹神経の間をはさみでゆっくりと剝離する。また骨盤神経叢も直腸に密着しているのでこれを丁寧に剝がす。

b）自律神経部分温存手術（骨盤神経叢部分温存術）

直腸癌下縁の高さまで神経切除し，それより尾側の骨盤神経と骨盤神経叢を温存する手術法である。IMA根部の結紮と上方向のリンパ節郭清では腰部交感神経はすべて切除する。続けて大動脈前面，仙骨前面のリンパ節組織，脂肪組織，神経は直腸とともに一塊として剝離する。仙骨前面で左右の前仙骨孔から出る骨盤内臓神経 S_2, S_3, S_4 を確認後，癌の下縁までの骨盤内臓神経とこれに続く骨盤神経叢を切除する。内腸骨動脈，上膀胱動脈，閉鎖動脈をそれぞれテーピング後，側方リンパ節を郭清する。陰部神経管の入口部までの内腸骨動脈を露出し中直腸根リンパ節を郭清する。

3 成績

直腸癌根治術後直後は，自排尿がまったくできない症例もあるが，多くの症例は術後3〜6カ月で排尿機能が完全あるいは部分的に回復する。池らの報告によると，退院時に清潔間欠自己導尿法（clean intermittent self-catheterization：CIC）を必要としたのは，自律神経全温存術で4％，S_2, S_3, S_4 部分温存術で10％，S_3, S_4 部分温存術で27％，S_4 部分温存術で50％，非温存術で76％であったが，1年後にCICを必要とした率は，それぞれ1，4，0，14，29％といずれの術式でも低下しており，自律神経温存法は排尿機能障害の予防に比較的良好であった（表15-9-1）。なお，排尿

表15-9-1 直腸癌における自律神経温存手術後の自己導尿率

排尿機能温存のための骨盤神経温存範囲は両側 S_4 または片側 S_3, S_4 温存である。 （文献9より改変）

手術法	症例数(n)	自己導尿率	
		退院時(%)	1年後(%)
全温存	74	4	1
$S_{2,3,4}$ 温存	49	10	4
$S_{3,4}$ 温存	49	27	0
S_4 温存	50	50	14
非温存	75	76	29

機能温存のための骨盤神経必要最小温存範囲は両側 S_4 または片側 S_3, S_4 温存とされている。

[第15章全体❶〜❾上川禎則]

■ 文献

1) 山口　修，嘉村康邦，宍戸啓一(監修)：蓄尿と排尿の生理．図説　下部尿路機能障害，メディカルレビュー社，8-15頁，2004
2) 石塚　修，西澤　理：排尿機能の生理．穴澤貞夫編，排泄リハビリテーション―理論と臨床，中山書店，46-50頁，2009
3) 秋田恵一：膀胱の臨床解剖学．臨泌 63(4)：11-19，2009
4) 本間之夫：排尿とその障害に関する用語．穴澤貞夫編，排泄リハビリテーション―理論と臨床，中山書店，64-65頁，2009
5) 日本排尿機能学会，女性下部尿路症状ガイドライン作成委員会編：女性下部尿路症状診療ガイドライン．リッチヒルメディカル，82-160頁，2013
6) 杉村亨之：清潔間欠導尿管理，穴澤貞夫編，排泄リハビリテーション―理論と臨床，中山書店，315-317頁，2009
7) 日本排尿機能学会/日本脊髄障害医学会　脊髄損傷における排尿障害の診療ガイドライン作成委員会：治療 2. 清潔間欠自己導尿(CIC)，脊髄損傷における排尿障害の診療ガイドライン，リッチヒルメディカル，41-53頁，2011
8) 巴ひかる：腹圧性尿失禁(SUI)［女性］．高橋　悟編，LUTS診療ロードマップ，メジカルビュー社，175-180頁，2015
9) 池　秀之，藤井正一，市川靖史ほか：直腸癌の神経温存側方郭清術．手術 57：693-699，2003
10) 金尾祐之，安藤正明，高野みづきほか：腹腔鏡下神経温存広汎子宮全摘術における骨盤神経ネットワークの温存レベルと膀胱機能の相関関係について．日産婦内視鏡会誌 29：279-290，2013

第16章

骨盤内手術に伴う性機能障害

第16章 骨盤内手術に伴う性機能障害

1 術後の性機能障害

1 性生活の援助の重要性

　癌を宣告され，生死を真剣に考えて手術に臨み，術後にストーマ造設を余儀なくされた患者は，ストーマ自体の存在による精神的ストレスが多く，ストーマを受け入れ管理することが第一で，性の問題は二の次になって当然である。健康人でさえ，年齢と共に性行為の回数は徐々に減少するので，骨盤内手術の術前に既に性行為をあまり行っていない患者も少なくない。欧米人や他のアジア人に比べ，日本人は性交回数が少ないとされているが，術後に時間が経過し，本人またはパートナーの要求があれば，性行為の必要性が出てくる。この際に勃起が起こらないかもしくは不十分で性交が不可能であった場合には，医療者側からの何らかの援助が必要となってくる。しかし，日本人は性に関しては恥じらいが強く，その問題を訴えてこないことが多いので，医療者側から何気なく問いかけてみることが大切である。

2 ストーマ保有者の性機能障害

a) ストーマ自体の存在

　尿路ストーマ，小腸・結腸ストーマを持っているというセルフイメージの低下が性欲を低下させる。また，パートナーとの間にストーマの存在が非性的な雰囲気を作り上げ，パートナーにとって性的対象でなくなり，本人もパートナーに遠慮するようになる。

b) 高齢なパートナー

　本人が術後回復して性行為が可能になっても，パートナーが高齢であって，性行為の休止期間が長いと，男性の場合は勃起障害を，女性の場合は性交痛をきたすことがしばしばある。その結果，手術を機会に性行為を行わなくなってしまう。

c) 実際の性機能障害の存在

　男性の場合は勃起機能障害(erectile dysfunction；ED)，射精機能障害。
　女性の場合はオルガズムの消失，外陰部の知覚異常，性交痛など。

d) 腹圧性尿失禁

　膀胱の神経障害によって，残尿が発生している場合は，性行為によって腹部を圧迫されると，尿失禁を起こすことがある。この場合，性行為中にお互いの性器や布団が尿によって濡れるので性行為を避けるようになる。

[髙波眞佐治]

第16章 骨盤内手術に伴う性機能障害

2 男性の術後性機能障害

1 性機能障害を生ずる機序

図16-2-1のように，勃起は副交感神経である骨盤内臓神経，射精は交感神経である下腹神経，陰茎の知覚や球海綿体筋，坐骨海綿体筋の運動は陰部神経が支配している[1]。これらの神経が手術によって損傷されるとそれぞれの障害が出現してくる。図16-2-2はどの神経がどの程度温存されればどの機能が温存されるかを示している[2]。

2 性機能障害の分類

男性性機能障害は，勃起機能障害，射精機能障害，性欲の低下，オルガズム不全などに分けられるが，性欲やオルガズムに関しては，その程度を診断する方法がいまだなく，問診やアンケート以外に検査法がない。勃起機能障害は，心因性，神経性，血管性，混合性のいずれかに当てはまる

3 性機能障害の診断

a) 勃起機能障害

たとえ骨盤内臓器手術後とはいえ，勃起機能障害の原因が神経性とは限らないので，通常の勃起機能障害患者と同様な勃起機能検査が必要である。1999年3月に日本でも発売となったphosphodiesterase type 5 inhibitor (PDE5i) の出現以来，勃起機能検査の手順が様変わりした。PDE5iに対する禁忌項目がなければ先ずこれを内服してみて，反応良好で性交可能であれば，勃起機能検査はせずに内服を継続する。反応不良の場合のみ勃起機能検査を施行する方向となり，この検査は激減した。

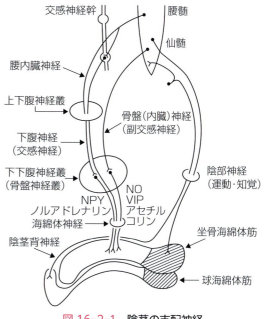

図 16-2-1 陰茎の支配神経
(羽入らによる 1992 〔文献 1〕改変)

i) 問診と質問紙

性機能に関する十分な問診(日本性機能学会共通カルテ[3]を使用すると質問すべき項目を聞き漏らさずに良い)の後，IIEF5 (international index of erectile function 5) またはIIEF5の改変版であるSHIM (sexual health inventory for men) を使用してスコアリングし，勃起機能障害の程度を判定する。IIEF5とSHIMの違いは，設問2〜5に0点(性的刺激はなかった／性交を試みなかった)の選択肢がある(SHIM)か，ない(IIEF5)かである。性交の機会が少ない日本人にはSHIM(表16-2-1)のほうが適しているといわれている[4]。

ii) 陰茎勃起の計測

レム睡眠(rapid eye movement：REM；夢を見

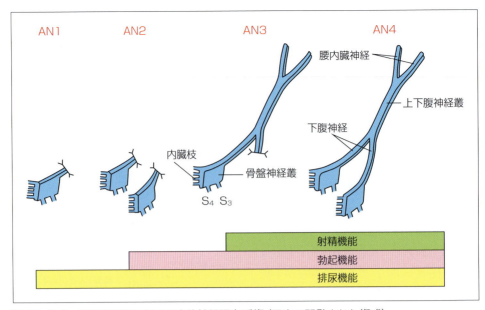

図 16-2-2 　直腸癌手術に対する自律神経温存手術（日本で開発された術式）
(村田らによる 2002〔文献 2〕改変)

ている睡眠期）にほぼ一致して陰茎は勃起しており，これを夜間陰茎勃起（nocturnal penile tumescence：NPT）と呼んでいる。RigiScan plus™（図 16-2-3，現在は製造されていない）などにより，3 夜分の NPT を記録する。その結果，十分な勃起が記録されていれば機能性，不十分もしくはまったく勃起が記録されていなければ器質性と診断する（図 16-2-4）。しかし，器質性のうち，血管性か神経性かを NPT の計測だけで鑑別することはできない。したがって，器質性と診断された場合は，陰茎血管や勃起神経の機能検査をさらに行う必要がある。

ところで，RigiScan plus™ は，NPT の回数，程度や持続時間を正確に計測できる反面，非常に高価であるため，NPT を計測する簡便な器具が主に利用されている。ジェクスメータ®（図 16-2-5）は綿織テープでできており，シリコンゴム製の狭いスリットを通してテープの環をつくり，これを陰茎に装着する。一定の抵抗（200〜250 g）以上の硬度における陰茎の周径を測定するものである。2 cm 以上ずれれば完全勃起が起こっていたとみなされる。この方法では NPT の回数や持続時間はわからないが，最大 NPT 値（周径のみ）を記録することができる。stamp technique（写真 2 下）は，陰茎に巻いた縦 4 列の切手の環の切離の有無により NPT の有無をみる方法で，NPT の回数，程度や持続時間は不明だが，全国各地で入手可能で，安価で容易である。

iii) 血管系の検査

血管拡張剤である PGE_1（prostaglandin E_1）を陰茎海綿体内に注入して（図 16-2-6），Rigiscan plus™ により勃起反応を観察し，反応が不十分か無反応な場合は，陰茎静脈系や海綿体平滑筋の障害が推測される。また，カラードプラエコー装置を使用して，PGE_1 を陰茎海綿体内に注入後，海綿体動脈の血流速度を計測することにより，動脈系の障害なのか静脈系の障害なのかがわかる。その他，必要に応じて陰茎海綿体造影，陰茎海綿体内圧測定，内陰部動脈造影が行われる場合がある。

iv) 神経系の検査

勃起に関与する自律神経系の機能を直接検査する方法はなく，現在のところ，NPT が反応不良で，かつ血管系が正常な場合に神経性と診断している。

表 16-2-1　SHIM

この6カ月に，
1. 勃起してそれを維持する自信はどの程度ありましたか
    1　非常に低い
    2　低い
    3　中くらい
    4　高い
    5　非常に高い
2. 性的刺激によって勃起した時，どれくらいの頻度で挿入可能な硬さになりましたか
    0　性的刺激はなかった
    1　ほとんど，または全くならなかった
    2　たまになった(半分よりかなり低い頻度)
    3　時々なった(ほぼ半分の頻度)
    4　しばしばなった(半分よりかなり高い頻度)
    5　ほぼいつも，またはいつもなった
3. 性交の際，挿入後にどれくらいの頻度で勃起を維持できましたか
    0　性交を試みなかった
    1　ほとんど，または全く維持できなかった
    2　たまに維持できた(半分よりかなり低い頻度)
    3　時々維持できた(ほぼ半分の頻度)
    4　しばしば維持できた(半分よりかなり高い頻度)
    5　ほぼいつも，またはいつも維持できた
4. 性交の際，性交を終了するまで勃起を維持するのはどれくらい困難でしたか
    0　性交を試みなかった
    1　極めて困難だった
    2　とても困難だった
    3　困難だった
    4　やや困難だった
    5　困難でなかった
5. 性交を試みた時，どれくらいの頻度で性交に満足できましたか
    0　性交を試みなかった
    1　ほとんど，または全く満足できなかった
    2　たまに満足できた(半分よりかなり低い頻度)
    3　時々満足できた(ほぼ半分の頻度)
    4　しばしば満足できた(半分よりかなり高い頻度)
    5　ほぼいつも，またはいつも満足できた

重症ED：5〜7点，中等度ED：8〜11点，軽症〜中等度ED：12〜16点，軽症ED：17〜21点，EDではない：22〜25点．性交の機会がなかった男性は，この分類があてはまらない．

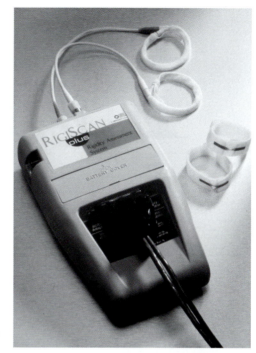

図 16-2-3　RigiScan plus™

らに付随して起こる[5]．

　術後の射精障害には，emissionがまったくないものと，emissionはあるが内尿道口が閉鎖しないために精液が膀胱内に逆流してしまう逆行性射精とがある．膀胱全摘出術や前立腺全摘出術では，当然前者となるが，直腸癌根治術などで下腹神経が障害されると，しばしば後者となる．また，射精障害に陥るような器質的原因がなくても，心理的ストレスから性行為に没頭できず，オルガズムに至れない心因性のものもある．逆行性射精は自慰後の尿中精子の有無で診断される．

4　性生活における心理面の重要性

　荒木による中高年の男女を対象とした2000年の調査[6]では，従来の日本人の多くは，男性の欲求が優先で前戯の乏しい男性本位の性行為をしてきたために，女性にとっては，気乗りのしない魅力のない性行為で肉体的満足感が得られないという意見が多い．また，女性は必ずしも膣性交を求めておらず，一緒に寄り添って眠ってくれるだけ

b) 射精機能障害

　射精とは，①精液の前立腺部尿道への排出(emission)，②前立腺部尿道への排出された精液の体外への射出，③射精時の内尿道口の閉鎖という3つの現象によって起こり，オルガズムはこれ

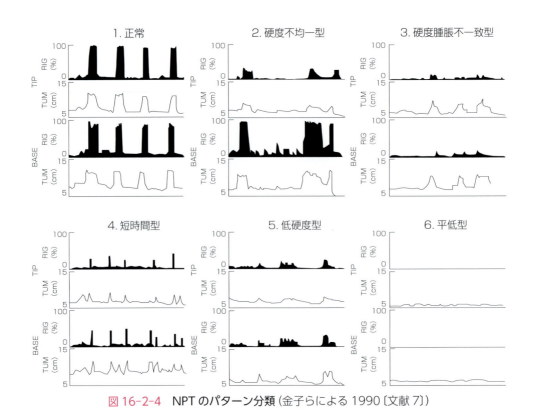

図 16-2-4　NPT のパターン分類 (金子らによる 1990 [文献 7])

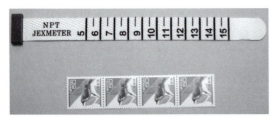

図 16-2-5　ジェクスメータ®（ジェクス株式会社製）と stamp technique

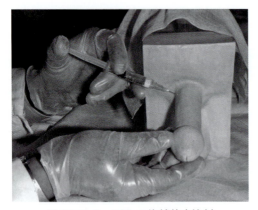

図 16-2-6　PGE_1 の海綿体内注射

で幸せというタイプも多い．特に女性は愛情を感じなければ，性的興奮も起こらないことが多い．という結果であった．

その後の 2012 年の調査[8]では，中高年夫婦間のセックスレスが大幅に増加していた．その理由として，夫婦間の性交に女性の意志が強く反映するようになったこと，性規範が変化してきて，必ずしも夫婦間の性生活を重視せず，自由な男女関係を求めるようになったことなどが影響していると述べられている．

そこで，術後の性機能障害の有無にかかわらず，性的関係を含めたパートナーとの関係を良好に保つには，パートナーへの思いやりが最も大切であると思われる．その具体的方法としては，①愛情表現を言葉でする，②スキンシップを深める（手を繋いで歩く，肩たたきやマッサージ，添い寝や腕枕，出勤前のキスなど），③面倒臭がらずに前戯を長く，性行為の時間を長くする，④性交痛を和らげるためにゼリーを使用する，⑤相手が欲していないときに性行為を無理強いしない，⑥性交

後も一緒に眠る。などが挙げられる。これらを照れ臭がらずに実行してみるとパートナーとの関係がさらに深まり，その後の人生を楽しく過ごすことができると思われる。

5 骨盤内手術と性カウンセリング

a）骨盤内手術前のカウンセリング

術前は，今後の手術のことで患者はいろいろ考える余裕がないと思われるので，術後に起こりうる合併症，特に性機能に関しては簡潔に説明したほうが混乱を招かない。特に既に性生活を終了してしまっている高齢者や進行癌症例には，性機能障害に関しては省略しても構わないと思われる。しかし，若年者では，現在の性行為の状態を聴取し，術後の性機能障害の可能性とその対策法があることを説明する必要がある。

b）骨盤内手術後のカウンセリング

ストーマの自己管理ができ，退院が決まった時点で始める。退院後，体力が回復し，性行為を試みた時点で，性機能障害が生じたらいつでも相談にのることができる旨を患者に伝えておく。また，ストーマ外来の目につくところに性相談のパンフレットを何気なく置いておくのも一法である。

6 性機能障害の対処法

a）勃起機能障害に対する薬物療法

PGE_1の海綿体内注入で勃起を得られる症例には，PGE_1の海綿体内注射が有効であるが，わが国では医師以外の血管内注射は医師法違反であるので，実際の性行為で使用するには問題がある。勃起に関与する種々の反応の最終段階で，cyclic GMPは陰茎海綿体小柱や血管の平滑筋を弛緩させ勃起を起こすが，このcyclic GMPの分解を阻害し，勃起を持続させるのがPDE5阻害薬（PDE5i）である。このような薬理作用のため，骨盤神経が完全に切断されている症例には無効である。副作用としては，顔面紅潮，頭痛，消化不良，色覚異常が挙げられている。性欲増進効果はな

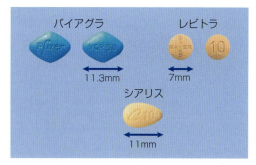

図16-2-7　PDE5 inhibitors

く，性的興奮があって一酸化窒素（NO）が放出されなければ勃起は起こらないので，性欲のない人には効果はない。虚血性心疾患で有機硝酸化合物による治療を受けている患者が本剤を併用すると，血圧下降を来すので使用禁忌となっている。しかし，元々，冠動脈拡張剤として開発されていた薬剤であるため，心臓への直接的な悪影響はなく安全な薬剤である。PDE5iであるバイアグラ®に加え，2004年6月にレビトラ®が，さらに2007年9月にはシアリス®が発売となり，内服薬の選択肢が拡大した（図16-2-7）。

b）陰圧式勃起補助具（vacuum device）

陰茎をプラスチックの筒のなかに入れ，吸引ポンプで筒内を陰圧にすると陰茎内に血液が流入して勃起状態が得られる。そのときに絞扼リングで陰茎の根元を絞扼し，筒を除去して性交する。本装置は手軽にどこでも好きな時に何度でも使用可能で副作用もなく，その効果は70〜80％と報告されている。わが国で治験が行われ厚生労働省から使用承認が得られているのは"ベトコ"，"リテント"，"カンキ"の3種類であるが，"カンキ"（図16-2-8）以外は，発売中止となった。なお，絞扼時間は30分を越えないように注意する。陰圧式勃起補助具の短所としては，充血痛が強く，使用を継続できない場合があること，勃起を得る操作に時間が掛かり，その場の雰囲気を損なう点である。

c）勃起機能障害に対する手術療法

勃起能力のある機能性（心因性）EDは，原則と

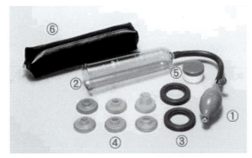

図 16-2-8　陰圧式勃起補助具
VCD 式カンキ（快生薬研）：①ゴム球型真空ポンプ，②プラスチック管，③アダプター，④ゴムパッキング，⑤潤滑剤，⑥携帯用ケース

して陰茎プロステーシス挿入術の手術適応とはならず，まず器質性であると診断されることが前提である．PDE5i や勃起補助具の出現でその適応は激減した．AMS-600，AMS-700CX，Duraphase II の 3 種が，厚生労働省から使用承認が得られていたが，製造元が被覆の樹脂を変更したため，使用承認を却下された．したがって，現在は個人輸入で購入したプロステーシスしか使用できない．プロステーシス挿入後の問題点としては，手術直後は陰茎の疼痛と腫脹を伴うが，これらは徐々に軽快し，通常，遅くとも術後 3 カ月までには消失する．プロステーシス挿入術は異物を移植する手術のため，感染には十分注意し，抗生剤を充分投与する必要がある．これらを陰茎海綿体内に移植することにより，いつでも性交が可能となるが，自分の性感が良くなるものではないことを十分説明する必要がある．

d）勃起機能障害に対する新しい治療法

最近，血管性 ED に対する治療法として，陰茎血管の新生を促す Omnispec ED1000　図 16-2-9）を用いた低強度体外衝撃波療法（Li-ESWT）が行われ始めている．Yee ら[9]は，陰茎の 5 個所に 20 分間隔で 300 発ずつ計 1,500 発の Li-ESWT を 1 session として 2 session 行い，これを 1 週間ごとに 3 回，3 週間おいてさらに 3 回行った．その結果，13 週後の IIEF5 は治療群で 17.8±4.8，偽治療群で 15.8±6.1，勃起の硬さ指標（EHS）は治療群で 2.7±0.5，偽治療群で 2.4±0.9 であり，

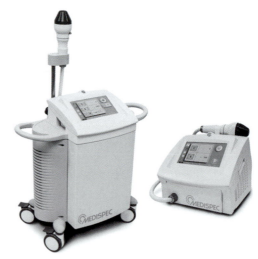

図 16-2-9　Omnispec ED1000（Medispec 社製）

いずれも治療群で高い傾向が示された．さらに SHIM により解析した結果，重篤な ED 群の場合，IIEF5 は治療群の 10.1±4.1 に対し偽治療群は 3.2±3.3 であり，顕著な Li-ESWT の治療効果が示され，臨床的有効性が確認されたと報告している．この方法は日本でも数施設で試用され，その有効性が検証されているところである．

e）射精障害の治療

心因性の場合は行動療法，射精訓練，抗不安剤．神経損傷の場合はバイブレータ，コリン作動薬の皮下または脊髄腔内注入，電気射精．逆行性射精の場合は三環系抗うつ剤で内尿道口を閉鎖させるか，もしくは逆行精液を回収して人工受精を行う．しかし，他の方法がすべて無効な場合，精巣内の精子を手術的に直接採取して卵細胞質内に注入する顕微受精が行われる．

7　ストーマ造設者の性交体位

性交前にストーマ袋を空にして，腹帯などで固定したり，ストーマ袋カバーをした後，できるだけ相手に見えないような体位が好ましい．正常位，後背位，騎乗位，ストーマを下側にした対面または後方側臥位が推奨されている．

8 性機能障害の予防（自律神経温存法）

日本のガイドライン[10]によると，直腸切除の原則は直腸間膜全切除（total mesorectal excision：TME）または直腸間膜部分切除（tumor-specific mesorectal excision：TSME）であり，側方郭清の適応基準は腫瘍下縁が腹膜反転部より肛門側にあり，かつ固有筋層を超えて浸潤する症例である。自律神経温存術では癌の進行度，肉眼的な神経浸潤の有無を考慮して，根治性を損なわない範囲で，排尿機能・性機能温存のため自律神経の温存に努める。側方郭清を行った場合は，自律神経を全温存しても排尿機能や男性性機能が障害されることがある点に留意する，と記載されている。

赤須ら[11]は，骨盤神経叢温存の程度と側方郭清の程度をP1：両側骨盤神経叢温存・側方郭清なし，P2：両側骨盤神経叢温存・片側側方郭清，P3：両側骨盤神経叢温存・両側側方郭清，P4：片側骨盤神経叢温存・片側側方郭清，P5：片側骨盤神経叢温存・両側側方郭清，P6：骨盤神経叢非温存，の6タイプに分類した。また下腹神経温存の程度と側方郭清の程度をH1：両側下腹神経温存・側方郭清なし，H2：両側下腹神経温存・片側側方郭清，H3：両側下腹神経温存・両側側方郭清，H4：片側下腹神経温存・片側側方郭清，H5：片側下腹神経温存・両側側方郭清，H6：下腹神経非温存，の6タイプに分類した。

P1〜P6群それぞれの術後1年目の主観的勃起能についての問診に対し，P1，P2〜3，P4〜5，P6ではそれぞれ96%，55%，42%，0%が「性交の維持が可能である」と答えた（P<0.001）。P1〜P6群それぞれの術後1年目のNPT測定において，P1，P2〜3，P4〜5，P6ではそれぞれ95%，25%，33%，0%がNPT最大勃起硬度65%以上，5分間以上持続を示した（P<0.001）。

H1〜H6群それぞれの術後1年目の主観的射精能についての問診に対し，H1，H2〜3，H4〜5，H6ではそれぞれ60%，20%，19%，0%「正常な射精がある」と答えた（P<0.001）。

ちなみにP1〜P6群で14日以内に残尿が50mL以下になったものは，P1，P2〜3，P4〜5，P6ではそれぞれ97%，64%，21%，0%であった（p<0.001）。

一方，川上ら[12]の報告では，直腸癌術後のアンケート調査で，有効解答が得られた107例中，勃起能が保たれていたのは76例（71%），射精能が保たれていたのは64例（59.8%）であった。70歳以下では55例（90.1%）に勃起能が，48例（77.4%）に射精能が保持されていたのに対し，71歳以上ではそれぞれ21例（46.7%），16例（35.6%）と有意差を認めた（ともにp<0.0001）。

以下，71歳以下に限ると，側方郭清非施行群では34例（94.4%）が勃起可能，29例（80.5%）が射精可能であった。側方郭清施行群ではそれぞれ21例（80.8%），19例（73.0%）で有意差を認めなかった。自律神経完全温存群では52例（91.2%）に勃起能が，46例（80.7%）に射精能が保持されていたのに対し，非温存群ではそれぞれ3例（40%），2例（40%）でしか保持されていなかった。自律神経完全温存術を受けた各術式別に比較すると，勃起能はSLAR群で100%，AR群で94.4%，LAR群で90.1%，APR群71.4%で保持されていた。射精能はSLAR群で90%，AR群で77.8%，LAR群で81.7%，APR群71.4%で保持されていた。いずれでも各群間での有意差は認めなかったとしている。

9 ストーマ保有者に対する看護側の対応

ストーマ保有者が，「本人より性経験の乏しいと思われる若い看護師は性の相談相手にはならない」と考えていて当然であり，実際に性の相談を受ける機会は少ない。そこで，相談希望のある患者を掘り起こすには，何気なく看護側から質問してみるか，術前から書面で相談相手や相談施設を紹介しておくとよい。性の問題であるので相談相手は気持ちのわかり合える同性であることが望ましい。

[髙波眞佐治]

■ 文献

1) 羽入修吾, 岩永敏彦, 藤田恒夫：勃起のメカニズム. インポテンス診療の実際, 金原出版, 14頁, 1992
2) 村田暁彦, 森田隆幸, 伊藤　卓ほか：直腸癌自律神経温存術式の機能および沿革成績. 日本大腸肛門病会誌 55(9)：647, 2002
3) 性機能障害の診断：性機能障害. 三浦一陽, 石井延久編, 白井將文監修, 南山堂, 74-77頁, 1998
4) 日本性機能学会　ED診療ガイドライン2012年版作成委員会編：ED診療ガイドライン2012年版. Rich-Hill Medical, 104-105頁, 15-17頁, 2012
5) 木村行雄：射精の研究, 第10報　射精障害の薬物療法について. 日泌尿会誌 68(4)：363-366, 1977
6) 荒木乳根子：Aging Coupleの性について—心理学の立場から. 日性機能会誌 18(2)：111-113, 2003
7) 金子茂男, 水永光博, 宮田昌伸ほか：夜間陰茎勃起現象—陰茎硬度・周径連続測定法による解析. 日泌尿会誌 81, 1889-1895, 1990
8) 荒木乳根子ほか：中高年夫婦のセクシュアリティ—特にセックスレスについて〜2000年調査と2012年調査の比較から. 日性科会誌 31：27-36, 2013
9) Yee CH, Chan ESY, Hou SSM et al：Extracorporeal shockwave therapy in the treatment of erectile dysfunction：A prospective, randomized, double-blinded, placebo controlled study. Int JU 21(10)：1041-1045, 2014
10) 大腸癌研究会編：大腸癌治療ガイドライン　医師用 2014年版. 金原出版, 2014
11) 赤須孝之, 飯沼　元：直腸癌に対する自律神経温存術後の性・排尿機能と thin-section MRI に基づく自律神経温存術式の個別化の可能性に関する検討. 癌の臨床 52(5), 2006
12) 川上雅代, 山口達郎, 松本　寛ほか：直腸癌術後の排便機能および性機能. 日本大腸肛門病会誌 60：61-68, 2007

第16章 骨盤内手術に伴う性機能障害

 ## 女性の術後性機能障害

1 女性性反応と女性性機能障害の変遷

わが国では,「性機能障害は男性の勃起障害である」という考えが根強い。女性性機能障害は,男性に帰属した性機能障害ではなく,女性に特有の病名である。

W. Masters & V. Johnson(M & J)は,男女の性反応を①興奮期,②上昇期,③オルガズム期,④消退期の4相に分けて説明した。M & Jは女性は性的に興奮すると骨盤内の充血が粘膜に反映され膣湿潤が起こる,女性のオルガズムは,ペニスと発生原基が同じであるクリトリスの刺激で起こることを証明した。

精神科医KaplanはM & Jの理論を進め,性反応サイクルとして性欲相,興奮相,オルガズム相の3相を提案した[1]。Kaplanは性反応のプロセスがうまくいかない「性機能障害」を研究し,主として心理的な性機能障害の治療法を提案した。

器質的疾患としての性機能障害の研究が進み,男女それぞれの疾患の分類・定義が多数提案され,女性性機能障害(female sexual dysfunction:FSD)という用語が生まれた。FSDはKaplanが提案した3相の各相の障害に女性の問題である性的疼痛障害を加えたものである。FSD分類は複数提案されているなか,米国精神科学会の分類がスタンダードとして使用されている。Bassonは,多くの女性に性欲からオルガズムへの直線的な性反応サイクルは適合しないとして,女性の円環的な性反応パターンを提案した[2]。自発的な性欲がなくとも,親密なパートナーからの好ましい働きかけで性的に興奮し,性欲が引き出される性反応プロセスについて言及した。女性の性反応はパートナーとの関係性が大きく影響する

表16-3-1 女性の性機能不全群 Sexual Dysfunctions

1. 女性の性的関心・興奮障害
   Female Sexual Interest/Arousal Disorder
2. 女性オルガズム障害
   Female Orgasmic Disorder
3. 性器-骨盤痛・挿入障害
   Genito-Pelvic Pain/Penetration Disorder

(DSM-5 より)

という諸家の報告に合理的な説明がなされた。米国精神科学会は,Bassonの考えを採用し,女性性機能障害は,女性の性的関心・興奮障害(female sexual interest/arousal disorder),女性オルガズム障害(female orgasmic disorder),性器—骨盤痛・挿入障害の3項目に再編統合した(表16-3-1)[3]。

2 女性性機能障害とセクシュアリティ

FSDはパートナーとの関係性を視点に入れた支援が必要である。局所の問題,性器周囲の生理的反応のみならず人間の性を全人的にとらえることが重要である。人間の性を包含的にとらえた用語に「セクシュアリティ」がある。セクシュアリティは,ストーマ・排泄リハビリテーション学用語集に「生物学的,心理学的,社会文化的,倫理的な諸側面を包含する性行為・態度」と記述されている。この定義は,影響要因について説明している社会学領域の構築主義的な定義を引用している。セクシュアリティの本質である性行為・態度という表現は,抽象度が高く明確な診断を求められる保健医療領域では活用が難しい。三木らは臨床現場でセクシュアリティがどのような意味で用

いられているかを分析した結果，セクシュアリティが個人の性的特性と性的対象者との相互作用の2つの意味で用いられていることを発見した。セクシュアリティは，個人の性に対する関心度や重視度を示す性的特性と，パートナーとの関係性や性行為のありさまを包含する性的対象者との相互作用の両面からとらえる必要があることを言及し，さらに，個人の性的特性が肯定的になり，性的対象者との相互作用が円滑になることによって性的に幸福で満足できる状態（セクシュアルウェルビイング）に達するセクシュアリティの構造を示した（図16-3-1)[4]。

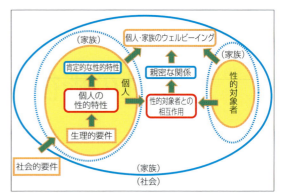

図16-3-1 わが国の保健医療領域におけるセクシュアリティの概念構造

(三木佳子ら：わが国の保健医療領域におけるセクシュアリティの概念分析．日本看護科学会誌 2013 より改変)

3 女性性機能障害の実態

a) 女性ストーマ保有者の性機能障害の実態

女性ストーマ保有者の性機能障害の実態調査は，女性性機能尺度（female sexual function index：FSFI）を使用したものといくつかの症状を尋ねた調査がある。FSFIで評価した調査では，大腸癌の約半数が女性性機能障害と診断されている[5]。大腸癌手術後の性機能障害としての「性欲低下」「粘液分泌低下」「オルガズム障害」の調査では，神経損傷の可能性がある術式では50～60%であるのに対し，神経損傷の可能性がない術式でも，40～50%であり，膣の萎縮や神経損傷が起こり得ない治療法の患者においても，驚く程高率に性機能障害が出現していた[6]。この結果から神経損傷では説明できない心理的影響が性機能障害の原因なっていると考えられる。

b) 日本における女性の性機能障害の特徴

Laumannの米国における調査では，性機能障害がある女性は43%で男性の31%より多い。障害の項目別に見ても有意に女性に多い[7]。ヨーロッパやアジア諸国の報告も同様の傾向である。日本人の性機能障害調査は少ないが，オルガズムが必ずある男性が70%であるのに対し，女性は36%[8]，近年の調査では，オルガズムをまったく感じないが19%であった[9]。性交疼痛症では，7割以上が痛みを感じており，6割以上が相手にい

つもは痛みを伝えていない。欧米と比べても日本では男性より女性の方が高く，痛みを相手に伝えていないという特徴がある。FSDの専門医の受診状況をみると，発生頻度の比較的まれな膣けいれんが7割，一般的にみられる性欲障害，性的興奮障害，オルガズム障害はごく少数である[10]。

4 原因

ストーマ保有者のFSDの原因は，疾患や手術に伴う身体的要因と心理的要因が混在している。身体的要因としての，①手術に伴う生殖器の変化，②手術後に顕在化する症状，③個人の否定的な性的特性（心理的要因としての），④性的対象者の相互作用の不足の4つに分けて解説する。

a) 手術に伴う生殖器の変化

病気や骨盤内手術による器質的変化は臓器摘出による膣・子宮の位置の変化や変形，膣・生殖器を取りまく神経損傷，血管損傷による。特に，膣後壁の剥離は膣湿潤の低下が起こると考えられている。また，感覚神経終末の分布が密である，外から見えるクリトリスや尿道と膣管を取り囲む前庭海綿体が剥離されるため，オルガズムが得られないと考えられる。しかし，すべての人に生じるわけでなく，神経損傷のない手術でも性機能障害になっていることから，神経損傷のみでは性機能

障害の発生メカニズムは説明できない。

b) 手術後に顕在化する症状

手術により腹部にはストーマが存在しストーマ装具の使用を余儀なくされ，さらに不随意な排便，排ガスが生じる。骨盤底筋群の損傷が関与して尿失禁などの症状も生じやすくなる。これらの症状は性行為に集中することを妨げ，性欲・興奮障害，オルガズム障害を招く。

c) 個人の否定的な性的特性

手術を経験した多くの女性は，手術後の性行為への不安や苦痛を感じ，性行為に消極的になる。「夫には悪いけど，その気にならない。」「こんな体になってまで（セックスはしたくない）」などと表現をする。女性が性行為を主体的に楽しむ存在ではない，疾病や障がいがある人々は性を楽しむ存在でないと考える2重の抑圧が性活動を消極的にさせる。

d) 性的対象者の相互作用の不足

女性たちは「パートナーに嫌われるかもしれない」「パートナーはこんな体を見たくないであろう」と表現する。女性の身体像は，パートナーの態度や愛情の表現のしかたに影響を受ける。パートナーが自分に抱く身体像が肯定的だと認識している女性は，否定的な感情が生じにくい[11]。

性交疼痛は，腟潤滑液の過少が直接の原因ではあるが，実際に多いのは女性の興奮が高まっていない時に早急にペニスを挿入するために起こる痛みである。痛みがあってもパートナーに伝えない。性行為を楽しめないことを伝えない性的コミュニケーションの不足が性交疼痛を助長している。

パートナーへの不満が原因で性行為を拒む女性も少なくない。パートナーへの不満は性行為の場に限らず，パートナーの家事労働支援の不足とも関連している。日常生活の不満が性欲興奮障害に影響を与える。

表 16-3-2　FSD 対応の基本

1. 傾聴による感情や思いの表出支援
2. 個人の性的特性の理解
3. パートナーとの相互作用を促進
4. 具体的な方略の提供
5. 性機能障害の集中的治療の希望確認と相談窓口紹介

5 対策

性機能障害の改善は，性的に満足でき幸福を感じられる状態になることが目的である。性機能障害が改善したにもかかわらず，婚外交渉や家族の崩壊という結果を招いたとすると本末転倒である。FSD の対策は，個人の性的な特性や性的対象者との相互作用，セクシュアリティを視野においた対応が重要である。ここでは，セクシュアリティを中心に考える一般医療者の FSD の対応と性機能の改善を目的とする専門医の治療に分けて解説する。

a) FSD の対応 (表 16-3-2)

i) 傾聴による感情や思いの表出を促す

患者家族が勇気を持って吐露した性に関する問題を中立的に受け止めて，その背景にある考えを傾聴することが重要である。性カウンセリングというと，専門のセラピストが実施するものととらえる読者もいるかもしれないが，"傾聴"はすでに性カウンセリングが始まっていることを示している。感情や思いを表出させ，その背景にある個人の性的特性とパートナーとの相互作用を引き出す。

ii) 個人の性的特性の理解

手術後間もない時期は，ストーマがある体を特別な体と感じていることが多い。女性性も否定するような発言がみられる。「私は女らしくない」と表現するかもしれない。「どうしてそのように思われるのですか」「あなたの気持ちをもっと教えて下さい」と，その患者が持つ思いのありのままを理解しようとする態度が重要である。

iii) 適切な性的対象者との相互作用の促進

性的コミュニケーションの不足は性欲興奮障害や性交疼痛の原因になる。痛みを伝えることや

表16-3-3 性行為に集中するためのストーマケアの工夫

1. 排泄物が気にならないように，性行為前は排泄物を捨てストーマ袋を空にする
2. 装具が剥がれないように，腹帯などで固定。交換予定より早めに交換する
3. ストーマや排泄物が見えないように，透明度の低いストーマ袋やストーマ袋カバーを使用する
4. ストーマ袋がパートナーに見えないような体位を工夫する。正常位，後背位，後方側臥位などが推奨される
5. 不随意な排便・排ガスに対しては，ガス音減音機能を持つコンシールやガスの発生を減らせる灌注排便法を併用する

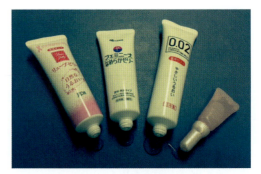

図16-3-2 市販の潤滑ゼリー
右端は直接塗布できる使い切りタイプ。

パートナーがどのように思っているかを確認することを勧める。パートナーの思いやりのある態度を肯定的にとらえられるように助言する。パートナーとの相互作用が円滑に作用するように努める。このような会話は，ストーマケアの場のようにプライバシーを保てる場所であるなら，さまざまな場面で可能であろう。いろいろな場面での傾聴や助言は，受診が躊躇される性カウンセラーの療法より，早期に悩みが解決され効を奏する。

iv) 具体的な方略の提供

ⓐ性行為に集中するためのストーマケアの工夫

気がかりなことがあり性行為に集中できないと，性的関心は阻害され性的興奮が生じにくくなる。気がかりなことを解決して性行為に集中できるようにすることが性機能障害の治療に繋がる。性行為に集中するためのストーマケアの工夫を表16-3-3に示した。

ⓑ性交疼痛に対する潤滑ゼリーの使用

腟湿潤を補助するものに，薬物が含有されていない潤滑ゼリーがある（図16-3-2）。医師の診断や処方の必要がなく一般の薬局やインターネットで気軽に購入可能である。性行為の最中の塗布が必要であることから使用に抵抗を抱く女性もいる。

ⓒ体位の工夫

ストーマ袋がパートナーに見えないようにするためには，後背位，後方側臥位などが推奨される。ストーマを圧迫しない体位としては，後背位，後方側臥位に加えて正常位が推奨できる。

性交疼痛の軽減には，後背位，後方側臥位のほうが腟後方に触れないためよいという意見もあるが，個人差がある。パートナーに痛みを伝えることが最も大切である。

v) 性機能障害の集中的治療の希望確認と相談窓口紹介

専門医による集中的治療を希望する場合は，症状に応じた相談窓口を紹介する。専門医が実施するFSDの治療を次に示す。相談窓口は本章5節にて後述する。

b) FSDの治療

FSDの治療には，薬物療法，手術療法，行動療法・認知行動療法などがある。

i) 薬物療法

ED治療薬として知られているバイアグラ®などのPDE5阻害剤は，性器やその周辺の血流改善により，腟湿潤に有効であり性欲興奮障害にも有効とされている。また，女性ホルモン，特にエストロゲンを補充するホルモン補充療法も腟湿潤，性欲性的興奮障害の改善に有効である。副作用として不正性器出血，動脈硬化などがあり，個々の症例に応じた専門医師による適切なホルモン量と投与パターンが必要である。

ii) 手術療法

手術の影響で，腟の狭小化や変形が起こり，腟にペニスを挿入することが困難である場合は，性交を可能にする腟形成術を選択できる。腟形成術

は，加齢や出産による変形の治療としても需要が高まってきている．性交そのものができなくても性を楽しむことは可能であり，挿入できないことと性を楽しめないことは分けて考える必要がある．

iii）行動療法

行動療法は，性反応プロセスが円滑に進むように，性カウンセラーにより指示された性行動を段階的に行う方法である．性行動に対する不安が強い患者に有効である．性交を禁じて体の一部が触れる程度から始め，抵抗がなくなれば徐々に触れ合うことへ行動を変化させていく．段階的に行うことで抵抗感や不安感を取り除いて性交に至ることが可能になる．

オルガズム障害は，クリトリスの刺激が不足など性的刺激の不足によるので適切な性的刺激を受けることで改善する可能性が高い．オルガズムに転ずる前にエミッションと呼ばれる不可避感を伴う瞬間が存在する．オルガズムを獲得するためには，性的興奮の感覚に意識を集中してエミッションをとらえる学習が必要である．お互いの体に触れながら段階的に性の喜びに変えていく感覚集中訓練（センセートフォーカステクニック）がある．性反応を否定的にとらえていると難しく，性カウンセリングの併用が重要である[12]．

膣けいれんが生じているときには，本人の挿入イメージがわくように，指，タンポン，段階的な大きさがある膣ダイレーターなどで練習する方法がある．

iv）認知行動療法

認知行動療法は，認知に働きかけて気持ちを楽にする精神療法（心理療法）の一種である．主としてカップルに対して認知的アプローチを行うものとして性カウンセリングに応用されている．カップルのうち一方が不合理な思考を持っていると悪循環を及ぼす．セラピストとカップルの共同関係が重視され，関係性と親密性についてカップルの信念の現実性を検証する方法である[13]．

［三木佳子］

■ 文献

1) Kaplan HS：The New Sex Therapy, Brunner/Mazel Publishers, New York, 1974（野末源一訳：ニューセックス・セラピー，星野書店，1982）
2) Basson R, Leiblum S, Brotto L, et al：Revised definitions of woman's sexual dysfunction, J Sex Med 1：40-48, 2004
3) 日本精神神経学会，精神科病名検討連絡会：DSM-5病名・用語翻訳ガイドライン（初版）．精神神経学雑誌 116：429-457, 2014
4) 三木佳子，法橋尚宏，前川厚子：わが国の保健医療領域におけるセクシュアリティの概念分析．日本看護科学会誌 33：70-79, 2013
5) Traa MJ, De Vries J, Roukema JA, Den Oudsten：Sexual (dys)function and the quality of sexual life in patients with colorectal cancer：a systematic review. Ann Oncol 23：19-27, 2012
6) 福井拓治，長崎高也，上田修久ほか：大腸癌手術後性機能障害のアンケートによる検討．名古屋市立病院紀要 27：29-32, 2005
7) Laumann EO, Paik A, Rosen RC：Sexual Dysfunction in the United States：prevalence and predictors. JAMA 281：537-544, 1999
8) NHK「日本人の性」プロジェクト（編）：データブック NHK 日本人の性行動・性意識．NHK出版，2002
9) 日本家族計画協会：【ジェクス】ジャパンセックスサーベイ2013年版
http://www.jex-inc.net/sexsurvey2013.pdf
10) 大川玲子：女性性機能障害のカウンセリング：生殖医療におけるカウンセリング．産と婦 80：1492-1496, 2013
11) 三木佳子：女性オストメイトの性生活の困難への対処．日ストーマ・排泄会誌 25：71-77, 2009
12) 日本性科学会（監）：セックス・カウンセリング［入門］．金原出版，2005
13) フランク・M・ダッティリオ，クリスティーン・A・パデスキー（監：井上和臣）：カップルの認知療法．星和書店，2012

4 ストーマ保有者の妊娠・出産

1 ストーマ保有者の妊娠・出産の実情

ストーマ保有者の妊娠・出産は，毎年のように研究報告があり，若い女性ストーマ保有者の会「ブーケ」が発刊している機関誌には，妊娠中の合併症もなく無事出産している方の経験談が掲載されている。妊娠・出産が報告されている疾患は，潰瘍性大腸炎が最も多いが，クローン病や大腸癌の報告もある。クローン病でストーマ造設後に出産が可能になった報告もあり，ストーマ造設が妊娠を目的とした治療になっている。

2 ストーマ保有者の妊娠・出産への対応とケア

a) 妊娠・出産の意思決定支援

ストーマの保有が妊娠・出産できない理由にはならない。患者と医療者ともに，妊娠や児の異常などへの不安が強く，意図的に妊娠を避けているという意見もある。手術による腸管や生殖器官の癒着が妊娠の妨げになることもある。病状によっては妊娠時期をコントロール，薬物療法など治療方針の変更も必要である。ストーマ保有者の妊娠事例を伝えるとともにリスクを説明することが意思決定に繋がる。

b) 妊娠・出産時のストーマケア

妊娠による腹壁の増大は，ストーマ径の増大，ストーマ周囲皮膚の湾曲，ストーマ脱出，ストーマ粘膜損傷の原因になる。そのため，定期的にストーマ径を測定しストーマ開口部の大きさを変更する必要がある。開口部が変更可能なフリーカットを選択するとよい。フランジ部が腹壁になじまずに剥がれやすくなる場合は，軟らかい装具に変更する。ストーマ粘膜損傷や出血を伴うときは，ストーマ孔を大き目にして練状皮膚保護材や粉状皮膚保護材を併用する。

分娩時には，多量の発汗に備えて陣痛が開始した初期に新しい装具に交換する。合成系皮膚保護剤の装具であれば，3日前後は装具交換をする必要がない。出産時期が迫ると出産後に装具の交換できるよう必要な物品をお産セットと一緒に携帯するように指導する。

産褥期には，出産後の疲労や授乳などで十分な睡眠がとれないことがある。入院中は看護師が定期的に装具交換を実施し，退院後は家族の協力が十分得られるように，家族のサポート体制を確認し協力要請する。乳児を抱くときは，乳児の動きでストーマ粘膜の損傷やストーマ装具が外れることがないように，伸縮性のある腹帯などで保護し，授乳時にはクッションなどを利用する。入浴時には，ストーマ袋を乳児に引っ張られないように腰にタオルを巻くなどの工夫する。

また，欧米では，がん・生殖医療が推奨されている。わが国では，がん・生殖医療の取り組みが一般化されているとはいえないが，ストーマ造設術と併用し化学療法を実施する前の説明が求められる。

［三木佳子］

第16章　骨盤内手術に伴う性機能障害

5 性機能障害に対する相談窓口

1 ストーマ保有者の身近にいる医療者

性機能障害はすべての患者に生じるわけではないが，思い悩んでいる患者がいるのも事実である。実際相談できそうな医療者を探しているかもしれない。性の問題も含めたあらゆる相談の窓口はストーマケアに携わる身近にいる医療者である。性について医療者に自分から相談することを躊躇する人がほとんどである。性について相談に応じる姿勢があることを発信し，医療者から切り出すことも必要である。患者個人の性への関心度，価値観，対象者との関係性によって支援を要する問題が異なることも認識しておきたい。

2 WOCNとストーマ外来

皮膚・排泄ケア認定看護師（Wound, Ostomy and Continence Nurse：WOCN）の60～90％が性に関する相談に応じている。相談内容は，勃起機能障害，射精障害，性交痛などの身体的変化だけでなく，心理的衝撃やボディイメージの変化，性行為時の留意点，パートナーとの関係の変化，妊娠出産の可能性や管理など，多岐にわたる[1)2)]。

ストーマ外来はプライバシーを保てる環境であり，担当看護師は定期的に受診しているストーマ保有者と信頼関係も築けており，性の悩みの相談の場としての機能が期待される。

3 婦人科外来

腟けいれんは診断のために婦人科的診察が必要なときがある。性交痛は器質的疾患が合併している場合もあり，一般的な婦人科診察や検査が必要な場合もある。性機能障害の対応が可能な婦人科医は，初診時問診票で，主訴などの選択肢に「性機能障害」「性についての相談」などを設けたり，問診でも性生活に問題がないかどうか尋ねたりしている。

4 泌尿器科外来，女性泌尿器科外来

勃起機能障害，射精障害などの男性の性機能障害は主に泌尿器科医が対応する。泌尿器科外来では男性性機能の客観的評価が可能である。すべての泌尿器科医が対応しているわけではないため，受診前に確認が必要である。また，女性を対象とする女性医師が多い女性泌尿器科外来が近年増加している。女性尿失禁の対応が主であるが，性機能障害の治療を実施する女性医師が増加している。

5 性カウンセリング室

日本に性カウンセリング室は少なく，都市部に集中している。個人の心理・社会的問題や夫婦・家族関係問題を解決するための認知行動療法専門相談機関が開設されており，スカイプ，インターネットで相談可能な窓口がある。また，日本性科学会公式ウェブサイトには日本性科学会カウンセリング室が開設されている。インターネットで相談ができるようになったことから受診数は近年増加している[3)]。

6 協働・連携の必要性

勇気を出して，せっかく専門外来を受診しても，ストーマを持っていることで，ストーマによ

る心理的問題やストーマケアの問題とかたづけられ，原因はストーマの存在と判断されて，目的とする問題が解決しないことがある。これまで，ストーマケア，性機能障害についてどこまで対策を行ったかの情報と受診理由を明確に伝える必要がある。それぞれの職種が役割を発揮してより効果的な結果が得られるようにチーム医療を展開する必要がある。

[三木佳子]

■ 文献
1) 山下美緒，太田垣美保，溝口直子ほか：WOCN が実施する人工肛門造設患者の性に関する指導―患者の性別による検討―．母性衛生 47：539-546，2007
2) 高橋都，加藤知行，前川厚子ほか：Enterostomal Therapist/Wound, Ostomy, Continence ナースによる性相談の実態調査：相談内容とアドバイスに着目して．日創傷オストミー失禁管理会誌 14：230-238，2010
3) 渡辺景子，金子和子：日本性科学会カウンセリング室の相談者の動向．Client trend of Japan Society of Sexual Science Counseling Center．日本性科学会雑誌 29：37-50，2011

第17章

ストーマ保有者の生活支援

第17章 ストーマ保有者の生活支援

日常生活の留意点

1 食事

ストーマを造設したからといって基本的には食事の制限はない。開腹術による影響として腸閉塞に対する注意が必要なため、食べ物を消化の良い状態にやわらかく加熱調理し暴飲暴食を避け、よく噛んでバランスよく食べるよう指導する。摂取する食物の内容により、便の性状や臭いやガスの量などは影響を受ける。しかしこれを制限するのではなく、組み合わせや量、調理方法を考え、摂取のタイミングや排泄物の処理方法の工夫等を考えることで好む食事を楽しむことができる。術後の体重増加による肥満は、ストーマ周囲の陥凹や腹壁の変化を引き起こしストーマ管理上支障となることがあるため、一定体重の維持を指導する。術前から基礎疾患（糖尿病、高血圧、腎臓病等）があり食事制限がある場合は、そのまま継続する。

a) 結腸ストーマの場合

基本的には、腸内細菌のバランスを整え、下痢や便秘を起こさないよう心がけるなど、食事を含めた生活習慣を見直していくことが重要である。摂取した食物が、便の性状や臭い、ガスの量などに影響を与える。術前に下痢や便秘の原因となっていた食品や、一般的に下痢をしやすいといわれている食品を摂取した後の排便状況を観察する。摂取によってガスが多くなった食品や下痢をした食品類は、排ガスの音や排便を控えたい状況のときには摂取を控えるなど、排泄のコントロールに役立てることができる。便性に影響するといわれる食品を表17-1-1にまとめた。あくまで一般的なもので個人差があり調理方法や体調で影響は変化する。

b) 回腸ストーマの場合

回腸ストーマからは、水様性で多量の酵素を含んだ便が1,000〜2,000 mL/日排泄される。大腸での吸収機能はないので、脱水と電解質異常を起こしやすい（Na, K, Cl, Pは回腸および大腸で吸収される）。脱水予防のために排泄量と同等の水分を摂取する（もしくは尿量が1,000 mL/日以上を目安に水分を摂取する）。なお、水・茶・コー

表17-1-1 便の性状やガスに影響を及ぼす食品

便の性状	便の性状を整える食品	穀類、緑黄色野菜、根菜類、芋類、豆類、リンゴ、バナナ、キウイ、イチゴ、パパイヤなど
	下痢を起こしやすい食品	炭酸飲料、アイスクリーム、酒類、揚げ物類、ナッツ類、生の果物、ソルビトールやスクラロースなどの人工甘味料など
	消化しにくい食品	海藻類、キノコ類、こんにゃく類、貝類、筍、ゴボウ、レンコンなど
ガス	ガスを発生させやすい食品	炭酸飲料、ビール、栗、山芋、サツマイモ、ゴボウ、大根、春菊、アスパラガス、カニ、海老類、ガム、たばこなど
	ガスの発生を抑える食品	乳酸飲料、ヨーグルト、パセリ、レモンなど
臭い	臭いが強くなる食品	ニラ、ニンニク、ネギ類、アスパラガス、チーズ、貝類など
	臭いを抑える食品	ヨーグルト、乳酸飲料、レモン、パセリ、グレープフルーツジュース、クランベリージュースなど

ヒーなどの低浸透圧性飲料を多量に摂取すると，ナトリウム喪失により脱水が悪化するため，スポーツ飲料，味噌汁，スープ，ジュースなどの，塩分や糖分を含む水分を摂取するよう指導する。

回腸ストーマでは，回腸の狭い腸管に消化されない食物繊維が詰まり，消化液や便の流れを阻害することがある（フードブロッケージ：食物塊による閉塞）。そのため残渣が多い食品（海藻類，ゴボウ，コンニャク，きのこ，竹の子，豆類，パイナップルなど）は，一度に多量に摂取しない，摂取する際はよく噛む，食品を細かく刻む，裏ごしするなどの工夫をする。特に高齢者では，咀嚼の状態を評価し指導を行う。

c）尿路ストーマの場合

尿路感染予防や尿路結石予防のために，1,500～2,000 mL/日程度の尿量を保てるよう十分な水分摂取が必要である。飲水量は尿量を確認しながら調節するよう指導する。一般的に尿のpHは弱酸性だが，尿路ストーマでは尿がアルカリ性に傾きやすく，特に回腸導管では腸粘液が混入して尿がアルカリ性に傾きやすい。尿がアルカリ性に傾くと，尿臭が強くなり結石をつくりやすくなる。ビタミンCやポリフェノールを含む食品の摂取は尿を酸性に保つ作用があるため日頃から計画的に摂取する。なお，尿臭を強くする食品にはニラ，アスパラガス，ニンニク，ネギ類などがあり，尿臭を抑えるものはクランベリージュース，レモン，オレンジ，グレープフルーツジュース，アセロラジュース，緑茶などがある。

［齋藤由香］

2　衣服

ストーマ保有者が日常生活に復帰するうえで，一律に，衣服について特別な工夫や変更を指導する必要はない。ストーマ装具を装着して過ごすことは，今までにないことであり不都合に違いない。しかし，ストーマセルフケア習得の度合いやストーマ保有者それぞれのストーマに対する受け入れの程度，生活のスタイルなどにより，衣服に関連した問題や相談の内容は異なる。

ベルトラインよりも尾側に造設されたストーマであれば，手術前に着用していた衣類を身に着け，生活する。具体的な不都合や不安についてストーマ外来で個別に指導することが大切である。"まずは，元に戻す"ことから始まると考えることが大切である。例えば，男性のストーマ保有者に，一律にズボンのベルトよりもサスペンダーを推奨すると，"ストーマ・イコール・普通のベルトができなくなった"というネガティブな捉え方をしてしまう場合もある。

女性のストーマ保有者からの相談で多い内容には，"ガードル・パンティーストッキング・ジーンズ（締め付けるズボン）は履いてはだめでしょうか？"というものがある。質問者には，"ストーマが押しつぶされるのではないか"，"便が出なくなって体調が悪くなるのではないか"という懸念からこれらを身に着けていない人が多い。一方，ストーマ保有者の中には，退院後間もない頃から，それらを身に着けて外来に来る人もいる。要するに，人それぞれなので，身に着けてみたい物は付けてみて，不具合があればその対処法を一緒に考えることが大切である。タイト（身体にフィットした）な衣類を身に着けた時の不具合は，ストーマ袋内に排出した排泄物が排出口にドレナージされにくいことである。それについては，衣類の変更や工夫とともに，ストーマ袋の扱いについても工夫すべき点を併せて指導することが大切である。

体重の増加や，傍ストーマヘルニアなどの合併症によりストーマ周囲腹壁の変化や体型の変化が生じた場合，あるいは，それらが予測される場合には，ストーマ周囲の腹壁をサポートする目的での腹帯やサポートベルトの使用を検討することが望ましい。

ストーマサイトマーキングを実施したとしても，ストーマの造設部位は限られる。また，術後の経過とともに体型の変化やストーマサイズの変化も避けられない。そのような，時々に応じたテーマに対し，ストーマ保有者と共に対策を考案していくことが，ストーマ保有者を支えることに

なる。

［作間久美］

3 入浴

　日本人にとって入浴は，心身を清めたり1日の疲れを癒すのには欠かせない。生まれた直後は産湯を，死亡した時は湯灌という儀式を昔から行ってきた日本人にとって，入浴は文化であり，日常生活の中に当たり前に存在している。また，日本には多くの温泉があり，幼いころから温泉に親しんできている人も多い。ストーマ保有者となった場合でも入浴に対する思いはなんら変わらないであろう。

　しかし，裸になる入浴はストーマ保有者にとって，ボディイメージの変化を突きつけられ，他人の目が気になる日常生活行動の1つになる。また，入浴時に「お湯が装具の中に入らないのか」，「装具を付けて入浴するのは抵抗がある」など，さまざまな不安や抵抗を感じている。ストーマ保有者の中には，ストーマ造設をきっかけに，入浴スタイルの変更を余儀なくされている人も多い。医療者として，ストーマ保有者が安心して入浴ができ，ストーマ造設以前の入浴スタイルに戻れるように支援していく必要がある。

a）入浴指導のポイント
- ストーマ造設前の入浴スタイルについて十分な情報収集をする。
- 装具交換の時に入浴することはもちろんだが，装具交換時以外での入浴も推奨する。
- 入院中に入浴の体験をすることで，在宅生活に戻ったときのイメージができるようにする。
- 湯の温度は粘膜損傷を防ぐため，熱い湯は避け40℃前後とする。
- 湯の温度が高かったり，入浴時間が長いと，皮膚保護剤の溶けやふやけが進むため，早めに装具交換を要する場合がある。
- 使用装具により，皮膚保護剤の溶け出し予防のため，入浴時のみ周囲にテープなどで保護が必要な装具もあれば，テープでの保護は不要な装具もある。使用装具の特徴に合わせた指導が必要である。
- ストーマ保有者の希望や手術前の入浴スタイルに合わせて使用装具を選択し，決してストーマ装具に合わせた入浴とならないように注意する。

b）自宅での入浴のポイント
- 結腸ストーマの場合，装具を装着したままでも，装具をはずした状態でも入浴（湯船に浸かる）は可能である。ただし，装具をはずして入る場合は，食後2時間は排泄がある可能性があり，食前の入浴を勧める。回腸ストーマの場合は，頻回に排泄があるため，装具を装着したままでの入浴を基本とする。
- 尿路ストーマの場合は，原則として装具を装着して入浴する。尿管皮膚瘻でカテーテル留置の場合には，尿路感染防止の観点から，ストーマ装具を装着して入浴すべきことを指導しておく。
- 入浴時に装具交換をする場合，装具を装着したまま入浴し，脱衣所に上がる前に装具を剝がし，ストーマ周囲皮膚を洗浄する。その後，体をタオルで拭くときにストーマ周囲も乾いていることを確認して，新しい装具を貼付する方法が一般的である。

c）温泉，銭湯などでの入浴ポイント
- ストーマ保有者にどのような要望があるのか十分に確認する。
- 利用する施設にストーマ保有者が入浴してよいか事前に確認しておくとよい。
- 温泉や銭湯などを利用する際には，マナーとして絶対に浴場で装具をはずさず装具交換は自宅で行ってもらう。もちろんトイレ以外で排泄物の処理はしない。1人のストーマ保有者がマナーを守らないことで，マナーを守っているストーマ保有者が利用できなくなる可能性があることを十分に理解してもらう。
- 貸切風呂を利用する場合も，不特定多数が利用する場所であり，装具ははずさない。
- 入浴用装具を利用することも良い。また，普段使用している装具を折りたたんでクリップなど

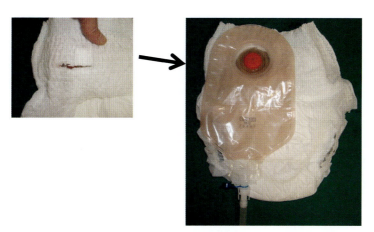

図 17-1-1　パンツ式おむつを着用している場合

でとめるとコンパクトになり，片手で隠せる大きさになる。折りたたんだ装具をテープでとめると入浴時にテープが剥がれてしまうことがある。
- 脱衣所や体を洗う場所では，左腹部にストーマがある場合は一番左側，右腹部にストーマがある場合には一番右側を使用すると他人からは見えにくい。
- 事前に家庭などでシミュレーションを行うとイメージができる。
- 知人や友人との旅行などの際には，同行の人にストーマを保有していることを知っていてもらうと，安心してみんなと温泉を利用することができるというストーマ保有者の声がある。

[原　慎吾]

4　睡眠

睡眠中は副交感神経が優位となるため，一般的に夜中から明け方にかけて腸蠕動が活発になりストーマからの排泄回数が多くなる。また，血流量の増加などにより尿量も増える。熟睡すると抗利尿ホルモンが分泌され尿量が減ると考えられているが，加齢に伴い抗利尿ホルモンの分泌量が減るため尿量が増える高齢者もいる。睡眠中に装具から排泄物が漏れないよう装具の耐久性にあった定期交換を行うなどの局所管理を確実に行う。就寝前には排泄物を処理し，ストーマ装具がしっかり装着されているか確認することを習慣化するよう指導する。

消化管ストーマで排ガスが多い場合はガス抜きフィルターの使用を勧める。尿路ストーマで，夜間の尿量が多い場合はストーマ袋のままでは袋が充満して漏れる可能性があるため蓄尿袋に接続することを勧める。蓄尿袋は尿が流れやすいようにベッド下に置くかベッドの脇に吊るす。また，接続チューブは大腿内側から膝下を通すと寝返りなどで絡まり難く流れもスムーズなことがある。接続チューブの屈曲やねじれによる閉塞が起きないよう，蓄尿袋に接続後いったん手を離しストーマ袋がねじれていないか確認し，ねじれがある場合は接続部を回して調整する。夜間の尿量が多い場合でも，蓄尿袋の接続管が気になって眠れない，もともと夜間に起きる，などの方は，蓄尿袋に接続しなくてもよい。

臥床時にストーマ装具内の排泄物の重みや温かさ冷たさが腹部にかかることで目が覚める場合は，袋カバーや伸縮性のある腹巻の着用で安眠できることがある。退院直後で装具から排泄物が漏れ寝具の汚染が心配な場合は，防水シーツ・失禁シーツなどを使用してもよい。パンツ型おむつを着用している場合はストーマ袋が当たる位置に10 cm前後の切込みを入れ，装具を出し（図17-1-1）蓄尿袋と接続するといった工夫の仕方もある。

ストレスによって眠りが妨げられることはよく

知られており，何か心配なことがあると眠れなくなることはだれでも体験することである。何が不安でどんな状況が心配なのか，具体的に検討することが大切である。また，複数の夜間の管理方法を提示し本人が選べるようにする。

一般的に，アルコールの大量摂取は交感神経を優位にするので，たとえすぐに眠れたとしても夜中に覚醒しなかなか眠れない，また浅い睡眠になることが多い。眠れないときに「眠らなくては」と思うとかえって交感神経が高まる。日中は散歩などの軽い運動をして交感神経を優位にし，睡眠前には入浴し湯上り後の体温の低下とともに副交感神経が優位になり安眠を招くのが望ましい。いずれにしても規則正しい生活を心がけることが良い睡眠のうえでも必要である。

[齋藤由香]

5 運動（スポーツ）

適度の運動は身体の緊張をほぐし，食欲や睡眠に良い影響を与える。術後の創傷治癒が完了するまでは，腹筋を強く使い腹圧がかかる動きは創の離開につながる可能性がある。そのため，運動の内容によって開始すべき時期が異なるため主治医と相談する必要がある。たいていの運動は，術後の体力回復とともに徐々に再開してかまわない。一般的にジョギングやサイクリング，テニス，ゴルフや水泳など趣味の範疇であれば問題ない。運動することにより活動性と代謝機能が活発になり体温の上昇や増加した発汗が装具の粘着力を低下させるため，装具の交換を通常より早める，もしくは運動後に装具交換を行うことを習慣としてもよい。また，発汗量が多い運動をする場合は皮膚保護剤を耐久性が高いものに変更するなど，日常使用のものと運動する時とで装具を使い分ける場合もある。スポーツを行う前には排泄物を処理しストーマ袋の中は空にする。運動により，腹部の皮膚が伸縮したりねじれることにより装具の密着性に不安を覚える場合があるが，安全性を考えてストーマ用ベルトの使用や面板周囲に補強用テープを使用してもよい。また，発汗が多い場合ストーマ袋の下の皮膚が蒸れて皮膚トラブルの原因になるので，汗をきちんと拭き取り，パウチカバーを使用する。局所管理ばかりではなくスポーツドリンクなどで水分の補給を忘れないよう指導する。

身体がぶつかり合う格闘技（相撲，柔道，ボクシング，レスリングやラグビーなど）はストーマ粘膜を損傷する可能性があるため避けたほうがよいが，ストーマを保護する特殊なサポーターを工夫しラグビーを行っているストーマ保有者もいる。また，過度に腹圧がかかる運動（重量上げなど）は傍ストーマヘルニアとなる可能性があるため，予防ベルト（腹帯）類を紹介しあらかじめ装着することを勧める。

水泳など水中で行う運動の場合，装具が剥がれることがないよう装具の交換日を調整する。中長期用装具の場合，交換日は粘着力が低下している。装具装着から24時間程度で粘着力が強くなり，装着直後は強くないため，運動の前日に交換するよう調整する。面板が全面皮膚保護剤の場合は，面板周囲を粘着テープで固定することで皮膚保護剤外縁の溶解を予防できる。粘着テープは防水性のあるものが望ましい。運動終了後はテープが乾いてから剥がすほうが皮膚への負担が少ない。入浴用装具の使用が可能であるが，予定外の排泄にも対応できるよう，閉鎖型や開放型ストーマ装具を折りたたみ使用する。水着は無地より柄もののほうが腹部のふくらみが目立たない。女性ならフレアやパレオ付きのもの，Aラインのワンピース型などを選ぶのもよい。セパレートタイプのものを選ぶと，排泄物を処理するときにも便利である。男性の場合はボクサー型かトランクス型のものを選ぶとよい。

[齋藤由香]

6 通学・労働

就業や学業への復帰の時期は仕事内容，年齢，会社の対応など多くの要因により左右される。定期受診で治療内容とそれによる体調を確認しながら，主治医と相談する。集団生活では排泄が自立

していることが必要で，ストーマ保有者の場合はセルフケアが確立していることが必須であり，確実に漏れない期間を明確にする。体力の回復を図り，外出や運動の機会を増やしながら，就学・就労への準備を進め，社会生活の範囲，適応能力を拡大していく。可能であれば，出勤・通学時間に合わせて勤務先や学校まで行ってみるなど事前に練習することを勧める。電車通勤・通学の場合はストーマを保護するために装具内に空気を入れたり，セカンドバッグで腹部を保護するなど工夫する。不意に漏れた場合を想定し，予備の装具と下着，携帯用の皮膚洗浄剤，処理用の袋を携帯しておき，どこでケアできるかも日頃から考えておく。退院後の日常生活において，日々の健康状態と排泄パターンをチェックし，いつ，どこで排泄物の処理をするか前もって考えておき，焦って失敗しないようにする。

a）就学中の留意点

事前に担任と連絡をとり，トイレの近い教室の利用や漏れたときの装具交換の場所を確保するなどの環境を整備する。授業中にトイレに行けるよう相談をする。養護教諭や必要に応じて校医などの医療者との連携も大切である。主治医から原疾患と日常の活動では身体に問題がないことを説明し，看護師は日常生活上の注意点をストーマ保有者と保護者，担任などの関係者とともに確認する。その際，ストーマ保有者のプライバシーが保護できるよう，何を誰に伝えるか，本人や家族が伝えたくないことなども確認する。

b）就業中の調整

社会復帰は開腹術後であるため，体力の回復に合わせた勤務，業務調整が必要である。基本的にはもとの仕事に戻れるが，腹圧が過度にかかる場合やトイレに長時間行かれない環境など，職種により調整が必要な場合もある。ストーマ保有者であることを上司や親しい同僚，産業医・医務室，福利厚生担当などに知らせておいたほうが有利な場合があることを伝える。職場で装具交換が必要な場合に備え，装具一式を携帯し，職場に一式置いておく。それとともに装具交換が可能なトイレや使用済みのストーマ装具の廃棄方法を検討しておくことも必要である。

[佐間久美]

7 旅行

体力が回復し旅行に出かけることは社会復帰の効果として好ましい。短期間の国内旅行であれば旅行期間と装具交換間隔から装具の必要枚数を計算し，さらに2〜3枚多めに持参する。旅行先での急な環境や食事・体調の変化によっては装具を早めに交換しなければならないこともある。また突然の排泄物の漏れなど予期せぬ出来事に対応できるよう日帰りや一泊旅行でも交換用の装具一式を用意する。保険証，身体障害者手帳，使用装具製品名（製品番号）と取扱い説明書なども忘れずに持参する。

自家用車で旅行をする場合，装具は熱で変化しやすいため，温度が高くなるトランクや日光が当たる場所に置かないよう注意し，夏季は車内に装具を置くときに高温とならないようクーラーボックスと保冷剤を活用する。その際装具が水滴で濡れないように管理する。飛行機や電車の座席は通路側を選び，いつでもトイレに行けるようにすると安心できる。

海外旅行の場合は，装具を国内旅行の最低でも2倍，念のために3倍の数量を用意する。荷物の紛失も想定し，装具と交換用具一式をスーツケースと機内持込用の手荷物に入れ，同行者に頼める場合は分担して持参する。スーツケースに装具を詰める場合は，破損しないようつぶれない頑丈な箱に入れる。機内持込用には，濡れティッシュやビニール袋など緊急時トイレの中で交換できる物品を準備する。この場合，機内持込用バッグは常に手元から離さず，装具と用具類は使用した分を補充することを忘れないようにする。国際線では，刃の長さにかかわらずハサミを機内に持ち込むことはできないためスーツケースに入れ預ける（手持ちの面板はストーマ孔を開けておく）。身体障害者手帳の提示やストーマ保有者であることを

説明すると，優先的にトイレの近くの座席や，足を伸ばせる座席を選ぶことが可能である。機内ではストーマ袋が気圧の影響で膨らむ（バルーン化現象）ことがあるので，消化管ストーマではガス抜きフィルター付きの装具，あるいは，後付けのガス抜きフィルターを一時的にストーマ袋に貼ることを勧める。飛行機の離着陸時や状況によってはトイレに行くことができない場合があるため搭乗前に排泄物の処理をしておく。

灌注排便法を海外で実施する場合には，飲料に適さない水は使えないので，ミネラルウォーターの使用を勧める。旅行先のトイレに洗腸用液袋を引っ掛けるフックがあるとは限らないのでＳ字フックを持っていく。灌注排便を行っても飲食や環境の変化の影響で想定外に排泄する可能性を考え，ストーマ装具を装着する。何年も装具を装着していない場合は，装具装着の手技の確認と再指導を行う。

海外では日本とトイレ事情が違うことがあるため，旅行の前に現地のトイレ事情を調べて，事前に準備をしておく。国内のようにトイレが簡単に見つかるとは限らないため，ツアーなどの自由行動で動くときは，目的地までの行動範囲内のどの辺りに公共トイレ（美術館，図書館，ホテル，デパート，教会など）があるか事前に確認しておく。

長期間の滞在や出かける地域によっては，さまざまな状況を想定し，ストーマ保有者であることが渡航先の言語と英文で書かれた診断書を持参することを検討する。装具を海外で購入する場合は，あらかじめ使用装具メーカーに問い合わせ，訪問地での販売店を調べておくことも必要である。日本で販売している装具が販売されていないこともある。海外で何かトラブルが生じた時のために，各国に患者会があるので，相談できるように行き先の国際オストミー協会の連絡先を確認しておくと安心である。

［齋藤由香］

8 ストーマ用品の管理方法

ストーマ保有者にとってストーマ用品は生活に欠かせないものである。装具交換の方法については，剝がし方や皮膚洗浄の方法など細かく指導されているが，ストーマ用品の管理方法の指導は忘れられがちである。ストーマ用品の購入から廃棄までを適切に行うことができるように，社会復帰後の日常生活を考慮しながら具体的に個別指導し，退院後にその状況を評価することが必要である。

a） 入手方法と購入方法[1)2)]

ストーマ造設後に使用する装具は，入院期間中にストーマの状況や使用者の好みによって検討され決定する。それまでは病院で準備したものを使用するか，術後セットとして院内の売店で組んでもらったものなどを購入してもらう。決定したストーマ装具とアクセサリー類を含めたストーマ用品は，退院後にストーマ保有者や家族が初めて購入をするのではなく，入院中に実際に注文する経験をしてもらい社会復帰後に困ることのないようにする。

i） 入手先の選定

ストーマ用品は，ストーマ装具メーカーと取引をしている医療福祉機器やストーマ用品専門の販売店から購入する。販売店を選定する際は以下のことを考慮する。

・ストーマ装具とアクセサリーはさまざまなメーカーから選択され，後に他のメーカーに変更することもあるので，全てのメーカーを扱っている販売店が望ましい。

・永久ストーマ保有者では身体障害者手帳交付によりストーマ用品の給付を受けるため，販売店が市町村の指定業者になっていなければならない。居住地が遠方の場合は指定業者となっているかどうかの確認が必要である。

・販売店はストーマ保有者にとって相談窓口にもなる。ケア方法や使用装具について問題が生じた場合に備え，販売店と連携が取れるようにしておくことが望ましい。

ii） 購入方法

販売店の選定ができたら，連絡方法を説明する。購入にあたっては電話，FAX，インターネッ

トなど様々な方法がとられているが，初回は直接電話をして"注文方法，受け取り方法，支払い方法，注文から製品到着までの日数など"の購入手順について具体的に確認するように指導する。

iii) 注文に必要な情報

現在，入手することができるストーマ装具はサイズ違いを含めると1,000種類を超えるといわれている。ストーマ保有者や家族が，販売店にスムーズに注文ができるように使用するストーマ用品の"メーカー名，製品番号，製品名，規格やサイズ，購入単位，価格"について手書きしたものを渡す。また，ストーマ保有者が自分のストーマの種類やサイズを説明できるように，ストーマの情報についても併せて記載しておくとよい。

近年はインターネットでストーマ用品の検索が簡単にできるようになっており，製品の試供品も手に入りやすい。しかし多くの製品からストーマ保有者自身が選択をすることは難しいことを伝え，興味があるものがあれば医療者に相談し，正しい使用方法の指導を受けてから試すように伝えておく必要がある。

iv) 購入の頻度や数

購入するストーマ用品の数量についても説明する。ストーマ造設後の半年間は，ストーマの大きさや体重の変化が生じ製品を変更することが多い時期である。ストーマ外来で評価を行い装具変更の可能性が低くなるまでは，一箱（10枚）ごとに注文するか，日常生活用具給付券の単位（多くの市町村は1枚2カ月）とする。また，残りの装具が1枚になってから慌ててということのないように，災害時や装着の失敗があった場合を念頭におき，手持ちの用品が10〜14日分になったときには注文するように説明する。その後は，給付券の期間（4カ月，6カ月など）に合わせて，まとめて購入できることを指導する。

v) 不具合品への対処

ごく稀にストーマ用品に不具合がある場合がある。ストーマ保有者には失敗が不具合品のせいかケア方法のせいか判断がつかず，日頃から注文をしている販売店に連絡するケースが多い。不具合があったときに販売店やメーカーに適切な対応をしてもらえるよう，ストーマ保有者をサポートする必要がある。また，不具合と判断した場合は使用している箱の製造番号（LOT）を確認し，他の製造番号を使用するように説明する。"不具合の状況，枚数，製造番号"を販売店やメーカーに報告し，使用していない製品は箱ごと返品交換する。その製造番号の多くに不具合品が見つかると，メーカーが回収し製品開発に役立てられるので，必ず対処することが重要である。

b) 保管方法[1)3)]

購入したストーマ用品は，常に適当な量を手元に準備しておかなければならない。その際，保管状態が悪かったり，たくさん買いだめをしてしまい古くなると，製品の品質が低下しストーマの管理状況に悪影響を及ぼすこともある。

i) ストーマ用品の使用期限

多くのストーマ用品メーカーは製品の箱に製造年月日や使用期限を表示している。ストーマ装具の使用期限は皮膚保護剤，面板，単品系装具が3〜5年，ストーマ袋が5年に設定されている。これは，購入した時の包装のまま適切に保管した場合の使用期限であり，開封したものや劣化しているときは使用を控える。

また，新しく開発され長期保存の経験がない製品に関しては，発売初年度は使用期限を1年とし，のちに期限が延長される場合もある。購入したものから順番に使用すれば，期限が切れてしまうことはほとんどないはずである。ストーマ保有者には購入後1年以内の使用が望ましいことを説明する。

ii) 保管場所

皮膚保護剤はストーマ用品の中で最も温度や湿度など保管状態の影響を受けやすい。温度や湿度が高いところに放置すると，皮膚保護剤は溶解し一定の厚さが保てず薄い部分ができたり，支持体より外側にはみ出すといった形状の変化を起こす。したがって直射日光のあたる場所や40℃以上の高温になる場所に，長時間保管しない。また，温度が低すぎる冷蔵庫での保管は，粘着力の低下や皮膚保護剤のひび割れなどの変化を起こすので

iii) 自宅での保管方法

購入したストーマ装具は，圧迫による変形や劣化，変色を避け，清潔に保つために箱のまま保管する。製品の外箱には使用期限だけでなく，製造番号(LOT)も記載されている。不具合が生じた場合は製造番号の報告が必要となるので，製品を使い終わるまでは箱を捨てないように説明しておく。また，箱の向きを正しく保管しないと，製品が片寄り変形することがあるので注意する。

iv) 病院での保管方法

病院に在庫しておくストーマ用品は，種類，サイズ，メーカーごとにわかりやすく分類し保管する。ストーマ装具は箱のまま棚やロッカーに整理した方が取り出しやすく，管理しやすい。製品名やサイズ，使用期限の確認も容易である。在庫するストーマ用品は，使用する頻度が高いものを中心に選定し，期間を決めて整理整頓する。アクセサリーやスキンケアに使用するストーマ用品は，そのまま持ち出せるようにケースにまとめておくとよい。

c) ストーマ装具の廃棄方法[3]〜[5]

手術後のストーマ装具交換指導の際に，使用済みストーマ装具（面板，ストーマ袋）の廃棄方法を必ず説明する。入院中は医療廃棄物として扱われるため，ごみ袋に直接捨ててしまうが，社会復帰後は一般ごみとして廃棄するので配慮が必要である。排泄物の処理をせず廃棄し「ごみ収集車の方が作業中に排泄物を浴びる」といった問題が生じ，苦情が日本オストミー協会に持ち込まれたり，ごみ収集場所に注意書きをされてしまうことが実際に起こっている。円滑な社会生活のためにマナーを守る以下の指導が必要である。

- 使用済みのストーマ装具は単品系・二品系，開放型・閉鎖型ストーマ袋など，種類にかかわらずどのような装具でも排泄物はトイレで処理し，袋内になるべく排泄物が残っていない状態にする。装具洗浄はしなくてもよいが，袋内に残りやすい性状の便には予め消臭潤滑剤を使用するとよい。
- 剥がした面板およびストーマ袋は，皮膚保護剤が内側になるよう折りたたんで臭気が漏れにくいように密着させる。ストーマ装具をまとめて紙類で包み，小さなポリ袋に入れてしっかり空気を抜いて密閉する。
- ごみの収集日までは，臭気の漏れにくい蓋付きゴミ箱などをトイレに設置し保管する。臭いが気になる場合は，ゴミ箱の中に脱臭剤や消臭剤を入れておく。
- 居住地のごみの分別方法に従って廃棄する。燃やすごみ（可燃ごみ）として収集する市町村が多いが，分別方法は変更になることがある。廃棄方法がわからない場合は市町村役場や地域のごみ処理施設に問い合わせる。近年では各市町村のウェブサイトでも在宅医療廃棄物の処理方法として確認できるようになってきている。
- 外出時にストーマ装具を交換する場合のセットには，汚物処理用ゴミ箱の設置された多目的トイレ（オストメイト対応トイレ）がない場合に備え，臭いを遮断できる厚めのジッパー付きの袋や不透明なポリ袋などを準備しておく。
- 感染症に罹っているストーマ保有者，曝露防止策が必要な抗がん剤を使用しているストーマ保有者の場合は，家族や介護者の安全管理について，対策が必要な期間の説明，ゴム手袋を装着してトイレ清掃や使用済みストーマ装具の処理を行うなどの指導を行う必要がある。

d) 大規模災害に向けて[6]〜[9]

阪神淡路大震災や東日本大震災の経験から，ストーマ保有者に対する災害対策について検討が進められている。発災時に備えてストーマ保有者に以下のことを指導する。

i) 災害への備えについて

大災害が起きたときに備えて，日頃からストーマ用品の準備をしておくことが重要である。

- ライフラインが寸断されストーマ用品が入手できない状況に備えて，1カ月分のストーマ装具を備蓄し，非常用持ち出し袋などに1週間から10日分の必要物品をまとめておく。
- 非常用持ち出し袋の中に，使用しているスト

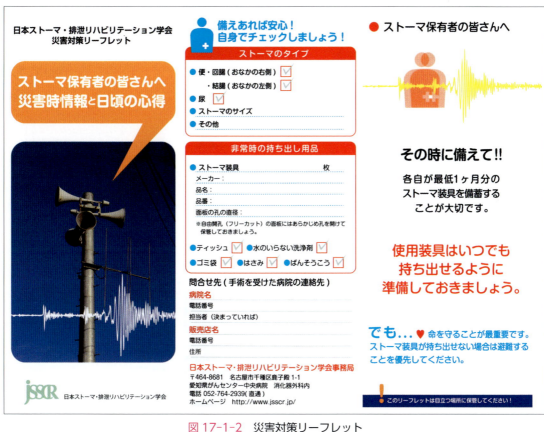

図 17-1-2　災害対策リーフレット

マ装具，アクセサリー，水が使えない状況でも対応できるようにウエットティッシュや水のいらない洗浄剤，ごみ袋，はさみ，絆創膏などを準備する．また，使用装具の製品番号，製品名，サイズなどの情報，ストーマ用品を入手する際に必要な連絡先（手術をした病院，販売店の電話番号や住所など）を記載したメモを一緒に準備しておく．1年に一度は点検し，新しい装具と交換する．

・自宅だけではなく，親戚や友人宅に備蓄させてもらうことも説明する．市町村によっては，役所にストーマ保有者の備蓄を預かるシステムがある．

・避難所などでは装具交換できる場所を確保できない，いつも使用しているストーマ用品が入手できないなど，環境が整わない状態で過ごすことになる可能性がある．そのような場合は皮膚の洗浄を簡単にすませる，装着期間を延長する

など，応急的なケアで対応しなければならないことを説明しておく．

・灌注排便法で管理をしているストーマ保有者は，場所や水の確保が困難なときには自然排便法に変更しなければならないことを説明し，災害用ストーマ用品の備蓄と使用方法を指導する．

ii) 支援体制について

大規模災害の支援体制について説明し，どのような行動をとるとよいかを指導する．

・ストーマ用品を持ち出すことができなかったときは，販売店，病院，市町村などでストーマ用品の支援物資を受け取ることができる．問い合わせをするための連絡先や製品名を記載したメモを日頃から身近に準備しておくとよい．災害対策のリーフレットが日本ストーマ・排泄リハビリテーション学会や各ストーマメーカーで作成されているので活用することを勧める（図17-1-2）．また，連絡先がわからない場合はラ

図 17-1-3　ストーマ用品の供給ルート

ジオやテレビのテロップ，病院や避難所の掲示板から情報を得るようにする。支援物資は通常利用している販売店や病院でなくても受け取ることができる。

- 避難所生活をすることになった場合は，ストーマを保有していることを医療者に伝えること，また，被災者は全国のストーマ外来を受診できるようになっていることを説明する。

緊急時の支援体制については，日本ストーマ・排泄リハビリテーション学会（JSSCR），日本創傷・オストミー・失禁管理学会（JWOCM），日本オストミー協会（JOA），ストーマ用品セーフティーネット連絡会（OAS）などの関係団体のウェブサイトによって情報提供が行われる。各病院での災害時のストーマ保有者への対応については，予め地域研究会（日本ストーマ・排泄リハビリテーション学会地方会）や販売店などと情報交換を行い，検討しておくことが望まれる。

iii）緊急時ストーマ用品無料提供について

ストーマ用品セーフティーネット連絡会から，緊急時（災害発生から約1カ月間）にはストーマ用品が無料提供される。同連絡会は，日本国内のストーマ用品メーカーによって結成された，日本ストーマ用品協会（平成27年3月解散）を前身とする団体である。災害発生時に家屋の倒壊等によりストーマ用品の持ち出しが困難なストーマ保有者，ストーマ用品の入手が困難な避難所や病院等の施設を対象として連絡会の会社負担でストーマ用品が提供される（図17-1-3）。在庫の状況によっては提供できない品目もあるとされているの

で，日頃使用しているストーマ装具の代用品になる可能性があることをストーマ保有者に説明しておく。

[籾山こずえ]

■ 文献

1) 作間久美：ストーマ保有者の退院前後の支援と日常生活の援助．ストーマリハビリテーション講習会実行委員会編，ストーマリハビリテーション―実践と理論，金原出版，181-185頁，2006
2) 山本由利子：ストーマ用品の購入方法．大村裕子監修，ストーマ用品選定ガイド，日総研出版，106-109頁，1996
3) 赤池こずえ：ストーマ用品の保管と廃棄．大村裕子監修，ストーマ用品選定ガイド，日総研出版，101-105頁，1996
4) 松岡美紀：ストーマ袋からの排泄とストーマ袋の廃棄．日本ET/WOC協会編，ストーマケア エキスパートの実践と技術，照林社，36-42頁，2007
5) 坂本理和子ほか：ストーマ装具の廃棄．日本ET/WOC協会編，ストーマケア エキスパートの実践と技術，照林社，94-96頁，2007
6) 大村裕子：東日本大震災における被災ストーマ保有者への支援．日本ストーマ・排泄リハビリテーション学会誌 28(3)：96-102，2012
7) 大村裕子ほか：平成26年度災害対策ワーキンググループ報告．日本ストーマ・排泄リハビリテーション学会誌 31(2)：10-22，2015
8) 日本ストーマ・排泄リハビリテーション学会：災害対策リーフレット，2015版
9) ストーマ用品セーフティーネット連絡会：災害時対応の手引き．平成27年4月1日制定

9　緊急に病院を受診すべき事態

a）腹痛

腹痛はストーマ保有者だけに特定な症状ではなく，一般的にも確認される。一方，手術を受けて消化管ストーマ造設術，回腸導管を造設した尿路ストーマ保有者は開腹手術を施行されており腹痛には注意を要する場合がある。腎瘻や膀胱瘻など開腹手術以外で造設される尿路ストーマにも特徴的な腹痛が認められることがある。ここでは，主にストーマ保有者に特徴的な腹痛について解説する。

i）腸管の癒着によって生じる腸閉塞

ストーマを造設する開腹手術は長時間であり，

腸管の癒着はほぼ必発である。原因には粗雑な手術操作による腸管漿膜や腸間膜の損傷，手術中に出血した血液の洗浄が不十分な場合，手術終了時の愛護的な腸管の配置不良，手術で吻合した個所に存在する縫合糸の影響などさまざまであるが，腸管の機械的通過障害を生じる。腹痛は腹部膨満感から始まり，時間の経過とともに腹部全体の腹痛となる。排泄量は次第に減少し排泄停止へ進行する。嘔気や嘔吐がみられる場合も多い。この場合には，緊急に病院を受診し保存的治療を開始することが重要で，遅れると外科的治療が必要になることもある。

  ii）傍ストーマヘルニア

ストーマが腹壁を貫通するストーマ孔（腹直筋筋膜孔）に腸管が入り込んだヘルニアであり，ストーマ周囲の皮膚の膨隆を伴う合併症で，自覚症状がない場合も多いが，初発時あるいはヘルニアが増大するときには，かなりの痛みを伴う場合がある。嘔気や嘔吐といった症状にも注意する。また，ヘルニア嚢内に腸管が嵌頓すると腸管の圧迫により排泄量の減少や停止も生じる。圧迫が強度で長時間経過すると，腸管の壊死を生じることもあるので，ヘルニアの増大が安定するまでは病院を受診したほうがよい。

  iii）尿路結石

尿中の尿酸は，アルカリ性の尿では溶解しているが，酸性の尿の中では尿酸塩として析出する。さらに腎瘻，尿管皮膚瘻，膀胱瘻などでカテーテルが挿入されると，尿路結石が発生することがある。結石の存在部位により，腹痛は側腹部，背部，下腹部などに生じる。尿路を閉塞すると，排尿量の低下，停止が起こる。腹痛の部位，血尿の有無，排尿量の測定が必要である。

  iv）尿路閉塞

尿路の閉塞は，結石のほか，尿路の屈曲，尿路の圧迫，尿路への腫瘍の再発・浸潤などが原因で生じる。中枢側の尿路の拡張が生じ，水腎症となる。結石同様痛みの部位は異なるが，最終的に腎臓のある側腹部の痛みとなる。

  v）その他の腹痛を伴う疾患

一般的な腹痛を伴う疾患を，忘れてはならない。急性や慢性の胃炎や腸炎は，腹痛を伴う。開腹手術に伴う消化管機能低下から，胆石や膵炎を併発することもある。急な腹痛の発生時には，症状を聴取し，可能なら受診をすすめる。

b）出血

出血をきたす原因にはいくつかの疾患や病態が考えられるが，部位別に分けると理解しやすい。

  i）ストーマを形成する粘膜からの出血

ストーマを形成している腸管粘膜にできた腫瘍（図17-1-4）やポリープなどの病変部から出血する場合があり肉眼的に確認できる場合もあるが，これらの場合には早急な受診を要する。

また，ストーマを形成する粘膜の損傷による出血も認められる。ストーマ装具による損傷が多く，ストーマ袋によるストーマ粘膜の圧迫や摩擦により出血するケースが多い。ストーマ装具の面板の開孔部が粘膜を損傷することがある（図17-1-5）。貼付方法の再指導が必要である。夜間などに保有者自身が掻きむしる場合も経験される。粘膜からの出血の多くは，圧迫などで止血するが，ストーマ外来で相談することを勧める。

  ii）ストーマ口からの出血

ストーマ口からの出血はストーマ出血と呼ばれる。腸管を用いているストーマの場合は，腸管にできた腫瘍やポリープ，潰瘍などからの出血が疑われる。尿路ストーマでは残存する膀胱，尿管からの出血が考えられる。いずれの場合も原因究明のため受診が必要である。

  iii）粘膜皮膚接合部からの出血

ストーマ粘膜と皮膚が接する皮膚からの出血で，粘膜移植によるものが多く（図17-1-6）圧迫により止血する場合が多いが，必要に応じて硝酸銀での焼灼やレーザーでの治療を行う。肝硬変や転移性肝癌のために門脈圧亢進症となり，慢性的静脈血還流不全で生じるストーマ静脈瘤（図17-1-7）による出血は大出血をきたすことがあり，緊急受診の適応となる。圧迫，硝酸銀焼灼，レーザー治療でも止血が困難な場合は，結紮止血を行うこともある。肝転移や門脈圧亢進症の認められるストーマ保有者には定期的な受診と観察が必要

である。その他ストーマ内腔の腸管と皮膚の間に瘻孔ができて出血する場合も認められる。いずれも受診の適応である。

iv) ストーマ周囲皮膚からの出血

ストーマ装具が皮膚に粘着する部分からの出血は、面板の粘着剤に対するアレルギーによる皮膚炎のほか、剥離刺激による皮膚角質のバリア機能の消失や、抗がん剤などの皮膚障害によっても生じる。いずれもストーマ外来を受診し原因が装具によるものか、不適切な使用によるものか、薬剤の影響によるものかを判断し適切な対応が求められる。

c) 排泄停止

排便および排尿の停止には2つの原因が考えられる。すなわち腹腔内や後腹膜の臓器（消化器・泌尿器）が原因の場合と排泄口が原因となる場合である。

i) 腹腔内・後腹膜の臓器が原因の場合

消化管の排泄停止は腸閉塞（イレウス）と呼ばれ、小腸や結腸に、何らかの原因で生じた通過障害によるものである。腸管の運動機能障害（機能的イレウス）のほか、術後の癒着などが原因となる腸管の屈曲や捻転による機械的な閉塞（機械的イレウス）の2つに大別される。

術後の経過で便秘傾向の患者や腹部X線撮影で腹腔内に便の貯留が多い場合は、消化管機能の低下が推測され、整腸剤や緩下剤の内服などを考慮する必要がある。急性発症の排便停止は腸閉塞（イレウス）となり腹痛や嘔吐を伴い緊急の受診が必要である。

機械的イレウスの原因には手術時の手技による腸管の癒着によるものが多く、消化管ストーマでは内ヘルニアや腸管の捻転など急性の閉塞を生じることもある。腹壁瘢痕ヘルニアや傍ストーマヘルニアが原因になることや、腹腔内の癌の再発や圧迫、癌性腹膜炎による閉塞も機械的イレウスである。

尿路ストーマの場合の腹腔内・後腹膜での排泄停止の原因について述べる。回腸導管では、ストーマを形成する尿管と回腸の吻合部の狭窄が最も多い。この部の吻合の良否が大きく影響する。尿管皮膚瘻では、反対側の尿管が大動脈を乗り越える部分と尿管の吻合部の2つの部位での狭窄が原因となる。そのほかに、感染やアルカリ尿などで生じた尿路結石が原因となることもあり、尿路のどの部位にも生じ、尿路閉塞をもたらす。尿路の狭窄、閉塞は腎盂内圧の上昇を招き、水腎症を起こし、腎機能障害を惹起する。また、感染を誘発し膿腎症や敗血症へ進行する危険性がある。

ii) 排泄口（ストーマ）が原因の場合

消化管ストーマの場合は、排泄口の狭窄は観察可能な場合が多く、術直後の粘膜と皮膚縫合部の離開、ストーマ壊死、ストーマ陥没に引き続いて生じることが多い。排泄口レベル（スキンレベル）の場合のほか皮下や筋膜部さらには腹膜部での狭窄や閉塞も認められるので手指によって確認し部位の判定を行うほか狭窄部の一時的な拡張も行える。便が細い場合は必ず行い定期的にチェックしておくことが重要であるが、急激な閉塞は緊急受診の必要がある。

尿路ストーマの場合も同様で、回腸導管の排泄口である回腸と皮膚の縫合部離解、ストーマ壊死、ストーマ陥没後の狭窄が多いが、排泄されるのは液体である尿なので、完全な排泄停止は少ない。尿管皮膚瘻ではストーマ周囲皮膚炎の影響で狭窄が進行すると尿が勢いよく噴出することがあり、その後に閉塞となることがある（図17-1-8）。カテーテルの挿入が必要となることもある（図17-1-9）。尿管皮膚瘻では、このスキンレベルでの狭窄・閉塞以外にも尿管が腹壁を貫通する皮下や筋膜部、腹膜部での尿管の屈曲が原因となることもある。早期の発見と治療が必要であり受診が必要である。尿路ストーマでは、カテーテルが挿入されていることも多く、カテーテルの内腔に凝血塊・塩類の沈着や結石の嵌頓が生じるとカテーテルの狭窄や閉塞を生じる。カテーテルの自然抜去や事故抜去も瘻孔の狭窄・閉塞やズレを生じることがあるので、緊急受診の対象である。

d) 急な発熱

発熱は、感染症の症状であるが、術後2週間程

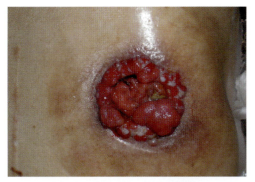

図 17-1-4　ストーマの腫瘤

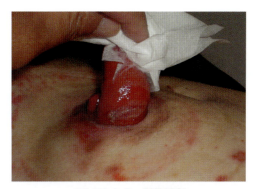

図 17-1-5　腸管損傷

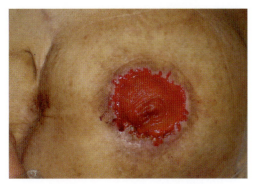

図 17-1-6　粘膜・皮膚移植

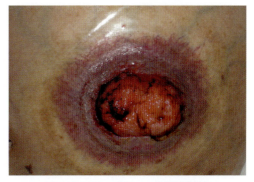

図 17-1-7　ストーマ周囲静脈瘤

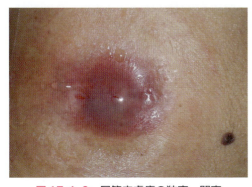

図 17-1-8　尿管皮膚瘻の狭窄・閉塞

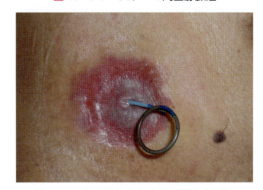

図 17-1-9　図 1-8 にカテーテルを挿入

度の入院期間では早期合併症が生じる前の退院も考えられる。

　ストーマ周囲膿瘍は術後早期に生じる合併症であるが，粘膜と皮膚を縫合した部分の感染で，発赤・腫脹・発熱・疼痛を伴う。術後に抜糸をした時に発見されることもあり，退院後の早期に発熱で受診されることもある。ストーマ粘膜を皮膚の抜糸が行われていない場合は抜糸して創部を開放し排膿させる。粘膜と皮膚の離開を生じ，ストーマ脱落からストーマ狭窄へ移行することが多いので，注意が必要である。

　腹腔内膿瘍は開腹手術の合併症であるが，膿瘍の出現まで10日から数週間経過することもあり，退院後の発熱，腹痛，腹部膨満感，食欲不振などの症状で受診することがある。

　ストーマ瘻孔はストーマ造設時に縫合糸が腸管全層を貫通した場合に形成された瘻孔であり，発熱を伴う場合がある。瘻孔の開放や切除などの比

較的容易な治療が必要である。クローン病は，小腸，結腸を問わず腸管と腸管，または腸管と皮膚の間に瘻孔を形成する。発熱と腹痛で受診することがある。

尿路ストーマでは，尿路感染は比較的多い合併症であり発熱で外来を受診することも多い。尿流の淀みが生じ感染を起こし，尿がアルカリ性に変化することが感染をさらに助長する。回腸導管では，尿管と回腸の吻合部には逆流防止機能がなく，導管から感染尿が尿管・腎盂へ逆流し腎盂腎炎に進行する。腎瘻，膀胱瘻にはカテーテルが留置され細菌の侵入が容易に生じる。また，カテーテルにより腎盂や膀胱粘膜が損傷され細菌に対する抵抗性が低下する。結石の存在やカテーテルの内腔閉鎖などで尿路の閉塞を起こすと尿路感染症は重症化する。尿管皮膚瘻でも同様に，細菌感染を起こすと容易に腎盂腎炎に波及する。腎盂腎炎から，細菌が腎実質内に侵入すると，腎膿瘍へ進行する。膿瘍は腎周囲に波及し，敗血症に発展する可能性もある。このように，尿路ストーマの保有者は尿路感染症を起こす可能性が高い[1]。急な発熱時には受診が必要である。

これらのほかにも一般的な発熱疾患も多いので，腹痛，下痢，尿の濁りなどの他の症状を参考にして受診を勧める。

[三浦英一朗]

■ 文献〔9 d〕
1) 坂　義人：尿路系ストーマの合併症．ストーマリハビリテーション講習会実行委員会編，ストーマケア基礎と実際，金原出版，270-279頁，1989

10　原疾患の増悪再発などへの対処

ストーマ保有者は，原疾患が悪性であれば，再発の恐れなどから，憩室穿孔などで一時的にストーマを造設した場合でも，他の憩室が穿孔しないだろうか，などと精神的にも苦慮するものである。

a) 良性疾患の場合
i) 疾患
良性疾患では，結腸憩室疾患の穿孔や血管病変での結腸壊死などで，全身状態または局所の状況が悪かった場合に，一時的にストーマが造設される。またクローン病や潰瘍性大腸炎などの炎症性腸疾患でのストーマ造設もある。

ii) 追跡
良性疾患でも他の部位の結腸や小腸にまた異常が起こらないだろうか，残した直腸は果たして使用できるか，不安になるものである。その際には，残存結腸や直腸を内視鏡検査したりすることで，異常がなければ安心できる。一時的ストーマの場合，残存腸管に異常がなく，患者がストーマケアに対して不安があるのなら，早めにストーマ閉鎖をすることも必要である。これはクローン病や潰瘍性大腸炎などの炎症性腸疾患においてストーマを造設された患者についても同様で，残存腸管の病状のコントロールが重要である。

しかし，全身的な疾患（膠原病や血管病変など）で腸管全体が悪化していく疾患などでは，局所の対策のみならず全身疾患への対策（ステロイド剤や免疫抑制剤など）が必要である。

良性疾患に対してストーマを造設する場合には，原疾患が高度に悪化した例も多く，ストーマが閉鎖できないケースも多い。全身疾患をかかえるストーマは管理困難に陥る場合も多い。このような場合には，良性疾患であるからといって外来を打ち切るのではなく，一生涯定期的にストーマ外来でみていくほうが，ストーマケアのためにも精神的にも患者の支えとなろう。

iii) 対策
良性疾患でも他の部位の腸管が悪くなる場合がある。クローン病などでは頻繁にある。その場合には，新病変に対してまず内科的な薬物治療が行われる。ステロイド剤や免疫抑制剤，分子標的薬も使用される場合がある。全身的な栄養療法なども同時に行われ，病勢をコントロールすることをめざす。これら保存的治療でも病勢が悪化する場合には，やはり手術療法が選ばれる。クローン病やベーチェット病などでは何度も手術をせざるを

	術後経過年月	3	6	9	1年 12	3	6	9	2年 12	3	6	9	3年 12	3	6	9	4年 12	3	6	9	5年 12
結腸・RS癌	問診・診察	●	●	●	●	●	●	●	●	●	●		●		●		●		●		●
	腫瘍マーカー	●	●	●	●	●	●	●	●	●	●		●		●		●		●		●
	胸部CT				●				●				●		○				○		●
	腹部CT				●				●				●		○				○		●
	大腸内視鏡検査				●								●								
直腸癌	問診・診察	●	●	●	●	●	●	●	●	●	●		●		●		●		●		●
	腫瘍マーカー	●	●	●	●	●	●	●	●	●	●		●		●		●		●		●
	直腸指診																				
	胸部CT				●				●				●		○				○		●
	腹部・骨盤CT				●				●				●		○				○		●
	大腸内視鏡検査				●				●				●								

●：Stage Ⅰ～Stage Ⅲ大腸癌に行う．
○：Stage Ⅲ大腸癌に行う．Stage Ⅰ～Stage Ⅱ大腸癌では省略してもよい．
胸部の画像診断：CTが望ましいが，胸部単純X線検査でもよい．
腹部の画像診断：CTが望ましいが，腹部超音波検査でもよい．

図17-1-11　大腸癌治癒切除後のサーベイランススケジュールの1例〔文献1〕より引用〕

得ない場合もある．このような場合には良性疾患でも身体的な，また精神的な苦痛は不可避である．

b）悪性疾患の場合

i）疾患

直腸癌でストーマを造設した場合には，再発しないだろうか，と患者は不安に思うものである．直腸癌以外の婦人科疾患や泌尿器科疾患の悪性腫瘍でストーマが造設された場合でも同様であろう．ストーマから出血すれば，また他の部位に癌が発生したのかもしれない，とか，会陰部に痛みが出現すれば，骨盤内再発かもしれない，とか，腹痛が起これば腹膜転移ではないか，とか，患者はいろいろと不安になるものである．

ii）追跡

定期的な医療機関の受診が必要である．治癒切除術を受けていても，補助化学療法として，抗がん剤の内服や点滴を受けている患者も多い．これは決まった期間，決まった量を投与しないと，効果は得られない．医師の指示にしたがって治療を受けるべきであろう．近年は抗がん剤治療に目覚ましい進歩がある．切除不能高度進行大腸癌患者でも生存中央値が2年半を超える．適応のある患者はぜひ受けるべきである．

手術後5年間は3～6カ月に1度の血液検査，画像検査が勧められているので，定期的に医療機関を受診することが何よりの安心につながるであろう[1]（図17-1-11）．

採血では腫瘍マーカーが必要である．血清CEA値やCA19-9値は再発の発見にも役立つ場合が多い．

画像は定期的にCT，超音波検査，場合によってはMRI検査などが必要である．再発か炎症か鑑別がしがたい場合にはPET検査も役立つ．

そのほか，受診の際には普段の排便の状況，出血の有無なども詳しく聴取すると，より診断精度が上昇する．特にストーマ周囲の腸管および皮膚の状況によって，ストーマ周囲の大腸癌の発見や腸管皮膚瘻の発見につながるので，注意深い観察が必要である．

iii）対策

直腸癌は再発が発見されても悲観することはない．

手術の対象となるのは，肝転移に対する肝切除である．何個以下の転移で切除適応かは各施設によって異なる．一般に切除された患者は切除され

なかった患者よりかなり予後が良い。肺転移についても切除できた患者の予後は良い。切除できる症例は積極的に手術が勧められる。また肝や肺が切除不能であっても，早めに抗がん剤治療をすることで予後の改善が得られている。

　腹膜播種などで腸閉塞症状を呈してきた場合には，全身に再発・転移している場合も多く，症状の緩和がはかられるべきである。症状の緩和を目的として薬物療法が主として行われるが，再度手術をして，バイパスやストーマを造設する場合もある。症状の緩和がはかられるならば手術も一つの方法として採用される。

　ストーマ保有者は，原疾患が良性であれば病状の再燃などの恐れ，原疾患が悪性であれば再発の恐れがつきまとう。定期的に医療機関を受診し，適切に検査をすることで早期発見につながり，対策を適切にとることができる。また定期受診をすることが，肉体的にも精神的にもストーマ保有者の支えになると考えられる。

[西口幸雄，井上　透，日月亜紀子]

■ 文献（10）

1) 大腸癌研究会編：大腸癌手術後のサーベイランス．大腸癌治療ガイドライン医師用 2010 年版，金原出版，36-38 頁，2010

第17章 ストーマ保有者の生活支援

2 ストーマ保有者の会（患者会）の意義と役割

社会復帰したストーマ保有者がお互いの様々な情報交換や親睦を図るために作った互助組織「ストーマ保有者の会」は，患者会と呼ばれている。

1960年代の日本の医療は，疾病の治療に焦点が置かれていた。ストーマ造設術を受けた患者の生活の質（QOL）と密接に関係するストーマケアは，医療側の知識や情報提供の不足，生活支援への関心不足，さらにストーマ管理用品の不備，社会の排泄障害への理解不足の中，指導者のいない手探りの状況で始まったものである。このような状況下でのストーマ保有者の会の活動は，日本のストーマリハビリテーションの発展と進化への引き金となったことは言うまでもない。

互助組織であるストーマ保有者の会は，情報交換や親睦を図りながら，ストーマを保有したことによる不安や悩みを共有して問題解決の方法を見出したり，オストミービジターの養成を図るなど心理的サポートを与えることができるピアカウンセリングへとその役割を拡充している。

まずストーマ保有者の会の歴史を述べる。

1 「ストーマ保有者の会」の歴史
（表17-2-1）

1940年代後半にニューヨーク・マウントサイナイ病院で手術を受けた4人のストーマ保有者が，日常生活や社会活動をより健康的に送るためにお互いに情報交換を行い，諸問題の改善を図ることを目的に集まったことが，世界で最初のストーマ保有者の会と言われている[1)2)]。

その後，ストーマ保有者の会は全米に広がり，1962年にはUOA（United Ostomy Association）が，ついで1970年にはIOA（International Ostomy Association）がデンマーク・イギリス・アメリカ・オランダ・日本などの加盟によって結成され，国際的な発展をとげていった[1)～3)]。

表17-2-1 「ストーマ保有者の会」の歴史

1) 世界のストーマ保有者の会の歴史	
1940年代	ニューヨーク・マウントサイナイ病院で，4人のストーマ保有者が情報交換を行い，諸問題の改善を図るために集まる
1961年	クリーブランド・クリニックでNorma Gillが世界で初めてETスクールを開設
1962年	UOA (United Ostomy Association) 設立
1974年	IOA (International Ostomy Association) 設立
1980年代	全米で500以上の会が活動している
2) 日本のストーマ保有者の会の歴史	
1965年（昭和40年）	名古屋で16名のストーマ保有者が集まりストーマの悩みに関する情報交換を行い，腸和会（現：健心友の会）が発足
1969年（昭和44年）	横浜で「互療会」が設立
1970年（昭和45年）	大阪で「友起会」が設立
1975年（昭和50年）	人工肛門装具研究委員会が設立
1976年（昭和51年）	互療会がIOAへ加盟
1989年（平成元年）	JOA (Japan Ostomy Association Inc/社団法人・日本オストミー協会) 設立

ストーマ保有者の会の発展にET（enterostomal therapist）制度の確立が大きな要因となる。1961年に潰瘍性大腸炎のためイレオストミーを造設した患者のNorma Gillがストーマケアの必要性を感じ，Turnbull医師の指導下にクリーブランドクリニックにETスクールを開設した。その後，全米，イギリス，オーストラリアなど諸国でETスクールが誕生した[1)～3)]。養成されたETは医師・看護師など医療従事者とストーマ保有者の会との橋渡し的存在として，ストーマ保有者の会の発展と向上に大きな役割を果たしてきた[1)2)]。日本において，最初のストーマ保有者の会が誕生したのは1960年代である。当時の医療は疾患を治すことが最優先であり，ストーマ造設術を受けた患者の身体的問題や精神的問題についての十分なサポート体制はなかった[3)～5)]。1965年10月名古屋でストーマ保有者16名が集まり，ストーマの悩み事に関するお互いの情報交換を行ったのが動機となって腸和会（現在の健心友の会）が発足。1969年には，横浜と東京のストーマ保有者の有志による互療会，1970年には大阪で友起会が設立された。1989年には互療会を中心に各地の会が統合されて，厚生労働省認可のJOA（Japan Ostomy Association Inc：社団法人・日本オストミー協会）が誕生した[4)5)]。

2 ストーマ保有者の会の種類と活動

a）種類

ストーマ保有者が主体で運営するものと，病院や企業などが主体で運営する2種類に分類される。1984年の中里による調査[2)]では，①ストーマ保有者の自主的要望，②医療従事者推薦，③装具業者推薦，④他の地域の活動をみて，⑤その他が会の設立動機として挙げられ，1991年には111カ所のストーマ保有者の会報告がある。しかし現在は病院や企業で運営する会の解散もあり，正確な数の把握は困難である。

ストーマ保有者が主体で運営するものとして，①日本オストミー協会（JOA）本部およびその支部（61支部），②若いオストメイトのためのグループ「20/40フォーカスグループ」，③若い女性のオストメイトの会「ブーケ」，④小児オストメイトの会「つぼみ会」（関東）「たんぽぽの会」（関西），⑤IBDネットワーク，⑥がんの患者会などが活動している。

b）活動

活動内容として日本オストミー協会は，ストーマ保有者の生活の質の向上を目指し，講演会，講習会，電話相談，協会誌の発行，オストメイト社会適応訓練事業の受託，学術団体との連携，IOA・ASPOA（Asia South Pacific Ostomy Association）との交流，災害時の支援活動，オストミービジター活動，ピアサポート等，多岐にわたる積極的活動を展開している。

3 オストミービジター

オストミービジターとは，医療関係者の要望を受けて，すでに社会復帰しているストーマ保有者が術前術後の患者を病院などに訪問し，社会復帰の手助けをするボランティアのことである。1960年代にUOAが実施したことが始まりと言われ，米，英ではストーマ保有者の社会復帰の有効な手段として定着している。わが国においては，1989年に導入され，JOAはその普及，定着に医療機関と連携し試行された。

オストミービジターの利点として，①訪問者の元気な姿に将来の見通しが生まれる（不安の緩和），②仲間の体験を知り，ストーマがあっても十分に生活できるという自信になる，③自立を促す，などがある反面，オストミービジターの欠点として，①つらい体験を聞き嫌な思いをした，②自己の経験を押し付けたがる，③患者のプライバシーが侵されやすい，などがある。したがって，オストミービジター活動の原則として，医療面に立ち入らない，医療機関の批判をしない，訪問した患者の秘密を守る，などを遵守しながら，日本の文化風土の実情に即したものとして展開していくことが今後の課題である。

［梶西ミチコ］

■ 文献／参考文献

1) 中里博昭：患者会．ストーマケアの基礎と実際　改訂第2版，ストーマリハビリテーション講習会実行委員会編，金原出版，東京，351-363頁，1989
2) 中里博昭：オストメイトのクラブ活動（友の会）．ストーマとともに（中里博昭，前川厚子，田村泰三，野原清水編），改訂第3版，金原出版，242-260頁，2001
3) 中條俊夫：日本におけるストーマリハビリテーションの現況．臨床看護 14(4)：487-492，1988
4) 中條俊夫：患者会．小児のストーマ・ケア（中條俊夫，川村　猛監修），臨床看護セレクション5，へるす出版，278-280頁，1997
5) 社団法人日本オストミー協会30年史編集委員会：協会三十年史（社団法人日本オストミー協会・協会30年史編集委員会編），社団法人日本オストミー協会，58-117頁，2002
● 上原美紀：患者会．実践ストーマ・ケア（穴澤貞夫編），臨床看護セレクション10，へるす出版，東京，166-168頁，2000
● 社団法人日本オストミー協会公式ウェブサイト http://www.joa-net.org

第18章

ストーマ外来の意義と役割

第18章 ストーマ外来の意義と役割

1 ストーマ外来の意義

　ストーマ外来とは、「ストーマリハビリテーションを行う外来部門」と定義され、ストーマ保有者の生涯にわたる生活の質を支えることを目指して専門的ケアを提供する外来である。最近では、手術技術や全身管理の向上、診療群分類別包括評価（Diagnosis Procedure Combination：DPC）などの導入により在院日数の短縮化が進み、入院日は手術前日という施設が増えている。そのため、従来は入院してから実施されていたストーマ造設のためのオリエンテーションや術前準備がストーマ外来の役割となりつつある。ストーマ保有者はやがて、体型の変化、社会的な立場の変化、精神面の変化、加齢に起因する身体機能や認知力の問題など、ダイナミックな変化を経験しながらストーマとともに生きていく。ストーマ保有者は生涯にわたり、肉体的・精神的変化に対応したストーマケアやリハビリテーションを必要とする。それらを支えるのがストーマ外来である。

1 ストーマ外来の目的

　ストーマそのものは疾患治療の結果生じたものであって、治療を要する対象ではない。ストーマ造設を受けた患者には身体的な排泄経路が変更されたことに伴う障害に対して、新しい排泄管理方法を習得して社会復帰するためのリハビリテーションが必要となる。また、手術に付随して発生することのある排尿障害や性機能障害への治療やリハビリテーションが必要となる場合もある。さらに、ストーマの局所管理には、専用の特殊な装具を使用する必要があり、その使用に伴う不具合や周囲の皮膚障害などの合併症が、永続的な課題として存在する。これら、ストーマを保有しながら生活をする人々の問題点やニーズに対し、適切な時期に、適切な身体的・精神的・社会的支援を提供する場がストーマ外来である（図18-1-1）。

2 特殊性

①ストーマリハビリテーションはストーマの造設が決定された術前から始まる。

②通常の疾患においては、治療の終了をもって医療の終了となるが、ストーマ保有者は退院してからが本当のストーマリハビリテーションの始まりである。

③ストーマ保有者の生涯にわたるニーズに応えて、医学的見地から支援を行う。

④ストーマの局所管理には特殊な装具を必要とし、その使用にも専門的な技術と知識を必要とする。

⑤ストーマ保有者の個別性のある相談内容に対応するためには、この分野での専門的な知識や技術が不可欠である。

⑥ストーマ保有者の社会復帰を支えるためには、社会福祉関係者、ストーマ用品メーカー、日本オストミー協会など多岐にわたる方面の協力を必要とする。

［作間久美］

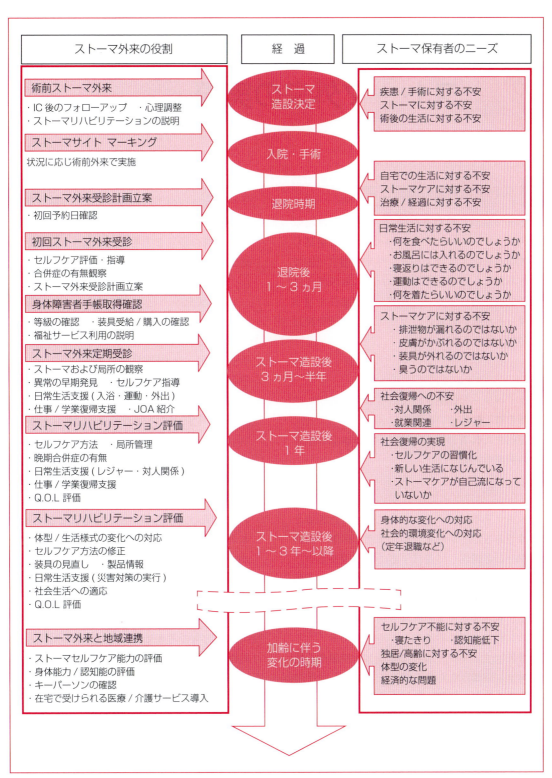

図18-1-1　ストーマ外来の役割

第18章 ストーマ外来の意義と役割

2 ストーマ外来の実際

1 ストーマ外来の開設と運営

ストーマ造設に携わる医師（外科医または泌尿器科医）とストーマリハビリテーションに精通した看護師が存在すればストーマ外来は運営可能である。ただし，診療報酬請求のためには条件が伴うので注意が必要である。基準と算定要件を遵守すれば，それぞれの施設で実施可能な方法を検討して運営することができる。

a）ストーマ外来の条件
① プライバシーの配慮されている専用の場所
② 医師の指示に基づいた実施
③ 保健師または看護師が個別に30分以上の療養上の指導の実施

b）ストーマ外来を担当するスタッフ
ストーマリハビリテーションに精通した医師と看護師であることが望ましい。また，医師，看護師がチームを構成して運営することが望ましい。
① ストーマに関する十分な経験を有する常勤の医師をストーマ外来担当とする。ストーマ造設後に生じる，ストーマの異常や周囲の皮膚障害などの診断と治療に看護師とともにあたる。
② 看護師は，ストーマ造設に関連した疾患や治療に対する知識はもちろんのこと，ストーマケアに関する豊富な経験，技術と知識，ストーマリハビリテーションに関する調整能力を必要とする。
③ 外科や泌尿器科の診療科に勤務する看護師がストーマ外来を兼務することも十分に可能である。普段の診療介助での気づきや患者との信頼関係が，ストーマケアに関する相談の窓口となることがある。その際には，ストーマリハビリテーションへの情熱を持ち知識と技術を基礎講習会で学び，研究会や学会に参加することで，この分野の動向を患者ケアに取り入れる努力が必要である。

c）ストーマ外来を担当するにふさわしい資格認定制度
① ストーマ認定士（日本ストーマ・排泄リハビリテーション学会認定）
学会が2011年に発足させた制度で，ストーマ医療・リハビリテーションに携わる，医師と看護師が対象（学会公式ウェブサイト参照：http://www.jsscr.jp）
② 皮膚・排泄ケア認定看護師（日本看護協会認定）
日本看護協会が認める資格で，Wound（創傷），Ostomy（オストミー），Continence（失禁）ケアの3領域のエキスパートとなることが可能（日本看護協会公式ウェブサイト参照：http://www.nurse.or.jp）

d）受診対象の条件
ストーマ外来を運営する病院の規模や地域での役割，担当者の考えにより受け入れる対象と条件は異なる。対外的にストーマ外来を標榜するか否かにも関係するので，関係者でよく相談して決める。

  i）自院で手術を受けた患者のみを対象としてフォローアップを行う外来
ストーマ造設の手術を行う施設であれば，手術件数の多少にかかわらずストーマ造設後の相談窓口としてストーマ外来の設置は責務と考える。ストーマ保有者が受診した際には，ストーマケアで

困っていることはないかを尋ね，ストーマ装具を外して局所を観察する機会を作ることが大切である。

 ii) 他院で手術を受けた患者も受け入れる外来

ストーマ外来を標榜していると，他院でストーマ造設を受けた患者が受診希望を寄せることがある。いかなる相談内容であれ，手術を受けた病院からの紹介状を持参することを求める。このことにより，原疾患や治療の内容と症状との関連性が明らかとなり，適切なケアや治療が実施可能となる。また，がんの再発による状態の悪化症例などのストーマ外来受診適応外を判断することができる。

 iii) 他院で手術を受けたがストーマ外来に通院できない患者も受け入れる外来

医療機関を変えて受診する場合，紹介状を持参することが望ましい。しかし，ストーマ保有歴が長く，すでに手術を受けた病院への通院がない場合や手術を受けた病院にはストーマ外来がなくて困っている場合など，前医からの紹介状を得ることが困難な状況のストーマ保有者が多いことも現実である。ストーマケアに特化して対応することを条件とすれば，紹介状の持参を求めないストーマ外来も重要である。この場合，担当はストーマ医療に精通した医師と看護師によるべきで，受診を希望するストーマ保有者との信頼関係の構築が重要となる。筆者の経験では，地域のストーマ保有者の会や装具販売店からの紹介でストーマ外来受診を希望されることがある。

e) ストーマ外来受診方法の違い
①診療科主治医の定期診察日に合わせてストーマ外来を受診する。
②診療科主治医の診察日とは別にストーマ外来を予約して受診する（診療科の医師による診察は必要でこの場合は主治医でなくてもよい）。

f) ストーマ外来のタイプ
 i) 看護師による独立したストーマ外来

ストーマ造設を受けて退院した全ての患者のセルフケア指導やリハビリテーションを提供する。病院の看護外来としての位置づけで，皮膚・排泄ケア認定看護師（以下，WOCナースという）やストーマリハビリテーション分野のトレーニングを受けた看護師が主体となって運営し，独立した専用の部屋がある。ストーマ保有者は，退院直後からストーマ外来を定期的に予約して受診し，ケア指導を受け，日常生活上での不便や不安について相談し解決する。

看護師は医師と連携をとり，医師の処置が必要な場合は看護師の判断で担当医師を呼び，ストーマ外来で処置を行う体制をとる。どの科で手術を受けたストーマ保有者でも受診できる。事前の主科医師による診察は必要で，「医師の指示によりストーマ外来を受診」という形態は遵守する。

 ii) 外科の患者は外科で，泌尿器科は泌尿器科で診る体制

診療科のスペースを使い，診療科勤務の看護師が医師の診察後にケアにあたる。もしくは，ストーマ外来担当者がそれぞれに出向きケアにあたる。

g) ストーマ外来の名称
担当者の考えや受診対象により外来の標記はさまざまである。関係者で相談して決める。
- ストーマ外来
- ストーマケア外来
- スキンケア外来
- WOC外来
- Wound Ostomy Continence 外来
- 何も標記しない

などがある。

h) ストーマ外来の設備
①プライバシーの確保された個室：話し声が漏れない，室外に次の患者の待機がないこと。
②換気設備：換気のON，OFFや強弱が調整できることが望ましい。
③空調設備：施設の中央管理とは別に調整可能な独立した機器の設置が好ましい。
④標準タイプの洋式トイレ：排泄処理の訓練や灌注排便法の指導に適した設備。

⑤汚水・汚物処理設備：④のトイレ設備がない場合に排泄物の廃棄用として必要。
⑥手洗い・給湯設備：患者も使いやすい配置とする。

i) ストーマ外来の備品
①ベッド（電動の診察台）：臥位でのケアや処置に使用。
②肘掛椅子：座位でのストーマケアに使用。
③ミーティングデスクと椅子：ストーマ保有者や家族との説明や指導時に使用。
④処置台：ストーマ保有者がセルフケアを実施する際にケア用品を並べるための台。
⑤医療者用デスクと椅子
⑥カルテ・電子カルテ用PC，プリンター，デジタルカメラ，その他必要機器
⑦ゴミ箱と医療廃棄物BOX
⑧消耗品（ディスポ製品；手袋・エプロン・シーツ・ゴミ袋・消臭剤）
⑨ストーマ用品：標準的に使用する装具やアクセサリーの在庫。
⑩スキンケア用品：スキンケアに用いる各種製品や製品見本。
⑪ストーマ用品のカタログやパンフレット
⑫指導用教材・ストーマモデル
⑬日本オストミー協会のリーフレットと入会案内
⑭その他，情報紙

2 診療報酬

ストーマ造設・ストーマ外来に関連する診療報酬を表18-2-1にまとめた。
①人工肛門・人工膀胱造設術前処置加算（K939-3）は，最近の傾向として，ストーマ造設のための術前オリエンテーションがストーマ外来で実施されることから，これに付随してストーマサイト マーキング（位置決め）を術前に外来で行った場合に請求できる。入院してからの実施でもよい。
②在宅療養指導料（B001-13）は，看護師または保健師によるストーマ保有者への療養指導に対する診療報酬である。算定のための要件を正しく理解し，ストーマ外来の設備や運営にも反映させることが大切である。カルテには，医師がストーマ外来受診を指示した内容の記載，看護師による指導にあたった時間の記載なども忘れず記入する。
③ストーマ処置（J043-3）は，ストーマ外来および一般診療の外来においても算定できるが，一日1回に限られる。
④ストーマ外来受診は，医師の指示により実行され，再診料が発生する。したがって，ストーマ外来の受診前には，診療科の医師（主治医でなくてもよい）の診察を受けることが必要である。ストーマ外来受診が主治医の診察日と同じであれば問題ない。
⑤ストーマ保有者のストーマ外来受診回数に制限はない。在宅療養指導料は月1回と請求に制限があるが，同じ月内にストーマ外来を複数回受診した場合，再診料とストーマ処置料の請求は可能である。

3 ストーマ外来の診療・ケア・リハビリテーション

a) 術前外来オリエンテーション
ストーマ造設が決定（または，仮決定）したら，外来にてオリエンテーションを行う（詳細は 5 で述べる）。

b) 手術前の面談
患者が入院したら，病棟担当者と情報交換を行い，手術およびストーマ造設に向かう心理調整が順調なことを確認する。ストーマサイト マーキングを外来で実施している場合は，位置と印の確認を行う。未実施の場合は，医師，病棟担当者とともに実施する。

患者や家族に対して，「外来でお目にかかりましたね」「退院されたら，また，外来でお会いしましょう」と声をかけることで，ストーマリハビリテーションの第一歩が始まり，患者のストーマリハビリテーションへの認識の程度も把握すること

表 18-2-1 ストーマ造設に関連する診療報酬

K939-3	人工肛門・人工膀胱造設術前処置加算
保険点数	450 点

◎人工肛門等造設術の合併症予防のため，術前の画像診断や触診等により，腹直筋の位置を確認した上で，適切な造設部位に術前の印をつけるなどの処置を行うことをいい，人工肛門又は人工膀胱のケアに従事した経験を5年以上有する看護師等であって，人工肛門又は人工膀胱のケアにかかる適切な研修を終了したものが，手術をする医師とともに術前に実施した場合に算定すること．

施設基準	1）人工肛門又は人工膀胱に関する十分な経験を有する常勤の医師が配置されていること 2）5年以上の急性期患者の看護に従事した経験を有し，急性期看護又は排泄ケア関連領域における適切な研修を修了した常勤の看護師が配置されていること．
附則	適切な研修とは，医療関係団体等が認定する教育施設において実施され，20時間以上を要し，当該団体より修了証が交付される研修であること．

B001-13	在宅療養指導料
保険点数	170 点

1）在宅療養指導管理料を算定している患者又は入院中の患者以外の患者であって，器具（人工肛門，人工膀胱，気管カニューレ，留置カテーテル，ドレーン等）を装着しており，その管理に配慮を要する患者に対して指導を行った月にあっては月2回に限り，その他の月にあっては月1回に限り算定する．
2）保健師又は看護師が個別に30分以上療養上の指導を行った場合に算定できるものであり，同時に複数の患者に行った場合や指導の時間が30分未満の場合には算定できない．なお，指導は患者のプライバシーが配慮されている専用の場所で行うことが必要であり，保健医療機関を受診した際に算定できるものであって，患家において行った場合には算定できない．
3）療養の指導に当たる保健師又は看護師は，訪問看護や外来診療の診療補助を兼ねることができる．
4）医師は，診療録に保健師又は看護師への指示事項を記載する．
5）保健師又は看護師は，患者ごとに療養指導記録を作成し，当該療養指導記録に指導の要点，指導実施時間を明記する．

算定要件のポイント	・医師の指示に基づき保健師または看護師が行う ・個室において個別に30分以上の指導を行う ・月1回算定可能，退院後初回受診月は2回まで算定可能 ・医師は指示事項を，保健師又は看護師は指導の要点と指導実施時間を診療録に記載

J043-3	ストーマ処置（1日につき）
保険点数	1．ストーマを1個もつ患者に対して行った場合　70点 2．ストーマを2個以上もつ患者に対して行った場合　100点

1）ストーマ処置は，消化器ストーマ又は尿路ストーマに対して行った場合に算定する
2）ストーマ処置には，装具の交換の費用は含まれるが，装具の費用は含まない
3）区分番号「C109」に掲げる在宅寝たきり患者処置指導管理料を算定している患者（これに係る薬剤料のみを算定している者を含み，入院中の患者を除く）については，ストーマ処置の費用は算定できない．

注）	1）入院中の患者以外の患者に対して算定する

ができると考える．

c）退院直前の面談と初回ストーマ外来予約調整

①退院日が確定したら，病棟担当者によるストーマ外来の予約日の成立とサマリーを確認する．
②入院中のケアに介入を要した患者の場合には，退院前に病室を訪問し，外来でのケアやリハビリテーションの支援を続けることを伝え，精神的サポートを心がける．

d）退院後，初回ストーマ外来受診時に実施する項目

退院後，初回のストーマ外来予約は，60分を予定することが好ましい．すべての項目を確認することは難しいので，できたことをほめ，できなかったことは次回の課題とする．

①退院して困ったことはなかったかの確認
②退院してから実施した装具交換の回数と間隔
③セルフケア習得状況の把握と評価

- 装具交換を行うにふさわしい衣類の準備ができたか
- 必要物品を持参して使用前に準備することができたか
- 入院中に指導したケア方法を手順のとおり実施できたか
- ケア用品を間違いなく使用することができたか
- 後片づけができたか

④ストーマ袋からの排泄物の処理
- ストーマ袋内に貯留した排泄物の処理をしてから装具交換に取りかかることができたか
- ストーマ袋からの排泄処理を適切に行うことができたか

e) ストーマ外来での継続ケアとリハビリテーション

初回ストーマ外来受診時に，ストーマ保有者の退院後のストーマケアの状況を把握し，今後のケア内容と順序を計画する。

i) セルフケア確立のための指導
①装具交換手順・手技
②スキンケア手技
③社会復帰用装具の決定
④ストーマ装具の調達と管理

ii) 異常の早期発見と対応（ケア・治療）

iii) 日常生活指導

iv) 社会復帰支援
①身体障害者手帳申請と取得の確認
②その他，社会保障に関連する制度利用の進展
③職場，就学に関する展開と問題点

v) ストーマ受容への支援

vi) 身体的・精神的支援
①ケア方法の見直し
②再発・再発不安への対処
③加齢に伴う変化への対処
④環境の変化に伴う対応

vii) ケアの評価
①ストーマ局所の評価
②健康関連QOL評価

viii) 情報提供
①患者会の紹介
②社会保障制度の変更
③装具・ケア用品の新着情報

4 フォローアップと継続ケアの必要性，ストーマ外来受診の考え方

ストーマ保有者の退院が，本当のストーマリハビリテーションの始まりである。ストーマ外来の担当者は，個別にストーマ外来受診間隔を計画し，ストーマ保有者の生活の質の向上に努める。少し前までは，6〜8週間近くの入院期間中にストーマセルフケアの習得が確立し，退院後に使用する装具も選択してから退院したものであったが，最近では，在院日数の短縮化によりセルフケアが習得できないまま，装具の決定を退院後に行う場合が多くなりつつある。そのため，ストーマ外来でのストーマ保有者の支援はより重要性を増している。ストーマ外来は，1人当たり30分の予約枠で実施する。

①入院中に社会復帰用の装具が決定しないまま退院することが通常となってきた。そのため，ストーマ外来通院によってケアが継続される。退院時にセルフケアに不安がある，皮膚障害を合併している，装具の装着が安定しない，心理的に不安定などの課題がある場合には，退院後すぐにストーマ外来を受診しフォローアップすることが重要である。患者が希望し，担当者がその必要性を認めるならば，必要な日に必要な回数だけストーマ外来を受診しても構わない。その場合，診療報酬の算定は条件に準ずることとなる。

②術後の経過が良好で，ストーマおよび周囲皮膚に問題なく，装具が問題なく使用でき，ケアにも前向きで順調に思える症例の場合でも，退院後，1カ月以内にストーマ外来を予約する。ストーマを保有しての自宅での生活や装具交換は，予想しない不安と葛藤を生じる。主治医の診察日と同日に受診することができれば，患者の負担も軽減すると考えられる。その後は1カ

月に1回，経過が順調であれば2カ月に1回，3カ月に1回と徐々に間隔を延長する。1年間は，医療者主体でストーマ外来受診を決め，様々な体験や課題に対応しながら生活指導を行う。1年を経過した時点で，その後のストーマ外来受診間隔はストーマ保有者主体とすることが望ましいが，半年または1年に1回程度は受診することを推奨し，経過観察と新しい情報提供の場として利用する。

③退院後に通院で化学療法を受ける場合には，ストーマ合併症の発生を予測して，ストーマ外来でのフォローアップを重視し，ケアや装具の見直しなどをこまめに行う。

④退院後に転院や施設入所，在宅療養などで通院ができないケースもある。セルフケアの習得が不十分なままの状況については，転院先などの担当者と連携し，情報提供や相談に応じるなどの対応が大切である。場合によっては，ストーマ外来を受診できるよう計画する。

ストーマリハビリテーションは，ストーマ保有者の生活自体を支援し，安心と安全を担保するものでなければならない。今後は，ますます，地域でのネットワークが重要となる。

5 術前外来オリエンテーション

在院日数の短縮化に伴い，入院中に行われていた患者指導が外来に移行しつつある。外来で術前にストーマ造設を予定する患者やその家族に対して，ストーマについての説明やその管理方法，術後の生活について説明する。さらに，その後の患者や家族の反応，質問への対応，心理的な調整を支援するための外来看護である。場合によっては，ストーマサイト マーキングを実施することもある。

a) 目標

患者および家族がストーマ造設の必要性を理解し術後のストーマ管理や生活をイメージすることができ，納得した上で手術に臨むことができる。ストーマ造設の告知から手術までの期間に患者の心理調整が可能となり，術後に受けるストーマリハビリテーションを円滑に受けることができる。

b) 担当者

ストーマケア，ストーマリハビリテーションに習熟した看護師が担当する。主治医の同席があれば好ましいが，患者や家族は主治医の前で緊張する場合が多いので，この限りではない。

c) 環境設定と条件

ストーマ外来を実施する個室で行う。事前に日時を設定し，60分程度の時間を予定する。

患者は，主治医からストーマ造設の必要性について説明を受けていること，それに関連した術前教育を受けることに同意していることが必要条件となる。

d) 実際

①医師からの説明に対する理解の程度を把握する。
②情報提供
- 術式とストーマ造設についての確認
- 入院，手術までの検査や処置の予定（クリニカルパス）
- ストーマとは何かについての説明
- 排泄経路の変更とボディイメージの変化
- ストーマケアの方法
- ストーマ用品の優れた機能
- 社会保障制度
- 退院後の生活支援とストーマリハビリテーションについて
- ストーマ外来について

③相談と調整
- 治療に関する心配事
- 仕事および経済面の相談
- 看病・介護に関する相談
- 心理的支援

④教材・必要物品
- クリニカルパス
- ストーマケアガイド
- ストーマ装具
- ストーマケアモデル

⑤ストーマサイト マーキング

患者の手術やストーマ造設に向かう心身の準備状況を踏まえ，医師と相談の上，ストーマ外来で術前にストーマサイト マーキングを実施する。

6 ストーマ外来の問題点

ストーマ外来を運営するためには，人，物，時間の確保に大変な労力を必要とする。病院の運営側からすると，下記のように採算に合わないことを理由に理解が得られないことがある。

① ストーマ外来に関連する診療報酬の算定料が，運営実態に見合わない（低い）ため，ストーマ外来の充実に障害となっている。

② ストーマ外来で使用するストーマ用品は，原則としてストーマ保有者の持参品を使うが，ケアの変更により他の製品の使用が必要となる場合がある。そのために，ある程度の装具やケア用品をストックする必要がある。これにかかる費用をどこが負担するのかが課題である。

③ 担当者の変更や不在などでストーマ保有者が困らないよう，ストーマ外来の運営をチームとして行うことが望まれる。

[作間久美]

■ 参考文献

● 日本ストーマ・排泄リハビリテーション学会編：ストーマ・排泄リハビリテーション学用語集 第3版，金原出版，2015
● 進藤勝久：ストーマ外来．ストーマケア―基礎と実際 改訂第2版，金原出版，329-336頁，1985
● 山田陽子：ストーマ外来の仕事．ナーシング 25：86-91，2005
● 上川禎則，西口幸雄：術前ストーマ外来の現状と今後の課題．日本ストーマ・排泄リハビリテーション学会誌 28：11-16，2012
● 梶西ミチコ：ストーマ外来と医療連携．ストーマリハビリテーション―実践と理論，金原出版，195-198頁，2006

第19章

ストーマ保有者が活用できる社会保障制度と福祉サービス

第19章 ストーマ保有者が活用できる社会保障制度と福祉サービス

社会保障制度と福祉サービスとは

　わが国の社会保障制度は，日本に在住する個人やその家族が貧困，病気や事故，障害，加齢による諸問題に遭遇したときに，個別ニーズに応じて医療システムや福祉サービスなどの公的社会資源が利用でき，救済される制度として構築されてきている。

　社会資源は，人的，物的，経済的資源と情報サービスに大別できる。社会福祉資源は回復困難な大きな疾病や障害の残存，加齢により，その人の人生が脅かされるようなとき，医療が受給でき，さらに生活の保障を受けられるようにする社会システムである。換言すれば，国や自治体の責任において人生の途上で生じた何らかの病気や心身の障害，加齢，貧困など生活上の問題を背負ったときに，所定の手続きを行うことにより生活ニーズに合わせた保障を受けることができるリスクシェアリング制度である。

　社会保障の概念は，狭義には社会保険，公的扶助，社会福祉，公衆衛生・医療，老人保健を意味し，広義には恩給と戦争犠牲者援護を加えている。その財源は住民と企業などが国や地方自治体に支払った直接税，間接税ならびに保険金などであり，補償はそのプールされた資金でまかなわれる。

　ストーマ保有者が利用できる主な福祉制度は第二次大戦後の社会福祉制度の流れのなかでわが国独自の障害者施策に組み込まれてきた。つまり，ストーマ保有者が利用できる社会保障制度はストーマ保有者自身の陳情と請願運動のなかから生まれ，その声が政府に届き，改革を育んできたものである。その社会保障整備の運動母体は1960年代後半から組織されてきた健心友の会，互療会，友起会などのオストミー患者団体，すなわち現在の社団法人日本オストミー協会（JOA）であること，そして，ストーマ医療とケアに携わる私たちは制度を作り出す際の側面支援者であることを忘れてはならないであろう。

1 ストーマ保有者の活用できる社会福祉制度の変遷

　1949年に身体障害者福祉法がスタートしたが，内部障害者の認定はなかった。1960年代の患者会運動により1977年になって初めてストーマ保有者にも障害年金法のなかに「厚生年金3級」が組み込まれた。

　その後1984年に身体障害者福祉法改正があり，内部障害者が認定対象となった。永久的なストーマ保有者は「直腸肛門・膀胱機能障害」の該当事項により補装具交付をはじめとする制度を利用することが可能となった。

　さらに2000年には介護保険法による「身体介護」「訪問看護」居宅（在宅）支援の対象として，制度活用の拡大につながっている。

　2007年には障害者自立支援法「日常生活用具/ストーマ装具給付」により自治体ごとに異なる給付額となり，支援内容には格差が大きくなった。2013年に制定された障害者総合支援法，2016年の障害者差別解消法によりストーマ保有者を取り巻くパーソナルケア環境は変わってきている。障害者総合支援法では，共生社会の実現などの基本理念が新たに掲げられ，対象となる障害者の範囲に難病患者が加わっている。ストーマ保有者のがん治療にかかる高額医療費やクローン病，潰瘍性大腸炎患者の医療受給の課題を含め，排泄機能障害による差別や不利への問題解決に向けた取り組み強化が求められている。

［前川厚子］

第19章 ストーマ保有者が活用できる社会保障制度と福祉サービス

医療社会資源を用いる意義と諸制度

　ストーマリハビリテーションを進めるにあたっては，医療的配慮とともに社会生活面の辛さや困難の軽減，不利益の解消に着目した個別的な支援が重要になる。ストーマ保有者が活用できる社会資源では障害者総合支援法，年金制度，生活保護法，児童福祉法，老人福祉法，母子福祉法，介護保険法などの法制度と各種貸付制度や手当，労働関係制度，関連諸機関や団体，個人資源など複数存在する。対象者の生活状況に合わせて各種制度や医療と福祉サービス資源の多面的・複合的活用が求められる。

　サービス提供にあたって，私たちは，患者とその家族との対話を進め，万が一のことも考えながらストーマ保有後の人生の選択に向き合うことになる。つまり，患者自身が意思決定できなくなるときのことも視野に入れつつ，アドバンスケアプランニング（意思決定支援）に社会資源の活用を組み込んだ仕事をしていく。高齢期にストーマを保有する患者が圧倒的に多くなっている今日では，入退院調整から在宅支援の全時期において社会資源の活用なくしては，医療や看護業務が進まないといえる。また，治療やストーマ装具購入にかかる経済的負担の軽減を支援することもケアの大切な側面であることを忘れてはならない。

　そこで，病院に配属されている医療ソーシャルワーカーや退院支援担当看護師，地域包括支援センターの相談担当者などと連携することにより合理的に手続きが進むことが期待される。

　一方，制度を活用するときには制度の条件に該当するかどうかを確認し，自己申請することが基本となる。このような仕組みは「申請主義」といわれ，利用する権利を持っていても手続き方法を知らないために利用できないという弊害もある。ストーマ保有者は自分自身が活用できる医療社会資源情報を収集し，自らの意思で申請手続きをする。もし何らかの事情があり，自分でサービスにアクセスできないときには代理申請も可能である。サービス活用によりストーマ保有の不便さや不利益を解消しながらオストミーライフを快適に過ごすことが大切になる。さらに，利用者主体のサービス資源開発の視点も重要である。

［前川厚子］

1 障害者総合支援法

a）ストーマ保有者の位置づけ

　日本では，6カ月以上障害が固定して将来も障害が改善する見込みがない場合，身体障害者福祉法が適応される。永久的ストーマ造設者は，特例として造設部位に関係なく手術直後から内部障害である膀胱・直腸機能障害者の認定（4級）を受けることができる（表19-2-1）。消化管ストーマと尿路ストーマの両方を造設した場合には3級の申請が可能となる。

　一時的ストーマは，身体障害者福祉法の適応外であるが，閉鎖予定が未定の場合などケースによって認定対象となる場合がある。このほか，難治性皮膚障害の合併などで上位等級を申請する場合は，術後6カ月を経過した時点で再申請することにより認定対象となる。また，自治体によっては，ストーマ保有者に対して独自に装具の補助を行っている場合もあるため，自治体の福祉課や医療ソーシャルワーカーに相談することが望ましい[1]～[3]。

表19-2-1　膀胱・直腸機能障害　3級，4級

3級	a. 腸管のストーマに尿路変向（更）のストーマを併せ持つもの
	b. 腸管のストーマを持ち，かつストーマにおける排便処理が著しく困難な状態[*1]または高度の排尿機能障害[*2]があるもの
	c. 尿路変向（更）のストーマに治癒困難な腸瘻[*3]を併せ持つもの
	d. 尿路変向（更）のストーマを持ち，かつストーマにおける排尿処理が著しく困難な状態[*1]または高度の排便機能障害[*5]があるもの
	e. 治癒困難な腸瘻[*3]があり，かつ，腸瘻における腸内容の排泄処理が著しく困難な状態[*4]または高度の排尿機能障害[*2]があるもの
4級	a. 腸管または尿路変向（更）のストーマを持つもの
	b. 治癒困難な腸瘻[*3]があるもの
	c. 高度の排尿機能障害[*2]または高度の排便機能障害[*5]があるもの

*1：治療によって軽快の見込みのないストーマ周囲の皮膚の著しいびらん，ストーマの変形，または不適切なストーマの造設部位のため，長期にわたる装具の装着が困難な状態。
*2：先天性疾患による神経障害，または直腸の手術や自然排尿型代用膀胱による神経因性膀胱に起因し，カテーテル留置または自己導尿の常時施行を必要とする状態。
*3：腸管の放射線障害等による障害であって，ストーマ造設以外の瘻孔（腸瘻）から腸内容の大部分の漏れがあり，手術等によっても閉鎖の見込みのない状態。
*4：腸瘻においてストーマ装具による腸内容の処理が不可能なため，軽快の見込みのない腸瘻周囲辺の皮膚の著しいびらんがある状態。
*5：先天性疾患（先天性鎖肛を除く）に起因する神経障害，または先天性鎖肛に対する肛門形成術または小腸肛門吻合術に起因し，かつ，
　　ア．完全便失禁を伴い，治療によって軽快の見込みのない肛門周囲の皮膚の著しいびらんがある状態。
　　イ．1週間に2回以上の定期的な用手摘便を要する高度な便秘を伴う状態のいずれかに該当するもの。
※3級と4級の違い／3級：介護者の支援が必要な第1種障害者。4級：自立しているが障害がある第2種障害者。
〔平成15年1月10日　身体障害者障害程度等級表の解説（身体障害認定基準）について（障発第0110001号）より作成〕

b）身体障害者手帳の交付

身体障害者手帳は申請によって交付されるが，交付されるまでに30～60日を要する。また，障害認定の診断書は，膀胱・直腸障害の認定資格のある指定医に書いてもらう必要がある。病院に指定医がいるかどうか確認しておく必要がある。

申請手続きを速やかに行うためには，手術が決定した時点で役所の身体障害者の相談窓口に行き，「膀胱・直腸障害の診断書・意見書」を入手し，入院時に持参することが望ましい。ストーマ用品の給付は，身体障害者手帳を取得しないと手続きができないため，早く手続きをすることが重要である（図19-2-1）。

c）装具の給付

身体障害者手帳を取得すると，申請により自治体から日常生活用具としてストーマ用品の給付を受けることができる（図19-2-2）。身体障害者手帳を受け取ったら，その場で「日常生活用具申請書」を提出すると早く手続きができる。しかし，申請までの間に使用した装具の購入費は本人負担となる。自己負担した装具の購入費用は，医療費控除の対象となるため，領収書は大切に保管しておくように指導する。

助成金額は1カ月あたり消化管ストーマ8,600円，尿路ストーマ11,300円が基本となっているが，自治体により多少の違いがある。また，助成額の10％を自己負担金として本人から徴収する自治体が多いが，自己負担額は自治体によって異なる。収入が多い世帯の場合には，自己負担額が増え，場合によっては助成されない場合もある。

装具購入の流れは，①1つの業者を決め，装具の使用見積書の作成を依頼する，②見積書を役所に提出すると，後日「日常生活用具給付券」が本人に届けられる，③給付券に署名押印し，業者に注文と同時に給付券を渡す，④業者から注文したストーマ用品が届く。

給付券の限度額を超過した場合には自己負担と

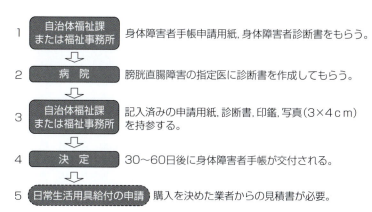

図 19-2-1　身体障害者手帳の手続き

身体障害者手帳，印鑑，前年度の収入がわかる確定申告控えなどの収入証明，印鑑を持参して手続きをする。

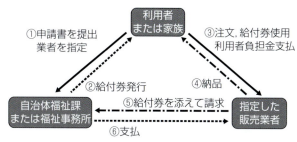

①申請には，身体障害者手帳，確定申告の控えなど収入証明，印鑑を持参する。また，あらかじめ指定する販売業者に見積を依頼しておく。
②見積書は，業者が直接自治体に提出する場合と，本人が業者から受け取って提出する場合があるため自治体の窓口で提出方法を確認しておく。
③装具購入の際は，給付券を渡し規定の利用者負担金を支払う。
（負担金額は自治体によって0～17％，世帯の所得に応じてなどかなり異なる。給付券に金額が明記されているので確認する）

図 19-2-2　ストーマ用具受給手続き
（出典：日本ストーマ・排泄リハビリテーション学会，日本大腸肛門病学会編：消化管ストーマ造設の手引き．文光堂，2014）

なるが，限度額以下の場合の差額は給付されない。「日常生活用具給付」は決められた額のなかで本人が使用した分のみ役所が負担するという仕組みである。

　生活保護受給者の場合は，「日常生活用具」として手続きをする必要はなく，生活保護法の中で支払われることが多いが，身体障害者手帳を取得し「日常生活用具給付」の申請を行い，給付券の超過額を生活保護で負担する場合もある。このため両方の担当課に手続きをすることが望ましい。入院中の購入時に，販売業者に生活保護であることを伝えると，役所と連絡を取り合って対応してもらえる場合が多い。

d）身体障害者に対する優先的取り扱い（表19-2-2）

　身体障害者手帳を取得すると，各自治体で実施している種々の福祉制度を利用することができる。詳細は，各自治体が発行する冊子（障害者福祉のてびき・しおりなど）や，自治体の福祉課などから情報を得る。

　入院中の社会福祉に関する情報源は，医師・看

表 19-2-2　膀胱・直腸障害級別　税金・公共料金等の社会保障[5)6)]

項目	税金の減免	公共料金の減免		その他
		運賃の割引	その他	
問合せ先	市区町村の税務担当課・税務署	市区町村福祉課・福祉事務所	各当該施設	
対象級	3・4級　手帳を提示する			
	障害者控除 確定申告または給与所得申告時， 所得税（1級40万円，3，4級27万円），住民税（1級30万円，3，4級26万円）の控除	JR 4級　本人のみ　普通乗車券片道101 km以上5割引き 3級　本人および介護同伴者　普通乗車券，回数券，急行券，定期券，介護者を含め5割引き	携帯電話 基本料金・通話料・電話機など5割引程度，詳しくは各社支店，取扱店に問い合わせる	4級以上 運転免許取得費の助成 3級以上 駐車禁止の対象除外 福祉タクシー利用券 自動車燃料費助成
	医療費控除 自費購入装具代は確定申告時に控除可 医師の証明書と領収書が必要	国内航空運賃・旅客船・フェリー 割引率は会社によって異なる 航空運賃25〜37％程度割引 3級では介護同伴者も同じ価格	公営施設 公園，美術館，博物館，動物園，温水プール，駐車場などの無料又は割引	住宅について 家賃助成や都営住宅の申し込み優遇
	3級以上自動車税・軽自動車税の減免 本人または生計を同じくする人の所有する自動車について自動車税・自動車取得税の免除がある	有料道路 本人または生計を同じくする人の所有する自動車で本人が運転する場合（3級は同伴介護者の運転でも可）について，5割引き ETCではセットアップ証明書，ETCカードが必要		・オストメイト社会適応訓練 ・内部障害者自立支援訓練所の利用 ・身体障害者自動車購入資金の貸付（3％） ・住宅資金の貸付（3％） ・結婚・出産・葬祭・転宅費などの貸付（3％） このほか自治体独自の制度も多数あり
	相続税の減額 利子の非課税 貯金・預金利子が非課税（元金350万円まで）	電車・バス・地下鉄　無料・5割引・3割引き 1・3級の介護同伴者は5割引き 定期券3割引き		
		タクシー料金 1割引き		

（台東区障害者のてびき・新ひだか町障害者福祉のしおりより作成）

護師がほとんどで，その8割が「身体障害者手帳」と「装具の補助」に関する内容である。しかし，退院後には役所や患者会などから情報を得る人が7割近くを占め，内容も税金の減免や交通費の割引など日常生活に役立つものが多くなっている[4)]。退院後継続して相談できる窓口として，自治体の福祉課，患者会などを伝えておくことが重要である。

e）税金の減額および控除

i）医療費控除

本人または本人と生計を1つにする配偶者や親族のために医療費を支払った場合に，一定の金額の所得控除を受けることができる。ストーマ用品の購入費用は，医療費控除の対象となるので領収書は必ず保管し，確定申告の際には，ほかの医療費の領収書とともに，医師が記入したストーマ用装具使用証明書（図19-2-3）をつけて申請する。

①期間：その年の1月1日から12月31日までの間に支払った医療費。
②金額：実際に支払った医療費の合計額−保険金などで補てんされる金額−10万円。
③給与所得がある場合は，源泉徴収票（原本）を添付する。

[1 a）〜e）　小林和世]

```
┌─────────────────────────────────────────────┐
│           ストマ用装具使用証明書             │
├─────┬───────┬───────────────────────────────┤
│     │ 住 所 │ 筑後市大字山ノ井898           │
│ 患  ├───────┼──────────────┬───────┬────────┤
│ 者  │ 氏 名 │ 筑 後 市太郎 │ 性別  │ 男・女 │
│     ├───────┼──────────────┴───────┴────────┤
│     │生年月日│ 明・大 昭 平 29年9月19日生   │
├─────┴───────┼────────────┬──────────────────┤
│ストマの種類 │人工肛門のストマ│尿路変更(更)のストマ│
├─────────────┼────────────┴──┬───┬───────────┤
│ 必要期間    │平成 年 月から │6か月未満│6か月以上1年未満│1年以上│
└─────────────┴───────────────┴────────────────┘
```

上記の者は、人工肛門／尿路変更(更) のストマを有しており、ストマケアに係る治療上、ストマ用装具の使用が必要であることを証明する。

　　平成14年 6月 10日

　　　医療機関　　医療法人 筑後会 ちくご○×△□病院

　　　住　　所　　筑後市大字山ノ井898

　　　医師氏名　　近 未 来明子　　　印

（注1）証明書は、当該患者のストマケアに係る治療を行っている医師が記載すること。
（注2）「必要期間」が「1年以上」となる場合は、翌年分については改めて証明書を発行すること。
（注3）既に経過した期間に係る証明については、証明発行日の属する年の前年1月1日以降の期間に係るものに限り有効とする。

① この証明書は、ストマ用装具代について医療費控除を受けるために必要です。
② 医療費控除を受けるためには、この証明書とストマ用装具代の領収書を確定申告書に添付するか、確定申告の際に提示することが必要です。

この証明書は、当該患者のストマケアに係る治療を行っている医師が記載します。

図 19-2-3　福岡県筑後市の証明書記載例

文献［1 a)～e)］／参考文献

1) 小林和世：ストーマリハビリテーションに強くなる―社会保障を上手に活用する―．ナーシング 26：128-133, 2006
2) 小林和世：尿路ストーマ造設患者に対する福祉制度．泌尿器ケア 15；78-83, 2010
3) 小林和世：障害者総合支援法による社会福祉制度．日本ストーマ・排泄リハビリテーション学会，日本大腸肛門病学会編，消化管ストーマ造設の手引き，文光堂，196-201頁, 2014
4) 小林和世：ストーマ保有者の社会保障の情報取得に関する調査．日本ストーマリハビリテーション学会誌 20：49, 2004
5) 台東区障害福祉課：障害者の手引き．東京都台東区，15-89頁, 2009
6) 新ひだか町：障害者福祉のしおり．北海道日高郡新ひだか町, 1-12頁, 2013

f) 身体障害者の雇用に関する援護

　働く世代のストーマ保有者への施策は徐々に整えられてきている。障害者雇用促進法第43条第1項に基づき，従業員が一定以上の規模の事業主は，従業員に占める身体障害者・知的障害者の割合を「法定雇用率」以上にする義務がある。民間企業の法定雇用率は2.0％で，従業員を50人以上雇用している企業は1人以上の障害者（身体障害者手帳所有する人）を雇う必要があり，義務を履行しない事業主にはハローワーク（全国544カ所設置）が行政指導を行う。地域の就労支援諸機関としては地域障害者職業センターや障害者就業・生活支援センターなどがある。

ストーマ保有者が就労を継続するためには，差別的な待遇を改善し，障害特性に応じた排泄処理にかかる環境整備や医療継続に関する雇用管理などが必要となる。職場では通院やリハビリテーションの継続への配慮のほかに障害の種類や程度に応じた職域の開発や健康相談窓口を作るなどの支援体制の拡充が必要である。

2 公的年金制度

公的年金の種類には老齢年金，障害年金，遺族年金がある。65歳以上の高齢期に受給できるのは老齢年金であるが，それより若い年齢で病気や障害のためにおおむね通常の50%程度しか仕事ができないときに障害年金を受給できる可能性がある。加入している年金の種類によって年金額，障害の等級が異なる。問い合わせ窓口は所轄の年金事務所や年金相談センターとなる。

ストーマを造設した場合に障害年金を受給するには，①障害の状態となった病気やけがの初診日に国民年金または厚生年金に加入していたこと，②障害の程度が障害認定日(ストーマを造設した日)に定められた程度であること，③一定の保険料給付条件を満たしていることが条件となる。

a) 国民年金加入者の場合

障害基礎年金1級か2級になるが，消化管か尿路のいずれかのストーマ造設のみでは認定対象にはならず，2つの種類のストーマを持つか，消化管ストーマに加え完全尿失禁などの状態にある人などが対象となる。

b) 厚生年金加入者の場合

障害厚生年金1級，2級または3級になり，加入中の給与(標準報酬月額)や勤続年数により年金額が異なる。1級，2級に該当する場合は障害基礎年金がさらに支給される。身体障害者手帳4級に認定されているストーマ保有者は，障害厚生年金3級として認定され，年金が支給される。特別支給の老齢厚生年金は，60歳以降65歳まで受け取れる年金であるが，障害年金か老齢年金のいずれかを選択することになる。障害年金は全額非課税であるが，老齢年金は雑所得として課税対象(現行8%程度の源泉徴収)となるので，税額なども検討して選択する。

c) 共済年金加入者の場合

共済事業団は独自の規約により障害年金を支給している。共済加入中か初診日に共済年金に加入していた人は共済事業団に手続きをする。

3 生活保護法による医療費と治療材料の現物給付

個人資産や能力など，すべてを活用しても生活に困窮する人に対し，困窮の程度に応じて必要な保護を行い，健康で文化的な最低限度の生活を保障し，その自立を助長する法制度が生活保護制度である。現在，未就業や高齢，傷病などにより生活保護申請者が急増しており，受給制限が大きくなっている自治体が増えているのが実情である。

支給される保護費は地域や世帯の状況によって異なるが，入院治療とストーマの手術費用，ストーマ装具(治療材料)購入費用などは現物支給される。手続きは所定の用紙に医師の証明，ストーマ装具販売会社からの見積もりを付けて福祉課の生活保護担当窓口に提出する。実際には，手続きよりも手術やストーマ装具の使用が先行するので経費は後払いとなるが，必要なサービスが届けられる点では利用しやすい。

[1 f)～ 3 　前川厚子]

■ 参考文献（ 1 f)～ 3 ）

1) 上野博子：ストーマ患者の社会保障．改定第2版ストーマケアの基礎と実際，金原出版，343-350頁，2006
2) 厚生労働統計協会（編）：障害者福祉．「国民の福祉と介護の動向 2014/2015」，2015
3) 前川厚子：ストーマ保有者の法制度，ストーマリハビリテーション講習会講義の秘密，2015
4) 障害者福祉，施策情報：厚生労働省公式ウェブサイト http://www.mhlw.go.jp，(2015年7月アクセス)

表 19-2-3 小児慢性特定疾病とは（平成 27 年 1 月 1 日以降）

以下の要件のすべてを満たすもののうち，厚生労働大臣が定める疾病。
① 慢性に経過する疾病であること
② 生命を長期に脅かす疾病であること
③ 症状や治療が長期にわたって生活の質を低下させる疾病であること
④ 長期にわたって高額な医療費の負担が続く疾病であること

＜対象疾患群＞
(1) 悪性新生物　(2) 慢性腎疾患　(3) 慢性呼吸器疾患　(4) 慢性心疾患
(5) 内分泌疾患　(6) 膠原病　(7) 糖尿病　(8) 先天性代謝異常
(9) 血液疾患　(10) 免疫疾患　(11) 神経・筋疾患　(12) 慢性消化器疾患
(13) 染色体または遺伝子に変化を伴う症候群　(14) 皮膚疾患
・平成 27 年 1 月 1 日からの小児慢性特定疾病についてはこちら
小児慢性特定疾病情報センター
(注) 小児慢性特定疾病医療費助成制度を受けている疾病が，育成医療の対象疾病でもある場合は，内科的治療は小児慢性特定疾病，外科的治療は育成医療の助成対象となります。

（政府公報オンラインより）

4 児童福祉法

1947（昭和 22）年に制定された児童福祉法は，「すべて国民は，児童が心身ともに健やかに生まれ，且つ，育成されるよう努めなければならない」（第 1 条第 1 項），「すべて児童は，ひとしくその生活を保障され，愛護されなければならない」（第 1 条第 2 項）と規定し，現在まで児童福祉の基盤として位置づけられている。

児童福祉法の一部を改正する法律（平成 26 年法律第 47 号）[1]）が 2014 年 5 月 23 日に可決成立し，同 5 月 30 日に公布，2015 年 1 月 1 日に施行され，難病と小児慢性特定疾病の医療費助成が新たな制度に変わった。

ストーマを保有する小児が利用できる社会保障には「小児慢性特定疾病医療費」「自立支援医療」「障害者総合支援法」による身体障害者手帳の交付，難治性特定疾患対策による助成，医療保険制度などがある。

a) 小児慢性特定疾病医療費[2]〜[4]

i) 事業の目的

子どもの慢性疾患のうち，小児がんなどの特定の疾患は治療期間が長く，医療費負担が高額になる。小児慢性特定疾患治療研究事業は，児童の健全育成を目的として，疾患の治療方法の確立と普及，患者家庭の医療費の負担軽減につながるよう，医療費の自己負担分を補助する（月額自己負担上限額は医療保険における世帯の区市町村民税課税額（所得割）に応じて決まる）。

ii) 対象年齢

18 歳未満（引き続き治療が必要であると認められる場合は，20 歳未満）の児童。

iii) 対象疾患

医療費助成の対象となる小児慢性特定疾病（表 19-2-3）は 704 疾病，14 疾患群（2015 年 1 月 1 日現在）。

申請方法

iv) 申請窓口

居住している市区町村の窓口。

v) 指定医療機関

指定医療機関制度の導入により，あらかじめ知事が指定した医療機関（指定医療機関）で医療を受けた場合のみ，医療費の助成を受けることができる。指定医療機関以外で受診した場合，原則として助成の対象とはならないので注意が必要である（ここでいう医療機関とは，病院，診療所，薬局，訪問看護ステーションを指す）。

vi) 指定医

指定医制度の導入により，申請の際に添付する医療意見書は，あらかじめ知事が指定した医師（指定医）が作成する必要がある。

vii) 申請時に必要な書類

①交付申請書，②医療意見書，③児童の属する

世帯の住民票等の写し，④保護者等児童の生計を主として維持する者の所得等に関する状況を確認することができる書類の写し

b) 自立支援医療（育成医療）[5]

2005年10月に障害者自立支援法が成立し，育成医療は「自立支援医療（育成医療）」として2006年4月1日に児童福祉法から障害者自立支援法に根拠を移し，併せて制度改正が行われた。さらに，「地域社会における共生の実現に向けて新たな障害保健福祉施策を講ずるための関係法律の整備に関する法律」の施行により2013年4月，障害者自立支援法は「障害者の日常生活及び社会生活を総合的に支援するための法律（障害者総合支援法）」になった。おもな改正点は2013年4月から，障害者（児）の定義に政令で定める難病などが追加され，身体障害者手帳を取得できないが疾状の変動などにより一定の障害がある難病患者などが，障害福祉サービスなどの対象となった。2014年4月からは，障害程度区分から障害支援区分への見直し，重度訪問介護の対象拡大，ケアホームとグループホームの一元化などが実施された。

　i) 対象年齢
　　ⓐ 18歳未満で，以下のいずれかの状態にある児童
　　　① 身障法別表（障害等級表）に該当する障害がある児童
　　　② 現存疾患を放置すると，将来障害等級に該当する障害を残す恐れがある児童
　　ⓑ 自立支援医療の利用者負担
　本人または属している世帯の収入などに応じて負担上限（月額）が設定されている。

　ii) 対象疾患
　2015年7月に障害者総合支援法の対象となる難病などが見直され，対象が151疾病から332疾病に拡大された[6]。視覚障害，聴覚障害，言語障害，肢体不自由，内部障害〔心臓，腎臓，肝臓，小腸などの機能障害，その他の先天性内臓障害：先天性食道閉鎖症，先天性腸閉鎖症，鎖肛，巨大結腸症，尿道下裂，停留精巣（睾丸）などによる尿道形成，ストーマの造設などの外科手術〕，免疫機能障害などがある。詳細は居住する市区町村などに問い合わせる。

　申請方法
　iii) 申請窓口
　居住する市区町村の窓口

　iv) 指定医
　指定医制度の導入により，申請の際に添付する医療意見書は，あらかじめ知事が指定した医師（指定医）が作成する必要がある。

　v) 申請時に必要な書類
　①交付申請書，②医療意見書，③保険証の写し，④児童の属する世帯の住民票等の写し，⑤保護者等児童の生計を主として維持する者の所得等に関する状況を確認することができる書類の写し

　vi) 自立支援医療の利用までの流れ
　自立支援医療を利用し始めるまでの流れを図19-2-4に示す。

c) 自立支援給付[7][8]

障害者および障害児が，その有する能力を活用し，自立した日常生活または社会生活を営むことができるよう，必要な障害福祉サービスにかかわる給付などを行い，もって障害者および障害児の福祉の増進を図ることを目的とする。自立支援給付は介護給付，訓練等給付，自立支援医療，補装具に分かれる（図19-2-5）。

■ 文献／参考文献

1) 「児童福祉法の一部を改正する法律」厚生労働省雇用均等・児童家庭局長通知：平成26年5月30日雇児発0530第9号
http://www.nanbyo.jp/news2/140530kohu-jidohukusi.pdf（2015年8月1日アクセス）

2) 「難病と小児慢性特定疾患にかかる医療助成が変わりました！」あしたの暮らしをわかりやすく：政府広報オンライン
http://www.gov-online.go.jp/useful/article/201412/3.html（2015年8月1日アクセス）

3) 「児童福祉法施行令の一部を改正する政令等の交付について（通知）」平成26年11月18日雇児発1118第2号

4) 「難病の患者に対する医療等に関する法律の公布について（通知）」：平成26年5月30日健発0530第7号

5) 「自立支援医療（育成医療）の概要」：厚生労働省

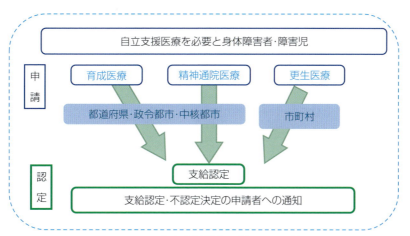

図 19-2-4　自立支援医療の利用までの流れ

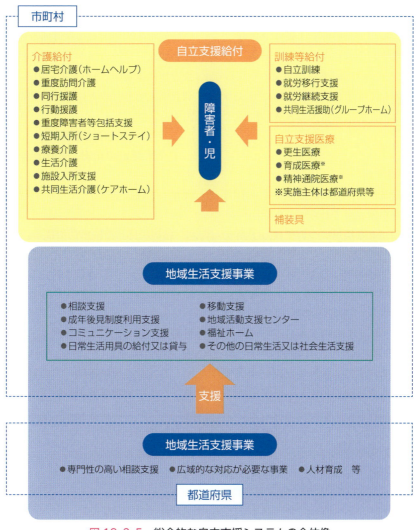

図 19-2-5　総合的な自立支援システムの全体像

http://www.gov-online.go.jp/useful/article/201412/3.html（2015年8月1日アクセス）
6)「障害者総合支援法について」：東京都福祉局
　　http://www.fukushihoken.metro.tokyo.jp/shougai/shogai/sougoushien.html（2015年8月1日アクセス）
7) 障害者自立支援法のサービス利用について．平成24年4月版
　　http://www.mhlw.go.jp/bunya/shougaihoken/b_shien/pamphlet.html（2015年9月1日アクセス）
8) 全国社会福祉協議会：障害福祉サービスの利用について．2014年4月版，3-5頁
● 東京都社会福祉協議会：障害者総合支援法とは…〔改訂第2版〕．2015年7月10日，4頁

5 難治性特定疾患

a) 難病とは

　1972年に難病対策要綱が策定され[1]，このなかで難病は，①原因不明，治療方針未確定であり，かつ，後遺症を残すおそれが少なくない疾病，②経過が慢性にわたり，単に経済的な問題のみならず，介護などに等しく人手を要するために家族の負担が重く，また精神的にも負担の大きい疾病，と定義された．

b) 難病対策の概要[2]

　わが国の難病対策では，症例数が少なく，原因不明で，治療方法が確立しておらず，生活面への長期にわたる支障がある疾患については，①調査研究の推進（難治性疾患克服研究事業：対象は臨床調査研究分野の130疾患），②医療施設等の整備（重症難病患者拠点・協力病院設備），③地域における保健・医療福祉の充実・連携（難病特別対策推進事業など），④QOLの向上を目指した福祉施策の推進（難病患者等居宅生活支援事業）などの対策が行われている．また，難治性疾患克服研究事業における臨床調査研究対象疾患130疾患のうち，診断基準が一応確立し，かつ難治度，重症度が高く，患者数が比較的少ないため，公費負担の方法をとらないと原因の究明，治療法の開発などに困難をきたすおそれのある疾患については，⑤医療費の自己負担の軽減（特定疾患治療研究事業）対策を実施している．

c) 指定難病とは

　難病の患者に対する医療等に関する法律（図19-2-6）のなかで，医療費助成の対象とする疾患は新たに指定難病と呼ばれることとなった．難病は，①発病の機構が明らかでなく，②治療方法が確立していない，③希少な疾患であって，④長期の療養を必要とするもの，という4つの条件を必要とするが，指定難病にはさらに，⑤患者数がわが国において一定の人数（人口の約0.1％程度）に達しないこと，⑥客観的な診断基準（またはそれに準ずるもの）が成立していること，の2条件が加わる．2015年7月1日現在，306疾病が指定難病の対象である（表19-2-4）[3]．

申請方法

i) 申請窓口

　居住する都道府県の保健所などの窓口．申請時に必要な，都道府県が指定する難病指定医または協力難病指定医（更新を申請のみ）が記載した臨床調査個人票を，以下に挙げる必要書類とともに提出する．

ii) 申請時に必要な書類

　①支給認定申請書，②臨床調査個人表（診断書），③住民票，④市区町村税（非）課税状況確認書類，⑤保険証写し

d) 所得に応じた医療費に係る自己負担の見直し

　指定難病の医療費の自己負担割合が，従来の3割から2割に引き下げられた（表19-2-5）．
　症状が変動し，入退院を繰り返すなどの指定難病の特性に配慮し，外来・入院の区別を設定せず，世帯の所得に応じた医療費の自己負担上限額（月額）が新たに設定された．自己負担上限額は，受診した複数の医療機関などの自己負担をすべて合算した上で適用される．従来の制度による医療費助成を受け，引き続き新たな制度に移行した難病療養継続者は，2017年12月31日まで自己負担額が軽減される[4]．

趣旨

持続可能な社会保障制度の確立を図るための改革の推進に関する法律に基づく措置として，難病の患者に対する医療費助成(注)に関して，法定化によりその費用に消費税の収入を充てることができるようにするなど，公平かつ安定的な制度を確立するほか，基本方針の策定，調査及び研究の推進，療養生活環境整備事業の実施等の措置を講ずる。
(注)平成26年末までは法律に基づかない予算事業(特定疾患治療研究事業)として実施。

概要

(1) 基本方針の策定
- 厚生労働大臣は，難病に係る医療その他難病に関する施策の総合的な推進のための基本的な方針を策定。

(2) 難病に係る新たな公平かつ安定的な医療費助成の制度の確立
- 都道府県知事は，申請に基づき，医療費助成の対象難病(指定難病)の患者に対して，医療費を支給。
- 指定難病に係る医療を実施する医療機関を，都道府県知事が指定。
- 支給認定の申請に添付する診断書は，指定医が作成。
- 都道府県は，申請があった場合に支給認定をしないときは，指定難病審査会に審査を求めなければならない。
- 医療費の支給に要する費用は都道府県の支弁とし，国は，その2分の1を負担。

(3) 難病の医療に関する調査及び研究の推進
- 国は，難病の発病の機構，診断及び治療方法に関する調査及び研究を推進。

(4) 療養生活環境整備事業の実施
- 都道府県は，難病相談支援センターの設置や訪問看護の拡充実施等，療養生活環境整備事業を実施できる。

施行期日

平成27年1月1日　※児童福祉法の一部を改正する法律(小児慢性特定疾病の患児に対する医療費助成の法定化)と同日

図 19-2-6　難病の患者に対する医療等に関する法律(平成26年5月23日成立)

http://www.mhlw.go.jp/file/06-Seisakujouhou-10900000-Kenkoukyoku/0000087752.pdf (厚生労働省：難病医療費助成制度概要より)

文献／参考文献

1) 「難病対策要綱」
   http://www.nanbyou.or.jp/pdf/nan_youkou.pdf
   (2015年9月1日アクセス)
2) 「難病対策の概要」：難病情報センター
   http://www.nanbyou.or.jp/entry/1360 (2015年9月1日アクセス)
3) 「指定難病第二次認定」：厚生労働省
   http://www.mhlw.go.jp/file/05-Shingikai-10601000-Daijinkanboukouseikagakuka-Kouseikagakuka/0000078463.pdf (2015年9月1日アクセス)
4) 「難病と小児慢性特定疾患にかかる医療助成が変わりました！」：政府広報オンライン
   http://www.gov-online.go.jp/useful/article/201412/3.html (2015年9月1日アクセス)
● 「難病の患者に対する医療等に関する法律」：厚生労働省
   http://www.mhlw.go.jp/stf/seisakunitsuite/bunya/kenkou_iryou/kenkou/nanbyou/ (2015年9月1日アクセス)

表 19-2-4　難病の患者に対する医療等に関する法律第 5 条第 1 項に規定する指定難病
▶1～110 については平成 27 年 1 月から医療費助成を開始。

番号	病名	番号	病名
1	球脊髄性筋萎縮症	56	ベーチェット病
2	筋萎縮性側索硬化症	57	特発性拡張型心筋症
3	脊髄性筋萎縮症	58	肥大型心筋症
4	原発性側索硬化症	59	拘束型心筋症
5	進行性核上性麻痺	60	再生不良性貧血
6	パーキンソン病	61	自己免疫性溶血性貧血
7	大脳皮質基底核変性症	62	発作性夜間ヘモグロビン尿症
8	ハンチントン病	63	特発性血小板減少性紫斑病
9	神経有棘赤血球症	64	血栓性血小板減少性紫斑病
10	シャルコー・マリー・トゥース病	65	原発性免疫不全症候群
11	重症筋無力症	66	IgA 腎症
12	先天性筋無力症候群	67	多発性嚢胞腎
13	多発性硬化症/視神経脊髄炎	68	黄色靱帯骨化症
14	慢性炎症性脱髄性多発神経炎/多巣性運動ニューロパチー	69	後縦靱帯骨化症
15	封入体筋炎	70	広範脊柱管狭窄症
16	クロウ・深瀬症候群	71	特発性大腿骨頭壊死症
17	多系統萎縮症	72	下垂体性 ADH 分泌異常症
18	脊髄小脳変性症（多系統萎縮症を除く。）	73	下垂体性 TSH 分泌亢進症
19	ライソゾーム病	74	下垂体性 PRL 分泌亢進症
20	副腎白質ジストロフィー	75	クッシング病
21	ミトコンドリア病	76	下垂体性ゴナドトロピン分泌亢進症
22	もやもや病	77	下垂体性成長ホルモン分泌亢進症
23	プリオン病	78	下垂体前葉機能低下症
24	亜急性硬化性全脳炎	79	家族性高コレステロール血症（ホモ接合体）
25	進行性多巣性白質脳症	80	甲状腺ホルモン不応症
26	HTLV-1 関連脊髄症	81	先天性副腎皮質酵素欠損症
27	特発性基底核石灰化症	82	先天性副腎低形成症
28	全身性アミロイドーシス	83	アジソン病
29	ウルリッヒ病	84	サルコイドーシス
30	遠位型ミオパチー	85	特発性間質性肺炎
31	ベスレムミオパチー	86	肺動脈性肺高血圧症
32	自己貪食空胞性ミオパチー	87	肺静脈閉塞症/肺毛細血管腫症
33	シュワルツ・ヤンペル症候群	88	慢性血栓塞栓性肺高血圧症
34	神経線維腫症	89	リンパ脈管筋腫症
35	天疱瘡	90	網膜色素変性症
36	表皮水疱症	91	バッド・キアリ症候群
37	膿疱性乾癬（汎発型）	92	特発性門脈圧亢進症
38	スティーヴンス・ジョンソン症候群	93	原発性胆汁性肝硬変
39	中毒性表皮壊死症	94	原発性硬化性胆管炎
40	高安動脈炎	95	自己免疫性肝炎
41	巨細胞性動脈炎	96	クローン病
42	結節性多発動脈炎	97	潰瘍性大腸炎
43	顕微鏡的多発血管炎	98	好酸球性消化管疾患
44	多発血管炎性肉芽腫症	99	慢性特発性偽性腸閉塞症
45	好酸球性多発血管炎性肉芽腫症	100	巨大膀胱短小結腸腸管蠕動不全症
46	悪性関節リウマチ	101	腸管神経節細胞僅少症
47	バージャー病	102	ルビンシュタイン・テイビ症候群
48	原発性抗リン脂質抗体症候群	103	CFC 症候群
49	全身性エリテマトーデス	104	コステロ症候群
50	皮膚筋炎/多発性筋炎	105	チャージ症候群
51	全身性強皮症	106	クリオピリン関連周期熱症候群
52	混合性結合組織病	107	全身型若年性特発性関節炎
53	シェーグレン症候群	108	TNF 受容体関連周期性症候群
54	成人スチル病	109	非典型溶血性尿毒症症候群
55	再発性多発軟骨炎	110	ブラウ症候群

表 19-2-4　つづき
▶111～306 については追加すべき 196 疾病。

番号	病名	番号	病名
111	先天性ミオパチー	164	眼皮膚白皮症
112	マリネスコ・シェーグレン症候群	165	肥厚性皮膚骨膜症
113	筋ジストロフィー	166	弾性線維性仮性黄色腫
114	非ジストロフィー性ミオトニー症候群	167	マルファン症候群
115	遺伝性周期性四肢麻痺	168	エーラス・ダンロス症候群
116	アトピー性脊髄炎	169	メンケス病
117	脊髄空洞症	170	オクシピタル・ホーン症候群
118	脊髄髄膜瘤	171	ウィルソン病
119	アイザックス症候群	172	低ホスファターゼ症
120	遺伝性ジストニア	173	VATER 症候群
121	神経フェリチン症	174	那須・ハコラ病
122	脳表ヘモジデリン沈着症	175	ウィーバー症候群
123	禿頭と変形性脊椎症を伴う常染色体劣性白質脳症	176	コフィン・ローリー症候群
124	皮質下梗塞と白質脳症を伴う常染色体優性脳動脈症	177	有馬症候群
125	神経軸索スフェロイド形成を伴う遺伝性びまん性白質脳症	178	モワット・ウィルソン症候群
126	ペリー症候群	179	ウィリアムズ症候群
127	前頭側頭葉変性症	180	ATR-X 症候群
128	ビッカースタッフ脳幹脳炎	181	クルーゾン症候群
129	痙攣重積型（二相性）急性脳症	182	アペール症候群
130	先天性無痛無汗症	183	ファイファー症候群
131	アレキサンダー病	184	アントレー・ビクスラー症候群
132	先天性核上性球麻痺	185	コフィン・シリス症候群
133	メビウス症候群	186	ロスムンド・トムソン症候群
134	中隔視神経形成異常症/ドモルシア症候群	187	歌舞伎症候群
135	アイカルディ症候群	188	多脾症候群
136	片側巨脳症	189	無脾症候群
137	限局性皮質異形成	190	鰓耳腎症候群
138	神経細胞移動異常症	191	ウェルナー症候群
139	先天性大脳白質形成不全症	192	コケイン症候群
140	ドラベ症候群	193	プラダー・ウィリ症候群
141	海馬硬化を伴う内側側頭葉てんかん	194	ソトス症候群
142	ミオクロニー欠神てんかん	195	ヌーナン症候群
143	ミオクロニー脱力発作を伴うてんかん	196	ヤング・シンプソン症候群
144	レノックス・ガストー症候群	197	1p36 欠失症候群
145	ウエスト症候群	198	4p 欠失症候群
146	大田原症候群	199	5p 欠失症候群
147	早期ミオクロニー脳症	200	第 14 番染色体父親性ダイソミー症候群
148	遊走性焦点発作を伴う乳児てんかん	201	アンジェルマン症候群
149	片側痙攣・片麻痺・てんかん症候群	202	スミス・マギニス症候群
150	環状 20 番染色体症候群	203	22q11.2 欠失症候群
151	ラスムッセン脳炎	204	エマヌエル症候群
152	RCDH19 関連症候群	205	脆弱 X 症候群関連疾患
153	難治頻回部分発作重積型急性脳炎	206	脆弱 X 症候群
154	徐波睡眠期持続性棘徐波を示すてんかん性脳症	207	総動脈幹遺残症
155	ランドウ・クレフナー症候群	208	修正大血管転位症
156	レット症候群	209	完全大血管転位症
157	スタージ・ウェーバー症候群	210	単心室症
158	結節性硬化症	211	左心低形成症候群
159	色素性乾皮症	212	三尖弁閉鎖症
160	先天性魚鱗癬	213	心室中隔欠損を伴わない肺動脈閉鎖症
161	家族性良性慢性天疱瘡	214	心室中隔欠損を伴う肺動脈閉鎖症
162	類天疱瘡（後天性表皮水疱症を含む。）	215	ファロー四徴症
163	特発性後天性全身性無汗症	216	両大血管右室起始症

表 19-2-4　つづき

番号	病名	番号	病名
217	エプスタイン病	262	原発性高カイロミクロン血症
218	アルポート症候群	263	脳腱黄色腫症
219	ギャロウェイ・モワト症候群	264	無βリポタンパク血症
220	急速進行性糸球体腎炎	265	脂肪萎縮症
221	抗糸球体基底膜腎炎	266	家族性地中海熱
222	一次性ネフローゼ症候群	267	高 IgD 症候群
223	一次性膜性増殖性糸球体腎炎	268	中條・西村症候群
224	紫斑病性腎炎	269	化膿性無菌性関節炎・壊疽性膿皮症・アクネ症候群
225	先天性腎性尿崩症	270	慢性再発性多発性骨髄炎
226	間質性膀胱炎（ハンナ型）	271	強直性脊椎炎
227	オスラー病	272	進行性骨化性線維異形成症
228	閉塞性細気管支炎	273	肋骨異常を伴う先天性側弯症
229	肺胞蛋白症（自己免疫性又は先天性）	274	骨形成不全症
230	肺胞低換気症候群	275	タナトフォリック骨異形成症
231	α1-アンチトリプシン欠乏症	276	軟骨無形成症
232	カーニー複合	277	リンパ管腫症/ゴーハム病
233	ウォルフラム症候群	278	巨大リンパ管奇形（頸部顔面病変）
234	ペルオキシソーム病（副腎白質ジストロフィーを除く。）	279	巨大静脈奇形（頸部口腔咽頭びまん性病変）
235	副甲状腺機能低下症	280	巨大動静脈奇形（頸部顔面又は四肢病変）
236	偽性副甲状腺機能低下症	281	クリッペル・トレノネー・ウェーバー症候群
237	副腎皮質刺激ホルモン不応症	282	先天性赤血球形成異常性貧血
238	ビタミン D 抵抗性くる病/骨軟化症	283	後天性赤芽球癆
239	ビタミン D 依存性くる病/骨軟化症	284	ダイアモンド・ブラックファン貧血
240	フェニルケトン尿症	285	ファンコニ貧血
241	高チロシン血症 1 型	286	遺伝性鉄芽球性貧血
242	高チロシン血症 2 型	287	エプスタイン症候群
243	高チロシン血症 3 型	288	自己免疫性出血病XIII
244	メープルシロップ尿症	289	クロンカイト・カナダ症候群
245	プロピオン酸血症	290	非特異性多発性小腸潰瘍症
246	メチルマロン酸血症	291	ヒルシュスプルング病（全結腸型又は小腸型）
247	イソ吉草酸血症	292	総排泄腔外反症
248	グルコーストランスポーター 1 欠損症	293	総排泄腔遺残
249	グルタル酸血症 1 型	294	先天性横隔膜ヘルニア
250	グルタル酸血症 2 型	295	乳幼児肝巨大血管腫
251	尿素サイクル異常症	296	胆道閉鎖症
252	リジン尿性蛋白不耐症	297	アラジール症候群
253	先天性葉酸吸収不全	298	遺伝性膵炎
254	ポルフィリン症	299	嚢胞性線維症
255	複合カルボキシラーゼ欠損症	300	IgG4 関連疾患
256	筋型糖原病	301	黄斑ジストロフィー
257	肝型糖原病	302	レーベル遺伝性視神経症
258	ガラクトース-1-リン酸ウリジルトランスフェラーゼ欠損症	303	アッシャー症候群
259	レシチンコレステロールアシルトランスフェラーゼ欠損症	304	若年発症型両側性感音難聴
260	シトステロール血症	305	遅発性内リンパ水腫
261	タンジール病	306	好酸球性副鼻腔炎

6 介護保険

介護保険は 2000 年 4 月 1 日にできた保険制度である。40 歳以上が被保険者として介護保険に加入して保険料を支払う。市区町村・特別区（保険者）が制度を運営する。

a）介護保険の対象者

第 1 号被保険者（65 歳以上）は，市区町村が実施する要介護認定において介護が必要と認定された場合にサービスを受けることができる。第 2 号被保険者（40 歳以上 64 歳未満）は，介護保険の対象となる特定疾病により介護が必要と認定された場合，介護サービスを受けることができる（表

表 19-2-5　平成 27 年 1 月からの新たな自己負担（月額・円）

階層区分	階層区分の基準（（ ）内の数字は，夫婦 2 人世帯の場合における年収の目安）		患者負担割合：2 割 自己負担額上限額（外来＋入院）					
			原則			難病療養継続者（H29.12.31 まで）		
			一般	高額かつ長期（※）	人工呼吸器等装着者	一般	特定疾患治療研究事業の重症患者	人工呼吸器等装着者
生活保護	―		0	0	0	0	0	0
低所得Ⅰ	市町村民税非課税（世帯）	本人年収〜80 万円	2,500	2,500	1,000	2,500	2,500	1,000
低所得Ⅱ		本人年収 80 万円超〜	5,000	5,000		5,000		
一般所得Ⅰ	市町村民税 7.1 万円未満（約 160 万円〜約 370 万円）		10,000	5,000		5,000	5,000	
一般所得Ⅱ	市町村民税 7.1 万円以上 25.1 万円未満（約 370 万円〜約 810 万円）		20,000	10,000		10,000		
上位所得	市町村民税 25.1 万円以上（約 810 万円〜）		30,000	20,000		20,000		
入院時の食費			全額自己負担			1/2 自己負担		

※：「高額かつ長期」とは，月ごとの医療費総額が 5 万円を超える月が年間 6 回以上ある者（たとえば医療保険の 2 割負担の場合，医療費の自己負担が 1 万円を超える月が年間 6 回以上）。

表 19-2-6　対象者

対象者	サービスの対象者等
第 1 号被保険者（65 歳以上）	寝たきりや認知症などにより，介護を必要とする状態（要介護状態）になったり，家事や身じたくなど，日常生活に支援が必要な状態（要支援状態）になった場合。
第 2 号被保険者（40 歳以上 64 歳未満）	初老期の認知症，脳血管疾患など老化が原因とされる病気（※特定疾病）により，要介護状態や要支援状態になった場合。

※特定疾患（16 種類）
①がん末期（医師が一般に認められている医学的知見に基づき回復の見込みがない状態に至ったと判断したものに限る）②筋萎縮性側索硬化症　③後縦靱帯骨化症　④骨折を伴う骨粗しょう症　⑤多系統萎縮症　⑥初老期における認知症（アルツハイマー病，脳血管性認知症等）　⑦脊髄小脳変性症　⑧脊柱管狭窄症　⑨早老症（ウェルナー症候群）　⑩糖尿病性神経障害，糖尿病性腎症及び糖尿病性網膜症　⑪脳血管疾患（脳出血，脳梗塞等）　⑫進行性核上性麻痺，大脳皮質基底核変性症及びパーキンソン病　⑬閉塞性動脈硬化症　⑭関節リウマチ　⑮慢性閉塞性肺疾患（肺気腫，慢性気管支炎等）　⑯両側の膝関節または股関節に著しい変形を伴う変形性関節症

表 19-2-7 居宅サービスの 1 カ月あたりの利用限度額

介護度	利用限度額（1 カ月）	左記の利用限度額とは別枠のサービス
要支援 1	50,030 円	
要支援 2	104,730 円	
要介護 1	166,920 円	特定福祉用具購入：1 年間 10 万円まで
要介護 2	196,160 円	居宅介護住宅改修費：20 万円まで
要介護 3	269,310 円	居宅療養管理指導
要介護 4	308,060 円	（医師・歯科医師の場合：5,000 円/月 2 回まで）
要介護 5	360,650 円	（医療機関の薬剤師：5,500 円/月 2 回まで）など

・限度額の範囲内でサービスを利用した場合は，1 割（一定以上所得者の場合は 2 割）の自己負担。
・限度額を超えてサービスを利用した場合は，超えた分が全額自己負担。

19-2-6)。

b）介護保険利用

申請方法

i) 申請窓口

高齢者総合相談センター（地域包括支援センター），または市区町村の介護保険課に，本人または家族が申請する。居宅介護支援事業者などが代行することもできる。

ii) 申請時に必要な書類

第 1 号被保険者（65 歳以上）：①介護保険 要介護認定・要支援認定申請書，②介護保険被保険者証（65 歳の誕生日前までに郵送），③主治医の氏名・医療機関名・所在地・電話番号

第 2 号被保険者（40 歳以上 64 歳未満）：①介護保険 要介護認定・要支援認定申請書，②主治医の氏名・医療機関名・所在地・電話番号，③医療保険の被保険者証

※第 2 号被保険者の場合，主治医に特定疾病名を確認。

iii) 申請の流れ

介護保険の申請
↓
認定調査・主治医意見書

市区町村の職員等が家庭や病院等を訪問し，本人の心身の状態を調査。
↓
審査・判定

保健・医療・福祉に関する専門家が構成する認定審査会が，訪問調査の結果（一次判定と特記事項）と主治医の意見書をもとに判定。
↓
認定・通知

・介護の必要度について認定〔要支援 1，要支援 2，要介護 1，要介護 2，要介護 3，要介護 4，要介護 5 または非該当（自立）〕し通知。
・非該当（自立）と認定されると介護保険のサービスは受けられないが，介護予防事業（地域支援事業）を利用できる。
↓
サービス計画（ケアプラン）の作成

・要支援 1，要支援 2 と認定されたら，管轄の高齢者総合相談センター（地域包括支援センター）またはセンターから委託を受けた居宅介護支援事業者に，介護予防サービス計画の作成を依頼。
・要介護 1～5 と認定されたら，本人（家族）が選択した居宅介護支援事業者に居宅サービス計画の作成を連絡。担当ケアマネジャーが決定。
↓
サービスの利用

サービス計画（ケアプラン）に基づいて，サービス事業者と契約。
※要介護 1～5：認定された方が利用できるサービス（介護給付）
※要支援 1～2：認定された方が利用できるサービス（予防給付）
↓
更新の申請

表 19-2-8 介護保険のサービス等の種類

		介護給付におけるサービス	予防給付におけるサービス
都道府県が指定・監査を行うサービス		**居宅サービス**	**介護予防サービス**
		●訪問サービス	●訪問サービス
		訪問介護（ホームヘルプ）	介護予防訪問介護（ホームヘルプ）
		訪問入浴	介護予防訪問入浴介護
		訪問看護	介護予防訪問看護
		訪問リハビリテーション	介護予防訪問リハビリテーション
		居宅療養管理指導	介護予防居宅療養管理指導
		●通所サービス	●通所サービス
		通所介護（デイサービス）	介護予防通所介護（デイサービス）
		通所リハビリテーション（デイケア）	介護予防通所リハビリテーション（デイケア）
		●短期入所サービス	●短期入所サービス
		短期入所生活介護（ショートステイ）	介護予防短期入所生活介護（ショートステイ）
		短期入所療養介護（ショートステイ）	介護予防短期入所療養介護（ショートステイ）
		●その他のサービス	●その他のサービス
		特定施設入居者生活介護	介護予防特定施設入居者生活介護
		福祉用具貸与	介護予防福祉用具貸与
		特定福祉用具販売	特定介護予防福祉用具販売
		施設サービス	
		介護老人福祉施設	
		介護老人保健施設	
		介護療養型医療施設	
		居宅介護支援	
市町村が指定・監査を行うサービス		**地域密着型サービス**	**介護予防支援**
		●夜間対応型訪問介護	**地域密着型介護予防サービス**
		●認知症対応型通所介護	介護予防認知症対応型通所介護
		●小規模多機能型居宅介護	介護予防小規模多機能型居宅介護
		●認知症対応型共同生活介護（グループホーム）	介護予防認知症対応型共同生活介護（グループホーム）
		●地域密着型特定施設入居者生活介護	
		●地域密着型介護福祉施設入居者生活介護	
その他		●住宅改造 など	●住宅改造 など

（出典：厚生労働省老健局総務課：公的介護保険制度の現状と今後の役割．20頁，2014より改変）

c) 介護保険利用限度額

居宅サービスの1カ月あたりの利用限度額を表19-2-7に示す（平成27年現在）。

d) 介護保険のサービス

要介護1～5に認定されると介護サービスを受けることができる。また，要支援1または2と認定されると介護予防となり，予防サービスを受けることができる（表19-2-8）。

7 訪問看護[1]

訪問看護とは，病気や障害を持った人が住み慣れた地域や家庭でその人らしく療養生活を送れるよう，訪問看護ステーションから看護師などが生活の場へ訪問して看護ケアを提供，自立への援助

表 19-2-9　基本療養費抜粋

介護保険を利用する場合（目安）	医療保険を利用する（90 分未満）場合
20 分未満…（1 回当たり）　361 円 30 分未満…（1 回当たり）　535 円 30 分以上 60 分未満…（1 回当たり）　935 円 60 分以上 90 分未満…（1 回当たり）　1,281 円	週 1 日・日中・月 4 回…（1 回当たり）　約 1,090 円 週 4 日・日中・月 16 回以上…（1 回当たり）　約 940 円

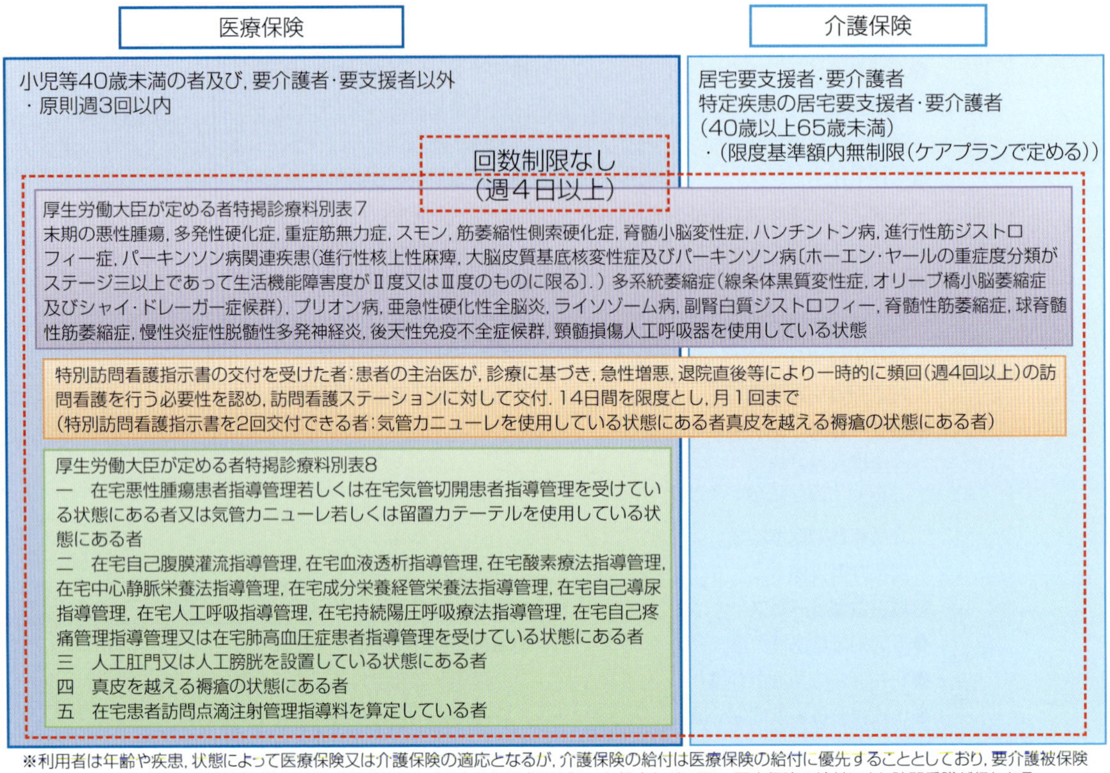

医療保険

小児等 40 歳未満の者及び，要介護者・要支援者以外
・原則週 3 回以内

回数制限なし（週 4 日以上）

厚生労働大臣が定める者特掲診療料別表 7
末期の悪性腫瘍，多発性硬化症，重症筋無力症，スモン，筋萎縮性側索硬化症，脊髄小脳変性症，ハンチントン病，進行性筋ジストロフィー症，パーキンソン病関連疾患（進行性核上性麻痺，大脳皮質基底核変性症及びパーキンソン病〔ホーエン・ヤールの重症度分類がステージ三以上であって生活機能障害度がⅡ度又はⅢ度のものに限る．〕），多系統萎縮症（線条体黒質変性症，オリーブ橋小脳萎縮症及びシャイ・ドレーガー症候群），プリオン病，亜急性硬化性全脳炎，ライソゾーム病，副腎白質ジストロフィー，脊髄性筋萎縮症，球脊髄性筋萎縮症，慢性炎症性脱髄性多発神経炎，後天性免疫不全症候群，頸髄損傷人工呼吸器を使用している状態

特別訪問看護指示書の交付を受けた者：患者の主治医が，診療に基づき，急性増悪，退院直後等により一時的に頻回（週 4 回以上）の訪問看護を行う必要性を認め，訪問看護ステーションに対して交付．14 日間を限度とし，月 1 回まで
（特別訪問看護指示書を 2 回交付できる者：気管カニューレを使用している状態にある者真皮を越える褥瘡の状態にある者）

厚生労働大臣が定める者特掲診療料別表 8
一　在宅悪性腫瘍患者指導管理若しくは在宅気管切開患者指導管理を受けている状態にある者又は気管カニューレ若しくは留置カテーテルを使用している状態にある者
二　在宅自己腹膜灌流指導管理，在宅血液透析指導管理，在宅酸素療法指導管理，在宅中心静脈栄養法指導管理，在宅成分栄養経管栄養法指導管理，在宅自己導尿指導管理，在宅人工呼吸指導管理，在宅持続陽圧呼吸療法指導管理，在宅自己疼痛管理指導管理又は在宅肺高血圧症患者指導管理を受けている状態にある者
三　人工肛門又は人工膀胱を設置している状態にある者
四　真皮を越える褥瘡の状態にある者
五　在宅患者訪問点滴注射管理指導料を算定している者

介護保険

居宅要支援者・要介護者
特定疾患の居宅要支援者・要介護者
（40 歳以上 65 歳未満）
・限度基準額内無制限（ケアプランで定める）

※利用者は年齢や疾患，状態によって医療保険又は介護保険の適応となるが，介護保険の給付は医療保険の給付に優先することとしており，要介護被保険者等については，末期の悪性腫瘍，難病患者，急性増悪等による主治医の指示があった場合などに限り，医療保険の給付により訪問看護が行われる．

図 19-2-7　医療保険・介護保険の訪問看護対象者イメージ
（中医協総-3：在宅医療（その 2）．6 頁，2013．5．25 一部改変）

を促し，療養生活を支援するサービスである．

訪問看護ステーションから専門の看護師などが利用者の家庭を訪問して病状や療養生活を看護の専門家の目で見守り，適切な判断に基づいたケアとアドバイスで 24 時間 365 日対応し，在宅での療養生活が送れるように支援する．また，医師や関係機関と連携をとり，さまざまな在宅ケアサービスの使い方を提案する．

訪問看護ステーションのサービスの内容は，①療養上の世話，②病状の観察，③ターミナルケア，④在宅でのリハビリテーション，⑤医師（かかりつけ医）の指示による医療処置，⑥医療機器の管理，⑦床ずれ予防・処置，⑧認知症ケア，⑨介護予防，⑩家族などへの介護支援・相談，などである．

a）訪問看護の利用までの流れ

訪問看護には医療保険または介護保険のどちらでサービスを受ける場合でも，かかりつけ医の指示書が必要である．

表 19-2-10　介護事業者などによる装具交換の注意事項

- 医師や看護師に専門的な管理が必要な状態であるかどうか確認し，病状の急変には連絡して速やかに必要な措置を講じる
- 実施者に対して一定の研修や訓練が行われることが望ましい
- 事故が起きた場合の法律の規定による刑事上・民事上の責任は別途判断
- 看護職員による実施計画が立てられている場合は，具体的な手技や方法をその計画に基づいて行うとともに，その結果について報告，相談する

表 19-2-11　「介護サービス担当者のためのストーマケア講習会用学習目標」留意点

1. 医学・看護学に精通していない方を対象として作成した。
2. 基本的かつ不可欠な事項のみを取り上げるようにした。
3. カリキュラムの方略の案も併せて提示したが，研修時間は全体で3時間程度で目的を達するように作成した。
4. 講習会で用いるテキスト，用語集，動画，画像などは研修や訓練の実施機関または個人で準備していただきたい。

b）訪問開始までの流れ

① かかりつけ医やケアマネジャー，高齢者総合相談センター（地域包括支援センター），または訪問看護ステーションに相談する。
② 利用希望者の要望を基に，かかりつけ医やケアマネジャーと支援内容を調整し，介護保険または医療保険のどちらが適用されるかを検討する。
③ ケアマネジャーと相談しながら，適切なケアプランを作成する。
④ ケアプランの内容を医師が確認し，訪問看護ステーションに訪問看護指示書を交付する。
⑤ 医師が作成した訪問看護指示書に従い，看護師が訪問する。
⑥ 利用希望者と訪問看護ステーションで訪問看護の契約をする。

c）利用料金

料金には基本療養費（表 19-2-9），管理療養費，各加算などがある（平成27年現在）。

特別管理加算には在宅悪性腫瘍患者指導管理や在宅酸素治療法指導管理などを受けている状態，ストーマを設置している状態，留置カテーテルを使用している場合などがある。そのほかの加算には時間外の訪問時の加算，緊急訪問看護加算，ターミナルケア加算などがある。

医療保険使用の訪問看護の場合も，特別管理など加算がある。

d）特別訪問看護

急性増悪，終末期，退院直後などの事由により，週4回以上の頻回の指定訪問看護を一時的に当該患者に対して行う必要性を認めた場合に当該患者の同意を得て，特別訪問看護指示書を当該患者が選定する訪問看護ステーションに対して交付した場合。

※特別訪問看護指示加算は患者の主治医が，診療に基づき交付。
※頻回の指定訪問看護は，当該特別の指示にかかわる診療の日から14日以内に限り実施（図19-2-7）。

8　介護職によるストーマ装具交換

2011年6月5日，公益社団法人日本オストミー協会が厚生労働省医事局へ「ストーマ装具の交換について：平成17年7月26日付けの厚生労働省医政局長通知において，肌に接着したストーマ装具は原則として医行為ではないと考えられる行為として明示されていないため，介護現場では医行為に該当するものと考えられている。肌への接着面に皮膚保護機能を有するストーマ装具については，ストーマおよびその周辺の状態が安定している場合等，専門的な管理が必要とされない場合には，その剥離による障害等のおそれは極めて低いことから，当該ストーマ装具の交換は原則として医行為には該当しないものと考えるが如何」と照会した。

厚生労働省からは2011年7月5日（医政医発0705第2号）の通知により，ストーマの装具交換は，「原則として医行為又は医師法第17条，歯科

医師法第17条及び保健師助産師看護師法第31条の規制の対象とする必要があるものでないと考えられる」と回答があり，介護サービス事業者などに対しても，医師や看護師に代わって装具交換を行うことが認められることになった。

　なお，介護サービス事業者等による装具交換は，「病状が不安定であること等により専門的な管理が必要な場合には，医行為であるとされる場合もあり得る」ため，介護サービス事業者などはサービス担当者会議の開催時などに，必要に応じて，医師，歯科医師または看護職員に対して，そうした専門的な管理が必要な状態であるかどうか確認することが考えられる。さらに，病状の急変が生じた場合やそのほかの必要な場合は，医師，歯科医師または看護職員に連絡を行うなどの必要な措置を速やかに講じる必要がある[2,3]としている（表19-2-10）。

　実施に当たっては一定の研修や訓練が行われることが望ましいとされており，日本ストーマ・排泄リハビリテーション学会は「介護サービス担当者のためのストーマケア講習会用学習目標」を作成した。利用に学会の許可は不要だが，研修や訓練実施にあたっては，学会が作成した留意点を配慮することとなっている[3,4]（表19-2-11）。

■ 文献／参考文献

1) 全国訪問看護事業協会
http://www.zenhokan.or.jp/nursing/index.html
（2015年9月15日アクセス）
2) 中医協（総-3）在宅医療（その2）．6頁，H25.5.29
3) 「ストーマ装具の交換について（回答）」（平成23年7月5日：医政医発0705第3号）〔各都道府県衛生主管部（局）長あて厚生労働省医政局医事課長通知〕
4) 「ストーマケア装具交換の定義」：Web版ストーマ外来─ストーマケア装具交換の定義
http://www.jwocm.org/web_stomacare/resultNew.php?mid=36&cno=5（2015年9月15日アクセス）
● 「介護保険制度」：厚生労働省
http://www.kaigokensaku.jp/commentary/about.html（2015年9月15日アクセス）
● 「介護保険の解説．介護事業所・生活関連情報検索─介護サービス情報公表システム」：厚生労働省
http://www.kaigokensaku.jp/commentary/（2015年9月15日アクセス）
● 介護保険べんり帳〜わかりやすい利用の手引〜　平成27年度版：新宿区
● 井戸美枝：2015年度介護保険の改正　早わかりガイド．日本実業出版社，2015
● 「訪問看護」：山形県看護協会
http://www.nurse-yamagata.or.jp/visit/content.html（2015年9月15日アクセス）

第20章

一時的ストーマの造設と閉鎖

第20章　一時的ストーマの造設と閉鎖

1　一時的消化管ストーマ

1　一時的ストーマが造設される状況
（表20-1-1）

一時的ストーマは，直面している病態の改善あるいは近い将来高い頻度で起こりうる病状の回避を目的に造設されるストーマである。永久的ストーマと異なり，造設時の目的が達成できたと判断した場合には，通常閉鎖する。一時的ストーマの造設は重篤な病態の改善を目的としたもので，代表的な疾患に，穿孔，大腸イレウス，縫合不全，腹膜炎，難治性の瘻孔がある。このほか，腸管吻合の術後に高い頻度で縫合不全の発生が予想される患者に対して，計画的に造設されるものがある。ストーマが造設される部位は，小腸では回腸，結腸では横行結腸，S状結腸が多い。

2　閉鎖の要件

一般に，全身麻酔で行われるため，呼吸・循環器機能，腎機能・肝機能などの術前の耐術能の評価が重要である。患者の全身状態は，米国麻酔科学会術前状態分類（American Society of Anesthesiologists physical status classification：ASA）に準じて評価される。術前リスクが高いと判断された患者に対しては，十分なインフォームド・コンセントのもと合併症発生の防止に向けた術前からの対応が必要である（表20-1-2）。また，閉鎖にあたっては，ストーマの肛門側にあた

表20-1-1　一時的ストーマが造設される状況

- 穿孔：大腸癌，大腸憩室，クローン病，潰瘍性大腸炎，虚血，医原性，異物
- 大腸イレウス：大腸癌，隣接臓器悪性腫瘍の浸潤，大腸捻転症，悪性腫瘍の再発，虚血
- 外傷：腹部外傷，骨盤外傷，医原性
- 縫合不全
- 瘻孔：クローン病，直腸膣瘻，憩室炎による結腸膀胱瘻，放射線治療後など
- その他：肛門周囲膿瘍，放射線腸炎
- 縫合不全のハイリスク：放射線治療後，管理不良な糖尿病，長期大量ステロイド服用者，透析患者，超低位前方切除，内括約筋切除術など

表20-1-2　全身状態評価とASA（American Society of Anesthesiologists）分類

Ⅰ度	手術対象となる疾患以外に，全身的に疾患がない。手術対象の疾患は局所的で，全身障害を起こさない。
Ⅱ度	軽度ないし中等度の全身疾患を有する。例）軽症糖尿病，軽症本態性高血圧，貧血，新生児および80歳以上，高度の肥満，慢性気管支炎
Ⅲ度	重篤の全身疾患を有する。例）重症糖尿病，中・高度肺障害，コントロールされた虚血性心疾患
Ⅳ度	重篤な全身疾患を有して，生命の危険な状態。例）多臓器不全
Ⅴ度	死に至る状態で，24時間以内の生存の可能性はほとんどないが手術を受ける。例）心筋梗塞によるショック，大動脈瘤破裂，重症肺塞栓

る腸管に対しても十分検査を行っておく必要がある。

3 閉鎖時期

　一時的ストーマの閉鎖は，癒着や炎症反応が軽減する時期を見計らって行われる。時期的には，ストーマ造設後平均2～3カ月程度の期間をあけて行うとストーマ関連の合併症の発生も少ないとされている[1]。しかし，重症の腹膜炎など初回手術で腹腔内に高度の炎症所見が認められた症例では，さらに期間をおいたほうがよいこともある。しかし，閉鎖時期をむやみに遅らせることは，ストーマケアを含めて患者の負担を増大させ，QOLの低下を招くため，患者の状態を的確に把握し，適切な時期を設定することが重要である。

4 閉鎖手技

　ストーマの閉鎖手技は，大きく3段階に分類される。まず，ストーマとして体外に引き出された腸管部分の切除，次いで口側腸管と肛門側腸管との吻合である。この吻合手技には従来からの手縫い吻合と，器械を使用した器械吻合とがある。そして最後に，閉腹・閉創である（図20-1-1）。

a）ストーマとして引き出された腸管部分の切除

　まず，術中の術野汚染の防止目的から絹糸を使用してストーマ口を巾着縫合にて閉鎖する（図20-1-1①）。次いで，ストーマに沿って皮膚を切離し，腹腔内に向かって剝離を進める（図20-1-1②）。腹腔内に到達したら，腸管の損傷に留意しながら，腸管を周囲組織から余裕をもって吻合ができる程度まで剝離する。次いで，想定した腸管の切離線で腸管の血流に留意しながら腸間膜および腸管を切離する（図20-1-1③）。

b）腸管吻合

　腸管の吻合手技には，手縫い法と器械吻合の2つがある。最近では，簡便な器械吻合が行われることが多い。

i）手縫い吻合

　縫合糸を使用して手縫いで行う方法で，器械吻合が一般化する以前は，吻合は手縫いで行われてきた。吻合法には，Albert-Lembert法，Gambee法などが用いられることが多い。吻合は，端々吻合で行われるが，ストーマ閉鎖では肛門側腸管が長期にわたって使用されていなかったために萎縮し，口側腸管と肛門側腸管の間に口径差が認められることが多い。このような場合は，口径の小さい肛門側腸管の腸間膜対側に切開を入れて，口径を合わせて吻合する（図20-1-1④）。

ii）器械吻合

　自動縫合器を使用して吻合する方法で，機能的端々吻合術（functional end to end anastomosis：FEEA）と呼ばれている。この方法は，吻合する腸管に口径差が認められた場合にも有用で，短時間で行える利点がある（図20-1-2）。

c）閉腹・閉創

　腹膜，腹直筋後鞘，前鞘，皮膚を順次縫合閉鎖を行っていく。腹直筋を閉鎖後（図20-1-1⑤），創部を生食で洗浄，皮膚の閉鎖に移る。皮膚の閉鎖法には，一次縫合，二次縫合，巾着縫合がある。ストーマ閉鎖後の創部では，皮下に死腔が形成されやすく感染が高率に発生することから，一次縫合せずに創を開放のままとして治癒させる二次治癒，あるいは創部に感染徴候がないと判断されたとき縫合を行う二次縫合がある。しかし，二次治癒，二次縫合では治癒までに時間を要する欠点がある。最近では，創の中心にドレナージ孔として小さな穴を残して縫合する巾着縫合が行われることが多い（図20-1-1⑥）[2]。

d）ハルトマン手術後のストーマ閉鎖手技

　左側結腸（S状結腸で多い）や直腸の癌によるイレウス，憩室炎の穿孔が原因で病巣を切除した後に，その切離した腸管の口側結腸を用いて単孔でストーマが造設されることがある。この場合の閉鎖は，ループストーマの閉鎖とは異なり，腹腔内の広範囲にわたる癒着の剝離が必要であり，吻合する腸管の血流確保など手術の難易度は高くな

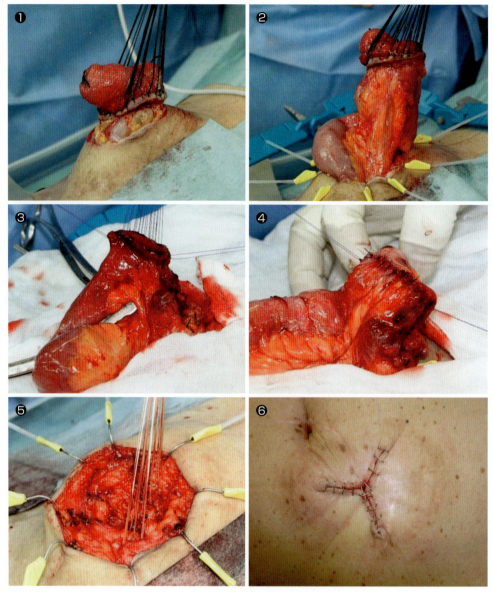

図 20-1-1　ストーマ閉鎖手技；手縫い吻合
創閉鎖：中央にドレナージ孔を作成して，皮膚は Gunshot 法にて創を閉鎖した。

る。吻合は自動吻合機を用いて行い，吻合方法には端々吻合，側端吻合，端側吻合がある。

5　合併症

閉鎖に関連する主な合併症について述べる。術後早期に発生するものと，晩期になって発生するものがある。

a）術後早期に発生するもの

i）縫合不全

口側腸管と肛門側腸管の縫合した組織間に十分な癒合が起こらず，縫合した部位の一部もしくは全体が解離してしまう現象である。軽度なら保存的に加療を行うが，重度の縫合不全では，再手術が必要とされ，その場合には縫合不全部の空置を目的に新たなストーマ造設が必要となることもあ

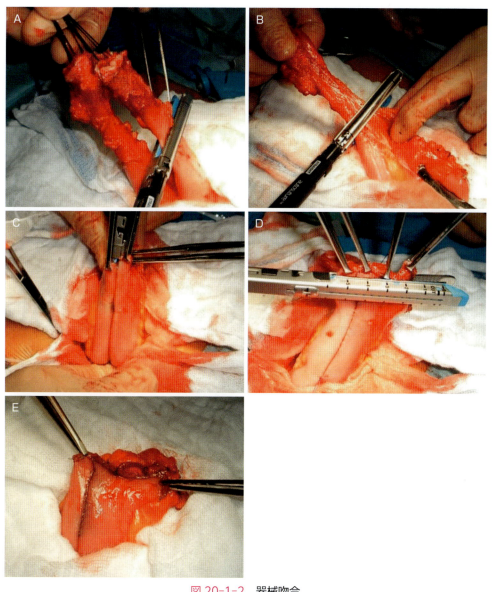

図 20-1-2　器械吻合

ii) 創部感染

腹腔内および閉創した皮膚の深部・表層部に発生する．特に，ストーマ閉鎖時の皮膚の閉鎖においては，皮下に死腔が形成されやすく，感染の発生頻度は高い．単純閉鎖に比べて，ドレナージ孔を作成した巾着縫合が創部感染の発生率を低下させることができることから，最近，皮膚縫合は巾着縫合で行われることが多い[3]．

iii) 腸閉塞

吻合した部分の浮腫が原因となって，一時的に腸閉塞所見をきたすことがある．口径差がある腸管の端々吻合で起こる可能性が大きい．

iv) 下痢

ストーマ閉鎖後，一時的に水様性の下痢と排便回数の増加を経験することがある．ときには，電解質異常を伴う脱水をきたすこともあるので注意が必要である．下痢が著しい場合は，止痢剤の投

与や脱水の改善を目的とした点滴を行う。

b) 術後晩期に発生するもの
i) 腹壁瘢痕ヘルニア
ストーマ閉鎖創部に腹壁瘢痕ヘルニアが発生することがある。瘢痕ヘルニアの発生は，ループ式回腸ストーマより，ループ式結腸ストーマの閉鎖後に多いとされる[4]。

6 括約筋温存術における一時的ストーマ閉鎖後の排便状況

(超)低位前方切除術や内括約筋切除を伴う直腸切除術では，術後頻回の便意や，何回も排便に行くが少量の便しか出ないなどの症状を訴えることが多い。これらの症状は，低位前方切除後症候群とも呼ばれ，患者の日常生活に影響を及ぼす。また，肛門温存を目的に内括約筋切除を行った場合，これらの症状に加えて便失禁を訴える患者もおり，QOLの低下を招く。これらの症状は，継時的に改善傾向にはあるが，排便障害が長期にわたり遷延することが多いため，注意深い観察が必要である。頻便は，1日10回程度となり，止痢薬などの服用によって回数は減少するが，それでも3～5回/日程度である。短時間に連続して便意をもよおし，少量の排便が続く排便の断片化(clustering)や，ときに無意識に下着などが便で汚れるsoilingを訴える。

[1～6 船橋公彦]

■ 文献 (1～6)
1) Perez RO, Habr-Gama A, Seid VE et al : Loop ileostomy morbidity : timing of closure matters. Dis Colon Rectum 49 : 1539-1545, 2006
2) Banerjee A : Pursestring skin closure after stoma reversal. Dis Colon Rectum 40 : 993-994, 1997
3) Camacho-Mauries D, Rodriguez-Díaz JL, Salgado-Nesme N, et al : Randomized clinical trial of intestinal ostomy takedown comparing pursestring wound closure vs conventional closure to eliminate the risk of wound infection. Dis Colon Rectum 56 : 205-211, 2013
4) Bhangu A, Nepogodiev D, Futaba K : West Midlands Research Collaborative : Systematic review and meta-analysis of the incidence of incisional hernia at the site of stoma closure. World J Surg 36 : 973-983, 2012

7 閉鎖前後のストーマ保有者への支援

直腸癌の低位または超低位前方切除術や，潰瘍性大腸炎に対する結腸全摘出後の回腸囊肛門吻合や肛門管吻合の手術では，術後の縫合不全を予防するために一時的にストーマを造設し，数カ月後に閉鎖する場合がある。

このような場合，ストーマを閉鎖したとしても術前と同等の直腸肛門機能に戻るわけではなく，術後の排泄パターンを新たに構築していく必要がある。したがって，ストーマを閉鎖する予定がある場合には，ストーマ閉鎖後の排便障害に対応できるように，ストーマを保有している時点より，ストーマ閉鎖後の排便管理について準備を開始する。

a) 直腸癌術後の排便障害について
直腸癌に対して低位前方切除，超低位前方切除を受けた患者は，手術により直腸貯留機能の低下と肛門括約筋機能の低下による排便障害が生じる。

直腸は，S状結腸や下行結腸に比べると伸展し，口径も広いため，ある程度は便を貯留するが，直腸より細いS状結腸や下行結腸に置き換わってしまうと，直腸本来のリザーバーとしての機能が低下し，残存直腸が非常に短くなって蓄便機能が損なわれ，直腸貯留能の低下が起こる。手術操作による陰部神経に関連した症状が起こり，残便感，便意があってトイレに行っても排便がないなどの排便知覚に関連した症状，外来神経切除による再建腸管の異常運動に関連した頻便，陰部神経損傷に関連した外括約筋低下によるsoiling症状などの肛門括約筋への影響も重なる。このため，切迫便意が起こり，頻回排便が生じる。これは，手術時の自動吻合器の挿入による肛門の拡張や手縫い吻合の際の肛門の拡張による内肛門括約筋へのダメージや骨盤内自律神経の損傷に伴う内肛門括約

筋機能低下などが原因で，下痢便や泥状便時の便失禁やsoiling症状が出現するといわれている[1]。吻合部が歯状線や肛門に近くなればなるほど，便意が頻回となり，便失禁やsoiling症状が出現しやすくなる。1日の排便回数は術前より増えることが多く，術後まもなくは1日10回以上の排便ということもありうる。便意を催すことが短時間のうちに立て続けに続く排便の断片化現象は直腸癌術後の排便障害に特徴的なものである[1]。そのほか，結腸の運動の変化・腸管と肛門括約筋の協調作用の障害・直腸肛門抑制反射の欠如も排便障害に影響を及ぼす可能性がある。頻回の排便は，6カ月から1年程度経過する間に，落ち着いてくるといわれているが，場合によっては数年続くこともある。術前の排便状態には戻らないため，新たな排便状態に慣れるようにすることも対処方法の1つである。

b）潰瘍性大腸炎術後の排便障害について

大腸全摘と回腸嚢造設術後は大腸における水分吸収がなくなるため，排泄される便は水様性から泥状便となり，固形便が排泄されることはなくなる。術後しばらくは，1日の排便回数は10〜20回前後となり，夜間就寝中にも便意で覚醒することもある。術後の経過とともに次第に排便回数は減少し，半年から1年後には10回程度になる。肛門括約筋機能が低下していると，便失禁症状や便とガスの識別ができずにsoiling症状が出現することもある。特に，便とガスを識別する役割を担う肛門管内の移行上皮を切除する回腸嚢肛門吻合を行う患者では，移行上皮を温存する回腸嚢肛門管吻合の患者よりも，soiling症状が起こりやすいため，夜間睡眠中に漏出することもある。術前から肛門機能が低下している高齢者や痔瘻の手術既往がある患者が回腸嚢造設術を行うと，便失禁をきたしやすいため，十分に患者と術式を検討する必要がある。

ストーマ閉鎖後の排便障害により，患者のQOLが大きく損なわれる場合には，ストーマを再造設することもある。術後に縫合不全による骨盤腔炎を合併した場合は，炎症の消退後も頻回排便や便失禁が顕著に現れるため，回腸嚢機能不全としてストーマ再造設を必要とする場合がある[1]。

c）ストーマ閉鎖術後の排便障害に対するケア

i）排便障害のアセスメント

ストーマ閉鎖術後の排便障害のアセスメントをするにあたっては，ストーマ保有時にストーマから排泄される便の性状を日頃から把握しておくとよい。例えば，どんな食事をどの程度摂取したら，どのような排泄があるか，ストーマ袋内の便を処理する際に観察しておくことから始める。事前の情報がストーマ閉鎖後の排便コントロールを行う際に役立つ。

ストーマ閉鎖後は排便回数，便性状，下剤や止痢剤の服用の有無について把握し，患者自身にも排便日誌をつけてもらい，セルフモニタリングできるようにする。これは，患者自らが疾患や排便障害に向き合い，新しい排便機能に適応できるようにするためにも役立つ。

ii）排便コントロールのための食事

ストーマ閉鎖後に排便コントロールするに当たっては，ストーマ保有時に便の性状がよかった食事を心掛けるようにする。

なるべく有形便になるように便性状を整える工夫を行う。刺激物はなるべく避けるようにする。特に高脂肪，炭酸，アルコール，香辛料，極端な温冷刺激などは，腸粘膜を刺激し蠕動運動を促進させる働きがあるため，摂取は控え，頻回の切迫便意や下痢にならないようにする。

水溶性食物繊維は，保水性，ゲル形成作用，胆汁酸の吸着作用があるため，便中の水分を吸収し便性状を有形化する働きがある。医師や管理栄養士と相談しながら，徐々に摂取量を増やして効果があるか経過をみる。水溶性食物繊維と不溶性食物繊維をバランスよく摂取する。また，乳酸菌やビフィズス菌のような善玉菌を摂取することにより，腸内pHが酸性に傾き腸内細菌叢のバランスを整えることができる。

夜間の便意で不眠に陥らないようにするために，食事時間のタイミングや食事内容や量に気を付ける。

iii) 薬物療法

排便状況は日常的にさまざまに変化するため，食事のコントロールだけでは困難である．医師に相談し，薬剤によるコントロールも併用するとよい．その際は，ポリカルボフィルカルシウム，ロペラミド，ベルベリンなどの止痢薬を使用する場合が多い．

iv) 肛門機能の評価

ストーマ閉鎖前に，粘液の漏出，睡眠時の漏出性失禁の症状がある場合には，事前に肛門機能の評価を行い，ストーマ閉鎖の時期を検討する．肛門直腸指診でも，静止時と，随意収縮時の肛門の動きを確認することで，肛門管のトーヌスはある程度把握できる．ストーマを閉鎖するにあたっては，状態に応じて，直腸肛門内圧検査や肛門管超音波検査によって肛門機能を評価し，ストーマ閉鎖の時期を検討するとよい．

v) 肛門括約筋の機能訓練

随意収縮が弱いようであれば，適宜骨盤底筋訓練を行い，肛門括約筋の収縮と弛緩を繰り返す練習を行うことで肛門収縮の感覚をつかむようにアドバイスする．便意を感じた時に，肛門括約筋を意識的に締めてトイレまで維持できるようにするコツを身につけることが目標となる．

vi) 肛門周囲のスキンケア

肛門洗浄機での洗浄は1日2〜3回までとし，必要以上に洗いすぎないようにする．水圧を強くすると，反射で洗浄水が肛門内に侵入し，かえってsoiling症状が悪化するため，水圧は弱くする．

清拭する場合は石鹸で擦り洗いせず，押しながら拭くことで摩擦を回避する．もしくは，肛門清拭剤を活用して押し拭きをする．

漏出性便失禁では，自然に便汁が漏れるため，下着を汚さないような工夫が必要である．挿入型肛門用失禁装具を使用したりや肛門用立体形状パッドなどをあてる．肛門周囲は便汁による刺激で皮膚障害を起こしやすい．皮膚の清潔を図るとともに，排泄物による刺激やパッド等による浸軟を予防するために，撥水性のある保湿，保護クリームを塗布する．

vii) 排便パターンの再構築のための精神的支援

ストーマ閉鎖前から，ストーマ閉鎖術後に起こりうる排便障害について患者に伝えておくこと，排便障害が出現して排便コントロールが思うようにいかなくても，時間の経過とともに落ち着くことを伝え，あせらないようにアドバイスすることが必要である．

ストーマ閉鎖後は，肛門を温存できたのだからよかったと思う反面，排便障害のために著しく患者のQOLが損なわれる場合がある．患者が排便状態の変化をスムーズに克服するために，排便に関するさまざまな工夫を行い，新しい排便パターンを身につけられるような支援が必要である．

[7 積　美保子]

■ 文献／参考文献 (7)

1) 山名哲郎編著：読んだら変わる！　排便障害患者さんへのアプローチ　便秘・下痢・便失禁のアセスメントとケア．メディカ出版，29-35頁，2007
● 西村かおる編：Nursig Mook 52　疾患・症状・治療処置別　排便アセスメント＆ケアガイド．学習研究社，62-68頁，74-79頁，2009
● 三木敏嗣ほか：直腸低位前方切除術後の排便障害の管理．臨床看護 30：1648-1652，2004
● 渡辺守編：IBD 炎症性腸疾患を究める．メジカルビュー社，212-221頁，2011
● 二見喜太郎ほか：主題　炎症性腸疾患の治療　潰瘍性大腸炎の外科治療．胃と腸 48：695-708，2013
● 渡辺和宏ほか：主題　炎症性腸疾患の治療　潰瘍性大腸炎の術後経過．胃と腸 48：731-736，2013

第20章 一時的ストーマの造設と閉鎖

2 小児ストーマ

小児は，腹壁の貼付面積が狭く，腸管の移動性が制限されることから，造設腸管に近い腹壁にストーマを造設することが多い。図 20-2-1 に示したように，①右下腹部（回腸），②右上腹部（右横行結腸），③左上腹部（左横行結腸），④左下腹部（S状結腸）を選択する。⑤臍部はどの部位の腸管でも造設が可能で，周囲が広いこと，閉鎖術後の整容性の面などから最近選択されるケースが増えている[1]。

1 ヒルシュスプルング病

術前の造影検査により病型を判断し，正常腸管の遠位端をストーマ造設位置とする。狭小化した無神経節腸管と，その口側の正常腸管の間には，transitional zone といわれる移行帯が存在するが，神経節が存在しても数や機能が正常ではないため，その部分にストーマを造設すると排泄障害や根治術後の機能障害の原因となり，注意が必要である。術中病理組織診により正常であると判明している腸管にループ式ストーマを造設し，根治術時にストーマ部分を引き降ろせば，改めてストーマ閉鎖も行う必要はない。

造設部に 1.5〜2 cm の皮膚切開を置き，腹直筋を横切開し開腹，創部を筋鈎で開大し，拡張腸管を同定，口側・肛門側をたぐって caliber change を確認し，造設部位を決定する。腸管の漿膜と縫着する支持糸を筋層にかけた後，造設腸管をループ状に引き出し，腸間膜の無血管野にネラトンカテーテルなどを通じ十分に腹壁外に挙上する（図 20-2-2a）。挙上した腸管の全層を術中病理組織診に提出し，神経節細胞があることを確認（図 20-2-2b）。腸管拡張が強い場合は，生検部より

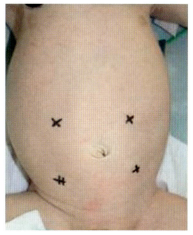

図 20-2-1　ストーマサイト マーキング

口側腸管にチューブを挿入し，減圧を図り仮閉鎖する。挙上したループの腸間膜側の漿膜筋層を 3〜4 針固定した後，先に支持糸としてかけた糸も含め腹膜・筋層と挙上ループの漿膜筋層を全周性に 8〜10 針固定（図 20-2-2c）。挙上のために使用したネラトンを抜去し，全層生検部の切開を長軸方向に延長して，切開部を皮膚と近傍の漿膜筋層とともに全周性に縫合し粘膜を外翻させる（図 20-2-2d）。

術直後より皮膚保護剤および装具を装着。縫合糸は吸収糸を使用するが，装具装着に邪魔になるようであれば，1 週間以降に抜糸してもよい。

2 直腸肛門奇形

術前の倒立位X線検査や造影検査により病型を判断し，多期手術が必要な病型の場合に双孔式結腸ストーマを造設する。左下腹部にS状結腸ス

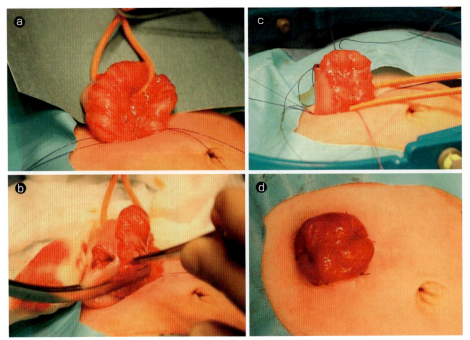

図 20-2-2　ヒルシュスプルング病のストーマ造設（ループ式）
a：腸管挙上，b：全層生検，c：腹壁固定，d：外翻固定。

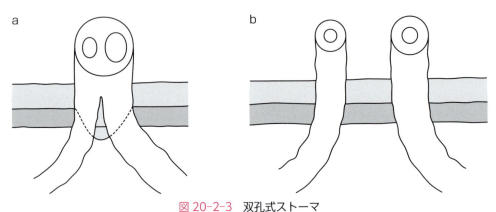

図 20-2-3　双孔式ストーマ
a：皮弁付ループ式ストーマ　b：完全分離型双孔式ストーマ

トーマとして造設されることが多いが，高位病型で根治術時の操作しやすさを考えて右または左横行結腸が選択されることもある。ヒルシュスプルング病と同様の手技でループ式ストーマを造設するが，結腸壁が菲薄化していることが多く，漿膜筋層縫合の際に全層に針がかかってしまうと胎便が漏出するので注意を要する。尿道瘻を有する病型の場合，便の肛門側への流入による尿路感染を予防するため，ループの間に skin bridge を入れてストーマの高さを確保したり，完全分離型の双孔式ストーマを造設して流れ込みを阻止することもある（図 20-2-3）。

根治術後，作成した肛門が十分拡張できた後にストーマ閉鎖術を行う。術前準備として口側腸管は経口の腸管洗浄剤や下剤などにより前処置し，肛門側腸管は生理食塩水で洗浄しておく。ストー

マ開口部を仮閉鎖した後，ストーマ周囲の皮膚を紡錘系に切開し，筋層と腸管漿膜の固定部を剝離して開復し，腸管を遊離して創外に引き出し，最少限の切除範囲で腸管を吻合する．術前処置が十分であればドレーン留置の必要はなく，皮膚も埋没縫合で閉鎖したり，臍部ストーマの場合は引き続き臍形成を行うことも可能である．

3 新生児消化管穿孔に対するストーマ造設と閉鎖

壊死性腸炎などに起因する新生児消化管穿孔に対して，遠位空腸から回腸にストーマ造設を行うことが多い．上腹部横切開で開腹し，壊死腸管を切除し，開腹創とは別の位置に二連銃式ストーマとすることが一般的であるが，遠位側腸管を結紮し，近位側腸管のみを単孔式ストーマとすることもある．造設の際はストーマの高さを保つように留意し，腸管の漿膜筋層と腹膜・筋層の固定を行う．極・超低出生体重児に対しては腸管と腹壁の固定を行わない sutureless enterostomy の術式も報告されている[2]．合併症としてストーマ脱出や傍ストーマヘルニアがみられることもあり，造設から1～3カ月くらいでの早期のストーマ閉鎖が望ましい．長期腸瘻管理を要したり回盲部切除となった症例では，水分バランスとビタミン B_{12} など特別な栄養素の補充に注意する．

［尾花　和子］

■文　献

1) 濱田吉則ほか：人工肛門造設術・閉鎖術．スタンダード小児外科手術，メジカルビュー社，48-51頁，2013
2) 大橋研介ほか：超低出生体重児に対する"Sutureless Enterostomy"．日小外学会誌 48：716-721，2012

索引 Index

和文索引

あ

アクセサリー　103
アクセスルート　199
アドバンスケアプランニング　323
アポクリン汗腺　28
脚用蓄尿袋　102
圧迫止血　219
安全性　107

い

インフォームドコンセント　44, 127
衣服に関連した問題　291
衣類の変更　291
位置不良　219, 243
医学的原因　235
医療チーム連携　242
医療費控除　326
胃潰瘍　201
胃瘻　195
意思決定支援　323
遺族年金　328
育成医療　330
一次開口　4, 43
一次開口ストーマ　43
一次性接触皮膚炎　234
一次縫合　345
一時的回腸ストーマ　59
一時的結腸ストーマ　57
一時的ストーマ　88, 135, 216, 344
一時的ストーマの閉鎖　345
一期的切除吻合　61
一期的腹会陰式直腸切断術　4
溢流性尿失禁　260
陰圧式勃起補助具　277
陰茎　70
陰茎プロステーシス　278
陰部神経　252, 273

う

ウルソデオキシコール酸　228
ウロフロメトリー　256

え

エクリン汗腺　28
会陰創　151
壊死性腸炎　87, 130
壊疽性膿皮症　214
永久ストーマ　87, 135, 216
永久的回腸ストーマ　59
永久的結腸ストーマ　54
栄養管理　190
栄養吸収障害　226
栄養瘻　14
炎症性腸疾患　130
嚥下機能障害　199

お

オストミービジター　307
オストメイト対応トイレ　11
オストメイトの社会適応訓練事業　11
オルガズム障害　281, 282, 283, 285
横紋筋肉腫　93
温泉　292

か

カトレアの会　23
カバーリングストーマ　46, 48, 61
がん・生殖医療　286
がん化学療法による皮膚障害　239
下部尿路機能障害　254, 258
下腹神経　252, 273
化学刺激　112
化学的原因　235
化学的刺激　233
化学療法　169
化学療法の副作用　245
仮性憩室　60
介護職によるストーマ装具交換　341
介護体制　250
介護保険　336
介護保険サービス　339
介護保険法　322
回腸新膀胱造設術　75

回腸導管　141
回腸導管過長　222
回腸導管造設術　5, 73
開腹創　132, 150
潰瘍　237, 241
潰瘍性大腸炎　56, 322
外陰部　70
外周部　113
外的要因　235
外瘻　186
角化細胞　28
角質細胞間脂質　28
活動性皮膚炎　234
汗腺　28
完全静脈栄養　191
完全分離型双孔式ストーマ　352
肝転移　305
陥没　237
陥没ストーマ　105
乾燥　241
患者の支え　304
間欠的輸液法（Cyclic TPN）　192
間接瘻　187
感覚集中訓練　285
感染　157
感染経路別予防策　158
管状瘻　187, 193, 197
管理時期の分類　247
緩衝作用　231
緩和ストーマ　45, 47
緩和的ストーマ　4
灌注排便法　101, 178, 180, 217, 244, 299
癌　218

き

危機理論　19
気管瘻　197
器械吻合　345
機能的端々吻合術　345
偽上皮腫性肥厚　222
逆行性射精　275
丘疹　241
吸着型　103
急性皮膚炎　234
給付券　297

巨赤芽球性貧血　227
橋排尿中枢　68
局所アセスメント　244
局所的要因　243
局所麻酔　200
巾着縫合　345
近接部　113
禁制(制御性)ストーマ　42
禁制型尿路変向術　5
禁制機能　14
緊急手術　60
緊急手術時の位置決め　143

く

クリーブランドクリニックの原則　137
クローン病　56, 322
くぼみ　237

け

下痢　347
経管栄養　63, 190
経腸栄養　227, 228
経尿道的尿管ステント留置術　6
経尿道的膀胱腫瘍切除術　77
経皮的腎瘻造術　6, 72
経皮内視鏡的胃瘻造設術　53, 199
継続看護　175
結腸憩室症　60
健心友の会　308
顕微受精　278

こ

コラーゲン　232
コリン作動薬　264
ごみの分別方法　298
互助組織　307
互療会　11, 308
誤穿刺　200
公的年金制度　328
交換間隔　239, 245
行動療法　260, 285
抗がん剤　179
抗コリン薬　265
抗真菌剤　247
抗生物質　189
後部尿道弁　92
後腹膜ルート　44
厚生年金加入　328
紅斑　241
高位鎖肛　130

高位小腸ストーマ　226
高額医療費　322
高吸水性皮膚保護剤　118
高浸透圧性下痢　226
高度皮膚障害　244
硬化療法　219
膠原線維　28
国民年金加入　328
骨盤神経　252
骨盤底筋訓練　260
骨盤内自律神経　40
骨盤内臓神経　273
骨盤内臓全摘術　62, 143

さ

サーベイランス　305
左側結腸癌　61
左側結腸憩室炎　60
鎖肛　3, 84
痤瘡様皮疹　241
再造設　244
再発　305
災害時の問題点　12
災害対策　298
災害対策リーフレット　299
在院日数の短縮　175
在宅医療　175
在宅経腸栄養　192
在宅静脈栄養　192
在宅療養指導料　316
酢酸オクトレオチド　192
殺細胞性抗がん剤　169
酸外套　231
残存腸管の病状　304
残尿　261
残尿測定　257

し

シストメトリー　256
子宮　70
支援　148
自然肛門温存　47
自然排便法　178
指定業者　296
脂質二重層　29
脂肪吸収障害　191
脂肪消化吸収障害　227
脂溶性ビタミン欠乏　191
自己概念　16
自己受容　18
自己抜去　200

自尊感情　17
自排尿型代用膀胱形成術　75
自排尿型尿路変向術　5
自立支援医療　329, 330
自立支援給付　330
自律神経温存法　279
児童福祉法　329
色素細胞　28
色素沈着　241
失禁　348
質の高い生活　134
社会資源　322
社会的支援　312
社会保障制度　322
射精機能障害　272, 275
手術室における装具装着　152
受容過程　19
収尿器　102
シュウ酸塩腎結石　228
宿便性大腸穿孔　56
出生前診断　130
術後の排便障害　349
術後補助化学療法　62
術後縫合不全　57
術前オリエンテーション　22
術前準備　312
術前腸管処置　124
術直後のスキンケア　153
順行性洗腸路　91
潤滑ゼリー　284
女性性機能尺度　282
女性性機能障害　281
女性性反応　281
女性泌尿器科外来　287
小児ストーマ　6
小児慢性特定疾病医療費　329
小児用ストーマ装具　98
承認　19
消化液　189
消化管　38
消化管穿孔　87
消化管用ストーマ装具　98
消臭剤　103
症状の緩和　306
障害者自立支援法　322
障害者総合支援法　323, 329
障害年金　11, 328
衝撃　19
上部消化管狭窄　199
静脈栄養　190, 227
静脈瘤　219

食事　149
食道静脈瘤　219
食道瘻　195
食用酢　200
皺　237
心理的不適応　18
身体障害者手帳　11, 324
身体障害者福祉法　322
神経因性膀胱　79
神経因性膀胱機能障害　90
神経刺激療法　3
唇状瘻　187, 193, 197
浸軟　29
真皮　28
新膀胱　5
人工肛門　14
人工肛門・人工膀胱造設術前処置加算　138
人工肛門装具研究委員会　9
人工尿道括約筋埋め込み術　267
人工膀胱　14
腎　66
腎瘻　92

す

スキンケア外来　315
スキンケア用品　239
スキントラブル　200
ステロイド軟膏　247
ステント　55, 61
ストーマ　14
ストーマ・フィジカルアセスメントツール　160
「ストーマ・排泄リハビリテーション学用語集」第3版　14
ストーマ位置不良　226
ストーマ壊死　208, 209, 215, 225
ストーマオリエンテーション　122
ストーマおよびストーマ周囲皮膚の観察　152
ストーマ外来　312
ストーマ合併症　208
ストーマ陥凹　210
ストーマ陥没　208, 210, 225
ストーマ狭窄　215, 221, 225
ストーマ局所管理　249
ストーマ近接部　153, 234
ストーマケアの工夫　284
ストーマ形状　249
ストーマ径　286

ストーマサイズ　249
ストーマサイト マーキング　44, 131, 351
ストーマ腫瘤　218
ストーマ周囲陥凹　105, 210
ストーマ周囲膿瘍　208, 211
ストーマ周囲皮膚　112, 249
ストーマ周囲皮膚炎　234, 235
ストーマ周囲皮膚障害　236
ストーマ周囲蜂巣炎　208, 211
ストーマ出血　208, 214
ストーマ処置　316
ストーマ静脈瘤　214, 219, 301
ストーマセルフケアの移行　167
ストーマ創　132, 150
ストーマ装具　96
ストーマ装具選択基準　162
ストーマ装具の使用期限　297
ストーマ装具の廃棄方法　298
ストーマ脱出　208, 213, 225, 250
ストーマ脱落　225
ストーマ中隔陥没　210
ストーマ粘膜皮膚接合部・周囲皮膚の観察　153
ストーマ粘膜皮膚離開　208, 215
ストーマの位置決め　134, 136
ストーマの種類　135
ストーマの受容　18, 122, 149
ストーマの成熟　248
ストーマの穿孔　217
ストーマの高さ　249
ストーマ浮腫　151
ストーマ袋　96
ストーマベルト　105, 246
ストーマ閉鎖　345
ストーマ閉鎖後の排便管理　348
ストーマ閉鎖術　352
ストーマ閉塞　208, 214, 221
ストーマ保有者の会　11, 307
ストーマ用洗腸用具　101
ストーマ用品の管理方法　296
ストーマリハビリテーション　2, 10, 14, 148
ストーマ瘻孔　208, 212, 225
ストレス　192
水疱　241
膵液瘻　196

せ

セクシュアリティ　281, 282

セラミド　232
セルフケア　134
セルフケア訓練　162
セルフケア能力　250
セルフケアへの導入　248
セルフヘルプグループ　11
生活保護受給者　325
生理的原因　235
制御性ストーマ　3
性カウンセリング　287
性機能障害　287
性交痛　287
性交疼痛　283, 284
性的コミュニケーション　283
性的特性　283
性欲・興奮障害　283
清潔間欠自己導尿　259, 261
精管　69
精神的援助　17
精巣　69
精巣上体　69
精嚢　69
製造コスト　107
製造番号　297
製品番号　297
製品名　297
切迫性尿失禁　260, 265
接触皮膚炎　234
仙骨アプローチ　3
仙尾部原発悪性奇形腫　93
洗浄方法　245
洗腸セット　180
洗腸用具　101, 102
銭湯　292
全身的条件（セルフケア能力）　249, 250
全身的要因　243
前立腺　69
蠕動運動　38

そ

ソーシャルサポート　20
双孔式ストーマ　42
早期合併症　208
相互作用　283
爪囲炎　241
搔痒感　241, 245
創傷治癒遅延　215
創部　148
創部感染　347
喪失感　17

装具交換間隔　109
装具選択　159
装具の選択条件　155
装具補助　323
総排泄腔外反症　87, 89, 130

■た
ダブルストーマ　62
たんぽぽの会　11
他職種連携　239
体位の工夫　284
体型の変化　219, 291
胎便イレウス　130
大腸癌イレウス　46, 61
大腸癌化学療法　216
大腸癌穿孔　61
大腸癌閉塞　61
大腸憩室穿孔　56
大腸全摘回腸嚢肛門（管）吻合　48
第1号被保険者　337
第2号被保険者　337
脱水　226
単孔式結腸ストーマ　43
単孔式ストーマ　42, 50, 353
胆汁　38
胆汁うっ滞　227
胆汁瘻　195
胆石　227
短小腸症候群　226
弾性線維　28

■ち
チーム医療　175
地域包括ケア　25
治療的スキンケア　241, 245
知覚作用　29
蓄尿　252
蓄尿障害　254
蓄尿袋　102, 293
膣　70
膣湿潤　284
中鎖脂肪酸　227
中部尿道スリング手術　266
中和能　231
（超）低位前方切除術　348
腸液量補正　226
腸肝循環障害　227
腸管前置術　61
腸管不全合併肝障害　227
腸閉塞　300, 347
腸和会　11, 308

直接瘻　187
直腸切断術　43, 50, 150
直腸癌　54
直腸肛門・膀胱機能障害　322
直腸肛門奇形　82, 130
直腸神経内分泌腫瘍　54
直腸膣瘻　60
鎮静剤　200

■つ
つぼみ会　11

■て
デオドラント　103
デルマドローム　231
手足症候群　241
手縫い吻合　345
低位前方切除後症候群　348
低栄養　226
低吸水性皮膚保護剤　118
低強度体外衝撃波療法　278
低出生体重児/早産児　225
適応　19
天然保湿因子　28
電解質　189

■と
ドレーン　148, 150
ドレーン創　138
ドレッシング法　193, 194, 197
ドレナージ　199
床用蓄尿袋　102, 103
透光法　200
導尿路　91
特別訪問看護　341

■な
名古屋腸和会　11, 308
内括約筋切除　348
内的要因　235
内部障害者　322
内瘻　186
軟膏　246
難治性疾患克服研究事業　332
難治性特定疾患　332

■に
二次開口　43
二次開口ストーマ　43
二次開口法　215
二次縫合　345

二分脊椎症　90
二連銃式ストーマ　49, 87, 353
日本オストミー協会　11, 322
日本ストーマ・排泄リハビリテーション学会　10
日本性科学会　287
日常生活　125
日常生活用具　324
日常生活用具給付券　324
入浴　292
尿管　67
尿管S状結腸吻合術　74
尿管カテーテル　155
尿管皮膚瘻　5, 92, 141
尿管皮膚瘻造設術　73
尿失禁　260
尿道　69
尿道上裂　89
尿流測定　256
尿流動態検査　256
尿路　71
尿路感染　223
尿路結石　224, 301
尿路ストーマ　5
尿路ストーマ造設患者　233
尿路閉塞　301
尿路変向（更）術　5, 71
尿路用ストーマ装具　98
尿瘻　197
妊娠・出産　286
認知行動療法　285
認知症　25
認定看護師　12

■ね
粘着性装着具　7
粘着性物質　107
粘着剥離剤　104
粘着部　113
粘着力　117
粘膜移植　208, 212, 301
粘膜皮膚接合部　301
粘膜皮膚縫合　44
粘膜皮膚離開　215
粘膜翻転法　42

■の
膿疹　241
膿瘍　217

は

ハルトマン手術 50, 57, 60
バルジ領域 28
パウチング 194, 195, 196, 198
パウチング法 194, 195, 196, 197
肺転移 306
排泄停止 302
排泄の自律性 15
排泄物臭 109
排尿 252
排尿筋・括約筋協調不全 266
排尿障害 254
排便・排尿の介助 149
排便コントロール 349
排便中枢 40
排便の断片化 348
排便メカニズム 40
廃用性障害 199
剝離 117
剝離刺激 246
曝露対策 172
晩期合併症 208

ひ

ヒルシュスプルング病 82, 83, 130
ビタミン B_{12} の欠乏 191, 227
ピアカウンセリング 11, 307
びらん 237, 241
皮下組織 28
皮脂膜 28
皮膚 pH（水素イオン指数） 231
皮膚乾燥 241
皮膚症状を伴う主な抗がん剤 241
皮膚障害 8, 107, 194, 195, 197, 198
皮膚障害の原因 239
皮膚清拭剤 104, 105
皮膚バリア機能 232
皮膚被膜剤 103
皮膚保護剤 8, 99, 117, 237, 245
皮膚保護剤界面 113
皮膚保護剤の耐久性 116
泌尿器 66
肥満者 143
肥満体型 140
非活動性皮膚炎 234
非禁制消化管ストーマ 42

非粘着性装具 7
非閉塞性腸間膜虚血症 60
被膜剤 104
悲嘆感情 17
必須脂肪酸欠乏症 227
表皮 28
表皮再構築 237
標準予防策 157
病型 84
病的瘻孔 193, 195, 196

ふ

フードブロッケージ 215, 291
フィンガーブジー 216
フランジ 98
ブーケの会 11, 23
ブリストルスケール 232
ブリックテスト 210
腹圧性尿失禁 260, 265
腹腔鏡 52
腹腔鏡下 51, 150
腹腔内尿瘻 224
腹帯 246
腹直筋 138
腹直筋経路 216
腹部脂肪層 144
腹壁瘢痕ヘルニア 348
腹膜炎 217
腹膜外経路 4, 216
腹膜外法 42
腹膜内経路 216
腹膜内法 42
腹膜播種 218, 306
物理刺激 112
物理的原因 235
分解・反応型 103
分割手術 61
分子標的薬 169, 179
分娩 286

へ

ヘルニアベルト 106, 217
閉塞 200
閉塞性大腸炎 61
臍 145
便付着 113

ほ

ボディイメージ 2, 16
保管場所 297
保管方法 297

放射線照射による有害事象 239
放射線皮膚障害 239
放射線リコール（照射想起反応） 241
放射線療法 179
訪問看護 339
縫合止血 219
縫合不全 60, 346
防御的退行 19
傍ストーマヘルニア 42, 105, 216, 225, 249, 301
膀胱 67
膀胱・直腸障害の診断書・意見書 324
膀胱外反症 89
膀胱癌 77
膀胱頸部つり上げ術 266
膀胱再建術 5
膀胱内圧測定 256
膀胱皮膚瘻 91, 93
膀胱瘻造設術 5, 72
膨潤 113
没ストーマ 210
勃起機能障害 272, 273

ま

マーキングディスク 139
マイルズ手術 43
マスキング型 103
慢性皮膚炎 234

む

無神経節腸管 83

め

面板 96
面板外縁 153
面板外縁部 234
面板外周部 234
面板ストーマ孔 116
面板貼付部 153, 234

も

毛囊皮脂腺系 28
目的的瘻孔 193, 195, 196
門脈圧亢進症 219

や

夜間陰茎勃起 274
薬剤（外用薬） 245

ゆ

友起会　11, 308
有害事象　239, 242
指押し法　200

よ

予防的人工肛門　3
予防的スキンケア　115, 244, 245
予防的ストーマ　61
溶解　113

ら

ランゲルハンス細胞　28
来談者中心療法　18
卵管　70
卵巣　70

り

リハビリテーション　14
リハビリテーション医学　14

る

ループ式ストーマ　84, 351, 352

れ

レム睡眠　273

ろ

老齢年金　328
瘻孔　14, 193

欧文索引

A

American Society of Anesthesiologists 分類 344
AOA 8
ASA 分類 344
ASPOA 308
α遮断薬 264

B

B_{12} 欠乏症 227
ball valve syndrome 201
Bridge to surgery 61
buried bumper syndrome 201
$β_3$ アドレナリン受容体作動薬 265

C

CIC 259, 261
Closed suction wound drainage 法 194
clustering 348
Cyclic TPN（間欠的輸液法） 192

D

damage control surgery 61
detrusor sphincter dyssynergia 266
disposable 109
diverting stoma 61
DSD 266

E

EOA 8
ET 8
ET の教育機関 8
exteriorization 61
Externalization 46

F

FEEA 345
FSD 281, 283, 284
FSFI 282
functional end to end anastomosis 345

G

ghost ileostomy 43

H

Hartmann 50
Hartmann's reversal 60
HEN 192
Hinchey の stage 分類 60
HPN 192

I

IAET 8
IIEF5 273
international index of erectile function 5 273
IOA 8, 307

J

JOA 8, 300, 308, 322
JSSCR 300
JWOCM 300

K

Kock ileostomy 42

M

Mikulicz 手術 7

N

nocturnal penile tumescence 274
Norma Gill 308
NPT 274

O

OAS 300
oncologic emergency 61
ostomy rehabilitation 2
$ω-3$ 系脂肪酸 228

P

PDE5 阻害薬 277
PDE5i 273
PEG 53, 199
percutaneous endoscopic gastrostomy 199
PGE_1 274
PGE_1 の海綿体内注入 277
phosphodiesterase type 5 inhibitor 273
prostaglandin E_1 274

R

rapid eye movement 273
REM 273
reuse 109

S

sexual health inventory for men 273
SHIM 273
soiling 348
SPA ツール 160
staged operation 61
stoma rehabilitation 2
Sugarbaker 法 217
synbiotics 療法 228

T

TOT 266
total pelvic exenteration 62
TPE 62
transurethral resection of bladder tumor 77
TUR-BT 77
Turnbull 308
TVT 266

U

UOA 307
urinary diversion 71
urinary tract 71

V

vacuum device 277

W

WCET 8
WOCN 8

ストーマリハビリテーション
基礎と実際（第3版）

1985年 6月20日	第1版	発行
1989年 6月10日	第2版	発行
2016年 2月29日	第3版第1刷発行	
2024年 9月20日	第6刷発行	

編　者	ストーマリハビリテーション講習会実行委員会
発行者	福村　直樹
発行所	金原出版株式会社
	〒113-0034 東京都文京区湯島 2-31-14
	電話　編集――――――――――(03)3811-7162
	営業――――――――――(03)3811-7184
	FAX――――――――――――(03)3813-0288
	振替口座――――――――00120-4-151494
	http://www.kanehara-shuppan.co.jp/

Ⓒ 1985, 1989, 2016
検印省略
Printed in Japan

印刷・製本／三報社印刷(株)

ISBN 978-4-307-70199-0

JCOPY ＜出版者著作権管理機構　委託出版物＞

本書の無断複製は著作権法上での例外を除き禁じられています。複製される場合は，そのつど事前に，出版者著作権管理機構（電話 03-5244-5088, FAX 03-5244-5089, e-mail : info@jcopy.or.jp）の許諾を得てください。

小社は捺印または貼付紙をもって定価を変更致しません。
乱丁，落丁のものはお買い上げ書店または小社にてお取り替えいたします。

WEBアンケートにご協力ください
読者アンケート（所要時間約3分）にご協力いただいた方の中から抽選で毎月10名の方に図書カード1,000円分を贈呈いたします。
アンケート回答はこちらから ➡
https://forms.gle/U6Pa7JzJGfrvaDof8

2020・2

ストーマ関連のキーワードを解説した
最新の用語集改訂版。図表・資料を多数掲載。

ストーマ・排泄リハビリテーション学用語集 第4版

日本ストーマ・排泄
リハビリテーション学会 編

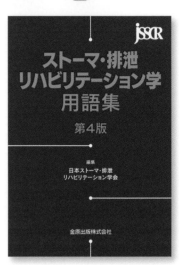

第3版から数年を経て、その間出た多くの関連学会の手引き書・ガイドラインから新しい概念、用語などを採択し、全面的に用語を見直した。
選択された用語は最終的に1134語(うち121語が新規)。
さらに理解の助けになるよう図表・資料を多数掲載した。
最新の動きを取り入れ、新たなニーズに対応し、ストーマ関連の活動や仕事に携わるすべての関係者必携の書。

CONTENTS

- ■用語辞典
- ■英文索引
- ■図表
- ■資料

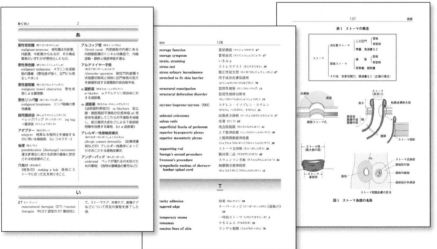

◆A5判 178頁
◆定価3,850円(本体3,500円+税10%)
ISBN978-4-307-70239-3

読者対象
看護師(ETナース・WOCナース)、
医師(大腸肛門外科、泌尿器科、在宅医療)、
コメディカルスタッフ、研究者、ストーマ装具メーカーの方

金原出版 〒113-0034 東京都文京区湯島2-31-14　TEL03-3811-7184(営業部直通) FAX03-3813-0288
本の詳細、ご注文等はこちらから　https://www.kanehara-shuppan.co.jp/